BSI

Laboratory Diagnosis and Clinical Practice

血流感染
实验诊断与临床诊治

（附病原菌图解及病例讨论）

With Pathogen Illustrations and Case Presentations

第三版

主编

周庭银　王明贵　张文宏　陈德昌

主审

翁心华　倪语星　胡继红

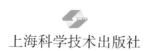

上海科学技术出版社

图书在版编目（CIP）数据

血流感染实验诊断与临床诊治 / 周庭银等主编. --
3版. -- 上海 ： 上海科学技术出版社，2023.1
　ISBN 978-7-5478-5855-4

Ⅰ．①血… Ⅱ．①周… Ⅲ．①血流－感染－实验室诊
断②血流－感染－诊疗 Ⅳ．①R552

中国版本图书馆CIP数据核字（2022）第162664号

血流感染实验诊断与临床诊治（第三版）

主　编　周庭银　王明贵　张文宏　陈德昌
主　审　翁心华　倪语星　胡继红

上海世纪出版(集团)有限公司　出版、发行
上海科学技术出版社
（上海市闵行区号景路159弄A座9F-10F）
邮政编码201101　　www.sstp.cn
上海中华商务联合印刷有限公司印刷
开本 787×1092　1/16　印张 24.25
字数 600千字
2011年5月第1版
2014年5月第2版
2023年1月第3版　2023年1月第1次印刷
ISBN 978-7-5478-5855-4 / R·2591
定价：168.00元

内容提要

《血流感染实验诊断与临床诊治》自2011年出版至今，深受临床微生物实验室检验人员和相关医师的欢迎和好评，已成为血流感染领域的经典著作。

本次修订，对章节和内容进行了大幅度调整、完善和更新。全书共3篇26章。重点通过图解形式，阐述常见病原菌、少见菌和疑难菌在不同培养基中培养后涂片的镜下形态；更新和补充了引起血流感染的少见及疑难病原体的照片；增加了血培养细菌和真菌生长曲线特点，厌氧菌血培养、分枝杆菌血培养、真菌血培养、特殊要求血培养（巴尔通体血培养和支原体血培养等），以及寄生虫血液检测等；扩充了高致病菌血流感染及危重症患者血流感染的管理、临床诊断和治疗，包括血流感染早期微生物诊断、抗菌药物的选择及感染病灶的早期适宜控制等。

全书内容丰富、图文并茂，兼具独创性和实用性。书中附有彩图（照片）500余幅、示意图20余幅，并收录60多个血培养工作中的常见问题与解答，以及30余例临床疑难病例解析，是临床微生物实验室检验人员和临床感染病科、重症医学科等相关科室医师必备的参考书和工具书。

主编介绍

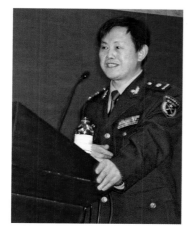

周庭银 海军军医大学第二附属医院（上海长征医院）实验诊断科主任技师。

从事临床微生物检验及科研工作40余年，在临床微生物鉴定方面积累了丰富的经验，尤其对疑难菌、少见菌株鉴定的研究，有独到之处。在国内首次发现卫星状链球菌、星座链球菌、霍氏格里蒙菌、拟态弧菌等多种新菌株。近年来先后帮助国内多家医院鉴定出40余株疑难菌株。研发瑞氏染色法，解决了血培养瓶内有细菌生长，但革兰染色看不到细菌，转种任何平板观察不到细菌生长的难题，确保了血培养一级报告的准确性。研制新型双向显色血培养瓶、多功能体液显色培养瓶、尿培养快速培养基、抗酸杆菌消化液，以及一种既适用于痰细菌培养，又适用于结核分枝杆菌和抗酸杆菌培养的痰标本液化留置容器。主办国家医学继续教育"疑难菌株分离与鉴定"学习班24期（培训2 900余人）；2013年发起成立上海疑难菌读片会，并已成功举办16期。

获国家实用新型专利5项、发明专利1项。主编临床微生物学专著12部，其中《临床微生物学诊断与图解》获华东地区科技出版社优秀科技图书一等奖。总主编"医学实验室ISO15189认可指导丛书"（共6部），参编著作3部，作为第一作者或通信作者发表学术论文40余篇。

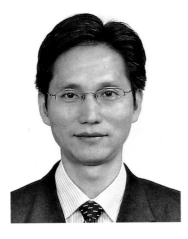

王明贵 主任医师,教授,博士生导师,哈佛大学博士后。现任复旦大学附属华山医院抗生素研究所所长、华山医院感染科副主任。上海领军人才、上海市优秀学科带头人、上海市医学领军人才。2020年牵头创建中华医学会细菌感染与耐药防治分会并担任主任委员。兼任中华医学会感染病学分会常务委员,中国医药教育协会感染疾病专业委员会副主任委员、真菌病专业委员会副主任委员,中国药学会药物临床评价研究专业委员会副主任委员,中国医院协会临床微生物实验室管理专业委员会副主任委员,国家卫生健康委员会抗生素临床合理应用全国普及计划核心专家,国家"细菌真菌感染诊治培训"项目(培元计划)管理委员会主任,上海市卫生健康委员会抗菌药物合理应用与管理专家委员会常务副主任委员。国际抗微生物化疗学会(ISAC)执行委员会委员、会士,欧洲临床微生物和感染病学会(ESCMID)会士。

长期从事感染性疾病诊治、抗菌药物合理应用及细菌耐药性和耐药机制研究。承担科技部国家重点基础研究发展计划(973计划)项目(首席)、国家自然科学基金重大项目(首席)及重大国际合作项目、科技部国家高技术研究发展计划(863计划)项目、美国NIH资助项目等20余项,发表论文近200篇,其中SCI收录近100篇,被引用近3 000次。主编或参编专著19部。获教育部科技进步奖一等奖、二等奖各1项,获中华医学科技奖、上海市科技进步奖及上海医学科技奖各1项,获授权国家发明专利3项。被评为上海市卫生系统先进工作者(2007)、首届国之名医·优秀风范奖(2017)、长三角仁心医师奖(2017)。

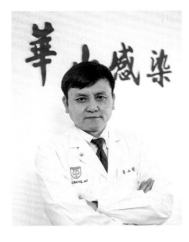

张文宏 主任医师,教授,博士生导师。现任复旦大学附属华山医院感染科主任,国家传染病医学中心主任,复旦大学临床医学院内科学系主任,兼中华医学会感染病学分会副主任委员,上海市医学会感染病学分会主任委员,中国医师协会内科医师分会副主任委员。任《中华传染病杂志》总编辑,*Emerging Microbes and Infections* 副总编。曾获教育部长江学者特聘教授、国家卫生健康委员会突出贡献中青年专家、上海市领军人才、全国抗击新冠肺炎疫情先进个人等称号,获得第二届全国创新争先奖及上海市科技进步奖一等奖等奖项。

长期从事感染性疾病的临床诊治和科学研究工作,牵头开展了系列国内和国际多中心临床研究。2020年新型冠状病毒肺炎疫情期间兼任上海市医疗救治专家组组长,为上海市新型冠状病毒肺炎临床救治和防控提供专家建议。

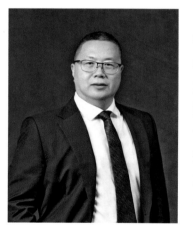

陈德昌 主任医师，教授，博士生导师。上海交通大学医学院附属瑞金医院重症医学科主任，教育部长江学者。兼任中华医学会理事，中华医学会重症医学分会候任主任委员，中华医学会细菌感染与耐药防治分会常委，中国医师协会重症医学医师分会常委，中国医师协会体外生命支持专业委员会常委，中国微生物学会微生物毒素专业委员会副主任委员；上海市医学会理事，上海市医学会危重病专科分会主任委员，上海市医学会感染与化疗专科分会副主任委员。

研究领域为脓毒症器官功能障碍、肠道微生态与肠道免疫。带领瑞金医院重症医学团队攻克重症医学专业核心技术难题，形成重症医学核心技术培训体系；牵头举办国家级和上海市资质培训班；牵头制订重症医学诊疗规范流程，举办系统重症医学核心技术培训班。请缨首批参加抗击新型冠状病毒肺炎援鄂医疗队，援鄂期间组织援鄂专家制订COVID-19相关诊疗专家建议、纤维支气管镜标准流程、营养支持专家建议等，共发表COVID-19相关SCI论文17篇；援鄂期间带领团队建设国家药物临床试验基地、生物样本库，注册临床研究多项，主持多中心研究4项。

曾获上海市科技进步奖二等奖1项（第一完成人）、军队科技进步奖二等奖1项（第一完成人）、2020年全国创新争先奖。主持制订专家共识6部及行业指南1部；主持国家自然科学基金面上项目7项；以第一申请人承担上海市级课题10多项；发表SCI论文50多篇，单篇最高影响因子18.9分；主编专著8部，副主编9部，主译英文专著2部。

作者名单

主编 周庭银 王明贵 张文宏 陈德昌

主审 翁心华 倪语星 胡继红

副主编

单 怡·海军军医大学第二附属医院（上海长征医院）

张 泓·上海交通大学医学院附属儿童医院

余跃天·上海交通大学医学院附属仁济医院

瞿金龙·海军军医大学第二附属医院（上海长征医院）

吴 庆·温州大学第一附属医院

王 瑶·中国医学科学院北京协和医院

于佳远·黑龙江中医药大学附属第二医院

魏 博·海军军医大学第二附属医院（上海长征医院）

胡海清·海军军医大学第二附属医院（上海长征医院）

周 琳·海军军医大学第二附属医院（上海长征医院）

刘耀婷·海军军医大学第二附属医院（上海长征医院）

殷建华·海军军医大学流行病学教研室

许青霞·郑州大学附属肿瘤医院（河南省肿瘤医院）

编委

刘 红·复旦大学附属华山医院

钟驾云 · 海军军医大学第二附属医院（上海长征医院）

朱　民 · 上海市疾病预防控制中心

杨　华 · 同济大学附属上海市肺科医院

刘一典 · 同济大学附属上海市肺科医院

徐春晖 · 中国医学科学院血液学研究所

陈险峰 · 海军军医大学第二附属医院（上海长征医院）

周运恒 · 上海市静安区闸北中心医院

曹存巍 · 广西医科大学第一附属医院

王　皓 · 海军军医大学第二附属医院（上海长征医院）

梁　艳 · 海军军医大学第二附属医院（上海长征医院）

王　贺 · "侵袭性真菌病机制研究与精准诊断"北京市重点实验室丹娜生物分中心

牛术孟 · 上海市虹口区江湾医院

参编

李　丽 · 海军军医大学第二附属医院（上海长征医院）

张　婷 · 海军军医大学第二附属医院（上海长征医院）

梁金花 · 牡丹江医学院红旗医院

杨乐园 · 上海市宝山区中西医结合医院

庄亦晖 · 复旦大学附属肿瘤医院

高　吟 · 无锡市中医医院

王新宇 · 复旦大学附属华山医院

曾艳丽 · 河南省人民医院公共卫生医学中心

肖亚雄 · 宜宾市第一人民医院

付　盼 · 复旦大学附属儿科医院

刘淑芬 · 上海市浦东新区周浦医院

童本福 · 翱塞雷诊断（苏州）有限公司

李　翔 · 碧迪医疗技术公司大中华研发中心

唐群力 · 上海市奉贤区中心医院

孔乐乐 · 海军军医大学第二附属医院（上海长征医院）

康俞莉 · 复旦大学附属华山医院

章强强 · 复旦大学附属华山医院

杨　冀 · 同济大学附属东方医院（南院）

序

血流感染是一种严重的全身感染性疾病,近年来发病率逐渐上升,且病死率居高不下。及时、准确的病原学诊断及合理、精准的抗菌药物使用,是治愈疾病的关键,但这对临床工作而言是一项巨大的挑战。临床医师做出正确诊断的前提是具有充分的感染性疾病知识储备和诊疗经验,以及对病原体检验方法尤其是基于新型非培养检测手段的熟悉。虽然"感染性疾病多学科合作模式"在救治感染相关患者,尤其是收治于重症医学科的患者取得了一定的成效,且在新型冠状病毒肺炎的救治工作中发挥了巨大作用,但目前国内基层医院检验科和临床科室之间的沟通仍处于脱节状态,使得血流感染性疾病诊治的准确性仍不能得到充分保证。为了改善这一现状,医学微生物检验专家与感染性疾病诊疗专家联合编写了《血流感染实验诊断与临床诊治》一书,将血流感染的实验室诊断技术与临床诊治手段结合在一起,对血流感染领域所涉及的问题进行了较为全面的分析,并对各种病原微生物及其实验室检测方法进行了详尽介绍。广大读者通过阅读本书,可以加强对血流感染实验诊断及临床治疗手段的认识,同时也加深对实验诊断检测原理的了解,有利于在感染性疾病多学科诊疗过程中增进理解和沟通,进一步改善患者预后。

本次修订,在第二版的基础上做了大量调整、增补和更新,增加了导致血流感染的细菌及真菌生长曲线特点、诊断性检测报告及非培养检测手段的原理等内容;扩充了血流感染疾病临床诊治方面的内容,包括危重症患者血流感染管理、血流感染早期微生物诊断、抗菌药物的合理选择、对原发病灶的处理等;同时更新和补充了大量引起血流感染的罕见及疑难病原体图片。

本书编写人员多为长期从事临床微生物检验和临床感染性疾病诊治的资深专家,具有扎实的基础理论知识和丰富的实践工作经验,有较高的学术水平。他们将多年积累的有关血流感染实验诊断与临床诊治方面的理论和经验无私地奉献给大家,对临床微生物检验人员和临床医师都有很大的帮助。

本书资料新颖、内容丰富、论据充实,可供临床微生物实验室检验人员和临床感染科、急救科等相关科室的临床医师参考。

中国工程院院士
中华医学会会长
2022年6月

前　言

血流感染（bloodstream infection，BSI）是指病原微生物侵入血液循环，一过性、间歇性或持续性存在，并释放毒素和代谢产物，诱导和激活炎症介质，引起高热、寒战、心动过速、呼吸急促、皮疹和神志改变等一系列临床症状，严重者可引起休克、弥散性血管内凝血（disseminated intravascular coagulation，DIC）和多器官功能障碍综合征（multiple organ dysfunction syndrome，MODS），是一种严重的全身感染性疾病。尽管现代医疗技术有了进步，但是随着侵入性诊疗技术的开展及广谱抗生素、激素的广泛应用，血流感染的发病率有逐年上升的趋势，且病死率居高不下，严重影响患者的康复和预后。世界卫生组织报告指出，近年来多重耐药细菌的检出率逐年增加，其相关血流感染的诊治是临床面临的巨大挑战。因此，及时、准确的病原学诊断尤为重要，对改善血流感染预后、降低病死率起到了至关重要的作用。

血流感染的实验诊断包括培养和非培养辅助检测方法。其中培养方法是诊断血流感染的金标准，但存在诊断周期长、阳性检出率低等弊端。目前二代测序技术（NGS）及快速耐药基因学检测等辅助方法逐步投入临床应用，与传统培养方法相结合，能够指导临床医师对血流感染进行正确而有效的治疗，从而进一步改善患者预后。

虽然近年倡导的"感染性疾病多学科合作模式"取得了一定的成效，但目前国内检验科与临床科室大多处于脱节状态，尤其是在基层医院，临床医师不了解检验的相关知识，检验人员也缺乏对临床诊治常识的进一步认知。随着目前新型检验技术及检测手段的研发，检验人员不能只停留于向临床出具简单的检验数据报告，而临床医师也不能在不完全了解检验原理的情况下进行检测结果的解读。为了改变这一现状，检验医学专家与感染性疾病诊疗专家联合编写了《血流感染实验诊断与临床诊治》一书，以期更好地让临床医师了解实验室诊断知识，提高血流感染性疾病诊治的准确性。同时也有助于转变微生物检验人员对血流感染的检测观念，在正确鉴定病原菌的前提下，对其临床意义与治疗也有深入了解，并改变工作模式，走出实验室，与临床医师共同讨论和解决临床血流感染诊断中的疑难问题,更好地发挥临床实验室在疾病诊治过程中的作用。

　　本书第二版自2014年出版以来,由于内容丰富、科学性和实用性较强,深受临床微生物实验室检验人员和临床感染科、重症医学科等相关科室医师的欢迎和好评。应广大读者的要求,本书在第二版的基础上进一步修订:增加了血培养细菌和真菌生长曲线特点、厌氧菌血培养、分枝杆菌血培养、真菌血培养、支原体血培养等内容;在临床诊治篇,扩充了高致病菌血流感染、危重症患者血流感染管理、血流感染诊断和治疗典型案例等内容;更新和补充大量引起血流感染的少见及疑难病原体图片。本版力求对血流感染领域的问题全覆盖,对各种病原菌及其实验室诊断方法进行详尽介绍,将理论与实践结合,反映国内外血流感染的研究热点和最新进展。

　　本书在修订和出版的过程中得到多方面的支持和帮助,复旦大学附属华山医院终身教授翁心华、海军军医大学第二附属医院(上海长征医院)景炳文教授、上海交通大学医学院附属瑞金医院倪语星教授、国家卫生健康委员会临床检验中心微生物室胡继红主任给予的专业指导,是本次再版顺利进行的有力保证。复旦大学附属华山医院王明贵教授、张文宏教授和上海交通大学医学院附属瑞金医院陈德昌教授作为共同主编,负责本书临床诊治篇的撰写与审核。海军军医大学第二附属医院(上海长征医院)胡海清、陈险峰、张玲珍,上海市浦东新区周浦医院刘淑芬,解放军总医院第六医学中心丁毅伟等承担了本书部分校对工作。海军军医大学第二附属医院(上海长征医院)张殿勇院长、实验诊断科周琳主任对本书的出版给予了大力支持。在此谨向各位专家和同仁的无私奉献、辛勤工作表示诚挚谢意。

　　虽然作者们焚膏继晷,然书中难免会存在疏漏和不妥之处,敬请专家和读者不吝赐教。

2022年6月

目　录

第二篇　实验诊断
Laboratory Diagnosis

第三篇　临床诊治
Diagnosis and Treatment

第一篇

总　论
Pandect

第一章·血流感染基础

Basic Knowledge of Bloodstream Infections

第一节　血流感染概论

Introduction of Bloodstream Infections

一、血流感染的概念 Concept of Bloodstream Infections

血流感染（bloodstream infections，BSI）是一种严重的全身感染性疾病。病原微生物在循环血液中呈一过性、间歇性或持续性存在，对机体所有器官或组织，如心脏瓣膜、关节等造成损害，严重者可导致休克、多器官衰竭、弥散性血管内凝血，甚至死亡。血流感染包括菌血症、脓毒症、导管相关血流感染等。

二、血流感染的类型 Type of Bloodstream Infections

血流感染有多种不同的分类方法。

（一）根据发病场所分类

1. 社区获得性血流感染（community acquired bloodstream infections，CA-BSI）　是指入院48 h内或出院48 h后出现的血流感染。

2. 医院获得性血流感染（hospital acquired bloodstream infections，HA-BSI）　是指入院48 h后及出院48 h内出现的血流感染。

（二）根据是否有原发病灶分类

1. 原发性血流感染（primary bloodstream infection，PBSI）　指无明确原发感染灶的血流感染。

2. 继发性血流感染（secondary bloodstream infection，SBSI）　指有明确原发感染灶，病原微生物经原发灶入血导致的血流感染。

（三）根据病原菌在血液中持续时间长短分类

1. 一过性菌血症（transient bacteremia）　指散发性和通常无症状的菌血症，被认为在罕见但正常的情况下发生。其发生与各种各样的程序和操作，特别是黏膜创伤相关。它也可能发生在刷牙和排便等日常功能中。这些间歇性和短暂形式的菌血症在拔牙和其他牙科手术中特别常见，偶尔会引起易感患者感染性心内膜炎。

2. 持续性菌血症（persistent bacteremia）　指持续3 d或更长时间的菌血症。常常是由金黄色葡萄球菌引起。

（四）血流感染的特殊类型

1. 导管相关血流感染（catheter-associated bloodstream infections，CRBSI）　由血管内

导管继发的血流感染。

2. 感染性心内膜炎（infective endocarditis, IE） 是由致病微生物循血液途径引起的心内膜、心瓣膜或邻近大动脉内膜的感染并伴赘生物形成。

3. 内源性无症状菌血症（endogenous asymptomatic bacteremia） 是指起源于宿主内部但尚未引起BSI典型症状的菌血症。

三、血流感染的诊断 Diagnosis of Bloodstream Infections

血流感染的诊断标准如下。

1. 美国疾病控制与预防中心诊断标准

（1）血培养1次或1次以上阳性，阳性病原体与其他感染部位无关。

（2）临床诊断：患者体温高于38℃或低于36℃，可伴有寒战。在临床诊断的基础上，BSI的病原学诊断符合下述两条之一即可确定：① 血培养分离出病原微生物，若为常见皮肤寄植菌，如类白喉等棒状杆菌、丙酸杆菌属、微球菌等，需在不同时间采血有2次或多次培养阳性。② 血抗原测定阳性（如流感嗜血杆菌、肺炎链球菌、脑膜炎奈瑟菌或B群链球菌），且症状、体征、实验室结果不能用其他部位的感染来解释。

2. 国家卫生健康委员会医院感染诊断标准 血流感染分为社区获得性血流感染及医院获得性血流感染。依其致病菌在感染部位的不同，BSI又可分为：① 原发性医院血流感染，指血液培养分离出的致病菌与其他部位之感染无关。② 继发性医院血流感染，指血液培养分离的致病菌与另一部位医院感染（如泌尿道感染、呼吸道感染）有关。

BSI的临床诊断：体温高于38℃或低于36℃，可伴有寒战，并合并下列情况之一：① 有入侵门户或迁徙病灶。② 有全身中毒症状而无明显感染灶。③ 有皮疹或出血点、肝脾肿大、血液中性粒细胞增多伴核左移，且无其他原因可解释。④ 收缩压低于12 kPa（90 mmHg）或较原收缩压下降超过5.3 kPa（40 mmHg）。

在临床诊断的基础上，BSI的病原学诊断符合下述两条之一即可确定：① 血培养分离出病原微生物，若为常见皮肤寄植菌，如类白喉等棒状杆菌、丙酸杆菌、微球菌等，需在不同时间采血且有2次或多次培养阳性。② 血抗原测定阳性。

第二节　血流感染的流行病学

Epidemiology of Bloodstream Infections

一、血流感染的发病率和预后 Morbidity and Prognosis of Bloodstream Infections

目前尚缺乏世界范围内BSI总体发病率的确切数据。据估计，北美和欧洲在2000—2015年全体人群的BSI年发病率分别为1.13‰和2.04‰，而2009—2016年美国儿童的BSI年发病率为2.95‰。有限的数据表明，2011—2018年，加拿大CA-BSI的年发病率为1.47‰；1995—2002年，美国BSI年发病率为6.00‰。然而来自欧洲和中国的数据表明，ICU患者的BSI发病率高达3.5%～8.9%。2007年，一项全球ICU感染流行病学调查研究显示，ICU人群BSI的患病率达15.1%。总体而言，HIV感染、癌症、充血性心力衰竭、痴呆、糖尿病、脑血管意外、肾功能不全、慢性阻塞性肺疾病、周围血管疾病，以及风湿病显著增加CA-BSI的风险，而高APACHE Ⅱ评分、ICU驻留时间延长、需要机械通气、肾脏替代治疗、近期手术及免疫抑制均是ICU患者BSI的高危因素。BSI显著增加ICU患者的死亡率，延长ICU住院时间，并增加患者ICU住院费用。我国的一项荟萃分析结果显示，不同来源及不同类型患者BSI的病死率不同。该研究共汇集了7 292例BSI，其中死亡1 661例，加权合并的BSI总病死率为28.7%（95%CI 27.2%～30.3%），HA-BSI的病死率为26.8%（95%CI 22.4%～32.0%），显著高于CA-BSI的6.9%（95%CI 4.5%～10.7%），但纳入的各研究之间的异质性较大。对不同类型的患者进行比较分析后发现，普通住院患者BSI的病死率为20.7%（95%CI 17.8%～24.0%），烧伤、血液病和/或恶性肿瘤，以及ICU患者BSI的病死率更高，分别为46.5%（95%CI 42.2%～51.1%）、37.6%（95%CI 26.2%～54%）和30.3%（95%CI 25.3%～36.4%），而在新生儿，肝病，以及糖尿病患者中则相对较低，依次为11.7%（95%CI 10.0%～13.2%）、13.6%（95%CI 9.2%～20.1%），以及10.2%（95%CI 5.5%～19.0%）。

二、血流感染的来源及与其他感染的关系 Sources of Bloodstream Infections and Relationship to other Infectious Diseases

（一）感染来源

根据血流感染的来源场所将血流感染分为社区获得性血流感染及医院获得性血流感染。此外，根据发生部位是否为原发性病灶将血流感染分为原发性血流感染及继发性血流感染。原发性血流感染指无明确感染来源，致病菌与其他部位感染无关；继发性血流感染则是指血液培养分离出的致病菌与其他部位感染（如呼吸系统、泌尿系统等来源的感染）相关。

（二）血流感染与其他感染的关系

血流感染的发生与患者所具备的高危因素密切相关，而这些高危因素决定了其与其他感染间的关系。

1. 宿主屏障功能损伤相关因素　在医疗诊治过程中，屏障功能的损伤可能导致病原微生物侵入血流，包括皮肤或黏膜破损，各类血流内导管的留置（如中心静脉导管、动脉导管、透析导管、体外膜氧合器管路等）、留置导尿管、气管插管及气管切开等。

研究数据显示，院内感染有10%～20%与留置导管相关。在美国，每年发生20万～40万例医院获得性血流感染。同时，留置导管时间与感染风险密切相关，随着留置时间延长，CRBSI的发生率极速上升。目前造成CRBSI的主要致病菌是凝固酶阴性葡萄球菌、金黄色葡萄球菌和白念珠菌。此外，尤其在重症病房可见铜绿假单胞菌、肠杆菌属、肠球菌属、不动杆菌属，以及嗜麦芽窄食单胞菌的血流感染。在临床表现上，CRBSI多合并高热、寒战、休克等，起病迅猛，可发展为持续性血流感染或真菌血症，甚至继发血源性肺部感染、心内膜炎等疾病，导致死亡率增加。因此，及早识别血流感染发生至为关键，如留置血管内导管的患者一旦出现不能用非感染原因解释的高热，同时伴有可能的相关症状（如寒战、休克等）、外周血白细胞出现剧烈变化（增高或明显降低），就应警惕CRBSI的发生。而一旦有疑似感染的导管，则应尽可能移除，并尽快使用抗菌药物积极治疗。

2. 机体免疫功能降低因素　如各类导致患者自身免疫功能下降、全身代谢紊乱的基础疾病，如血液系统肿瘤、糖尿病、脓毒症、多发创伤、尿毒症、神经系统疾病及营养不良等。

（1）血液系统肿瘤：一方面血液系统恶性肿瘤患者往往因机体本身的免疫功能严重异常或受损而成为各类感染的高危人群，特别是医院获得性血流感染。另一方面，由于化疗药物和免疫抑制剂乃至糖皮质激素的大量使用、大剂量广谱抗菌药物的应用及宿主的菌群失调等，均进一步提升了患者的感染暴露风险，血流感染的发生率远超其他疾病，因而也是导致此类患者死亡的重要原因之一。医院获得性血流感染临床上起病更为隐匿，而进展急骤迅猛，可以作为原发性血流感染出现，乃至播散至其他脏器部位（如血源性继发性肺脓肿），也可继发于其他部位的严重感染（如曲霉菌肺部感染继发曲霉菌血流感染）。因此根据多版国内外指南建议，对于合并发热伴粒细胞减少的血液系统恶性肿瘤患者，早期就应怀疑血流感染的发生，尽快完善血培养及其他相关实验室检查，并及早进行抗菌药物覆盖治疗，后期再根据血培养结果调整用药。此外，血液系统恶性肿瘤患者念珠菌血症发生率高，也应当在早期引起重视，避免漏诊。

（2）糖尿病：糖尿病患者往往合并免疫功能受损，主要机制在于血浆高血糖及高渗透压状态使白细胞的吞噬作用受到抑制，中性粒细胞和单核巨噬细胞功能受损；与此同时，糖尿病相关的血管病变会引起周围组织的微循环障碍，导致组织氧供不足，进一步抑制了白细胞趋化吞噬及杀菌能力，造成免疫功能严重损害的结果。因此，糖尿病患者一旦发生感染，往往进展迅速，还可进一步增加各种并发症（如酮症酸中毒）的发生，从而使患者死亡率升高。因此，临床上糖尿病患者如出现高热、感染指标升高的情况，同时感染部位难以判明，尤其合并休克甚至血小板减少等征象时，应高度警惕血流感染的发生，尽快完善血培养及相关实验室检查，早期使用广谱抗菌药物覆盖，并积极寻找可能潜在的感染来源，同时应注意对高血糖的监测和管理，避免严重并发症的发生。

（陈德昌）

参 考 文 献

---

[1] WISPLINGHOFF H, BISCHOFF T, TALLENT SM, et al. Nosocomial bloodstream infections in US hospitals: analysis of 24179 cases from a prospective nationwide surveillance study[J]. Clin Infect Dis, 2004, 39(3): 309-317.

[2] MAGILL SS, EDWARDS JR, BAMBERG W, et al. Multistate point-prevalence survey of health care-associated infections[J]. N Engl J Med, 2014, 370(13): 1198-1208.

[3] LAUPLAND KB, CHURCH DL. Population-based epidemiology and microbiology of community-onset bloodstream infections[J]. Clin Microbiol Rev, 2014, 27(4): 647-664.

[4] LENZ R, LEAL JR, CHURCH DL, et al. The distinct category of healthcare associated bloodstream infections[J]. BMC Infect Dis, 2012, 12: 85.

[5] VINCENT JL, RELLO J, MARSHALL J, et al. International study of the prevalence and outcomes of infection in intensive care units[J]. JAMA, 2009, 302(21): 2323-2329.

[6] KERN WV, RIEG S. Burden of bacterial bloodstream infection-a brief update on epidemiology and significance of multidrug-resistant pathogens[J]. Clin Microbiol Infect, 2020, 26(2): 151-157.

[7] SPAULDING AB, WATSON D, DREYFUS J, et al. Epidemiology of bloodstream infections in hospitalized children in the United States, 2009-2016[J]. Clin Infect Dis, 2019, 69(6): 995-1002.

[8] LAUPLAND KB, PASQUILL K, DAGASSO G, et al. Population-based risk factors for community-onset bloodstream infections[J]. Eur J Clin Microbiol Infect Dis, 2020, 39(4): 753-758.

[9] WISPLINGHOFF H, BISCHOFF T, TALLENT SM, et al. Nosocomial bloodstream infections in US hospitals: analysis of 24, 179 cases from a prospective nationwide surveillance study[J]. Clin Infect Dis, 2004, 39(3): 309-317.

[10] European Centre for Disease Prevention and Control. Healthcare-associated infections acquired in intensive care units — annual epidemiological report for 2015. Stockholm (Sweden): European Centre for Disease Prevention and Control; 2017. Available at: https://ecdc.europa.eu/en/publications-data/healthcareassociated-infections-acquired-intensive-care-units-annual.

[11] XIE JF, LI SZ, XUE M, et al. Early-and late-onset bloodstream infections in the intensive care unit: a retrospective 5-year study of patients at a university hospital in China[J]. J Infect Dis, 2020, 221(Suppl 2): S184-S192.

[12] BASSETTI M, RIGHI E, CARNELUTTI A. Bloodstream infections in the intensive care unit[J]. Virulence, 2016, 7(3): 267-279.

[13] 杨祖耀, 詹思延, 王波, 等. 中国血流感染住院病死率的系统评价和meta分析[J]. 北京大学学报（医学版）, 2010, 42(3): 304-307.

第二章 · 血流感染的现状

Current Situation of Bloodstream Infections

第一节 血流感染的研究热点

Hot Spots of Researches about Bloodstream Infections

一、血流感染的早期诊断 Early Diagnosis of Bloodstream Infections

血流感染是常见的感染性疾病之一。全球范围内 BSI 的发生率仍居高不下，病死率高达 20%～50%，因此血流感染的早期诊断尤为重要。血培养是血流感染诊断的金标准，但血培养的耗时长，且患者接受抗感染治疗也可能会影响病原菌的检出率。研究证明，正确使用抗生素每延迟 1 h，患者病死率会上升 5%～10%。因此，早期预测血流感染非常迫切，而生物标志物是帮助诊断的有效方法之一。

理想的生物标志物能帮助早期诊断、危险分层、治疗监测及预后判断。目前可用于 BSI 早期诊断的标志物多达 100 多种，各有局限性，理想的标志物还需不断探索。目前研究比较多的生物标志物有降钙素原（procalcitonin，PCT），外周血中性粒细胞/淋巴细胞比值（neutrophil/lymphocyte count ratio，NLCR），可溶性尿激酶受体（suPAR），白细胞介素（interleukin，IL）-1β、IL-6、IL-8，肿瘤坏死因子-α（tumor necrosis factor-α，TNF-α），超敏 C 反应蛋白（hs-CRP），C 反应蛋白等。

使用单一标志物对临床诊断及预后的效果有限，而联合使用多种生物标志物则对诊断和预测的效能有显著提高。

二、血培养阳性患者初始评估 Initial Evaluation of Patients with a Positive Blood Culture

使用自动化连续监测系统进行血培养，其回报阳性时间的中位数为 15 h，短于 24 h 的病例超过 75%，最短甚至可缩短至 5 h 以内。检验技术的进步使得微生物检验室可以在数小时内明确病原菌是否产生碳青霉烯酶。血培养回报阳性后进行革兰染色涂片，甚至可确定是否存在耐药酶，为临床医师提供早期临床再评估的机会。

（1）寻找感染源：感染源的控制是抗感染治疗的第一步，通过血培养得到病原微生物的染色性质，推测可能的感染源，再进一步检查，明确感染源。

回顾患者近 48 h 内的各类数据，评价患者的情况，包括感染的严重程度、感染有无加重、有无严重的脓毒症，以明确现有抗感染方案是否有效，继而及时调整抗菌药物方案。

（2）尽快进行恰当的抗感染治疗：为使患者得到最佳的抗感染治疗，除临床数据外，还需参考当地的流行病学数据、患者自身是否存在免疫缺陷等，推测最可能的病原菌，经验性给予抗感染治疗。

三、快速检测血流感染的方法 Rapid Methods for Detection of Bloodstream Infections

目前诊断血流感染的金标准是血培养,血培养结果阳性并分离培养得到纯菌,可以考虑血流感染的诊断,同时可进一步进行菌种鉴定和药敏试验。血培养的阳性检出率与血液中的微生物种类及浓度相关,如生长缓慢的苛养菌、血液中存在的病原微生物浓度低、留取血液标本前使用过抗菌药物等,都会影响血培养的检出率。约有15%的患者临床症状表现为菌血症,但血培养为阴性。传统血培养方法花费时间较长,需要长达5 d的等待时间,可能会耽误有效治疗的及时实施。因此,研究热点集中在建立敏感、快速、特异性高的血流感染检测方法。快速鉴定方法可以缩短微生物病原体的检测时间、提高检测准确性,有助于临床医师从广谱抗菌药物治疗快速转向靶向治疗,从而降低抗菌药物的联合使用强度、减少药物耐药性的产生、控制医疗成本。

近年来,出现了多种快速检测诊断血流感染的技术,主要包括以核酸为基础的PCR扩增和探针杂交技术、基因芯片技术、蛋白质色谱分析、流式细胞术(flow cytometry,FCM),还出现了快速检测细胞因子的方法。目前常见的血流感染快速检测技术有核酸检测,主要包括核酸技术(nucleic-acid technology,NAT)、宏基因组学、DNA微阵列的杂交技术等;蛋白质组学方法,包括基质辅助激光解吸电离飞行时间质谱(MALDI-TOF-MS)、流式细胞术、通过细胞因子判断感染类型等。

第二节　血流感染临床检测中存在的问题

Pending Clinical and Laboratory Issues in Bloodstream Infections

一、送检率低 Low Collection Rates

血流感染是一种危及生命的全身性感染疾病,及时、准确地鉴定血流感染病原菌以及药敏试验,对优化抗菌药物治疗、提高治愈率及改善患者预后至关重要。

血培养作为诊断血流感染的"金标准",是临床微生物领域最受关注的检测项目之一。完整的血培养过程包括:检验前临床医师根据患者临床指征开立医嘱;护理人员按照规范采集、送检标本;检验人员按照作业指导书检测并出具报告,以及定期回顾血培养阳性率等。

在欧美发达国家,不但血培养标本量在临床微生物室检测的标本中占据首位,而且对血培养标本的采集、运送、结果判读和临床意义解释,均制订了全面且严谨的操作规范,为实验室工作人员和临床医师有效实施实验室检查及正确解读血培养结果,提供了明确的指南和参考。然而,我国医疗机构对血培养的重视程度、血培养送检率、标本采集规范化、结果判断及临床解读严谨性等方面,仍有较大差距。近年来,国内少数三甲医院开始积极推进血培养规范送检工作,取得了较好的成效,但推进的医院数量还很少。

血培养送检率低,及时进行血培养的患者数量少,同时送检不同部位采血的2~3套血培养标本的送检量少,这些工作均有待提高。因此,各级医疗机构应进一步加强推进血培养的规范送检工作,以重点科室(如重症医学科、急诊科、感染科及血液内科等)作为试点,积极推进血培养送检,同时设立质量指标,监控送检率和阳性率等。

二、不正确采样及污染 Inadequate Collection and Contaminations

血培养是临床诊断菌血症、重症脓毒症等疾病的关键诊断手段。因此在某些情况下，最大限度地识别出真正的病原体，可以挽救患者的生命。尽管目标是鉴别出真正的病原体，但由于采样时有技术上的失误，可能导致样本被污染，从而误导临床医师。

（一）血培养采样的质量低

对血流感染疾病进行病原体检测，需要采集患者血标本并经系列实验才能得以实现，因此血培养标本质量的高低直接影响诊断的准确性。实际工作中往往由临床医护人员采集血标本，如果对采集血标本的时机、数量、部位等不明确，就会造成病原体检出率低，或即使检出也未必是致病菌，使检测结果很难反映真实情况。血培养采样的质量低，主要的原因之一是血培养标本采集不规范，包括医护人员缺乏系统的血培养采血培训、不熟悉血培养采血指征、未掌握采血的最佳时间（即未在患者寒战、发热时，或者抗菌药物使用之前）、采血量不足、皮肤消毒没有严格执行无菌操作等。

正确的血培养标本采集，不仅能提高血培养的阳性率，而且能帮助医师做出正确的病原学诊断，以减轻患者的痛苦、减少经济负担，并减少医疗资源的浪费。因此，加强医务人员血培养采集指南的培训，有利于提高血培养采样的合格率。

（二）血培养的污染

血培养的污染可能发生于血培养操作的任何阶段。大量研究证据表明，皮肤定植菌群是血培养污染最常见的细菌。采血过程中血液易受到皮肤表面菌群的污染，包括：外周静脉穿刺时，局部皮肤的消毒不彻底，细菌随针刺带入被检的血液而被培养出来；长期留置血管导管的患者，其导管长期暴露于皮肤表面，造成皮肤寄生菌群的移植，如果从这些导管处采血，则会在采血过程中将导管内移植的细菌带入血培养瓶内而培养出来。无菌操作采集血标本即使非常严格，也很难将污染率控制在2%以下。血培养污染造成的假阳性会误导临床医师，导致不必要的抗菌药物治疗，不仅会延长患者住院时间，增加患者医疗费用，而且会引起细菌耐药性的产生。目前尚无判断血培养污染的金标准，例如凝固酶阴性葡萄球菌（coagulase negative *staphylococci*，CNS），既是最常见的污染菌，又是血流感染病原菌之一，当血培养的2瓶中有一瓶检出是CNS，另一瓶为阴性，一般考虑为污染菌；若2瓶中均检出CNS，且生化特性和耐药性相同，则表明属于同一种菌，即可能是致病菌。

血培养污染主要依据细菌种类、阳性检出时间以及重复培养结果等来判断。

1. **细菌种类** 当检出金黄色葡萄球菌、肺炎克雷伯菌、大肠埃希菌及其他肠杆菌科细菌、铜绿假单胞菌和白念珠菌时，90%以上是血流感染病原菌。检出化脓性链球菌、无乳链球菌、产单核细胞李斯特菌、脑膜炎奈瑟菌、淋病奈瑟菌、流感嗜血杆菌、脆弱拟杆菌、其他假丝酵母菌和新型隐球菌时，污染的可能性更低。相反，棒状杆菌、微球菌、芽孢杆菌、丙酸杆菌、草绿色链球菌及凝固酶阴性葡萄球菌等很少是血流感染的病原菌。

2. **阳性检出时间** 阳性检出时间与血标本中的含菌量呈反比。一般情况下，皮肤污染最为多见，但其污染菌菌量通常较少，报警时间较晚，故阳性检出时间通常较长；虽然不同种类的细菌生长繁殖所需时间并不相同，但血流感染时血液中致病菌菌量较多，一般情况下出现阳性报警的时间早，以小于24 h为多见。

3. **重复培养结果** 观察是否还有其他导管血培养或其他部位标本的培养，2次以上分离细菌的菌种及药敏谱相同时，临床意义更大。

　　优化血培养的采样质量，可以提高真正病原体的检出率，避免血培养的假阴性。减少血培养污染，可以避免血培养的假阳性。

三、阳性检出率低 Low Positive Rate

　　血流感染包括菌血症、脓毒症以及导管相关严重感染等疾病，其临床治疗效果差，预后不良，因此早期诊断并给予及时有效的抗感染治疗是改善血流感染预后的关键。诊断血流感染的"金标准"是血培养，但从标本采集到培养的过程中很多因素会对培养结果造成影响，所以临床上血培养阳性率低且出现阳性结果的时间较晚，很难及时、正确地指导临床选用抗菌药物。目前临床上符合血培养指征的患者，按常规血培养操作进行培养，其阳性率约为10%。如何提高血培养的阳性检出率，更好地指导临床诊疗，是值得我们关注的。

　　在临床上，常规血培养采用何种组合模式一直存在争论。常见的血培养模式有仅用需氧瓶采血的模式，还有需氧瓶和厌氧瓶组合的模式。根据采血瓶数量的不同，采血部位也有同侧采血和双侧采血的差异。种种组合均在于提高阳性率，减轻患者痛苦，最大限度地减少消耗。研究发现，需氧瓶与厌氧瓶配对培养在增加厌氧菌检出的同时，能提高血培养的阳性率并缩短检出时长，为临床血流感染诊断提供依据，指导临床合理使用抗菌药物。美国临床和实验室标准化协会（Clinical and Laboratory Standards Institute，CLSI）2014年的指南中建议每次在不同部位送检2～3套血培养标本以提高病原菌的检出率，每一份标本应同时送检需氧和厌氧培养，这样搭配可以检出更多的葡萄球菌、肺炎链球菌、肠杆菌和厌氧菌。对ICU血培养标本送检的回顾性研究结果显示，2套血培养的阳性率明显高于1套血培养，且差异有统计学意义；送检2套培养瓶不仅可以提高阳性率，并有利于鉴别血培养污染菌。

　　影响血培养阳性率的因素很多，采血量是其中之一。一般血培养的采血量限定在总血量的1%之内。研究报道15 mL阳性率为91%，在培养血量与血培养阳性率的关系探讨中发现，成人血培养只采集10 mL则血培养阳性率达不到要求，怀疑有血流感染时培养40～60 mL血液较为合理，采集60 mL以上培养也是不合理的。大部分的成人用血培养瓶要求每瓶采集约10 mL。如果用1个穿刺点采集1套，即使有细菌生长有时也难以判断是否为污染菌；如果用2个穿刺点各采集10 mL分别注入2个培养瓶中，大致可算为2套，也只是有益于感染菌和污染菌的区分，对提高阳性率无益。研究发现采集40 mL，血流感染培养的阳性率达到了约96%，基本满足了临床需要。

　　此外，血培养的标本采集时机也非常重要，当患者出现不明原因的发热（>38℃）或低温（<36℃），出现白细胞增多、粒细胞减少、血小板减少、心动过速、寒战等相关实验室或体征异常时，都应该进行血培养。血培养标本应尽可能在患者使用抗菌药物前或停用抗生素1周后采集，若不能停用，应在下次使用抗生素之前采集。有研究表明在使用抗菌药物后采集血标本会明显降低血培养的阳性率，导致培养的假阴性。其次，通常在寒战和发热前1 h采集血培养标本进行病原菌培养。因此，提倡增加血标本送检、规范标本留取送检流程、增加送检瓶数，血培养的阳性率逐步提高有利于血流感染的及时诊断。

　　血培养对微生物诊断有2个主要优点。首先，它可以使数量非常少的微生物生长，这一点很重要，因为脓毒症成人患者血液中的细菌浓度通常很低（<10 CFU/mL）；其次，血培养可以分离病原体，因此可以进行抗生素敏感性测试。血培养也有局限性，如培养时间

长、接受抗菌治疗的患者容易出现假阴性结果,以及不能检测出难培养的微生物等,这些都是临床工作中实际存在的问题。

随着生物医学的发展,不断出现新型的检测手段,分子检测目前在临床上的应用趋于广泛。分子检测通过直接从血液中提取病原微生物的基因片段,检测结果所需时间更短。此外,分子检测的低检测限制可能使其比血培养更敏感,能够检测难培养或不可培养的微生物,甚至来源于接受抗生素治疗的患者。同时,分子检测可以检测一些特异性耐药标记,为治疗提供重要信息。有前瞻性研究评估了一种实时聚合酶链反应试验,用于检测全血中的病原体,并将其与常规血培养进行比较,结果显示采用聚合酶链反应在接受抗生素治疗的患者中是有用的。但核酸检测的方法存在限制,如PCR抑制剂的存在,存在大量非微生物核酸,存在污染的DNA及死亡微生物DNA的持久性问题。

使用MALDI-TOF-MS技术鉴定微生物是近年来临床微生物实验室的重大变革之一。使用MALDI-TOF-MS的微生物鉴定,基于从细菌或真菌样品中通过质谱分析获得的蛋白质谱与从特征微生物中获得的谱数据库进行比较。研究报道,MALDI-TOF-MS对血液培养微球的鉴定正确率为78.7%。

微生物血培养阳性诊断的新技术和新方法大大缩短了鉴定时间,对血流感染患者的管理产生了积极影响。尽早明确病原菌才能更好地指导治疗,而临床上阳性检出率低是不容忽视的问题。规范送检血培养,并结合目前检测微生物的新方法和新技术,提高阳性检出率,从而帮助提高血流感染患者的治愈率。

四、检验周期过长及未开展L型细菌的检测 Long Turn Around Time and No L-form Bacteria Detection

1. 检验周期过长 血培养是诊断血流感染最重要的检查手段,当患者疑似为血流感染时,为尽快明确病原菌并根据药敏特点给予有效的抗菌药物治疗,在抗菌药物应用前应留取血培养。目前多数临床微生物室配置的全自动血培养仪器尽管能够实时监控血培养瓶内病原菌的生长,但由于每份血液标本中病原菌的初始浓度不同,大多数阳性报警需要1～72 h。实验室人员取出阳性报警血培养瓶后,通常先对阳性血培养液进行涂片革兰染色镜检,以获得病原菌的初步信息。如果要获得病原菌的确切菌种信息,需要将阳性血培养液继续进行平板转种,过夜孵育,获得足够量的单个菌落后方可进行菌种鉴定和药敏试验,这个过程往往长达1～2 d。因此,临床存在血培养等检验周期过长的困难现状。

2. 未开展L型细菌的检测 肽聚糖细胞壁是细菌的重要特征之一。L型细菌是细菌细胞壁形成受到抑制的一种特殊的生长形式。L型细菌细胞壁的缺失会使其对细胞壁靶向药物产生耐药性,是细菌耐药的重要机制。多项研究证明,细胞壁靶向抗生素促进了有壁细胞向L型细菌的转变,且此为可逆过程,去除抗生素压力后,L型细菌可转变为原来的有壁细胞状态。此外,细胞壁缺陷细胞甚至可能通过有壁细胞难以通过的孔洞促进菌体细胞在宿主体内的扩散,而且由于缺乏与病原体相关的模式识别受体相关的各种分子,因此可以逃脱人体的先天免疫杀伤。

L型细菌需要渗透保护性培养基,而临床实验室中常规的体外微生物培养基是低渗的,故不支持L型细菌生长。因此,虽然对L型细菌的研究持续了几十年,但L型细菌在临床中几乎被完全忽略,直到近来随着分子诊断技术的进步才得以发展。人体中肾髓质呈高渗性状态,泌尿系统细菌感染时尿液的渗透压通常高于正常,因此目前大多数相关研究主要集中于泌尿系统。尽管L型细菌在慢性或反复感染中具有潜在的应用价值，但由于其培养诊断条件要求较高，因此L型细菌的检测相关生物技术的普及仍需时日。

五、厌氧血培养不受重视 Less Attention to Anaerobic Blood Culture

随着血流感染患者的增多，国内外的学者们达成了共识，建议双侧双瓶血培养（同时采集2个部位，并需氧瓶和厌氧瓶双瓶配对使用），来提高致病菌的检出率。厌氧血培养不受重视的现象已有所改善。

由于双侧双瓶同时留取培养有一定的操作困难，一些临床机构采取单侧双瓶的检验，例如：研究报道单侧双瓶采血方式，在193例血培养阳性标本中，仅厌氧瓶为阳性者有20例；若只做需氧瓶，则漏检20例，漏检率为10.4%；若只用厌氧瓶采血，则漏检率高达53.4%。数据分析表明，仅做需氧瓶或者厌氧瓶都会发生不同程度的漏诊，导致临床医师对患者病情的误判、误诊，错失治疗良机。因此，需氧瓶和厌氧瓶配对使用，可大大提高血培养致病菌的检出率。

经验性治疗是目前双侧双瓶血培养的最大障碍。临床上，当患者出现发热等疑似血流感染时，大部分医师首先选择的是经验性用药，以期通过早期广谱抗生素的使用达到减缓病情的目的，只有当患者情况反复或者病情加重时，才选择送检血培养，然而此时患者已经应用了大量广谱抗生素，感染初期存在于血液中的细菌可能已经变异，耐药性发生了改变，或者生长受到抑制，存在于血液却难以培养得到。因此，提倡临床发现疑似血流感染时，就开展配合厌氧瓶的双侧双瓶血培养的送检，这样不仅能节约医疗资源，更能提高阳性率缩短检出时间，为临床提供更真实可信的实验室数据。

研究报道血培养阳性病原菌中绝大部分为兼性厌氧菌，专性厌氧菌占1%～17%。由于厌氧血培养瓶内营养成分比需氧瓶好，资料显示在血培养双瓶报阳时厌氧瓶报阳时间（time to positivity，TTP）常早于需氧瓶，而且部分兼性厌氧菌只在厌氧血瓶内生长。因此早期、准确地鉴定阳性厌氧血培养瓶中的细菌，提高兼性及专性厌氧菌的阳性检出率，对临床正确采取诊疗措施、降低治疗费用、挽救患者生命非常重要。

（陈德昌）

参 考 文 献

[1] MAYR FB, TALISA VB, BALAKUMAR V, et al. Proportion and cost of unplanned 30-day readmissions after sepsis compared with other medical conditions[J]. JAMA, 2017, 317(5): 530-531.
[2] PHUA J, NGERNG W, SEE K, et al. Characteristics and outcomes of culture-negative versus culture-positive severe sepsis[J]. Crit Care, 2013, 17(5): R202.
[3] VINCENT JL, SAKR Y, SPRUNG CL, et al. Sepsis in European intensive care units: results of the SOAP study[J]. Crit Care Med, 2006, 34(2): 344-353.
[4] 王玉月，殷潇娴，毛易捷，等.需氧与厌氧配对培养在血流感染诊断中的价值[J].临床检验杂志，2015，33（7）：510-512.
[5] 张敏，韩树梅，韩静，等.培养血量与血培养阳性率的关系探讨[J].河北医学，2015，21（4）：692-694.
[6] 尹亚菲，保勇，陆玲，等.ICU血培养标本送检及细菌分离情况变迁分析[J].检验医学与临床，2019，16（14）：2065-2068.
[7] Clinical Laboratory Standards Institute. Principles and procedures for blood cultures: CLSI M47. Waney, PA, USA: CLSI, 2014.
[8] 王孟丽.影响血培养阳性率的因素探析[J].中国现代药物应用，2016，10（9）：273-274.
[9] ZBOROMYRSKA Y, CILLÓNIZ C, COBOS-TRIGUEROS N, et al. Evaluation of the magicplex™ sepsis real-time

test for the rapid diagnosis of bloodstream infections in adults[J]. Front Cell Infect Microbiol, 2019, 9: 56.

[10] OPOTA O, JATON K, GREUB G. Microbial diagnosis of bloodstream infection: towards molecular diagnosis directly from blood[J]. Clin Microbiol Infect, 2015, 21(4): 323−331.

[11] CROXATTO A, PROD'HOM G, GREUB G. Applications of MALDI-TOF mass spectrometry in clinical diagnostic microbiology[J]. FEMS Microbiol Rev, 2012, 36(2): 380−407.

[12] SENG P, DRANCOURT M, GOURIET F, et al. Ongoing revolution in bacteriology: routine identification of bacteria by matrix-assisted laser desorption ionization time-of-flight mass spectrometry[J]. Clin Infect Dis, 2009, 49(4): 543−551.

[13] DUBOURG G, LAMY B, RUIMY R. Rapid phenotypic methods to improve the diagnosis of bacterial bloodstream infections: meeting the challenge to reduce the time to result[J]. Clin Microbiol Infect, 2018, 24(9): 935−943.

[14] PLIAKOS EE, ANDREATOS N, SHEHADEH F, et al. The cost-effectiveness of rapid diagnostic testing for the diagnosis of bloodstream infections with or without antimicrobial stewardship[J]. Clin Microbiol Rev, 2018, 31(3): e00095−e00017.

[15] VERROKEN A, DESPAS N, RODRIGUEZ-VILLALOBOS H, et al. The impact of a rapid molecular identification test on positive blood cultures from critically ill with bacteremia: a pre-post intervention study[J]. PLoS One, 2019, 14(9): e0223122.

[16] LIMA-MORALES D, ÁVILA H, SOLDI T, et al. Rapid detection of carbapenemase production directly from blood culture by colorimetric methods: evaluation in a routine microbiology laboratory[J]. J Clin Microbiol, 2018, 56(9): e00325−e00318.

[17] WEINSTEIN MP, TOWNS ML, QUARTEY SM, et al. The clinical significance of positive blood cultures in the 1990s: a prospective comprehensive evaluation of the microbiology, epidemiology, and outcome of bacteremia and fungemia in adults[J]. Clin Infect Dis, 1997, 24(4): 584−602.

[18] CALDEIRA D, DAVID C, SAMPAIO C. Skin antiseptics in venous puncture-site disinfection for prevention of blood culture contamination: systematic review with meta-analysis[J]. J Hosp Infect, 2011, 77(3): 223−232.

第二篇

实验诊断
Laboratory Diagnosis

第三章·需氧及兼性厌氧血培养

Aerobic and Facultative Anaerobic Blood Culture

第一节 感染源及需氧、兼性厌氧菌种类

Infection Sources and Species of Aerobic and Facultative Anaerobe

需氧及兼性厌氧菌是血流感染主要的病原菌,并且大多数属于院内感染。金黄色葡萄球菌、肠球菌、需氧及兼性厌氧革兰阴性杆菌是院内感染最常见的病原菌。大肠埃希菌、金黄色葡萄球菌、肺炎链球菌、肺炎克雷伯菌及铜绿假单胞菌是最常见的5种病原菌。需氧及兼性厌氧菌导致的血流感染,其病原菌的来源广泛,可分为内源性和外源性来源。内源性来源包括呼吸道、泌尿生殖道、胆道、皮肤、肠道、腹膜液、中枢神经系统、骨骼、手术伤口等,外源性来源包括静脉导管、导尿管等。呼吸道、泌尿生殖道和胃肠道(包括肠道、胆道、腹腔液)是血流感染病原菌的三大常见来源。

感染源和主要病原菌如下。

(1)呼吸道:需氧及兼性厌氧菌血流感染常继发于呼吸道感染,金黄色葡萄球菌菌血症是最常见的一种。肺炎链球菌、化脓性链球菌、肺炎克雷伯菌、黏质沙雷菌、产气克雷伯菌、铜绿假单胞菌、流感嗜血杆菌菌血症也常常与呼吸道来源有关。

(2)泌尿生殖道:大肠埃希菌菌血症常继发于泌尿生殖道感染。泌尿生殖道也是化脓性链球菌和无乳链球菌、奇异变形杆菌、铜绿假单胞菌、黏质沙雷菌、产气克雷伯菌、肠球菌、淋病奈瑟菌菌血症相对常见的来源。

(3)胃肠道:大肠埃希菌菌血症可来源于胆道感染、肠道。奇异变形杆菌、肠球菌菌血症可来源于胆道感染。肺炎克雷伯菌、铜绿假单胞菌、不动杆菌属菌血症可来源于胆道感染。草绿色链球菌菌血症可来源于脓肿。

(4)其他:除了呼吸道感染,金黄色葡萄球菌菌血症还可来源于静脉导管和皮肤感染。肺炎克雷伯菌菌血症可来源于静脉导管和手术伤口。不动杆菌属菌血症可来源于手术伤口、导尿管、静脉导管。化脓性链球菌菌血症还可来源于皮肤感染和手术伤口。

(慎 慧)

第二节 标本采集和运送

Collection and Transport of Specimen

一、标本采集 Collection of Specimen

静脉采血时,应严格消毒血培养瓶盖和皮肤,用无菌采血装置采血,不换针头,直接将血

液标本注入血培养瓶中,注入血液后应颠倒混匀以防凝固。采用真空采血装置可降低污染。

（一）采血时机

一般应在抗菌药物治疗前,发热初期或高峰时抽血。研究表明细菌通常在寒战或发热前1 h入血,超过发热峰值后血液中细菌浓度降低。对于间歇性菌血症应在寒战或体温高峰到来之前采集血培养,发热后细菌会很快被清除出血液,因此,应尽快抽取血培养标本(图3-1)。

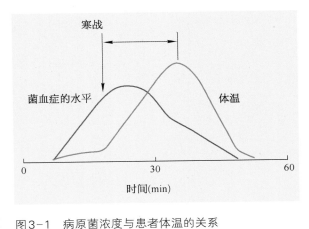

图3-1 病原菌浓度与患者体温的关系
蓝色曲线代表发热过程中细菌在血液中的浓度,红色曲线代表发热过程的规律。

注意事项:

（1）使用抗菌药物后抽取血标本,因药物对细菌的抑制作用,使得细菌难以生长,导致培养假阴性。

（2）怀疑菌血症的患者不能直接做血涂片找细菌,因为患者发生菌血症时,血液含细菌量极少,成人为<1～10 CFU/mL,儿童为<10～100 CFU/mL,所以直接涂片很难检测到细菌。

（3）病原菌浓度与患者体温的关系(图3-1)提示:① 在寒战后、体温高峰前细菌含量最高。② 血液中细菌含量随着体温从最高峰逐渐下降而越来越少。提示血液采样的最佳时间是在寒战后和发热高峰前,这也是阳性检出率最高的时间段。

虽然文献报道从寒战到体温上升至高峰的时间大约不超过1 h,但由于每次血流感染发生的个体不同、细菌负荷量不同、细菌种类不同,所以从寒战到达体温高峰的时间并不相同。

（4）对不明原因的发热、亚急性心内膜炎或其他持续性的细菌血症或真菌血症,每次应间隔30～60 min抽血,抽取3套足量的血液进行培养。

（5）如果患者在抗菌药物治疗之前已抽取多套血培养,当使用抗菌药物后还是高热不退时,不建议再抽血培养,因为再抽血培养获得阳性结果的很少见。

（二）采血部位

一般以无菌操作在患者肘静脉采血(图3-2)。儿童和婴幼儿采血的部位多为颈部和

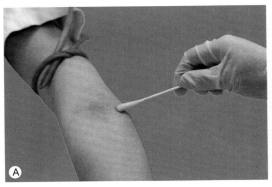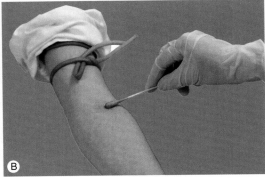

图3-2 双臂不同的静脉采血点
A. 左臂;B. 右臂

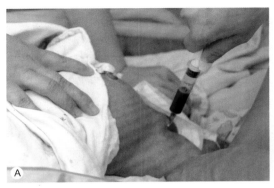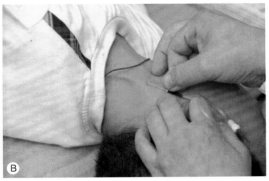

图3-3 儿童及幼儿的采血

A. 幼儿腹股沟采血；B. 儿童颈静脉采血

腹股沟（图3-3），这2个部位皮肤褶皱多，易造成皮肤寄生菌污染，因此必须严格消毒，消毒过程同成人，注意氯己定（洗必泰）不能用于2个月以下婴儿。成人不建议采集动脉血，不宜从静脉导管或静脉留置口取血，因其常伴有高污染率。从留置导管内采血，必须同时从外周静脉采集另外一套血培养标本，有助于对比和结果解释。静脉导管采血时，不要弃去初段血，不要用抗凝剂冲洗。

（三）采血量

成年患者首次采集血培养推荐不低于2套，每套包含1个需氧瓶和1个厌氧瓶，推荐的采血量通常为每瓶8～10 mL（需氧瓶或厌氧瓶），或按照厂家说明。2套血培养（4个血培养瓶）应至少接种20 mL血液，最好为32～40 mL血液。当培养的血量从2 mL增加到20 mL时，血培养的阳性率增加30%～50%，因为采

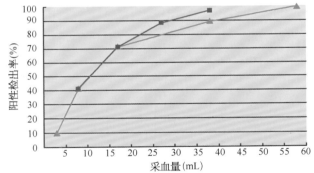

图3-4 采血量对阳性检出率的影响

血量与阳性检出率呈正相关，培养的血液量每增加1 mL，阳性率增加3%～5%（图3-4）。

图3-4中绿线表示抽血量和阳性检出率的关系趋势：血液量增加在一定范围内与阳性检出率呈正相关的关系，蓝线表示血量增加的限度，蓝线和绿线是重合的；当血量增加到15 mL以上时，阳性检出率的上升趋势逐渐平缓，蓝线和绿线不能同步上升，两条曲线不能重合。

静脉穿刺获得的血量，成人和儿童不同。儿童，特别是新生儿很难获得大量的血液，对婴幼儿和幼童，一般静脉采血1～5 mL（儿童瓶），但采血量不应超过患者总血量的1%。当细菌浓度足够高时，血液少于1 mL也足以检测菌血症。标本量大于1 mL，细菌量也会增加。发生血流感染时，儿童每毫升血液的含菌量高于成人。

（四）血培养套数

疑似菌血症患者应至少采集2套血培养，CLSI M47要求成人首次血培养采集2～3套，每套血培养应包括1个需氧培养瓶和1个厌氧培养瓶。每个静脉穿刺点采集的样本作为1套血培养，采集第2套血培养应选择第二个静脉穿刺点。对于感染性心内膜炎和真

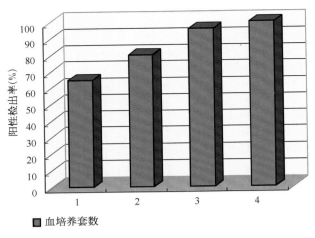

图3-5　采集的套数与阳性检出率的关系

菌菌血症则应多次采集。有研究表明，1套血培养的阳性率为65%，2套血培养的阳性率为80%，3套血培养的阳性率为96%（图3-5）。

对于成年患者，不可只采集1套血培养，因为当培养获得皮肤常见定植菌时，1套血培养标本培养结果很难解释是致病菌还是污染菌。当采集多套血培养时，皮肤菌群常能导致某个血培养阳性，多套血培养有助于区分培养结果是否为皮肤定植污染菌和提高阳性检出率。

对特殊的系统性和局部感染患者采集血培养的建议如下。

（1）对怀疑菌血症、真菌菌血症的成人患者，推荐同时或短时（间隔30～60 min）从不同部位（如双臂）采集2～3套血培养标本，即"双侧双瓶"。如有必要，可同时或短时间间隔内从下肢静脉采血接种第3套培养瓶（如可疑急性心内膜炎）。

（2）不明病原的发热，如隐性脓肿和波浪热，发热开始采集2或3套血培养，24～36 h后，估计温度升高之前（通常在下午）立即再采集2套以上血培养。因为血循环中的细菌有"暂时性"与"持续性"之分，一过性菌血症时，细菌仅在外周血中持续时间短暂存在，多次采血可提高阳性检出率，减少漏检。

（3）怀疑菌血症或真菌菌血症，而血培养结果持续阴性时，应重新采集血培养延长培养时间，以便获得罕见的或苛养的微生物。

（4）在采集足量血培养后的2～5 d，不需要重复采集血培养，因为在抗菌药物治疗开始后的2～5 d，血液中的细菌不会立即清除。

（五）需氧瓶和厌氧瓶的分配

推荐以1个需氧瓶加1个厌氧瓶为1套血培养，作为常规血培养的组合（图3-6）。采用1个需氧瓶加1个厌氧瓶的组合，比采用2个需氧瓶的组合可检出更多的葡萄球菌、肠

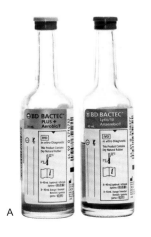
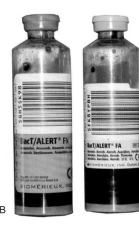

图3-6　血培养的推荐组合

A. BACTEC™血培养瓶（含树脂需氧瓶和含溶血素的厌氧瓶）；B. BacT/ALERT 3D系列（含活性炭需氧瓶和含活性炭的厌氧瓶）

杆菌科细菌、苛养菌及厌氧菌等。

同时采集需氧瓶和厌氧瓶的血培养样本时,应先注入厌氧瓶(仅适用于使用注射器采血)如使用蝶形针应先注入需氧瓶,因为有些厌氧菌对氧极度敏感,在空气中很短时间内即死亡。如采集血量少于推荐血量时,应首先将足量8~10 mL血液接种需氧瓶,剩余血液再接种厌氧瓶。用这样的顺序来接种血培养瓶非常重要,因为大部分菌血症是由需氧菌和兼性厌氧菌引起的,这样会更好地从需氧瓶中检出这些菌。

（六）皮肤消毒

皮肤消毒的步骤如下。

（1）用70%~75%乙醇擦拭静脉穿刺部位,等待30 s以上。

（2）用补充一步法:洗必泰或异丙醇碘伏(碘与聚乙烯吡咯酮)或碘酊(碘和碘化钾的乙醇溶液)棉签消毒皮肤(1%~2%碘酊消毒30 s或10%聚维酮碘消毒60 s),以穿刺点为中心,由内向外画圈,消毒半径2.5~3 cm。从穿刺点以5 cm直径画圈进行消毒。

（3）用70%~75%乙醇脱碘。

严格执行三步消毒后,可行静脉穿刺采血。注意对碘过敏的患者,只能用70%~75%乙醇消毒,消毒60 s,重复2~3次后,待穿刺部位乙醇挥发干燥后穿刺采血。

（七）污染问题及应对措施

血培养的污染问题已成为一个常见的问题,它不仅增加了成本,也常常给临床带来困惑。针对这个问题可以采取以下几种应对措施。

（1）严格按照皮肤消毒步骤操作(乙醇—碘酊—乙醇),并达到足够的消毒时间。

（2）严格无菌操作,不允许在消毒后按压静脉,除非戴有无菌手套。

（3）不要更换针头,采用真空采血装置能降低污染率。

二、标本运送与接收 Sample Transportation and Reception

（一）标本运送

采集后的血培养瓶应立即送实验室,不得超过2 h,不能放入冰箱冷藏或冷冻(图3-7),因为有些苛养菌如肺炎链球菌、脑膜炎奈瑟菌等低温下很容易死亡,且冷冻会导致容器破裂。如果血培养瓶在送往实验室培养之前需放置一段时间,应放置于室温条件下。

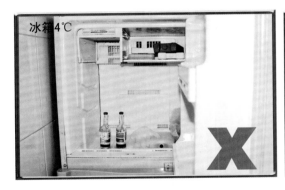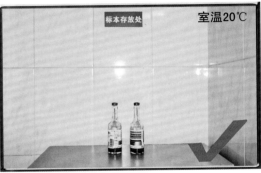

图3-7　不能立即送检的血培养标本的放置规范

（二）血培养瓶接收

（1）检查培养瓶是否被安全放置。

（2）肉眼观察血培养瓶血液层上面是否有絮状沉淀、浑浊、溶血、液体培养基凝固等现象，如发现上述现象则提示有菌生长。

（3）检查采血量是否足够，液面是否超过符合要求的基线。

（4）扫描瓶上的条码，放置血培养仪进行监测。

三、不合格标本的处理 Management of Unqualified Samples

（1）血培养瓶标识条码信息不符，培养瓶有渗漏、破裂或损坏，血标本采集后放置12 h以上或用不适当的培养瓶或培养管收集。处理方法：立即与临床医师联系，报告拒收的具体理由，补做血培养。

（2）用过期的血培养瓶采集标本。处理方法：与临床医师联系，请用有效期内的培养瓶采集标本并送检。

（3）血培养采血量不足或只送1瓶血培养。处理方式：与临床医师联系，请补送血量足够的血培养瓶及规定的血培养瓶数。

（4）培养瓶中有血凝块。处理方式：与临床医师联系，请重新送血培养。

四、血标本采集流程图 Flow Chart of Blood Sample Collection

血标本采集的程序如图3-8所示。

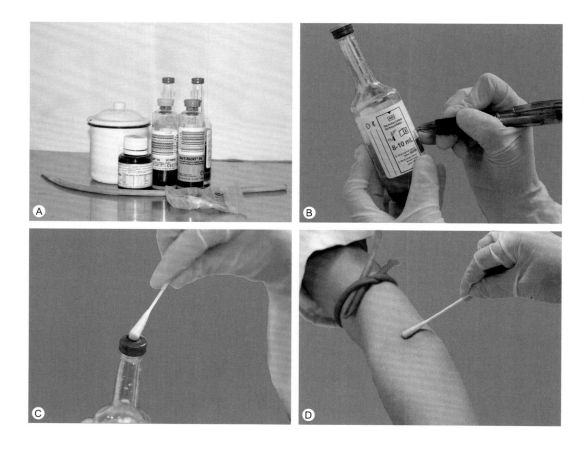

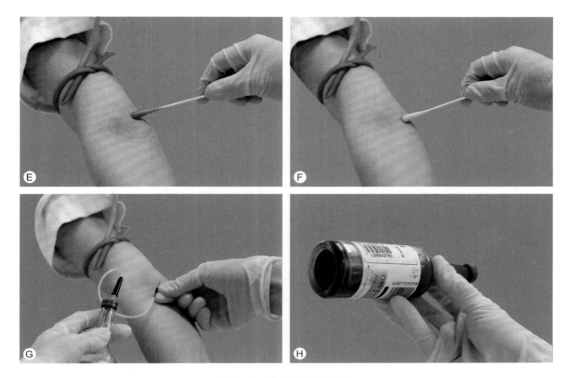

图3-8 血标本采集程序

　　培养瓶置采血部位旁,保证培养瓶处于直立状态。首先采集需氧瓶标本,将持针器套于培养瓶颈部,下压,将另一头穿刺针刺入培养瓶,因培养瓶内为负压,静脉血液会自动流入培养瓶内。保持下压状态,松开压脉带,等采血量5～10 mL,即液面到达所标示刻度后,拔除培养瓶上的穿刺针,取出培养瓶。取另一支厌氧培养瓶,同前述步骤进行血液采集,采集完毕与先前采集的需氧瓶放在一起。这样就完成了一套血培养标本采集。

(周庭银)

第三节　血培养需氧瓶阳性的处理
Treatment for Positive Aerobic Blood Culture

一、涂片与接种 Smear and Inoculation

　　（一）涂片

　　血培养仪报告阳性后,取出血培养瓶,记录报警时间及观察生长曲线,将培养瓶颠倒混匀,用75%乙醇消毒血培养瓶内盖,待完全干燥后用无菌注射器抽取0.2～0.3 mL培养物转种在血琼脂平板,同时将培养物滴加在2张载玻片上,一张进行革兰染色,另一张备用(做瑞氏染色或弱抗酸染色),自然干燥或烘片机烘干固定(图3-9)。

　　（二）镜检与转种

　　根据革兰染色结果再增加相应平板,例如查见革兰阴性杆菌,再增加巧克力琼脂平板、麦康凯琼脂平板;查见真菌孢子或菌丝,再增加沙保弱平板、念珠菌显色平板,并将涂

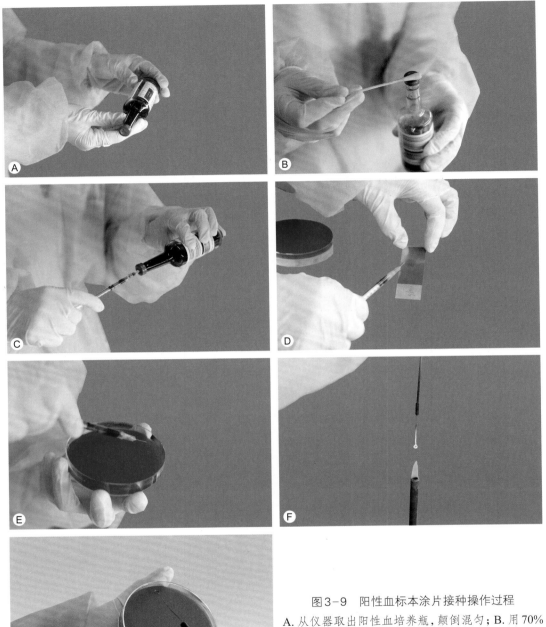

图3-9 阳性血标本涂片接种操作过程

A. 从仪器取出阳性血培养瓶,颠倒混匀;B. 用70%乙醇消毒塑料保护盖;C. 使用1 mL无菌注射器从培养瓶中抽取肉汤标本;D. 取肉汤标本2～3滴涂片镜检;E. 涂片查见细菌后,使用1 mL无菌注射器从培养瓶中取肉汤标本在血琼脂平板上加2～3滴;F. 将接种环烧灼并冷却;G. 用接种环四区划线

片结果及时报告临床(危急值报告),以便临床医师调整治疗方案;若未查见细菌,进行瑞氏染色并结合细菌生长曲线,确定是否存在假阳性可能。

还需注意以下几点。

(1)血培养仪报告阳性后,除了转种琼脂平板和涂片,革兰染色结果再增加相应平板外,还可以直接转种3块平板(血琼脂平板、麦康凯琼脂平板、巧克力琼脂平板)和涂片。

(2)若革兰阴性杆菌转种血琼脂平板、巧克力琼脂平板、麦康凯琼脂平板培养48 h后不生长,疑似不严格厌氧菌,取培养物再转种厌氧血琼脂平板或普通血琼脂平板,置厌氧环境培养48 h观察生长情况;若厌氧环境不生长,可自制血琼脂平板重新转种。

(3)若革兰阳性球菌转种血琼脂平板培养48 h后不生长,疑似乏养菌。取培养物重新转种血琼脂平板,用金黄色葡萄球菌点种做卫星试验,若卫星试验阳性,进一步鉴定菌种;若仍不生长,疑似不严格厌氧菌(置厌氧环境培养),若再不生长可自制血琼脂平板重新转种。

(4)假阳性:血培养仪器报警,培养物涂片镜检未查见细菌,采用瑞氏染色若仍未查见细菌,且生长曲线平坦。

(5)假阴性:血培养仪器不报警,取培养物涂片查见细菌,转种血琼脂平板有细菌生长。

(6)如患者有明确感染临床症状,实验室检查感染指标如降钙素原、C反应蛋白、白细胞等显示增高,但多套血培养无细菌生长,应考虑生长缓慢的特殊病原体,再取没有报警的血培养瓶培养物涂片(排除假阴性)。若涂片未找到细菌,将血培养瓶放回培养箱延长培养,再与临床医师沟通,重新送血培养做延长培养7 ~ 14 d。最长培养时间可延长至30 d。如可疑特殊慢生长真菌如荚膜组织胞浆菌或慢生长分枝杆菌则需延长培养2个月等。

(7)自制血琼脂平板方法:从未使用过的血培养瓶中取20 mL液体,琼脂0.24 g混匀,高压灭菌121℃ 15 min,冷却至50℃后加入1 mL脱纤维羊血或人血,倾注平板。

(8)涂片镜检和转种后原阳性瓶不要丢弃,在室温保存,以备初次转种无细菌生长时再次转种。

(9)测序鉴定:涂片阳性,以上方法均无法获得鉴定结果的标本,可提取核酸进行分子测序鉴定。

(三)血培养报阳处理流程

血培养报阳处理流程见图3-10。

二、涂片初步鉴别病原菌 Preliminary Identification of Pathogens by Smear

血培养阳性培养物涂片不能缺少涂片染色结果,不仅可以为临床诊断提供有价值的信息,而且对微生物鉴定全过程起到导向作用。

1. 革兰阳性球菌 如发现短链状、长链状、成双、成单等排列,拟考虑为链球菌属。见到矛头状排列、有荚膜的革兰阳性双球菌(有时呈单个、短链状)拟考虑为肺炎链球菌,这种细菌很容易被误认为是革兰阳性杆菌,因此不仅要注意细菌的单个形态,更要注意细菌的整体排列状态。镜下形态为革兰阳性球菌,葡萄状成堆、成双等短链排列,可能为葡萄球菌属。肠球菌呈链状排列,一般3 ~ 5个为一列。如发现革兰阳性、菌体为丝状、分枝菌,应考虑放线菌或诺卡菌。

2. 革兰阴性球菌 如呈肾形成双排列时,疑似脑膜炎奈瑟菌,血培养一般比较少见。常见于脑膜炎继发血流感染,判断要结合脑脊液的培养结果。此类细菌在涂片中较肥大,一般为散在排列,需与不动杆菌相鉴别。

3. 革兰阳性杆菌 革兰阳性杆菌形态分为大杆菌和小杆菌。如发现革兰阳性粗大杆

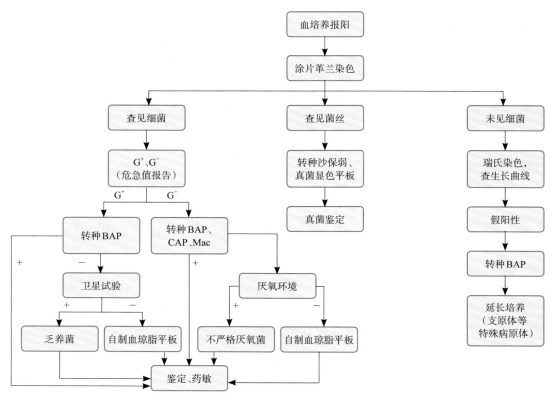

注：BAP，血琼脂平板；CAP，巧克力琼脂平板；Mac，麦康凯琼脂平板；+，有细菌生长；－，无细菌生长

图3-10   血培养需氧瓶报阳流程图

菌，有芽孢，两端钝圆，应考虑芽孢杆菌。镜检为革兰阳性杆菌或者染色效果不好，常常被误认为棒状杆菌，可通过抗酸染色进行鉴别。如见到革兰阳性，菌体一端或两端粗大，呈棒状、不规则、栅栏状等排列，疑为棒杆菌。而短小杆菌，疑似产单核细胞李斯特菌，观察时要注意排列方式，易与肺炎链球菌相混淆。

4. 革兰阴性杆菌   革兰阴性杆菌形态多样，有长杆菌、球杆菌及弧形杆菌。肺炎克雷伯菌形态粗短，有时会有荚膜。铜绿假单胞菌形态细长。不动杆菌属和莫拉菌属呈革兰阴性球杆菌样，需与革兰阴性球菌相区别。如发现革兰阴性细小杆菌或者沙粒样成团簇状排列的细菌，则怀疑是布鲁菌、流感嗜血杆菌等。另外，有些破裂细胞碎片易被误认为是革兰阴性菌，但是革兰阴性小杆菌形态完整，两者要加以区别。

5. 真菌   涂片染色为革兰阳性或阴性的酵母样孢子，圆形或椭圆形，有时会出现较多的假菌丝或真菌丝，相互结交成团（偶尔会出现注射器抽吸时发生针头被堵塞的情况），可能为念珠菌属、新型隐球菌、镰刀菌或马尔尼菲篮状菌等。

涂片革兰染色在多数情况下都能找到病原菌，但也有一些涂片很难发现病原菌，由于病原菌与破碎细胞碎片和（或）染液残渣混在一起，不易被发现。笔者研究发现，可重新涂片做瑞氏染色，若有细菌镜下可见形态清楚、着紫色的细菌及完整的红细胞（图3-11A），若瑞氏染色无细菌（图3-11B），可以初步考虑假阳性。但是瑞氏染色涂片不能辨别病原菌的革兰染色属性，可根据革兰染色背景判断是革兰阳性菌还是阴性菌（图3-11）。

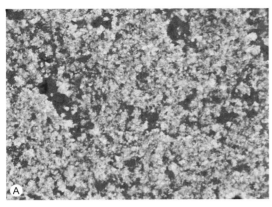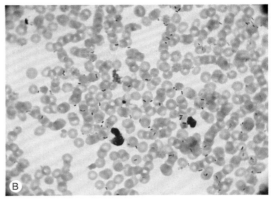

图3-11 血液标本肉汤培养后直接图片革兰染色与瑞氏染色比较

A. 革兰染色,找不到病原菌;B. 瑞氏染色,病原菌与细胞形态清晰

三、血培养检出细菌判断 Detection of Bacteria in Blood Culture

若从2套或2套以上血培养中分离到同一种细菌或真菌,即便是最常见的污染菌,但在一定条件下它们仍能引起感染,应结合临床表现分析判断。凝固酶阴性葡萄球菌存在于健康人体皮肤,也可以定植在侵入装置上形成生物被膜,因此它既是最常见的污染菌,也是导管相关性菌血症和心内膜炎(尤其心脏瓣膜赘生物)的重要病原菌。

血培养中检出棒状杆菌属,应首先分析是单套阳性还是多套阳性。若单套阳性,则多怀疑是抽血时污染。但该菌也可引起重症患者血流感染,尤其近年来常见于纹带棒杆菌。若怀疑为污染菌,不需要做常规药敏试验仅鉴定菌种,但是所有分离的菌株都应保存,以备该患者后续的血培养中再次分离出该菌时,进一步对前后的分离菌株都进行详细的鉴定和药敏试验。

若双套检出棒状杆菌属时,不能明确判断是污染菌还是病原菌,可与临床沟通,结合患者症状(如发热)、抗菌药物使用情况、白细胞总数和中性粒细胞计数、内毒素、PCT、CRP、自身血清凝集试验等情况综合分析做出判断。

血培养中常见的污染菌有芽孢杆菌属、棒状杆菌属、丙酸杆菌属、凝固酶阴性葡萄球菌、草绿色链球菌、气球菌、微球菌等。致病菌和污染菌的区分有时是很难的,血培养检出细菌判断(表3-1)。

表3-1 血培养检出细菌判断

生 长 情 况	判 断 结 果			备 注
	病原菌	污染菌	沟通	
双瓶均生长(同种细菌)	√			CNS或棒状杆菌,且生化特性和耐药性相同,表明属于同一种菌,可能是病原菌
双瓶均生长(一瓶棒状杆菌,一瓶微球菌)		√	√	
双瓶均生长(一瓶条件致病菌,另一瓶为皮肤定植菌)	√		√	

续　表

生 长 情 况	判 断 结 果			备　注
	病原菌	污染菌	沟通	
双瓶均生长（不同条件致病菌）	√		√	复数菌？
单瓶生长（条件致病菌），另一瓶不生长	√		√	另一瓶需涂片（革兰染色、瑞氏染色）
单瓶生长（CNS或棒状杆菌），另一瓶不生长		√	√	

注:"√"为"是"或"需要"；CNS为凝固酶阴性葡萄球菌；复数菌是指在同一次血培养中分离出2种或2种以上致病菌

（周庭银）

第四节　直接药敏试验
Direct Antimicrobial Suscepitility Test

一、EUCAST直接药敏试验 EUCAST Direct Antimicrobial Susceptibility Test

（一）方法

根据革兰染色的属性或培养物直接质谱鉴定结果选择药敏所用培养基（MH或含5%羊血MH琼脂平板），取阳性培养物2～3滴（100～150 μL）滴到MH平板上。再用无菌棉签均匀涂布于琼脂表面，选择所需的抗菌药物的纸片：革兰阳性球菌，葡萄状成堆、成双、成单等短链状排列疑似葡萄球菌，单个、成双、链状排列疑似肠球菌，矛头状排列的革兰阳性双球菌，呈单个、短链状疑似肺炎链球菌，选择相应的革兰阳性球菌抗菌药物纸片。见到革兰阴性粗短的杆菌，疑似大肠埃希菌，粗短、有荚膜疑似肺炎克雷伯菌，形态细长的杆菌疑似铜绿假单胞菌，选择相应的革兰阴性杆菌抗菌药物纸片。置35℃或35℃ 4%～6%CO₂，除铜绿假单胞菌培养6 h、8 h以外，其他细菌培养4 h、6 h和8 h读取初步药敏结果（图3-12），判定折点参见血培养瓶阳性培养物纸片法直接药敏试验（rapid antimicrobial susceptibility testing，RAST；表3-2、表3-3）。

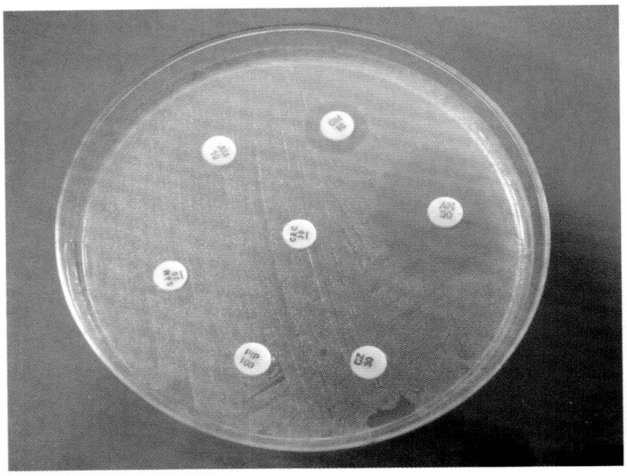

直接药敏报告后，次日选择纯培养细菌再进行药敏试验和菌株鉴定，随后发出最终药敏报告。

图3-12　EUCAST的直接药敏结果

（二）质量控制

直接药敏试验质控操作按照欧洲抗菌药物敏感性试验委员会（European Committee on Antimicrobial Susceptibility Testing，EUCAST）规定进行，方法如下。

将1 mL浓度为100～200 CFU/mL（0.5 McF，稀释1∶100 000）的质控菌悬液加入血

培养瓶中，再加入约5 mL无菌血液。置血培养仪中培养，若报阳，根据RAST方法进行处理，培养4 h、6 h、8 h后观察结果。抑菌圈质控范围及目标值（表3-2）。

表3-2　血培养直接药敏抑菌圈质控范围

菌名	抗菌药物	纸片药量（μg）	4 h		6 h		8 h	
			范围（mm）	目标值（mm）	范围（mm）	目标值（mm）	范围（mm）	目标值（mm）
大肠埃希菌 ATCC 25922	哌拉西林/他唑巴坦	30/6	13～18	15～16	15～20	17～18	15～21	18
	头孢噻肟	5	14～20	17	17～23	20	17～23	20
	头孢他啶	10	13～19	16	15～21	18	16～22	19
	美罗培南	10	14～20	17	18～24	21	19～25	22
	环丙沙星	5	19～25	22	22～28	25	23～29	26
	阿米卡星	30	13～18	15～16	14～20	17	15～21	18
	庆大霉素	10	13～18	15～16	14～20	17	15～21	18
	妥布霉素	10	13～18	15～16	14～20	17	14～20	17
金黄色葡萄球菌 ATCC 29213	头孢西丁	30	15～19	17	17～22	19～20	19～24	21～22
	诺氟沙星	10	13～17	15	14～19	16～17	15～20	17～18
	庆大霉素	10	14～19	16～17	15～21	18	15～21	18
	红霉素	15	15～20	17～18	18～24	21	18～24	21
	克林霉素	2	15～20	17～18	17～23	20	18～24	21
肺炎链球菌 ATCC 49619	头孢西丁	1	8～12	10	9～13	1	9～14	11～12
	诺氟沙星	10	12～17	14～15	13～18	15～16	13～19	16
	红霉素	15	16～22	19	18～24	21	19～25	22
	克林霉素	2	15～20	17～18	16～21	18～19	16～22	19
	复方磺胺甲噁唑	1.25/23.75	13～19	16	16～20	17	14～20	17

（三）血培养直接药敏折点判断

血培养阳性瓶直接快速药敏试验不同菌种的判定折点（表3-3、表3-4）。

表3-3　革兰阳性球菌阳性培养物直接药敏试验结果判断标准

菌名	抗菌药物	纸片药量（μg）	4 h			6 h			8 h		
			S≥（mm）	ATU（mm）	R<（mm）	S≥（mm）	ATU（mm）	R<（mm）	S≥（mm）	ATU（mm）	R<（mm）
金黄色葡萄球菌	头孢西丁（筛选）	30	16	15	15	18	17	17	19	18	18
	诺氟沙星（筛选）	10	13	≤12	—	14	13	13	15	14	14
	庆大霉素	10	14	12～13	12	15	13～14	13	16	14～15	14
	克林霉素[a]	2	16	≤15	—	19	16～18	16	19	16～18	16

续　表

菌名	抗菌药物	纸片药量(μg)	4 h S≥ (mm)	4 h ATU (mm)	4 h R< (mm)	6 h S≥ (mm)	6 h ATU (mm)	6 h R< (mm)	8 h S≥ (mm)	8 h ATU (mm)	8 h R< (mm)
粪肠球菌	氨苄西林[a]	2	9	≤8	—	9	≤8	—	9	≤8	—
	亚胺培南	10	14	≤13	—	15	≤14	—	16	≤15	—
	庆大霉素(高水平氨基糖苷类耐药试验)	30	16	14~15	14	16	14~15	14	16	14~15	14
	万古霉素[b]	5	—	≤10	10	—	≥10	10	—	≥10	10
	利奈唑胺	30	17	14~16	14	17	14~16	14	17	14~16	14
屎肠球菌	氨苄西林	2	10	8~9	8	10	8~9	8	10	8~9	8
	亚胺培南	10	—	≥18	18	—	≥18	18	—	≥18	18
	庆大霉素(高水平氨基糖苷类耐药试验)	30	13	11~12	11	13	11~12	11	14	12~13	12
	万古霉素[a]	5	—	≥12	12	—	≥13	13	—	≥13	13
	利奈唑胺	30				20	17~19	17	19	17~19	17
肺炎链球菌	苯唑西林(筛选)[a]	1	16	14~15	14	19	17~19	17	20	18~19	18
	诺氟沙星(筛选)	10	11	9~10	9	12	10~11	10	12	10~11	10
	红霉素	15	19	17~18	17	19	17~18	17	19	17~18	17
	克林霉素[b]	2	17	15~16	15	17	15~16	15	17	15~16	15
	复方磺胺甲噁唑	1.25/23.75	12	10~11	10	12	10~11	10	12	10~11	10

注:(1)金黄色葡萄球菌:[a]诱导性克林霉素试验:克林霉素和红霉素纸片间距≤12 mm(两纸片边缘间距);在6~8 h后观察"D"抑菌圈,阳性结果可信,但阴性结果不能确定没有诱导耐药性;对于克林霉素试验,需单独贴克林霉素纸片(红霉素纸片的活性可能会干扰克林霉素试验的抑菌圈)

(2)粪肠球菌:[a]粪肠球菌对氨苄西林耐药罕见,可通过MIC试验验证;氨苄西林、阿莫西林和哌拉西林加或不加β-内酰胺酶抑制剂,其敏感性可以通过氨苄西林敏感性推断;[b]直接药敏试验难以区分模糊的抑菌圈边缘,利用直接药敏表中列出的折点可以检测由vanA引起的万古霉素耐药性和折点,但可能遗漏一些vanB介导的耐药性

(3)屎肠球菌:[a]直接药敏难以区分模糊的抑菌圈边缘;利用直接药敏表中列出的折点可以检测由vanA引起的万古霉素耐药性,但可能遗漏一些vanB介导的耐药性

(4)肺炎链球菌:[a]对于苯唑西林敏感的分离株,报告所有EUCAST临床折点表(标准方法)中有折点的β-内酰胺类药物(包括注释中的药物)为"敏感";对于苯唑西林耐药的临床株,注意β-内酰胺类的耐药性,并进行标准药敏方法验证;[b]诱导性克林霉素试验:克林霉素和红霉素纸片间距≤12 mm(两纸片边缘间距);在6 h和8 h后观察"D"抑菌圈。阳性结果是可信的,但阴性结果不能确定没有诱导耐药性;对于克林霉素试验,需单独贴克林霉素纸片(红霉素纸片的活性可能会干扰克林霉素试验的抑菌圈)

表3-4　革兰阴性杆菌阳性培养物直接药敏试验结果判断标准

菌名	抗菌药物	纸片药量(μg)	4 h S≥ (mm)	4 h ATU (mm)	4 h R< (mm)	6 h S≥ (mm)	6 h ATU (mm)	6 h R< (mm)	8 h S≥ (mm)	8 h ATU (mm)	8 h R< (mm)
大肠埃希菌	哌拉西林/他唑巴坦	30/6	17	12~16	12	18	14~17	14	18	14~17	14
	头孢噻肟*	5	15	13~14	13	16	14~15	14	17	15~16	15

菌名	抗菌药物	纸片药量 (μg)	4 h			6 h			8 h		
			S≥ (mm)	ATU (mm)	R< (mm)	S≥ (mm)	ATU (mm)	R< (mm)	S≥ (mm)	ATU (mm)	R< (mm)
大肠埃希菌	头孢他啶*	10	15	12～14	12	16	14～15	14	17	15～16	15
	美罗培南*	10	18	15～17	15	17	15～16	15	17	15～16	15
	环丙沙星	5	17	14～16	14	20	17～19	17	20	17～19	17
	阿米卡星	30	15	13～14	13	15	13～14	13	15	13～14	13
	庆大霉素	10	14	12～13	12	14	12～13	12	14	12～13	12
	妥布霉素	10	14	12～13	12	15	13～14	13	15	13～14	13
肺炎克雷伯菌	哌拉西林/他唑巴坦	30/6	15	12～14	12	16	13～15	13	16	13～15	13
	头孢噻肟*	5	15	12～14	12	18	15～17	15	18	15～17	15
	头孢他啶*	10	15	13～14	13	16	14～15	14	16	14～15	14
	美罗培南*	10	15	13～14	13	17	15～16	15	17	15～16	15
	环丙沙星	5	18	15～17	15	18	15～17	15	16	13～15	16
	阿米卡星	30	15	13～14	13	14	12～13	12	15	13～14	13
	庆大霉素	10	14	12～13	12	14	12～13	12	13	11～12	13
	妥布霉素	10	14	12～13	12	13	11～12	13	13	11～12	11
铜绿假单胞菌	哌拉西林/他唑巴坦	30/6				16	13～15	13	17	14～16	14
	头孢他啶	10				15	12～14	12	16	13～15	13
	亚胺培南	10				17	15～16	15	17	15～16	15
	美罗培南	10				16	14～15	14	16	14～15	14
	环丙沙星	5				19	17～18	17	22	20～21	20
	庆大霉素	10				14	12～13	12	15	13～14	13
	妥布霉素	10				15	13～14	13	16	14～15	14

注:(1)大肠埃希菌:*产超广谱β-内酰胺酶(ESBL)或碳青霉烯酶菌株的筛查折点尚未得到确认;表中列出的折点是临床折点,耐药株或在技术不确定区(ATU)中的菌株可能怀疑β-内酰胺酶介导的耐药

(2)肺炎克雷伯菌:*产ESBL或碳青霉烯酶菌株的筛查折点尚未得到确认;表中列出的折点是临床折点,耐药株或在ATU中的菌株可能怀疑β-内酰胺酶介导的耐药

(四)结果解释

(1)血培养是临床诊断菌血症和脓毒症的关键指标。利用直接法进行药敏试验,在血液培养仪报警后4 h、6 h、8 h就可将初步的药敏结果报告给临床医师,可以尽快地精准治疗。直接药敏试验虽然不是正式的临床报告,但是可以尽早指导临床用药,及时控制患者的病情,减轻患者的痛苦,遏制细菌耐药产生,减少了并发症和院内感染,降低患者住院费用,应大力推广应用,但是目前由于收费等诸多原因限制了该项目在临床的使用。

(2)药敏纸片抑菌圈的大小往往会受到细菌接种量的影响,通常情况下接种的细菌过多则抑菌圈偏小,接种的细菌过少则抑菌圈偏大。由于培养物中细菌的量是未知的,如药敏平板上细菌生长过稀或过密,可影响直接药敏试验结果。故在做直接药敏试验前,应

在革兰染色涂片镜检时对细菌的量有初步的了解,这样可以对培养物接种量加以调整。

（3）要注意只有当生长融合（即形成菌膜）且抑菌圈边缘清晰可见时,才能读取抑菌圈直径。孵育时间不能超过8 h。观察药敏平板抑菌圈直径时,遇到抑菌圈边缘模糊难以判断的情况,不能对着强光,而要将平板置于黑色背景下观察（若链球菌MHF在白背景阅读）,便于看清抑菌圈的准确范围。

（4）RAST操作应注意严格按照表格进行药敏纸片选择和相应折点结果解释,特别提醒注意纸片药物含量与CLSI常用纸片药物含量不同。RAST折点也不适用于常规药敏实验的快速读取。

二、CLSI M100直接药敏试验 CLSI M100 Direct Antimicrobial Susceptibility Test

（一）方法

阳性血培养肉汤经涂片革兰染色确认为革兰阴性杆菌,如有质谱仪经质谱确认为肠杆菌目细菌。颠倒混匀血培养瓶5～10次,使其充分混匀。用酒精擦拭消毒血瓶顶部（待干燥）,并将排气针或注射器抽取阳性培养物,每块MH琼脂平板滴4滴血培养液。同步用血琼脂平板划线接种分离来做纯度检测。用无菌棉签将血培养液涂满MH琼脂平板表面。重复这个过程再涂划2次,每次旋转60℃,以确保接种物的均匀分布。保持平板盖半开3～5 min,但不超过15 min。在接种菌液的MH琼脂平板表面贴抗微生物药物纸片。按压每个纸片确保其与琼脂表面完全贴合。贴好纸片15 min内,将平板倒置放入35℃普通空气培养箱中,孵育16～18 h,量取抑菌圈直径。

（二）质量控制

使用大肠埃希菌ATCC25922标准菌株,按CLSI M02文件规定的标准纸片扩散流程进行质控（表3-5）。

表3-5　药敏质控抑菌圈质控范围

细　　菌	抗菌药物	纸片药量（μg）	16～18 h 范围（mm）
大肠埃希菌ATCC 25922	氨苄西林	10	15～22
	氨曲南	30	28～36
	头孢他啶	30	25～32
	头孢曲松	30	29～35
	妥布霉素	10	18～26
	复方磺胺甲噁唑	1.25/23.75	23～29

（三）血培养肠杆菌目细菌直接药敏折点判断（表3-6）

表3-6　药敏折点判断

抗菌药物	纸片药量（μg）	解释分类和抑菌圈直径（取整后）折点（mm）		
		S	I	R
氨苄西林	10	≥17	14～16	≤13
氨曲南	30	≥21	18～20	≤17

续 表

抗菌药物	纸片药量（μg）	解释分类和抑菌圈直径（取整后）折点（mm）		
		S	I	R
头孢他啶	30	≥21	18～20	≤17
头孢曲松	30	≥23	20～22	≤19
妥布霉素	10	≥15	13～14	≤12
复方磺胺甲噁唑	1.25/23.75	≥16	11～15	≤10

（四）结果解释

（1）检查血琼脂纯化平板，确保细菌纯培养。

（2）检查测试MH平板，以确保菌苔融合生长，适合于根据M02文件的规定阅读纸片抑菌圈。

（3）测量完全抑制的抑菌圈直径，包括纸片直径。保持平板在反射光照明的黑色背景上方，肉眼观察无明显生长区域作为抑菌圈边缘。在抑菌圈边缘借助放大镜才能观察到的小菌落的微弱生长可忽略不计。变形杆菌可迁徙到某些抗菌药物抑菌圈内生长，因此，变形杆菌圈内由于迁徙现象出现的薄雾状生长可忽略不计。由于培养基中可能存在拮抗剂，复方磺胺甲噁唑药物抑菌圈可允许出现菌株轻微生长。因此，在测量抑菌圈直径时，可忽视轻微生长（20%或更少菌苔生长），测量明显抑制的边缘。

（4）如果检测的革兰阴性杆菌确认为肠杆菌目细菌，使用上表解释类别和抑菌圈直径折点报告结果。如果菌株鉴定为其他菌种，不要解释或报告结果。

（周庭银　杨乐园）

第五节　血培养中常见需氧及兼性厌氧菌图解

Diagram of Common Aerobic and Facultative Anaerobes in Blood Culture

一、革兰阳性球菌 Gram-positive Cocci

金黄色葡萄球菌 *S. aureu*（图3-13）

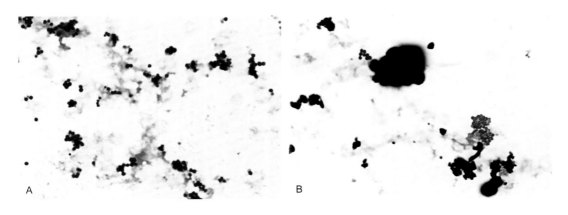

A　　　　　　　　　　　　　B

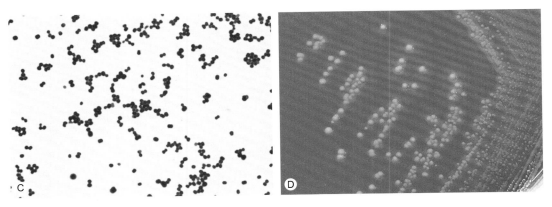

图3-13　金黄色葡萄球菌

A. 含树脂血培养瓶的镜下形态；B. 含活性炭血培养瓶的镜下形态；C. 纯培养镜下形态；D. 血琼脂平板上的菌落特征

■ A、B图：金黄色葡萄球菌在血液标本肉汤培养后直接涂片，革兰染色，单个、成双、葡萄状或短链状排列，容易误认为链球菌。

■ C图：金黄色葡萄球菌在血琼脂平板上（35℃，18～24 h）纯培养涂片，革兰阳性球菌成双、葡萄状或短链状排列。

■ D图：金黄色葡萄球菌在血琼脂平板上的典型菌落为金黄色，周围有明显的β溶血环。

路登葡萄球菌 *S. ludens*（图3-14）

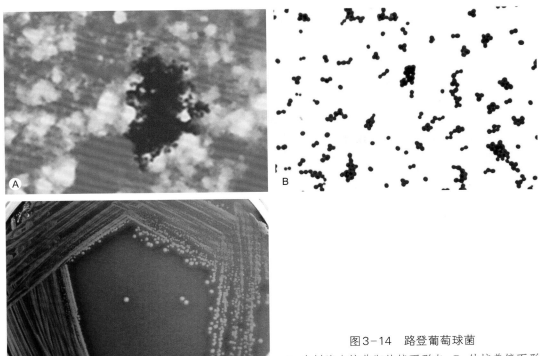

图3-14　路登葡萄球菌

A. 含树脂血培养瓶的镜下形态；B. 纯培养镜下形态；C. 血琼脂平板上的菌落特征

■ A图:路登葡萄球菌在血液标本肉汤培养后直接涂片,革兰染色,成双、葡萄状或短链状排列。

■ B图:路登葡萄球菌在血琼脂平板上(35℃,18~24 h)纯培养涂片,革兰阳性球菌成双、葡萄状或短链状排列。

■ C图:路登葡萄球菌在血琼脂平板上的典型菌落为灰白色,周围有明显的β溶血环。

表皮葡萄球菌 *S. epidermidis*(图3-15)

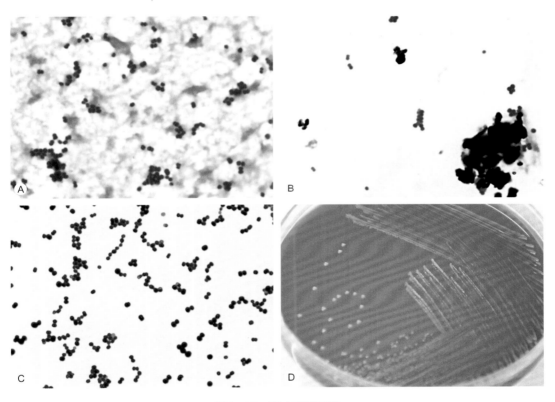

图3-15　表皮葡萄球菌

A. 含树脂血培养瓶的镜下形态;B. 含活性炭血培养瓶的镜下形态;C. 纯培养镜下形态;D. 血琼脂平板上的菌落特征

■ A、B图:表皮葡萄球菌在血液标本肉汤培养后直接涂片,革兰染色,单个、葡萄状或短链状(个别)等排列。

■ C图:表皮葡萄球菌在血琼脂平板上(35℃,18~24 h)纯培养涂片,革兰阳性球菌,球形或稍呈椭圆形,直径1.0 μm左右,排列成单个、短链或葡萄状。

■ D图:表皮葡萄球菌在血琼脂平板上的典型菌落为白色或柠檬色,不溶血。

溶血葡萄球菌 *S. haemolyticus*（图3-16）

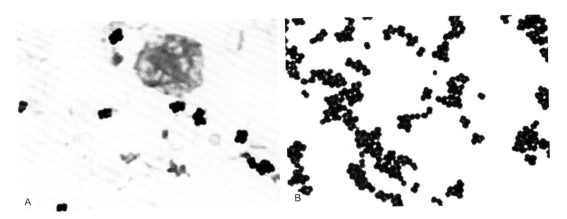

图3-16　溶血葡萄球菌

A.含树脂血培养瓶的镜下形态；B.纯培养镜下形态

■ A图：溶血葡萄球菌在血液标本肉汤培养后直接涂片，革兰染色，菌体较大，单个、成堆排列，易误认为微球菌。

■ B图：溶血葡萄球菌在血琼脂平板上（35℃，18～24 h）纯培养涂片，典型革兰阳性球菌，菌体较大，呈短链、葡萄状排列。

其他葡萄球菌 Various *staphylococci*（图3-17）

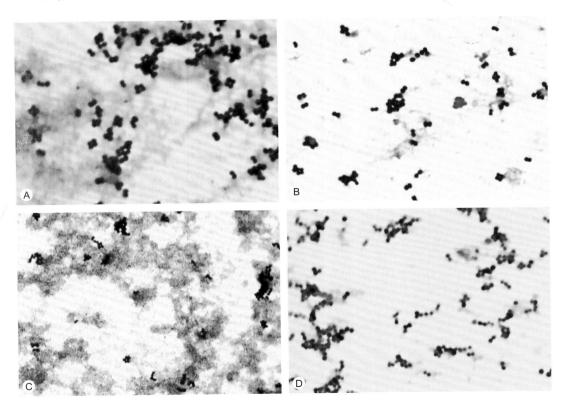

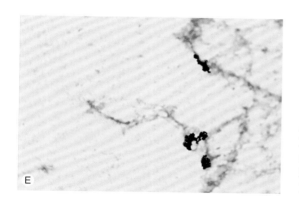

图3-17　其他葡萄球菌
A. 人型葡萄球菌在含树脂血培养瓶的镜下形态；
B. 模仿葡萄球菌在含树脂血培养瓶的镜下形态；
C. 马胃葡萄球菌在含树脂血培养瓶的镜下形态；
D. 木糖葡萄球菌在含树脂血培养瓶的镜下形态；
E. 头状葡萄球菌在含树脂血培养瓶的镜下形态

藤黄微球菌 *M. luteus*（图3-18）

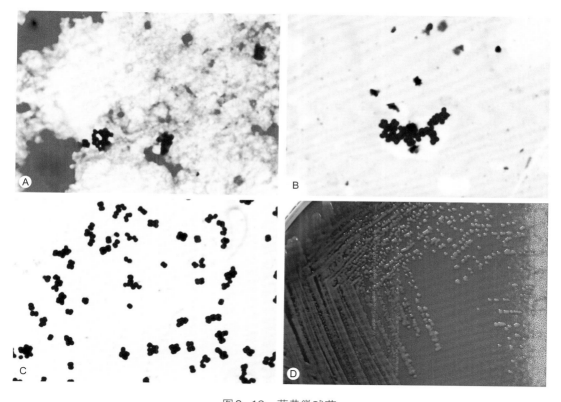

图3-18　藤黄微球菌
A. 含树脂血培养瓶的镜下形态；B. 含活性炭血培养瓶的镜下形态；C. 纯培养镜下形态；D. 血琼脂平板
上的菌落特征

- A、B图：藤黄微球菌在血液标本肉汤培养后直接涂片，革兰染色，单个、成双、四联、成簇排列。
- C图：藤黄微球菌在血琼脂平板上（35℃，18～24 h）纯培养涂片，革兰阳性球菌，菌体较大，单个、成双、四联排列或立体包裹状、不规则团块。
- D图：藤黄微球菌在血琼脂平板上（35℃，18～24 h）呈圆形、凸起、光滑、不透明、黄色菌落。

化脓性链球菌 *S. pyogenes*（图3-19）

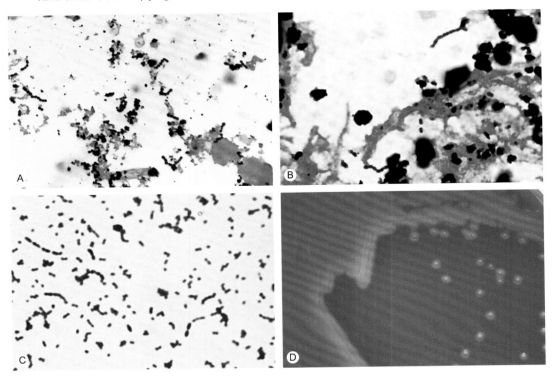

图3-19　化脓性链球菌

A. 含树脂血培养瓶的镜下形态；B. 含活性炭血培养瓶的镜下形态；C. 纯培养镜下形态；D. 血琼脂平板上的菌落特征

■ A、B图：化脓性链球菌在血液标本肉汤培养后直接涂片，革兰染色，呈长链状排列。

■ C图：化脓性链球菌在血琼脂平板上（35℃，18～24 h）纯培养涂片，革兰阳性球菌，呈单个或成双排列，较少呈链状排列。

■ D图：化脓性链球菌在血琼脂平板上35℃培养18～24 h，形成较小、圆形、凸起、β溶血的灰白色菌落。

无乳链球菌 *S. agalactiae*（图3-20）

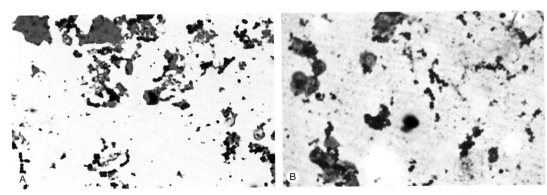

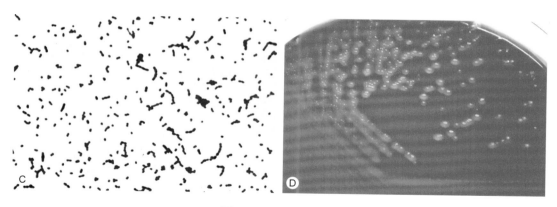

图3-20 无乳链球菌

A. 含树脂血培养瓶的镜下形态；B. 含活性炭血培养瓶的镜下形态；C. 纯培养镜下形态；D. 血琼脂平板上的菌落特征

- A、B图：无乳链球菌在血液标本肉汤培养后直接涂片，革兰染色，成双、葡萄状或短链状排列。

- C图：无乳链球菌在血琼脂平板上（35℃，18～24 h）纯培养涂片，革兰阳性球菌，单个、成双、链状排列，长短不一。

- D图：无乳链球菌在血琼脂平板上35℃培养18～24 h，形成灰白色、表面光滑、有乳光、圆形、β溶血的菌落。

肺炎链球菌 *S. pneumoniae*（图3-21）

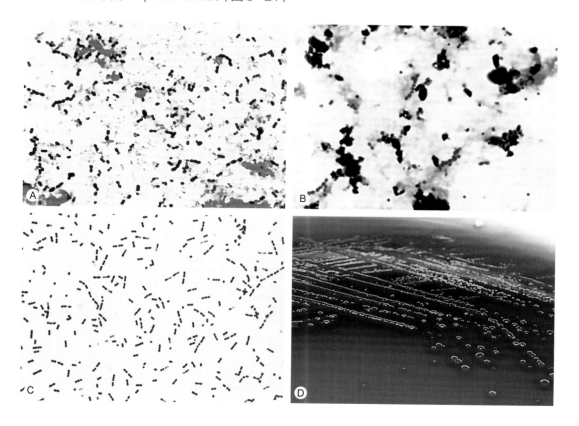

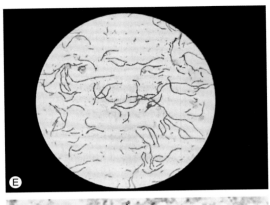

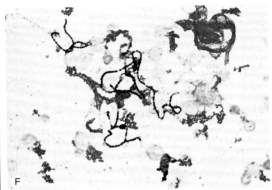

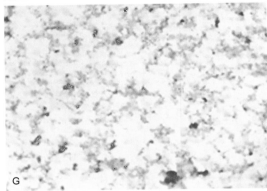

图3-21　肺炎链球菌

A. 含树脂血培养瓶的镜下形态；B. 含活性炭血培养瓶的镜下形态；C. 纯培养镜下形态；D. 血琼脂平板上的菌落特征；E. 长丝状；F. 链状；G. 自溶现象

■ A、B图：肺炎链球菌在血液标本肉汤培养后直接涂片，革兰染色，成双或短链状排列。

■ C图：肺炎链球菌在血琼脂平板上（35℃，18～24 h）纯培养涂片，革兰阳性球菌，呈矛头状，成双或链状排列。

■ D图：肺炎链球菌在血琼脂平板上35℃培养18～24 h，形成细小、圆形、中央呈脐窝状、表面光滑、灰色、扁平、直径0.5～1.5 mm的菌落，周围有草绿色溶血环。

■ E、F图：肺炎链球菌在血液标本肉汤培养后直接涂片的异常形态。

■ G图：肺炎链球菌在血液标本肉汤培养后的自溶现象。

血液链球菌 *S. sanguis*（图3-22）

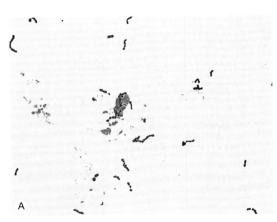

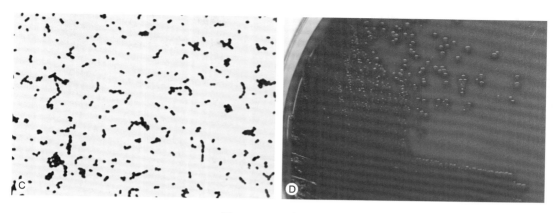

图3-22　血液链球菌

A. 含树脂血培养瓶的镜下形态；B. 含活性炭血培养瓶的镜下形态；C. 纯培养镜下形态；D. 血琼脂平板上的菌落特征

■ A、B图：血液链球菌在血液标本肉汤培养后直接涂片，革兰染色，成双、短链状排列。

■ C图：血液链球菌在血琼脂平板上（35℃，18～24 h）纯培养涂片，革兰阳性球菌，单个、成双、短链状排列。

■ D图：血液链球菌在血琼脂平板上35℃培养18～24 h，形成灰白色、圆形、草绿色溶血环的菌落。

停乳链球菌 *S. lactis*（图3-23）

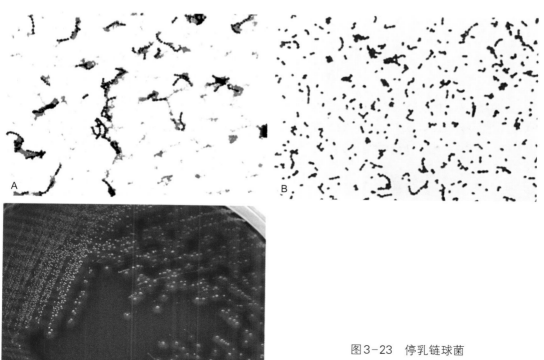

图3-23　停乳链球菌

A. 含树脂血培养瓶的镜下形态；B. 纯培养镜下形态；C. 血琼脂平板上的菌落特征

■ A图：停乳链球菌在血液标本肉汤培养后直接涂片，革兰染色，成双、短链状排列。

■ B图：停乳链球菌在血琼脂平板上（35℃，18～24 h）纯培养涂片，革兰阳性球菌，单个、成双、短链状排列，长短不一。

■ C图：停乳链球菌在血琼脂平板上35℃培养18～24 h，形成灰白色、表面光滑、有乳光、圆形、β溶血的菌落。

缓症链球菌 *S. mitis*（图3-24）

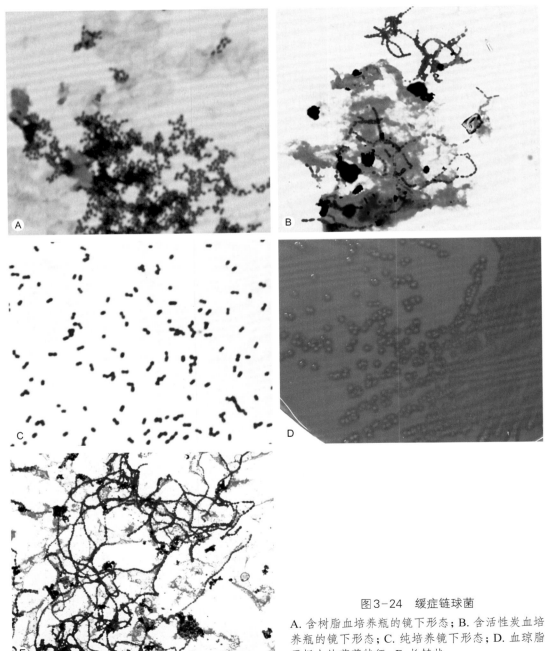

图3-24　缓症链球菌

A. 含树脂血培养瓶的镜下形态；B. 含活性炭血培养瓶的镜下形态；C. 纯培养镜下形态；D. 血琼脂平板上的菌落特征；E. 长链状

■ A、B图：缓症链球菌在血液标本肉汤培养后直接涂片,革兰染色,长链状不规则排列,形似诺卡菌或误为污染菌。

■ C图：缓症链球菌在血琼脂平板上(35℃,18～24 h)纯培养涂片,革兰阳性球菌,单个、成双、短链状排列。

■ D图：缓症链球菌在血琼脂平板上35℃培养18～24 h,形成灰白色、表面光滑、有乳光、圆形、α溶血的菌落。

■ E图：缓症链球菌在血液标本肉汤培养后直接涂片,革兰染色,长链状。

变异链球菌 *S. mutans*(图3-25)

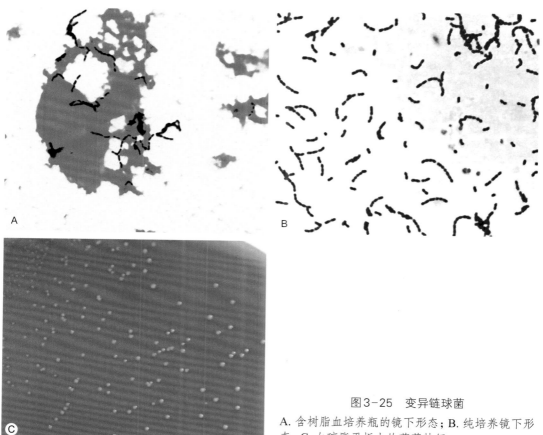

图3-25 变异链球菌

A. 含树脂血培养瓶的镜下形态；B. 纯培养镜下形态；C. 血琼脂平板上的菌落特征

■ A图：变异链球菌在血液标本肉汤培养后直接涂片,革兰染色,短链状排列,长短不一。

■ B图：变异链球菌在血琼脂平板上(35℃,18～24 h)纯培养涂片,革兰阳性球菌,单个、短链状。

■ C图：变异链球菌在血琼脂平板上35℃培养18～24 h,形成灰白色、表面光滑、圆形、α溶血的菌落。

草绿色链球菌 *S. viridis*（图3-26）

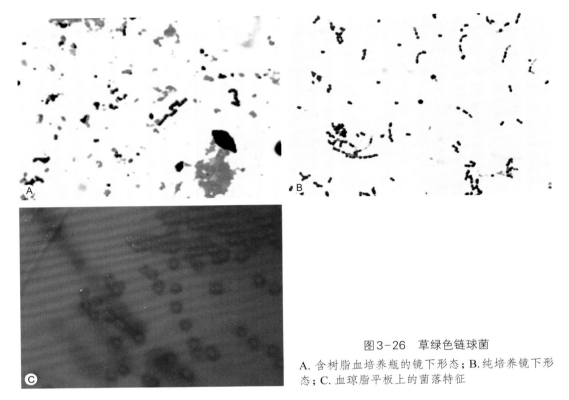

图3-26 草绿色链球菌

A.含树脂血培养瓶的镜下形态；B.纯培养镜下形态；C.血琼脂平板上的菌落特征

- A图：草绿色链球菌在血液标本肉汤培养后直接涂片，革兰染色，单个、成双排列。
- B图：草绿色链球菌在血琼脂平板上（35℃，18～24 h）纯培养涂片，革兰阳性球菌，单个、短链状。
- C图：草绿色链球菌在血琼脂平板上35℃培养18～24 h，α溶血、草绿色溶血环、圆形的菌落。

牛链球菌 *S. bovis*（图3-27）

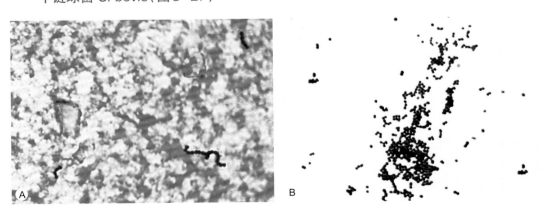

图3-27 牛链球菌

A.含树脂血培养瓶的镜下形态；B.纯培养镜下形态

■ A图：牛链球菌在血液标本肉汤培养后直接涂片，革兰染色，长链状排列。

■ B图：牛链球菌在血琼脂平板上（35℃，18～24 h）纯培养涂片，革兰阳性球菌，单个、成双、短链状排列。

咽峡炎链球菌 S. pharyngitis（图3-28）

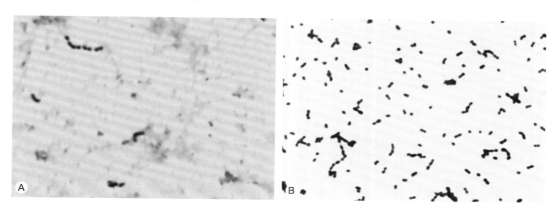

图3-28　咽峡炎链球菌

A.含树脂血培养瓶的镜下形态；B.纯培养镜下形态

■ A图：咽峡炎链球菌在血液标本肉汤培养后直接涂片，革兰染色，单个、短链状排列。

■ B图：咽峡炎链球菌在血琼脂平板上（35℃，18～24 h）纯培养涂片，革兰阳性球菌，单个、短链状排列。

口腔链球菌 S. oralis（图3-29）

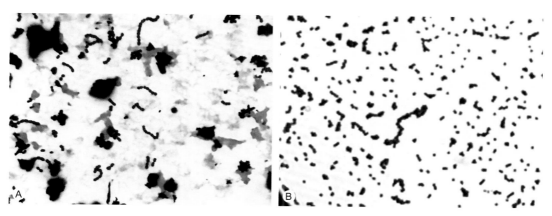

图3-29　口腔链球菌

A.含活性炭血培养瓶的镜下形态；B.纯培养镜下形态

■ A图：口腔链球菌在血液标本肉汤培养后直接涂片，革兰染色，长链状排列。

■ B图：口腔链球菌在血琼脂平板上（35℃，18～24 h）纯培养涂片，革兰阳性球菌，单个、短链状排列。

粪肠球菌 *E. faecalis*（图3-30）

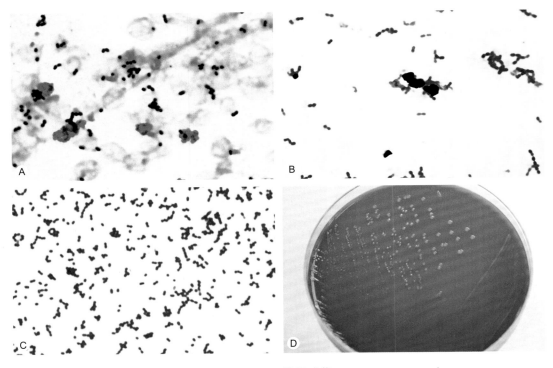

图3-30 粪肠球菌

A. 含树脂血培养瓶的镜下形态；B. 含活性炭血培养瓶的镜下形态；C. 纯培养镜下形态；D. 血琼脂平板上的菌落特征

■ A、B图：粪肠球菌在血液标本肉汤培养后直接涂片，革兰染色，呈单个、成双、长链状排列。

■ C图：粪肠球菌在血琼脂平板上（35℃，18～24 h）纯培养涂片，革兰阳性球菌，单个、成双、短链状排列。

■ D图：粪肠球菌在血琼脂平板上35℃培养18～24 h，形成较小、灰白色、湿润、有α或γ溶血环的菌落。

屎肠球菌 *E. faecium*（图3-31）

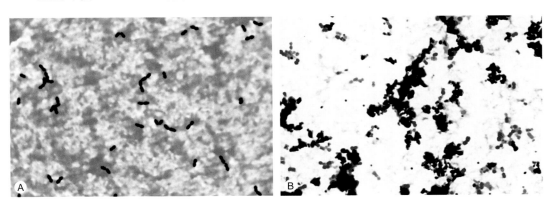

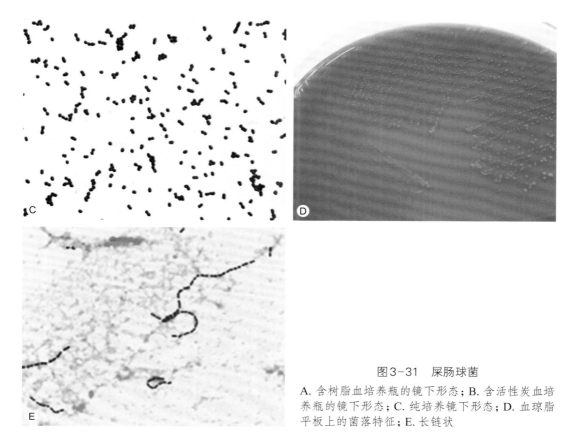

图3-31 屎肠球菌

A. 含树脂血培养瓶的镜下形态；B. 含活性炭血培养瓶的镜下形态；C. 纯培养镜下形态；D. 血琼脂平板上的菌落特征；E. 长链状

■ A、B图：屎肠球菌在血液标本肉汤培养后直接涂片，革兰染色，单个、成双或短链状排列。

■ C图：屎肠球菌在血琼脂平板上（35℃，18～24 h）纯培养涂片，革兰阳性球菌，单个、成双或短链状排列。

■ D图：屎肠球菌在血琼脂平板上35℃培养18～24 h，形成较小、灰白色、湿润、凸起、有α或γ溶血环的菌落。

■ E图：屎肠球菌在血液标本肉汤培养后直接涂片，革兰染色，异常形态。

溶血孪生球菌 *H. twins*（图3-32）

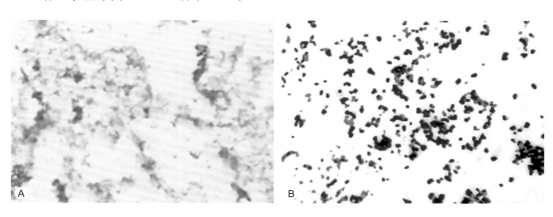

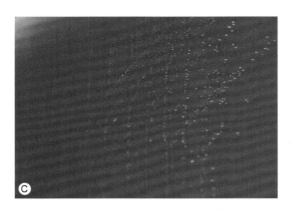

图3-32 溶血孪生球菌

A.含树脂血培养瓶的镜下形态；B.纯培养镜下形态；C.血琼脂平板上的菌落特征

■ A图：溶血孪生球菌在血液标本肉汤培养后直接涂片,革兰染色,单个、成双排列。

■ B图：溶血孪生球菌在血琼脂平板上(35℃,18～24 h)纯培养涂片,革兰阳性球菌。

■ C图：溶血孪生球菌在血琼脂平板上35℃培养18～24 h,形成较小、灰白色、γ溶血环的菌落。

麻疹孪生球菌 *G. morbillorum*（图3-33）

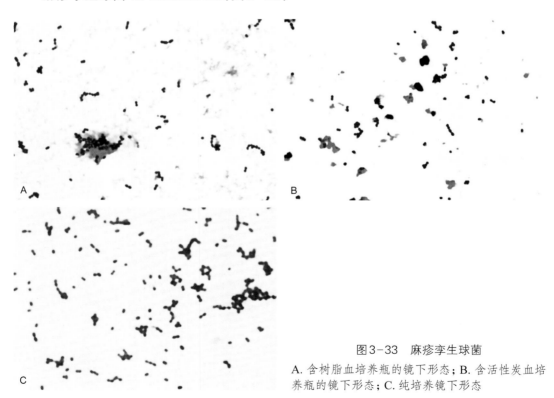

图3-33 麻疹孪生球菌

A.含树脂血培养瓶的镜下形态；B.含活性炭血培养瓶的镜下形态；C.纯培养镜下形态

■ A、B图：麻疹孪生球菌在血液标本肉汤培养后直接涂片,革兰染色,单个、成双。

■ C图：麻疹孪生球菌在血琼脂平板上(35℃,18～24 h)纯培养涂片,革兰阳性球菌,单个、成双、短链状排列。

戊糖片球菌 *P. pentosaceus*（图3-34）

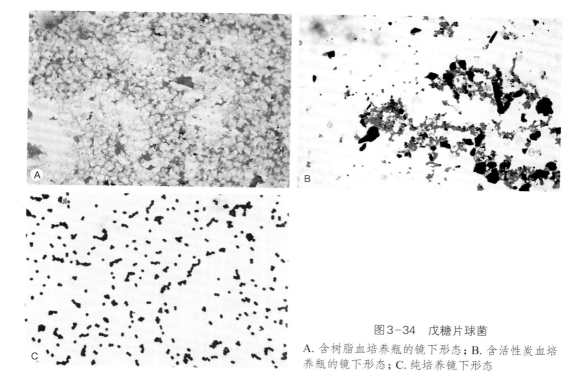

图3-34　戊糖片球菌
A. 含树脂血培养瓶的镜下形态；B. 含活性炭血培养瓶的镜下形态；C. 纯培养镜下形态

■ A、B图：戊糖片球菌在血液标本肉汤培养后直接涂片，革兰染色，呈单个、成堆排列。

■ C图：戊糖片球菌在血琼脂平板上（35℃，18～24 h）纯培养涂片，革兰阳性球菌，单个、成双短链排列。

值得注意的是：戊糖片球菌的形态特征、生化试验（触酶阴性、精氨酸阳性、蔗糖阳性、6.5%NaCl阳性）与粪肠球菌相似，易混淆，往往会将戊糖片球菌误报为粪肠球菌，应引起检验人员重视。

黏液罗氏菌 *R. mucilaginosa*（图3-35）

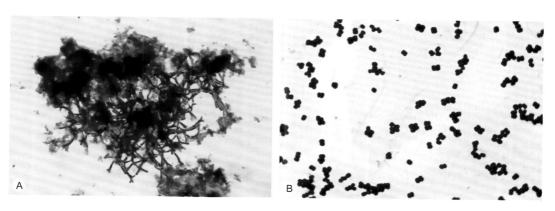

图3-35　黏液罗氏菌
A. 含树脂血培养瓶的镜下形态；B. 纯培养镜下形态

■ A图：黏液罗氏菌在血液标本肉汤培养后直接涂片，革兰染色，呈树枝状、成堆排列。

■ B图：黏液罗氏菌在血琼脂平板上（35℃，18～24 h）纯培养涂片，革兰阳性球菌，单个、成双、成堆排列。

二、革兰阳性杆菌 Gram-positive Bacilli

枯草芽孢杆菌 *B. subtilis*（图3-36）

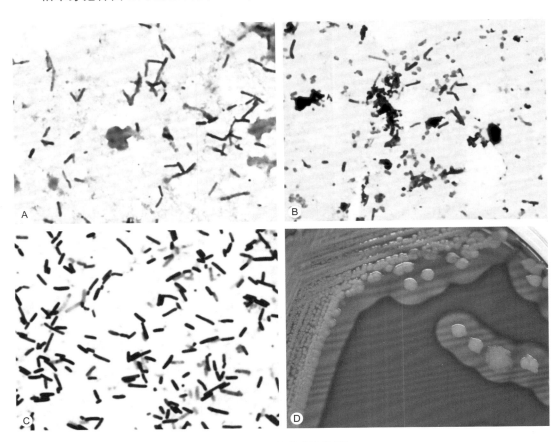

图3-36 枯草芽孢杆菌

A. 含树脂血培养瓶的镜下形态；B. 含活性炭血培养瓶的镜下形态；C. 纯培养镜下形态；D. 血琼脂平板上的菌落特征

■ A、B图：枯草芽孢杆菌在血液标本肉汤培养后直接涂片，革兰阳性大杆菌，呈单个或短链状排列。

■ C图：枯草芽孢杆菌在血琼脂平板上（35℃，18～24 h）纯培养涂片，革兰阳性大杆菌，有芽孢，两端钝圆。

■ D图：枯草芽孢杆菌在血琼脂平板上形成较大、扁平、β溶血的菌落。

假白喉棒杆菌 *C. pseudodiphtheriticum*（图3-37）

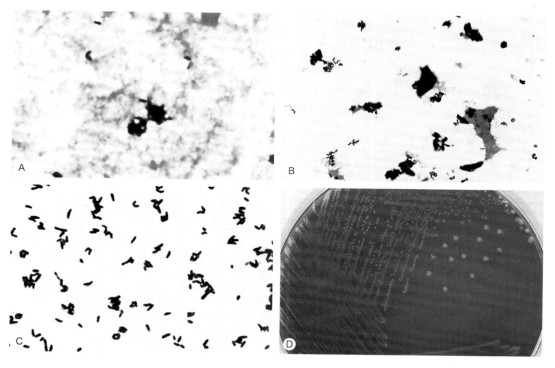

图3-37　假白喉棒杆菌

A. 含树脂血培养瓶的镜下形态；B. 含活性炭血培养瓶的镜下形态；C. 纯培养镜下形态；D. 血琼脂平板上的菌落特征

- A、B图：假白喉棒杆菌在血液标本肉汤培养后直接涂片，为革兰阳性粗短杆菌，成栅栏状排列。
- C图：假白喉棒杆菌在血琼脂平板上（35℃，18～24 h）纯培养涂片，革兰阳性粗短杆菌，多形性不明显，染色均匀，多呈V、Y形或栅栏状排列。
- D图：假白喉棒杆菌在血琼脂平板上35℃培养18～24 h，形成中等大小、灰白色、不溶血菌落。

纹带棒状杆菌 *C. striatum*（图3-38）

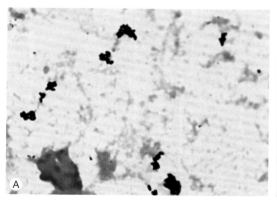

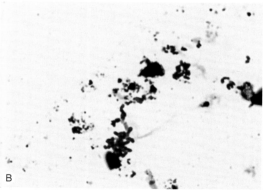

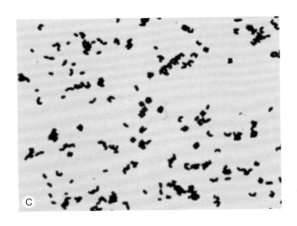

图3-38　纹带棒状杆菌

A.含树脂血培养瓶的镜下形态；B.含活性炭血培
养瓶的镜下形态；C.纯培养镜下形态

■ A、B图：纹带棒状杆菌在血液标本肉汤培养后直接涂片，为革兰阳性粗短杆菌，成栅栏状排列。

■ C图：纹带棒杆菌在血琼脂平板上（35℃，18～24 h）纯培养涂片，革兰阳性粗短杆菌，多形性不明显，染色均匀，多呈V、Y形或栅栏状排列。

无枝菌酸棒杆菌 *C. acidophilus*（图3-39）

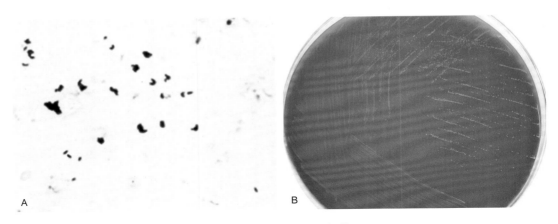

图3-39　无枝菌酸棒杆菌

A.含树脂血培养瓶的镜下形态；B.血琼脂平板上的菌落特征

■ A图：无枝菌酸棒杆菌在血液标本肉汤培养后直接涂片，革兰阳性粗短杆菌，栅栏状排列。

■ B图：无枝菌酸棒杆菌在血琼脂平板上35℃培养18～24 h，灰白色、较小、菌落较干燥。

化脓储珀菌 *T. pyogenes*（图3-40）

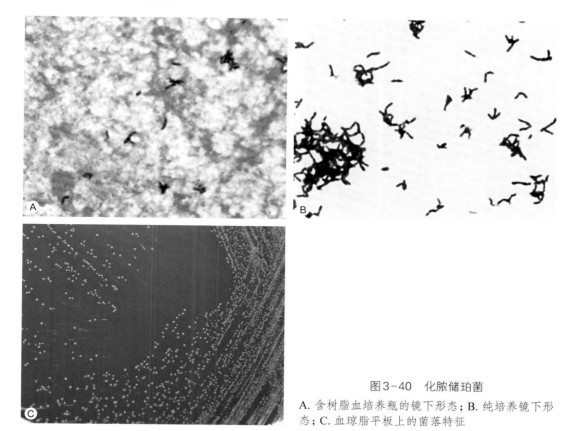

图3-40　化脓储珀菌

A. 含树脂血培养瓶的镜下形态；B. 纯培养镜下形态；C. 血琼脂平板上的菌落特征

- A图：化脓储珀菌在血液标本肉汤培养后直接涂片，为革兰阳性杆菌。
- B图：化脓储珀菌在血琼脂平板上（35℃，18～24 h）纯培养涂片，革兰阳性小杆菌，直或微弯，常呈V形成对排列。
- C图：化脓储珀菌在血琼脂平板上35℃培养18～24 h，形成较小、圆形、光滑的菌落。

产单核细胞李斯特菌 *L. monocytogenes*（图3-41）

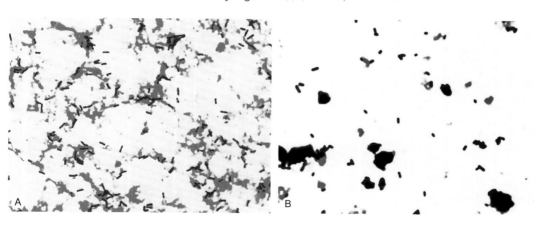

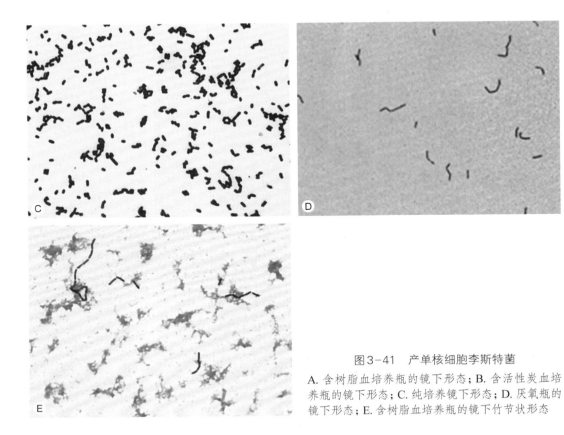

图3-41　产单核细胞李斯特菌

A.含树脂血培养瓶的镜下形态；B.含活性炭血培养瓶的镜下形态；C.纯培养镜下形态；D.厌氧瓶的镜下形态；E.含树脂血培养瓶的镜下竹节状形态

■ A、B图：产单核细胞李斯特菌在血液标本肉汤培养后直接涂片，为革兰阳性球杆菌。

■ C图：产单核细胞李斯特菌在血琼脂平板上（35℃，18～24 h）纯培养涂片，革兰阳性短杆菌或球杆状，直或微弯，常呈"V"形成对排列，偶尔可见双球状。

■ D图：产单核细胞李斯特菌在厌氧血培养瓶肉汤直接涂片的镜下形态，为革兰阳性杆菌。

■ E图：产单核细胞李斯特菌在血液标本肉汤培养后直接涂片异常形态。

星形诺卡菌 N. asteroids（图3-42）

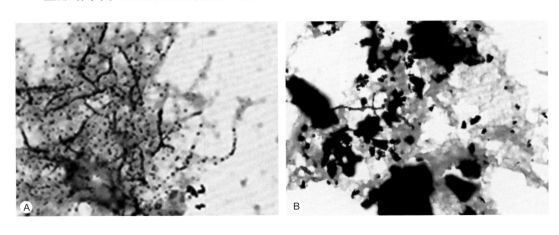

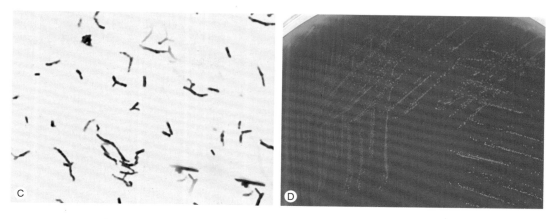

图3-42 星形诺卡菌

A. 含树脂血培养瓶的镜下形态；B. 含活性炭血培养瓶的镜下形态；C. 纯培养镜下形态；D. 血琼脂平板上的菌落特征

■ A、B图：星形诺卡菌在血液标本肉汤培养后直接涂片，为革兰阳性球杆菌见到纤细的分枝状菌丝。

■ C图：星形诺卡菌在血琼脂平板上（35℃，18～24 h）纯培养涂片。

■ D图：星形诺卡菌在血琼脂平板上35℃培养48 h，针尖大小、圆形、灰白色的菌落。

支气管戈登菌 *G. bronchialis*（图3-43）

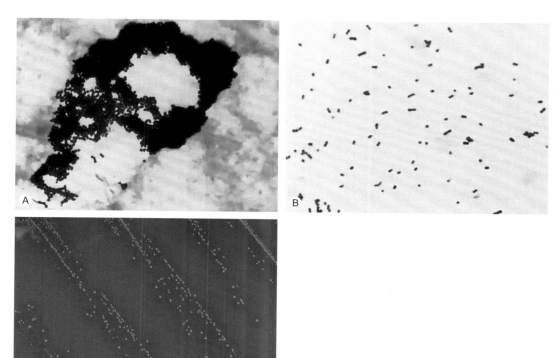

图3-43 支气管戈登

A. 含树脂血培养瓶的镜下形态；B. 纯培养镜下形态；C. 血琼脂平板上的菌落特征

- A图：在血液标本肉汤培养后直接涂片，革兰阳性棒状短杆菌或球状，单个、成堆、排列。
- B图：支气管戈登菌在血琼脂平板上（35℃，18～24 h）纯培养涂片，革兰阳性棒状短杆菌。
- C图：支气管戈登菌在血琼脂平板上35℃培养48 h后，形成较小、圆形、光滑、灰白色的菌落。

链霉菌属 *Streptomyces*（图3-44）

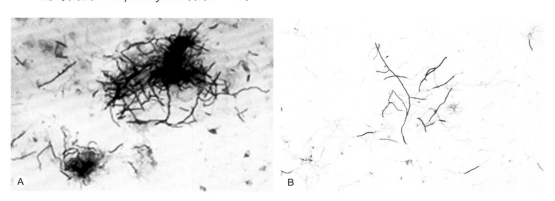

图3-44　链霉菌

A. 在含树脂血培养瓶的镜下形态；B. 纯培养镜下形态

- A图：链霉菌属在血液标本肉汤培养分枝状菌丝、菌丝纤细。
- B图：链霉菌属在血琼脂平板上的纯培养96 h镜下形态，革兰阳性分枝状菌丝。

快速生长分枝杆菌 M. rapid growth（图3-45）

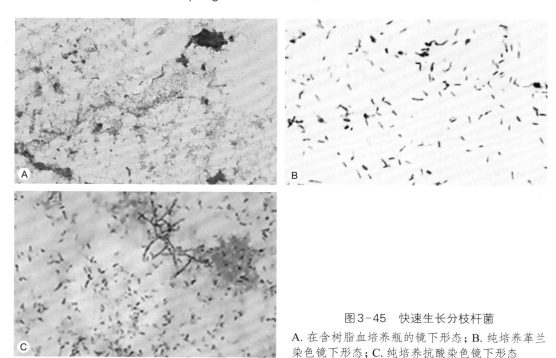

图3-45　快速生长分枝杆菌

A. 在含树脂血培养瓶的镜下形态；B. 纯培养革兰染色镜下形态；C. 纯培养抗酸染色镜下形态

- A图：快速生长分枝杆菌在血液标本肉汤培养后直接涂片，为革兰阳性杆菌。
- B图：快速生长分枝杆菌在血琼脂平板上（35℃，18～24 h）纯培养涂片，革兰阳性杆菌。
- C图：快速生长分枝杆菌在血琼脂平板上（35℃，18～24 h）纯培养涂片，抗酸染色阳性。

三、革兰阴性球菌 Gram-negative Cocci

脑膜炎奈瑟菌 *N. meningitidis*（图3-46）

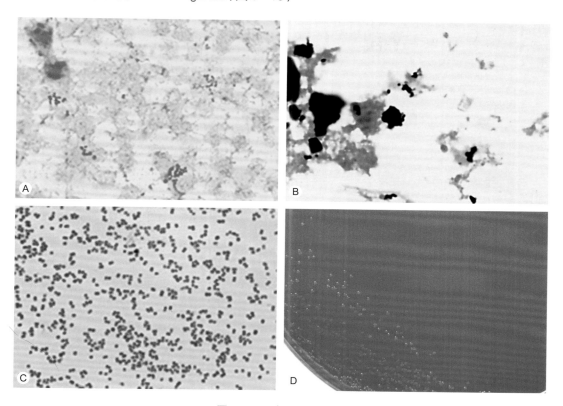

图3-46　脑膜炎奈瑟菌

A. 含树脂血培养瓶的镜下形态；B.含活性炭血培养瓶的镜下形态；C.纯培养镜下形态；D.血琼脂平板上的菌落特征

- A、B图：脑膜炎奈瑟菌在血液标本肉汤培养后直接涂片，为革兰阴性球菌。
- C图：脑膜炎奈瑟菌在血琼脂平板上（35℃，18～24 h）纯培养涂片，革兰阴性球菌。
- D图：脑膜炎奈瑟菌在血琼脂平板上35℃培养18～24 h，形成较小、圆形、光滑、灰白色的菌落。

四、肠杆菌目 Enterbacteriaceae

大肠埃希菌 *E. coli*（图3-47）

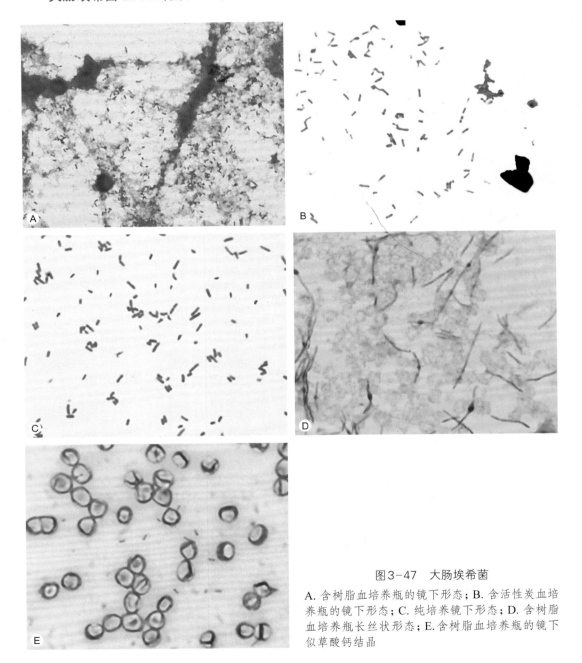

图3-47　大肠埃希菌

A. 含树脂血培养瓶的镜下形态；B. 含活性炭血
养瓶的镜下形态；C. 纯培养镜下形态；D. 含树脂
血培养瓶长丝状形态；E.含树脂血培养瓶的镜下
似草酸钙结晶

- A、B图：大肠埃希菌在血液标本肉汤培养后直接涂片，革兰阴性杆菌，单个排列。
- C图：大肠埃希菌在血琼脂平板上（35℃，18～24 h）纯培养涂片，革兰阴性粗短杆菌，单个或成双排列。
- D、E图：大肠埃希菌在血液标本肉汤培养后直接涂片的异常形态。

伤寒沙门菌 *S. typhi*（图3-48）

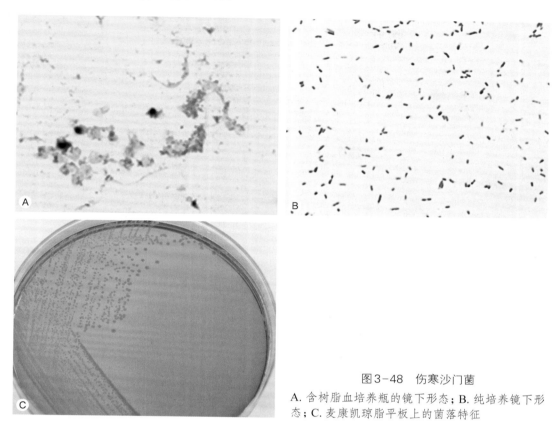

图3-48 伤寒沙门菌
A.含树脂血培养瓶的镜下形态；B.纯培养镜下形态；C.麦康凯琼脂平板上的菌落特征

- A图：伤寒沙门菌在血液标本肉汤培养后直接涂片，革兰阴性杆菌，单个排列。
- B图：伤寒沙门菌在血琼脂平板上（35℃，18～24 h）纯培养涂片，革兰阴性粗短杆菌，单个或成双排列。
- C图：伤寒沙门菌在麦康凯琼脂平板上培养（35℃，18～24 h）形成较小的无色菌落。

肠炎沙门菌 *S. enteritidis*（图3-49）

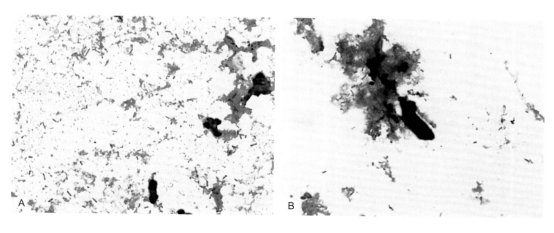

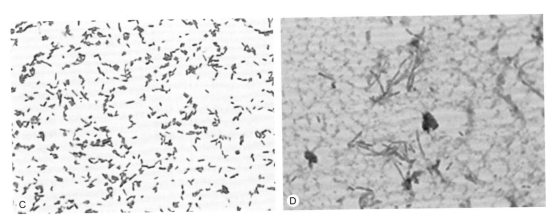

图3-49　肠炎沙门菌

A. 含树脂血培养瓶的镜下形态；B. 含活性炭血培养瓶的镜下形态；C. 纯培养镜下形态；D. 含树脂血培养瓶的镜下长杆状

- A、B图：肠炎沙门菌在血液标本肉汤培养后直接涂片，革兰阴性杆菌，多单个排列。
- C图：肠炎沙门菌在血琼脂平板上（35℃，18～24 h）纯培养涂片，革兰阴性杆菌，单个、成双排列。
- D图：肠炎沙门菌在血液标本肉汤培养直接涂片的异常形态。

肺炎克雷伯菌 *K.pneumoniae*（图3-50）

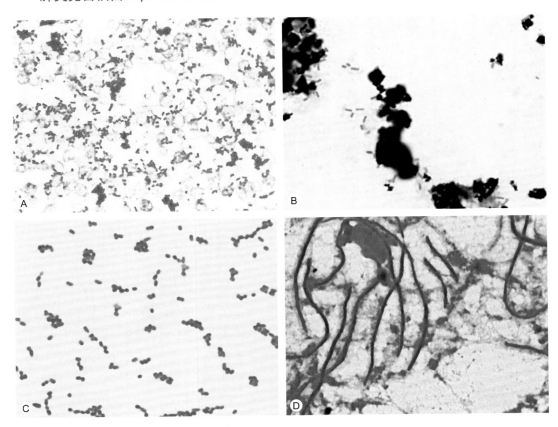

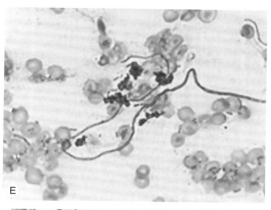

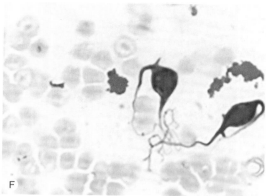

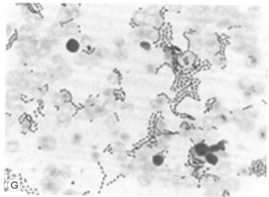

图3-50 肺炎克雷伯菌

A. 含树脂血培养瓶的镜下形态；B. 含活性炭血培养瓶的镜下形态；C. 纯培养镜下形态；少见肺炎克雷伯菌在树脂血培养瓶的镜下形态；D. 长杆状；E. 绳状；F. 胡萝卜状；G. 链状

- A、B图：肺炎克雷伯菌在血液标本肉汤培养后直接涂片，革兰阴性杆菌。

- C图：肺炎克雷伯菌在血琼脂平板上（35℃，18～24 h）纯培养涂片，革兰阴性杆菌，单个、成双排列。

- D～G图：肺炎克雷伯菌在血液标本肉汤培养中形成的异常形态。

产酸克雷伯菌 *K.oxytoca*（图3-51）

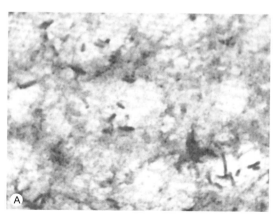

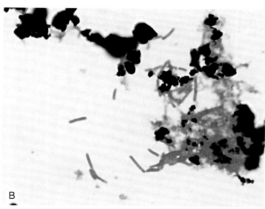

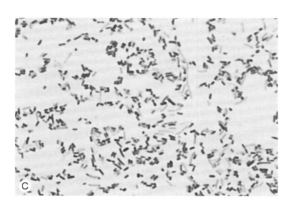

图3-51　产酸克雷伯菌

A.含树脂血培养瓶的镜下形态；B.含活性炭血培养瓶的镜下形态；C.纯培养镜下形态

- A、B图：产酸克雷伯菌在血液标本肉汤培养后直接涂片，革兰阴性杆菌。
- C图：产酸克雷伯菌在麦康凯平板上（35℃，18～24 h）纯培养涂片，革兰阴性杆菌，单个、成双排列。

产气肠杆菌 E. aerogenes（图3-52）

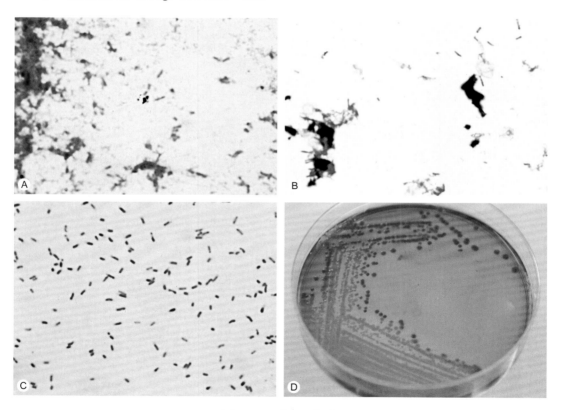

图3-52　产气肠杆菌

A.含树脂血培养瓶的镜下形态；B.含活性炭血培养瓶的镜下形态；C.纯培养镜下形态；D.麦康凯琼脂平板上的菌落特征

- A、B图：产气肠杆菌在血液标本肉汤培养后直接涂片，革兰阴性粗短杆菌，单个排列。

■ C图:产气肠杆菌在血琼脂平板上(35℃,18～24 h)纯培养涂片,革兰阴性粗短杆菌,单个或成双排列。

■ D图:产气肠杆菌在麦康凯琼脂平板上(35℃,18～24 h)形成粉红色、较大菌落。

阴沟肠杆菌 *E. cloacae*(图3-53)

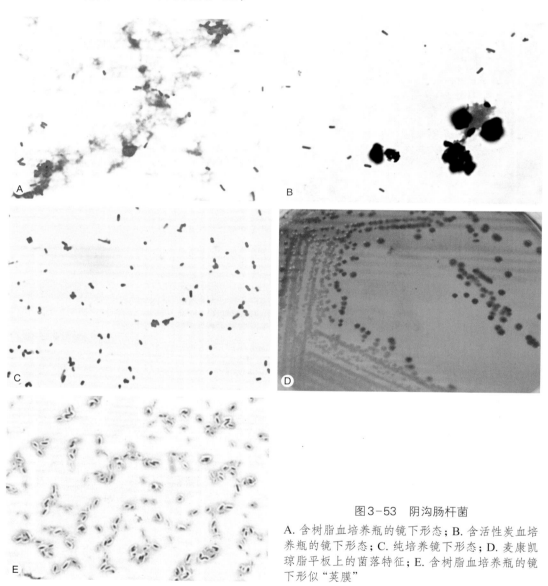

图3-53 阴沟肠杆菌

A.含树脂血培养瓶的镜下形态;B.含活性炭血培养瓶的镜下形态;C.纯培养镜下形态;D.麦康凯琼脂平板上的菌落特征;E.含树脂血培养瓶的镜下形似"荚膜"

■ A、B图:阴沟肠杆菌在血液标本肉汤培养后直接涂片,革兰阴性粗短杆菌,单个排列。

■ C图:阴沟肠杆菌在血琼脂平板上(35℃,18～24 h)纯培养涂片,革兰阴性粗短杆菌,单个或成双排列。

■ D图:阴沟肠杆菌在麦康凯琼脂平板上(35℃,18～24 h)形成粉红色、较大菌落。

■ E图:阴沟肠杆菌在血液标本肉汤培养直接涂片疑似"荚膜"。

阪崎肠杆菌 *E. sakazakii*（图3-54）

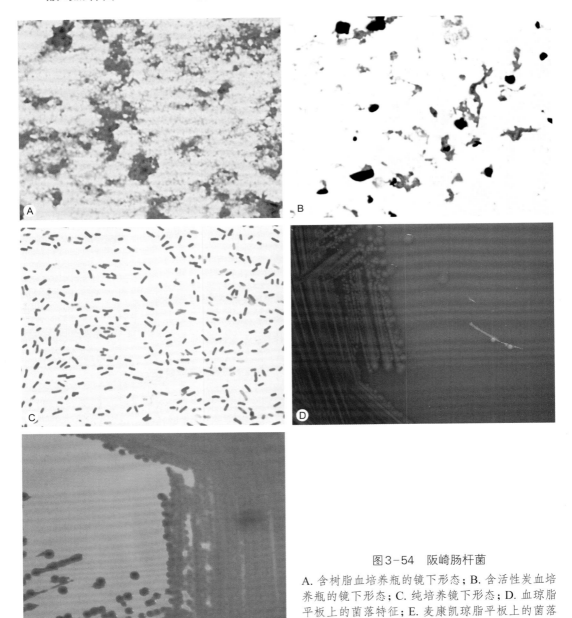

图3-54　阪崎肠杆菌

A. 含树脂血培养瓶的镜下形态；B. 含活性炭血培养瓶的镜下形态；C. 纯培养镜下形态；D. 血琼脂平板上的菌落特征；E. 麦康凯琼脂平板上的菌落特征

■ A、B图：阪崎肠杆菌在血液标本肉汤培养后直接涂片，革兰阴性粗短杆菌。

■ C图：阪崎肠杆菌在血琼脂平板上（35℃，18～24 h）纯培养涂片，革兰阴性粗短杆菌，单个、成双排列。

■ D图：在血琼脂平板上35℃培养18～24 h，形成圆形、凸起、边缘整齐、湿润、淡黄色的菌落。

■ E图：在麦康凯琼脂平板上呈淡黄色的菌落。

成团泛菌 *P. agglomerans*（图3-55）

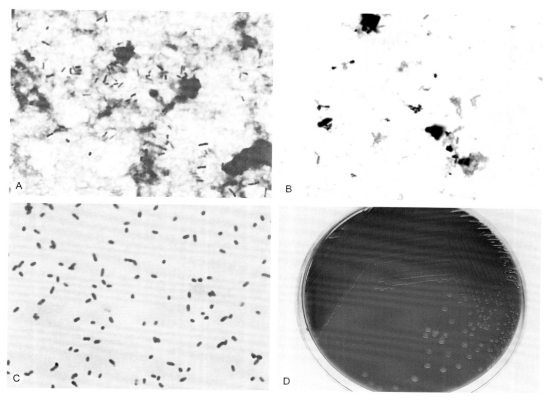

图3-55　成团泛菌

A. 含树脂血培养瓶的镜下形态；B. 含活性炭血培养瓶的镜下形态；C. 纯培养镜下形态；D. 血琼脂平板上的菌落特征

- A、B图：成团泛菌在血液标本肉汤培养后直接涂片，革兰阴性粗短杆菌，单个排列。
- C图：成团泛菌在血琼脂平板上（35℃，18～24 h）纯培养涂片，革兰阴性粗短杆菌，单个排列。
- D图：成团泛菌在血琼脂平板上35℃培养18～24 h，形成较大、黄色、不溶血的菌落。

黏质沙雷菌 *S. marcescens*（图3-56）

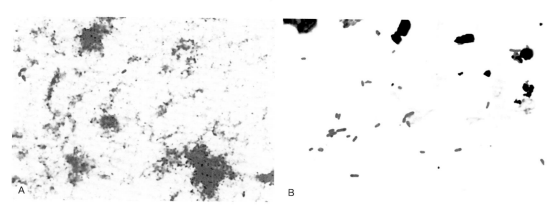

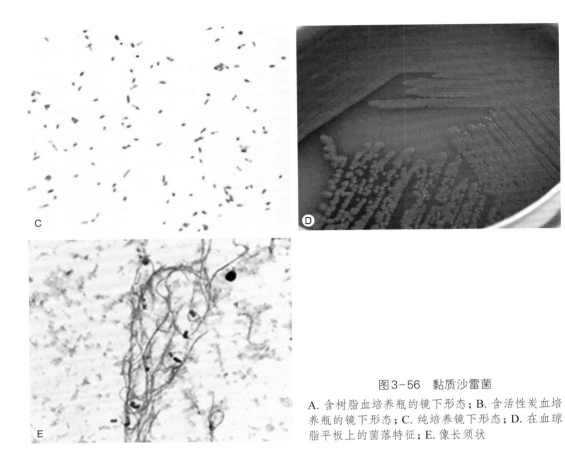

图3-56 黏质沙雷菌

A. 含树脂血培养瓶的镜下形态；B. 含活性炭血培养瓶的镜下形态；C. 纯培养镜下形态；D. 在血琼脂平板上的菌落特征；E. 像长须状

■ A、B图：黏质沙雷菌在血液标本肉汤培养后直接涂片，革兰阴性杆菌，单个排列。

■ C图：黏质沙雷菌在血琼脂平板上（35℃，18～24 h）纯培养涂片，革兰阴性杆菌，菌体甚小，单个或短链状排列。

■ D图：黏质沙雷菌在血琼脂平板上35℃培养18～24 h，菌落较大，呈橙红色。

■ E图：黏质沙雷菌在血液标本肉汤培养后直接涂片异常形态。

普通变形杆菌 *P. vulgaris*（图3-57）

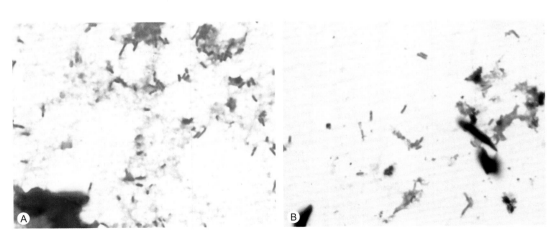

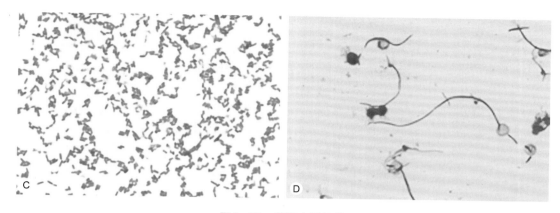

图3-57　普通变形杆菌

A.含树脂血培养瓶的镜下形态；B.含活性炭血培养瓶的镜下形态；C.纯培养镜下形态；D.含树脂血培
养瓶的镜下长杆状形态

- A、B图：普通变形杆菌在血液标本肉汤培养后直接涂片，革兰阴性杆菌。
- C图：普通变形杆菌在血琼脂平板上（35℃，18～24 h）纯培养涂片，革兰阴性杆菌，多数为单个存在，也可见成对或短链状排列。
- D图：普通变形杆菌在血液标本肉汤培养后直接涂片异常形态。

雷氏普罗威登斯菌 *P. rettgeri*（图3-58）

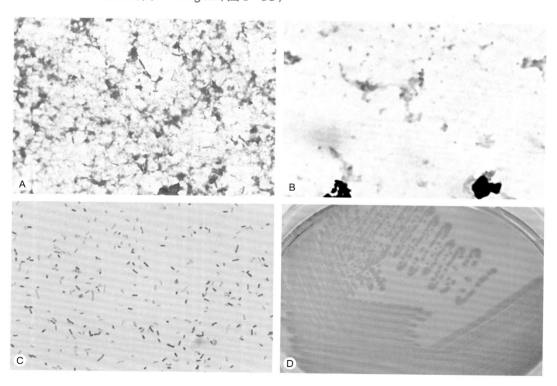

图3-58　雷氏普罗威登斯菌

A.含树脂血培养瓶的镜下形态；B.含活性炭血培养瓶的镜下形态；C.纯培养镜下形态；D.麦康凯琼脂
平板上的菌落特征

- A、B图：雷氏普罗威登斯菌在血液标本肉汤培养后直接涂片，革兰阴性杆菌。
- C图：雷氏普罗威登斯菌在血琼脂平板上(35℃,18～24 h)纯培养涂片，革兰阴性杆菌，两端钝圆。
- D图：雷氏普罗威登斯菌在麦康凯琼脂平板上(35℃,18～24 h)呈无色透明、凸起、光滑的菌落。

斯氏普罗威登斯菌 *P. stuartii*（图3-59）

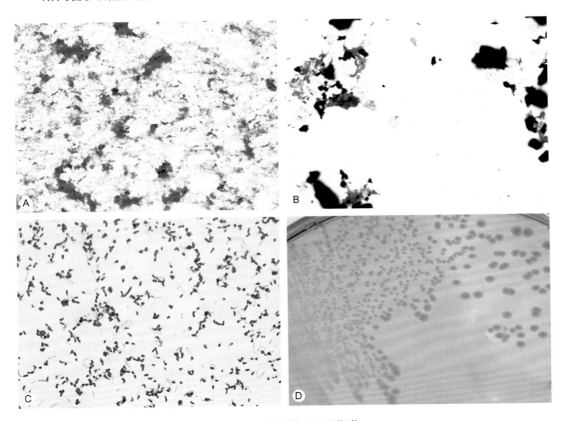

图3-59　斯氏普罗威登斯菌

A. 含树脂血培养瓶的镜下形态；B. 含活性炭血培养瓶的镜下形态；C. 纯培养镜下形态；D. 麦康凯琼脂平板上的菌落特征

- A、B图：斯氏普罗威登斯菌在血液标本肉汤培养后直接涂片，革兰阴性杆菌。
- C图：斯氏普罗威登斯菌在血琼脂平板上(35℃,18～24 h)纯培养涂片，革兰阴性杆菌，两端钝圆。
- D图：斯氏普罗威登斯菌在麦康凯琼脂平板上(35℃,18～24 h)呈较大的无色、半透明菌落。

摩根摩根菌 *M.morganii*（图3-60）

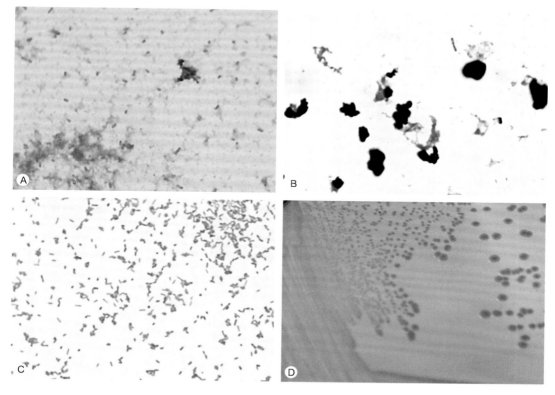

图3-60 摩根摩根菌

A. 含树脂血培养瓶的镜下形态；B. 含活性炭血培养瓶的镜下形态；C. 纯培养镜下形态；D. 麦康凯琼脂平板上的菌落特征

- A、B图：摩根摩根菌在血液标本肉汤培养后直接涂片革兰阴性杆菌。
- C图：摩根摩根菌在血琼脂平板上（35℃，18～24 h）纯培养涂片，革兰阴性杆菌，散在排列。
- D图：摩根摩根菌在麦康凯琼脂平板上（35℃，18～24 h）呈无色、半透明的菌落。

弗劳地枸橼酸杆菌 *C. freundii*（图3-61）

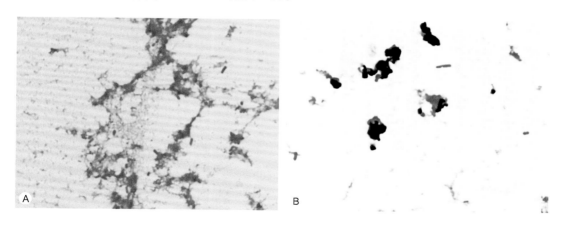

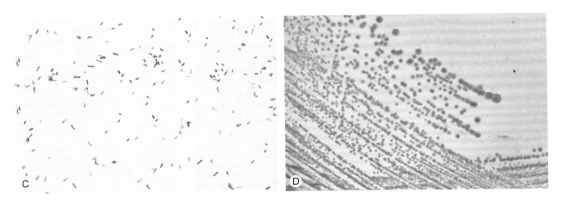

图3-61 弗劳地枸橼酸杆菌

A. 含树脂血培养瓶的镜下形态;B. 含活性炭血培养瓶的镜下形态;C. 纯培养镜下形态;D. 麦康凯琼脂平板上的菌落特征

- A、B图:弗劳地枸橼酸杆菌在血液标本肉汤培养后直接涂片,革兰阴性杆菌。
- C图:弗劳地枸橼酸杆菌在血琼脂平板上(35℃,18～24 h)纯培养涂片,革兰阴性杆菌。
- D图:弗劳地枸橼酸杆菌在麦康凯琼脂平板上(35℃,18～24 h)形成中等大小、浑浊的红色菌落。

小肠结肠炎耶尔森菌 *Y. enterocolitica*(图3-62)

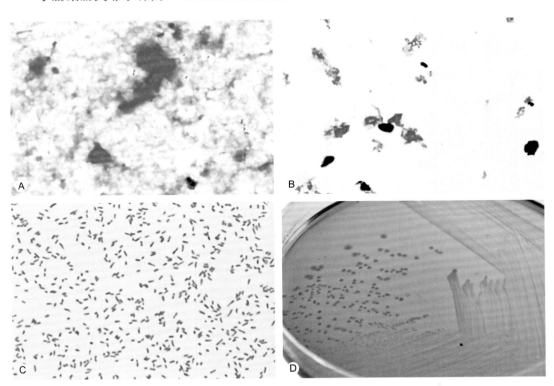

图3-62 小肠结肠炎耶尔森菌

A. 含树脂血培养瓶的镜下形态;B. 含活性炭血培养瓶的镜下形态;C. 纯培养镜下形态;D. 在麦康凯琼脂平板上的菌落特征

■ A、B图：小肠结肠炎耶尔森菌在血液标本肉汤培养后直接涂片革兰阴性球杆菌。

■ C图：小肠结肠炎耶尔森菌在血琼脂平板上（35℃，18～24 h）纯培养涂片，革兰阴性球杆菌，单个、成双排列。

■ D图：小肠结肠炎耶尔森菌在麦康凯琼脂平板上35℃培养18～24 h，形成无色、半透明的菌落。

鼠疫耶尔森菌 *Y. pestis*（图3-63）

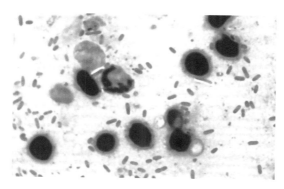

图3-63　鼠疫耶尔森在含树脂血培养瓶的镜下形态

■ 鼠疫杆菌鼠疫耶尔森在含树脂的血液标本肉汤培养后直接涂片，革兰阴性杆菌，单个或成双排列。

五、弧菌与气单胞菌 Vibrio and Aeromonas

创伤弧菌 *V. vulnificus*（图3-64）

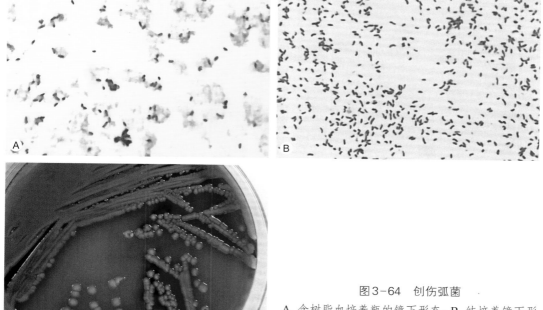

图3-64　创伤弧菌

A. 含树脂血培养瓶的镜下形态；B. 纯培养镜下形态；C. 在血琼脂平板上的菌落特征

- A图：创伤弧菌在血液标本肉汤培养后直接涂片，革兰阴性杆菌。
- B图：创伤弧菌在血琼脂平板上（35℃，18～24 h）纯培养涂片，革兰阴性杆菌，单个排列。
- C图：创伤弧菌在血琼脂平板上35℃培养18～24 h，形成灰白色的菌落。

非O1群霍乱弧菌 *Vibrio Cholerae* none-O1（图3-65）

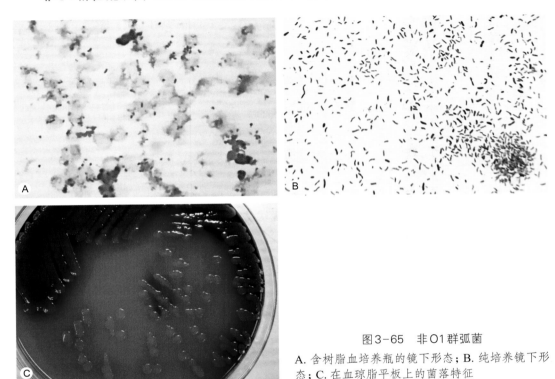

图3-65　非O1群弧菌
A. 含树脂血培养瓶的镜下形态；B. 纯培养镜下形态；C. 在血琼脂平板上的菌落特征

- A图：非O1群弧菌在血液标本肉汤培养后直接涂片，革兰阴性直的、微弯曲小杆菌。
- B图：非O1群弧菌在血琼脂平板上35℃培养18～24 h，微弯曲、弯曲或逗号状小杆菌。
- C图：非O1群弧菌在血琼脂平板上35℃培养18～24 h，形成灰白色的菌落。

嗜水气单胞菌 *A. hydrophila*（图3-66）

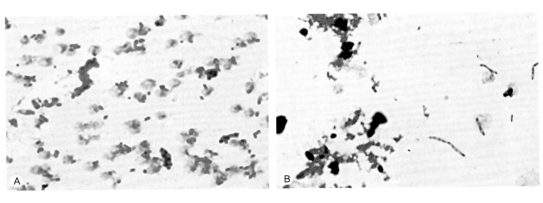

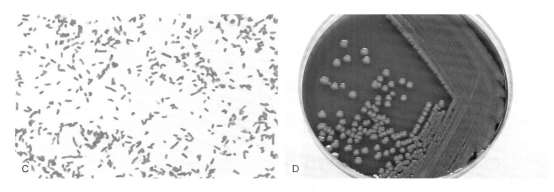

图3-66 嗜水气单胞菌

A. 含树脂血培养瓶的镜下形态；B. 含活性炭血培养瓶的镜下形态；C. 纯培养镜下形态；D. 在血琼脂平板上的菌落特征

- A、B图：嗜水气单胞菌在血液标本肉汤培养后直接涂片，革兰阴性杆菌，单个、链状排列。
- C图：嗜水气单胞菌在血琼脂平板上35℃培养18～24 h，革兰阴性，直的杆状或球杆状菌体。
- D图：嗜水气单胞菌在血琼脂平板上35℃培养18～24 h，形成灰白色、圆形、光滑的菌落。

六、不发酵糖革兰阴性杆菌 None Fermentative Bacteria

铜绿假单胞菌 *P. aeruginosa*（图3-67）

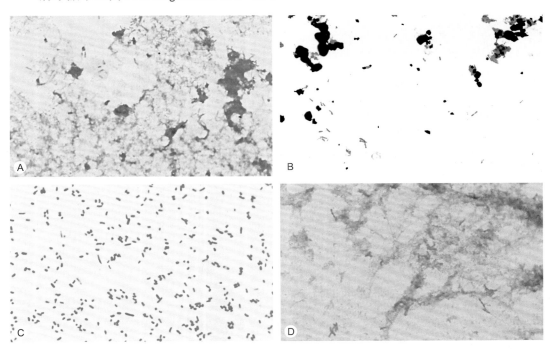

图3-67 铜绿假单胞菌

A. 含树脂血培养瓶的镜下形态；B. 含活性炭血培养瓶的镜下形态；C. 纯培养镜下形态；D. 含树脂血培养瓶的镜下呈棒状形态

- A、B图：铜绿假单胞菌在血液标本肉汤培养后直接涂片，革兰阴性杆菌。
- C图：铜绿假单胞菌在麦康凯琼脂平板上（35℃，18～24 h）纯培养涂片，革兰阴性杆菌，菌体细长。
- D图：铜绿假单胞菌在血液标本肉汤培养后直接涂片异常形态。

斯氏假单胞菌 *P. stutzeri*（图3-68）

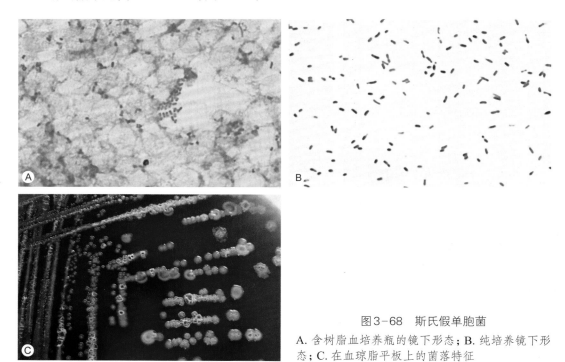

图3-68　斯氏假单胞菌
A. 含树脂血培养瓶的镜下形态；B. 纯培养镜下形态；C. 在血琼脂平板上的菌落特征

- A图：斯氏假单胞菌在血液标本肉汤培养后直接涂片，革兰阴性杆菌。
- B图：斯氏假单胞菌在血琼脂平板上（35℃，18～24 h）纯培养涂片，革兰阴性杆菌。
- C图：斯氏假单胞菌在血琼脂平板上35℃培养18～24 h，形成淡黄色干燥、稍扁平、皱褶菌落。

洋葱伯克霍德菌 *B. cepacia*（图3-69）

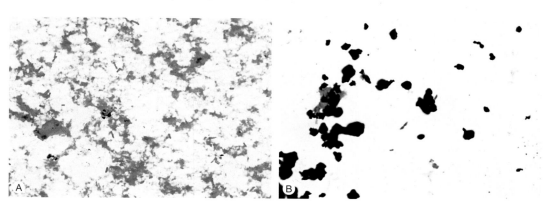

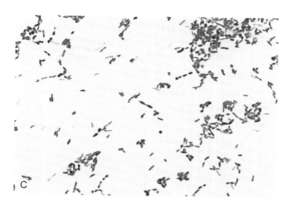

图3-69　洋葱伯克霍德菌

A. 含树脂血培养瓶的镜下形态；B. 含活性炭血培养瓶的镜下形态；C. 纯培养镜下形态

■ A、B图：洋葱伯克霍德菌在血液标本肉汤培养后直接涂片，革兰阴性细长杆菌。

■ C图：洋葱伯克霍德菌在麦康凯琼脂平板上（35℃，18～24 h）纯培养涂片，革兰阴性细长杆菌。

嗜麦芽寡养单胞菌 *S. maltophilia*（图3-70）

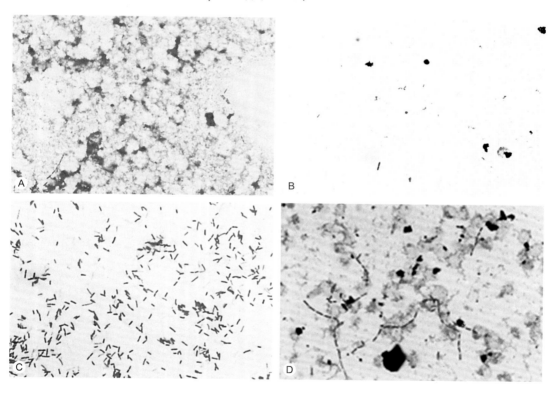

图3-70　嗜麦芽寡养单胞菌

A. 含树脂血培养瓶的镜下形态；B. 含活性炭血培养瓶的镜下形态；C. 麦康凯平板上纯培养镜下形态；D. 含活性炭血培养瓶的镜下呈链状形态

■ A、B图：嗜麦芽寡养单胞菌在含树脂的血液标本肉汤培养后直接涂片，革兰阴性杆菌。

■ C图：嗜麦芽寡养单胞菌在麦康凯琼脂平板上（35℃，18～24 h）纯培养涂片，革兰阴性杆菌。

■ D图：嗜麦芽寡养单胞菌在含树脂的血液标本肉汤培养后直接涂片异常形态。

粪产碱杆菌 *A. faecalis*（图3-71）

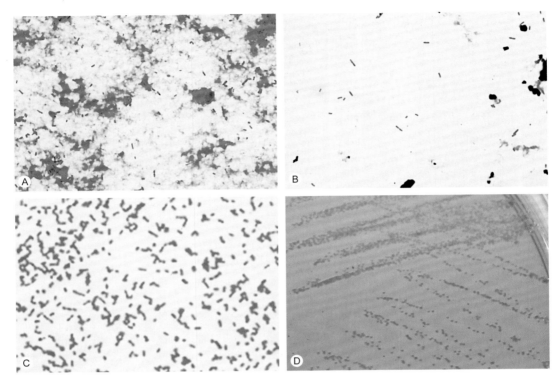

图3-71 粪产碱杆菌

A. 含树脂血培养瓶的镜下形态；B. 含活性炭血培养瓶的镜下形态；C. 纯培养镜下形态；D. 麦康凯琼脂平板上的菌落特征

■ A、B图：粪产碱杆菌在血液标本肉汤培养后直接涂片，革兰阴性杆菌。
■ C图：粪产碱杆菌在血琼脂平板上（35℃，18～24 h）纯培养涂片，革兰阴性杆菌。
■ D图：粪产碱杆菌在麦康凯琼脂平板上呈无色的菌落。

木糖氧化无色杆菌 *A. xylosoxidans*（图3-72）

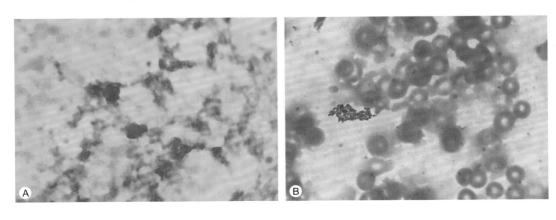

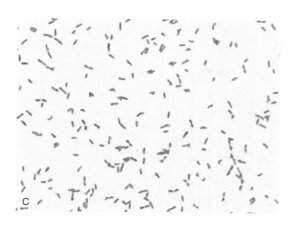

图3-72　木糖氧化无色杆菌

A. 含树脂血培养瓶的镜下形态；B. 血培养物瑞氏
染色的镜下形态；C.纯培养镜下形态

- A图：木糖氧化无色杆菌在含树脂血液标本肉汤培养后直接涂片，难以辨别，革兰
阴性杆菌。
- B图：重新涂片瑞氏染色，可见形态清楚着紫色的杆菌。
- C图：木糖氧化无色杆菌在纯培养镜下形态，革兰阴性杆菌。

鲍曼不动杆菌 *A. baumannii*（图3-73）

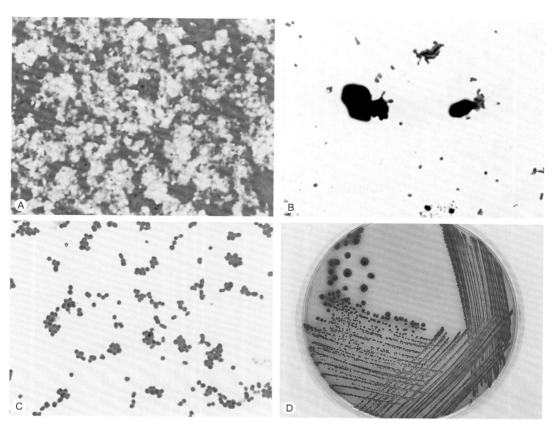

图3-73　鲍曼不动杆菌

A. 含树脂血培养瓶的镜下形态（革兰染色）；B. 含活性炭血培养瓶的镜下形态；C. 纯培养镜下形态；
D. 麦康凯琼脂平板上的菌落特征

- A、B图：鲍曼不动杆菌在含树脂血液标本肉汤培养后直接涂片，革兰阴性球杆菌。

- C图：鲍曼不动杆菌在麦康凯琼脂平板上35℃培养18～24 h纯培养镜下为革兰阴性球杆菌。

- D图：鲍曼不动杆菌在麦康凯琼脂平板上35℃培养18～24 h，形成浅粉红色的菌落，偶有深粉红色菌落。

洛菲不动杆菌 *A. lwoffi*（图3-74）

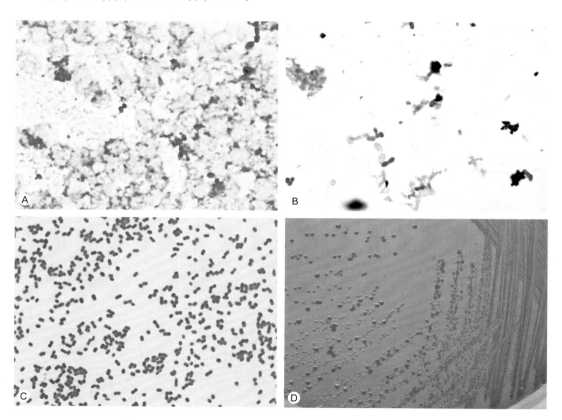

图3-74　洛菲不动杆菌

A. 含树脂血培养瓶的镜下形态；B. 含活性炭血培养瓶的镜下形态；C. 纯培养镜下形态；D. 麦康凯琼脂平板上的菌落特征

- A、B图：洛菲不动杆菌在血液标本肉汤培养后直接涂片，革兰阴性球杆菌。

- C图：洛菲不动杆菌在麦康凯琼脂平板上（35℃，18～24 h）纯培养涂片，革兰阴性球杆菌，单个或成双排列。

- D图：洛菲不动杆菌在麦康凯琼脂平板上形成圆形、光滑、无色菌落。

奥斯陆莫拉菌 *M. osloensis*（图3-75）

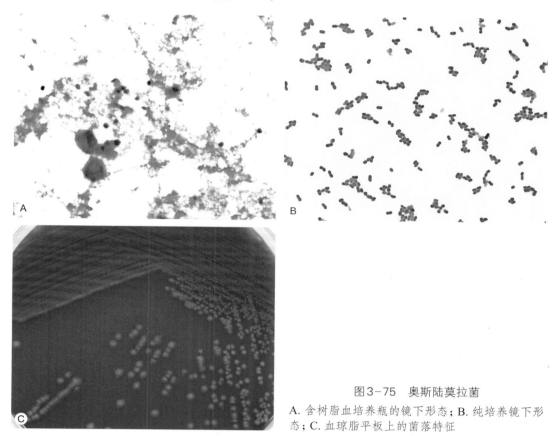

图3-75 奥斯陆莫拉菌
A.含树脂血培养瓶的镜下形态；B.纯培养镜下形态；C.血琼脂平板上的菌落特征

■ A图：奥斯陆莫拉菌在血液标本肉汤培养后直接涂片，革兰阴性球杆菌。

■ B图：奥斯陆莫拉菌在血琼脂平板上（35℃，18～24 h）纯培养涂片，革兰阴性球杆菌。

■ C图：奥斯陆莫拉菌在血琼脂平板上形成圆形、光滑的灰白色菌落。

睾丸酮丛毛单胞菌 *C. testosterone*（图3-76）

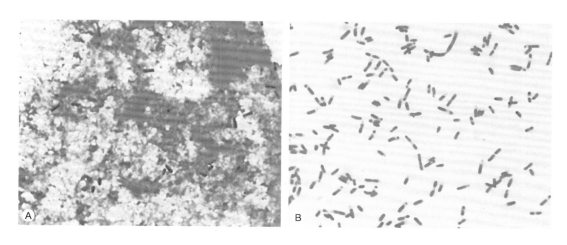

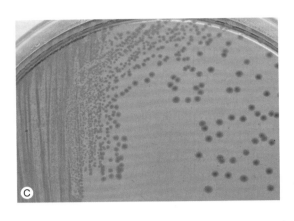

图3-76 睾丸酮丛毛单胞菌
A. 含树脂血培养瓶的镜下形态；B. 纯培养镜下形态；C. 麦康凯琼脂平板上的菌落特征

- A图：睾丸酮丛毛单胞菌在血液标本肉汤培养后直接涂片，革兰阴性杆菌。
- B图：睾丸酮丛毛单胞菌在麦康凯琼脂平板上（35℃，18～24 h）纯培养涂片，革兰阴性杆菌。
- C图：睾丸酮丛毛单胞菌在麦康凯琼脂平板上形成的无色菌落。

克斯特丛毛菌 *C. kerstersii*（图3-77）

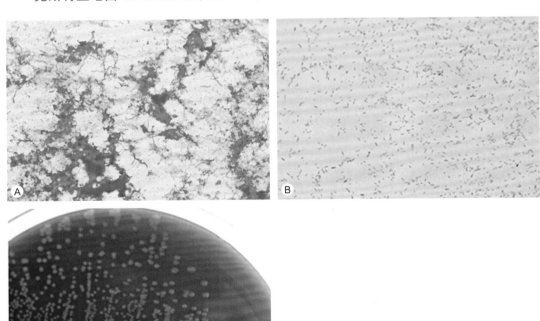

图3-77 克斯特丛毛菌
A. 含树脂血培养瓶的镜下形态；B. 纯培养镜下形态；C. 在血琼脂平板上的菌落特征

- A图：克斯特丛毛菌在血液标本肉汤培养后直接涂片，革兰阴性杆菌。
- B图：克斯特丛毛菌在麦康凯琼脂平板上（35℃，18～24 h）纯培养涂片，革兰阴性杆菌。
- C图：克斯特丛毛菌在血琼脂平板上形成的灰白色菌落。

紫色色杆菌 *C. violaceum*（图3-78）

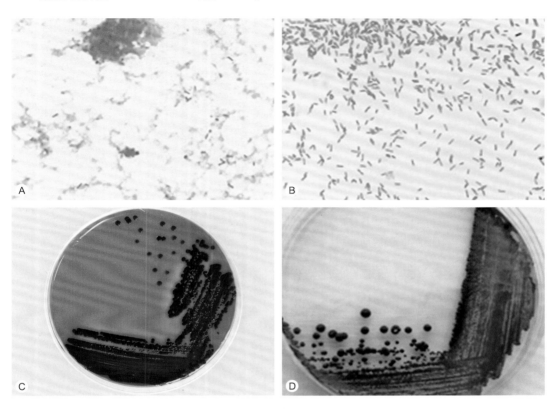

图3-78　紫色色杆菌

A. 含树脂血养瓶的镜下形态；B. 纯培养镜下形态；C. 血琼脂平板上的菌落特征；D. 营养琼脂平板上菌落特征

- A图：紫色色杆菌在血液标本肉汤培养后直接涂片，革兰阴性球杆菌。
- B图：紫色色杆菌在麦康凯琼脂平板上（35℃，18～24 h）纯培养涂片，革兰阴性球杆菌。
- C图：紫色色杆菌在血琼脂平板上形成圆形、光滑的紫色菌落。
- D图：紫色色杆菌在营养琼脂平板上（35℃，18～24 h）的紫色菌落。

少动鞘氨醇单胞菌 *S. paucimobilis*（图3-79）

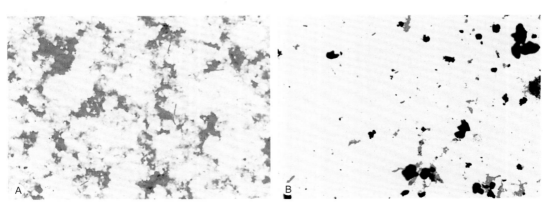

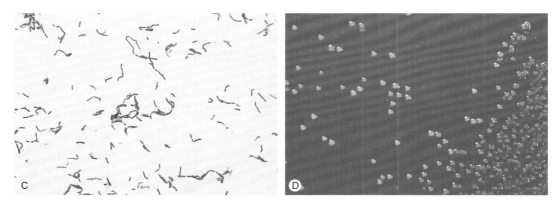

图3-79 少动鞘氨醇单胞菌

A. 含树脂血养瓶的镜下形态；B. 含活性炭血培养瓶的镜下形态；C. 纯培养镜下形态；D. 血琼脂平板上的菌落特征

- A、B图：少动鞘氨醇单胞菌在血液标本肉汤培养后直接涂片，革兰阴性杆菌。
- C图：少动鞘氨醇单胞菌在血琼脂平板上（35℃，18～24 h）纯培养涂片，革兰阴性杆菌。
- D图：在血琼脂平板上，经35℃培养18～24 h，形成圆形、凸起、光滑、较小的黄色菌落。

人苍白杆菌 *O.anthropi*（图3-80）

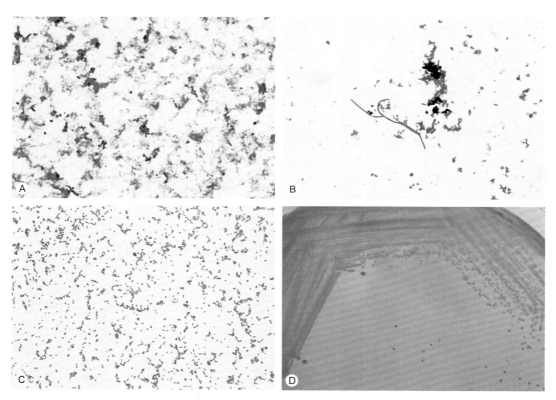

图3-80 人苍白杆菌

A. 含树脂血培养瓶的镜下形态；B. 含活性炭血培养瓶的镜下形态，似长杆状；C. 纯培养镜下形态；D. 麦康凯琼脂平板上的菌落特征

- A、B图：人苍白杆菌在血液标本肉汤培养后直接涂片，革兰阴性杆菌。
- C图：人苍白杆菌在血琼脂平板上（35℃，18～24 h）纯培养涂片，革兰阴性杆菌，单个。
- D图：人苍白杆菌在麦康凯琼脂平板上（35℃，18～24 h）形成无色、浑浊的菌落。

脑膜败血伊丽莎白菌 *E. meningoseptica*（图3-81）

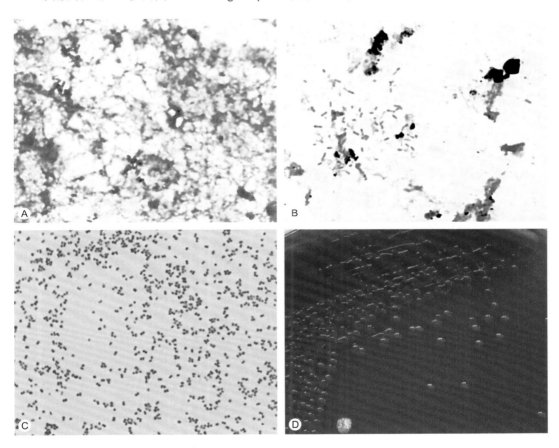

图3-81　脑膜败血伊丽莎白菌

A. 含树脂血培养瓶的镜下形态；B. 含活性炭血培养瓶的镜下形态；C. 纯培养镜下形态；D. 血琼脂平板上的菌落特征

- A、B图：脑膜败血伊丽莎白菌在血液标本肉汤培养后直接涂片，细胞碎片多，较难辨别，需仔细寻找革兰阴性杆菌。
- C图：脑膜败血伊丽莎白菌在血琼脂平板上（35℃，18～24 h）纯培养涂片，革兰阴性杆菌。
- D图：脑膜败血伊丽莎白菌在血琼脂平板上35℃培养18～24 h，形成光泽的黄色菌落。

玫瑰单胞菌 *R. mucosa*（图3-82）

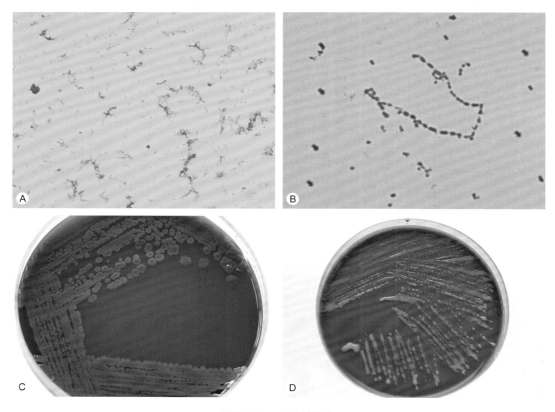

图3-82　玫瑰单胞菌

A.含树脂血培养瓶的镜下形态；B.纯培养镜下形态；C.血琼脂平板上的菌落特征；D.巧克力琼脂平板上的菌落特征

- A图：玫瑰单胞菌在血液标本肉汤培养后直接涂片，革兰阴性杆菌。
- B图：玫瑰单胞菌在血琼脂平板上（35℃，18～24 h）纯培养涂片，革兰阴性球杆菌。
- C图：玫瑰单胞菌在血琼脂平板上35℃培养18～24 h，红色菌落。
- D图：玫瑰单胞菌在巧克力琼脂平板上35℃培养72 h，玫瑰红菌落。

伴放线凝聚杆菌 *A. actinomycetemcomitans*（图3-83）

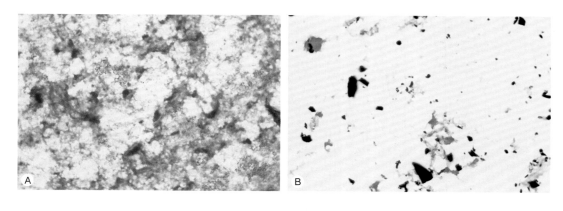

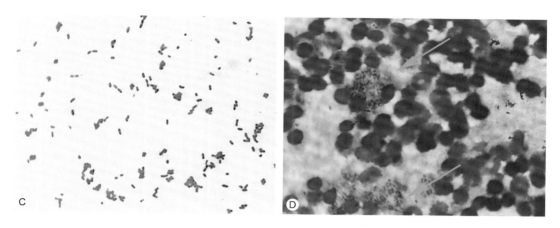

图3-83　伴放线凝聚杆菌

A. 含树脂血培养瓶的镜下形态；B. 含活性炭血培养瓶的镜下形态；C. 纯培养镜下形态；D. 血培养物瑞氏染色的镜下形态

- A、B图：伴放线凝聚杆菌在血液标本肉汤培养后直接涂片，革兰阴性球杆菌。
- C图：伴放线凝聚杆菌在血琼脂平板上（35℃，18～24 h）纯培养涂片，革兰阴性球杆菌，单个。
- D图：伴放线凝聚杆菌瑞氏染色见到明显的细菌。

啮蚀艾肯菌 *E. corrode said*（图3-84）

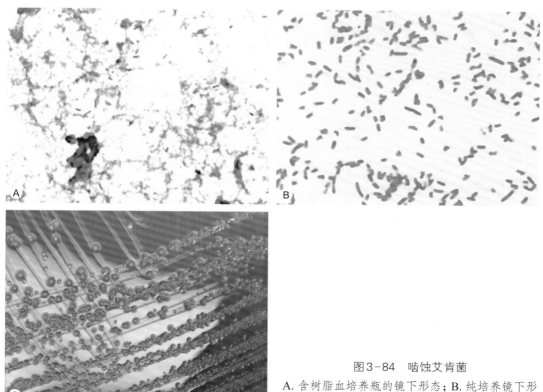

图3-84　啮蚀艾肯菌

A. 含树脂血培养瓶的镜下形态；B. 纯培养镜下形态；C. 在血琼脂平板上的菌落特征

- A图：啮蚀艾肯菌在血液标本肉汤培养后直接涂片，革兰阴性球杆菌。
- B图：啮蚀艾肯菌在血琼脂平板上（35℃，18～24 h）纯培养涂片，革兰阴性球杆菌。
- C图：啮蚀艾肯菌在血琼脂平板上35℃培养2～3 d，皱起、嵌入的菌落。

人心杆菌 *C. heminis*（图3-85）

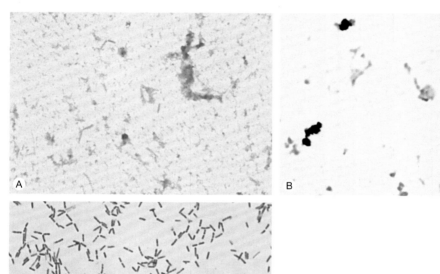

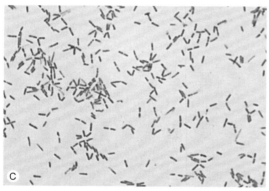

图3-85　人心杆菌

A. 含树脂血培养瓶的镜下形态；B. 含活性炭血培养瓶的镜下形态；C. 纯培养镜下形态

- A、B图：人心杆菌在血液标本肉汤培养后直接涂片，革兰阴性杆菌。
- C图：人心杆菌在血琼脂平板上（35℃，18～24 h）纯培养涂片，革兰阴性杆菌。

流感嗜血杆菌 *H. influenzae*（图3-86）

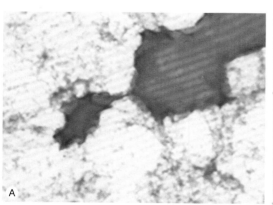

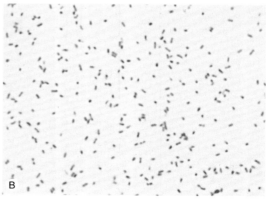

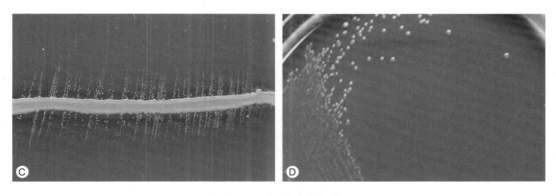

图3-86 流感嗜血杆菌

A. 含活性炭血培养瓶的镜下形态；B. 纯培养镜下形态；C. 在血琼脂平板上的菌落特征——卫星现象；
D. 巧克力琼脂平板上的菌落特征

- A图：流感嗜血杆菌在血液标本肉汤培养后直接涂片，革兰阴性短小杆菌。
- B图：流感嗜血杆菌在血琼脂平板上（35℃，18～24 h）纯培养涂片，革兰阴性短小杆菌。
- C图：流感嗜血杆菌在血琼脂平板上35℃培养18～24 h，卫星现象。
- D图：流感嗜血杆菌在巧克力琼脂平板上35℃培养18～24 h，水滴状的菌落。

副流感嗜血杆菌 *H. parainfluenzae*（图3-87）

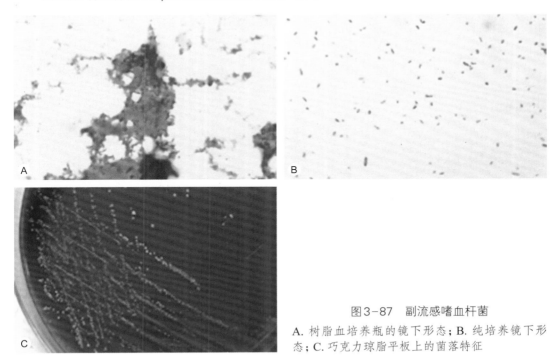

图3-87 副流感嗜血杆菌

A. 树脂血培养瓶的镜下形态；B. 纯培养镜下形态；C. 巧克力琼脂平板上的菌落特征

- A图：副流感嗜血杆菌在血液标本肉汤培养后直接涂片，革兰阴性短小杆菌。
- B图：副流感嗜血杆菌在血琼脂平板上（35℃，18～24 h）纯培养涂片，革兰阴性短小杆菌。
- C图：副流感嗜血杆菌在巧克力琼脂平板上35℃培养18～24 h，灰白色、水滴状菌落。

多种菌的异常形态 Abnormal Morphology of Various Bacteria（图3-88）

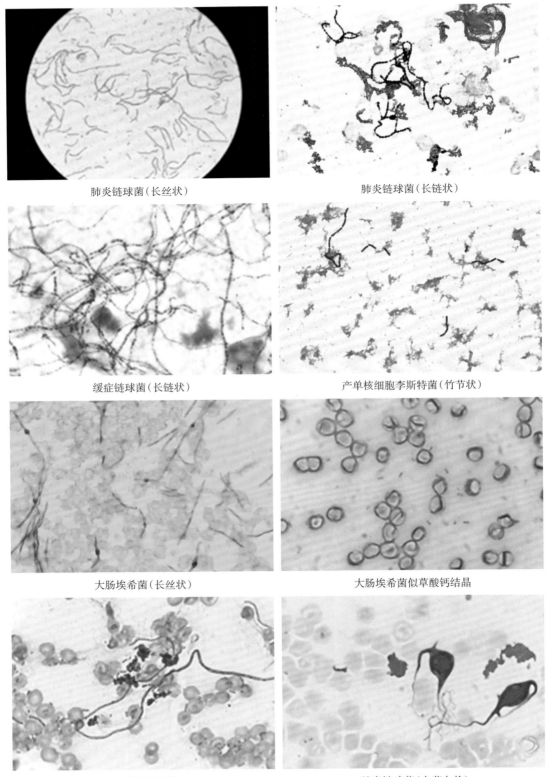

肺炎链球菌（长丝状）　　　　肺炎链球菌（长链状）

缓症链球菌（长链状）　　　　产单核细胞李斯特菌（竹节状）

大肠埃希菌（长丝状）　　　　大肠埃希菌似草酸钙结晶

肺炎克雷伯菌（绳状）　　　　肺炎链球菌（白萝卜状）

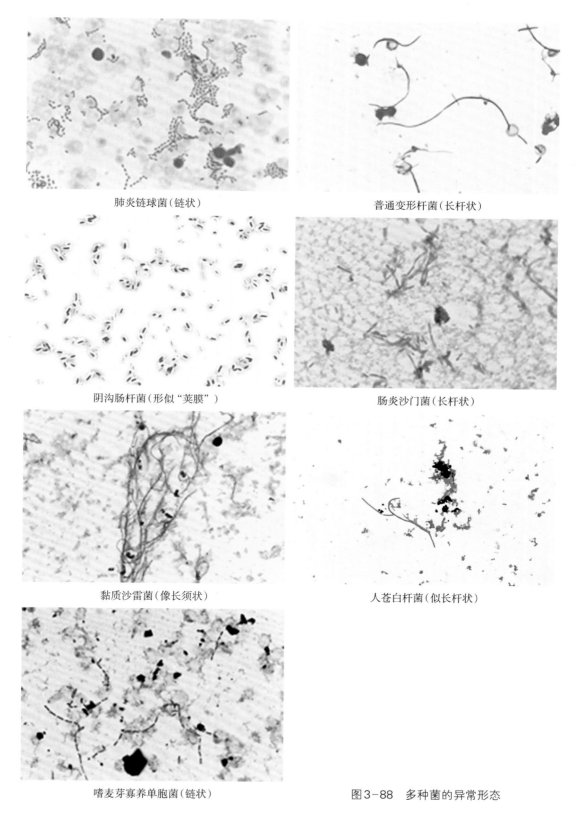

肺炎链球菌（链状）

普通变形杆菌（长杆状）

阴沟肠杆菌（形似"荚膜"）

肠炎沙门菌（长杆状）

黏质沙雷菌（像长须状）

人苍白杆菌（似长杆状）

嗜麦芽寡养单胞菌（链状）

图3-88 多种菌的异常形态

（周庭银）

——— 参 考 文 献 ———

［ 1 ］ INGLIS TJJ, EKELUND O. Rapid antimicrobial susceptibility tests for sepsis; the road ahead［ J ］. J Med Microbiol, 2019, 68(7): doi:10.1099/jmm.0.000997.

［ 2 ］ Testing TECoAS. Zone diameter breakpoints for rapid antimicrobial susceptibility testing (RAST) directly from blood culture bottles.Version 1.0［ EB/OL ］. (2018).http://www.eucast.org.

第四章·厌氧菌血培养

Blood Culture for Anaerobic Bacteria

第一节　感染源及厌氧菌种类

Source of Infections and Species of Anaerobic Bacteria

正常人体皮肤和黏膜表面存在厌氧菌,在局部有任何破损或炎症、屏障完整性被破坏时,都可能入血发生菌血症。但这种菌血症一般无任何症状,因血中氧气充足,厌氧菌不能繁殖,血液循环中炎症细胞及肝、脾和淋巴结等组织中的吞噬细胞会在短时间内,将入血的厌氧菌吞噬、消化,所以这种菌血症是暂时或一过性的。但在全身免疫力严重低下时,机体不能消灭入血的细菌,就会导致厌氧菌在血中大量繁殖,危害人体健康甚至致命。

感染源和主要病原菌如下。

(1)肠胃道:菌血症常继发于肠胃道外伤、手术后腹膜炎、腹腔多发性脓肿,也可发生于憩室炎、结肠炎、胆管炎、肛周脓肿、肠胃道肿瘤,甚至在乙状结肠镜术后出现。

主要病原菌是脆弱拟杆菌,而且大多数是混合感染,也可有多种需氧菌和厌氧菌的混合感染。因此与肠道有关的脓毒症,特别要考虑厌氧菌脓毒症,一定要进行厌氧菌血培养,以免漏诊。

(2)女性生殖道:女性生殖道是由多种厌氧菌、需氧菌和其他微生物菌丛组成的一个生态系统,其中厌氧菌的数量占绝对优势,约为需氧菌的10倍。若分娩期过长、羊膜早破、羊膜腔炎及胎盘炎,都可能引起新生儿厌氧菌脓毒症。产褥期及流产后感染也可能发生产妇的厌氧菌脓毒症。

主要病原菌是脆弱拟杆菌群、消化链球菌及产气荚膜梭菌等。

(3)褥疮和其他溃疡:厌氧菌菌血症多发生于糖尿病伴脚部溃疡、动脉硬化者,中枢神经系统疾病伴瘫痪者,以及注射毒品导致臀部肌肉坏死者。

主要病原菌是脆弱拟杆菌群、产气荚膜梭菌和消化链球菌。在褥疮分泌物中厌氧菌数量增加时,提示即将发生厌氧菌脓毒症。

(4)口腔和牙齿:有些患者拔牙后5～10 min内可能会出现暂时性菌血症,如果入血菌量过多或患者免疫力较差,可发展为厌氧菌脓毒症。口腔脓肿、口腔手术也可继发厌氧菌脓毒症。

主要病原菌是脆弱拟杆菌群、产黑素普雷沃菌、具核梭形杆菌、消化链球菌、韦荣球菌、痤疮丙酸杆菌等。

(周庭银)

第二节 厌氧血培养瓶报阳的处理
Treatment of Positive Anaerobic Blood Culture

一、阳性培养物涂片与转种 Smear and Inoculation of Positive Culture

（一）涂片

血培养仪厌氧瓶报阳后，取出培养瓶，记录报阳时间并观察生长曲线；将培养瓶混匀，用75%乙醇消毒血培养瓶瓶帽；待完全干燥后，使用无菌注射器从厌氧瓶中取培养物转种在厌氧血琼脂平板和需氧血琼脂平板上做耐氧试验；同时将培养物滴在2张载玻片上，一张进行革兰染色，另一张备用（行瑞氏染色）；自然干燥或烘片机烘干固定、紫外线照射30 min以上；革兰染色、镜检。若镜下查见细菌，将涂片结果报告临床医师（危急值报告）。

（二）镜检与转种

若镜下查见革兰阴性菌或革兰阳性菌，应即时报告临床医师，以便临床医师调整治疗方案。将厌氧血琼脂平板和需氧血琼脂平板，分别置厌氧环境（厌氧盒、厌氧罐、厌氧袋、厌氧培养箱）和需氧环境35℃培养24～48 h，观察其生长情况。

若查未见细菌，进行瑞氏染色并结合细菌生长曲线，分析是否为假阳性。若考虑假阳性后，厌氧血琼脂平板置厌氧环境，培养48～72 h后观察生长情况，将血培养瓶放回血培养仪继续培养。

二、次培养与鉴定 Sub-Culture and Identification

（一）培养

培养48～72 h后，打开厌氧血琼脂平板和需氧血琼脂平板观察，若厌氧环境生长，需氧环境不生长，为厌氧菌。再进行菌种鉴定（图4-1）。

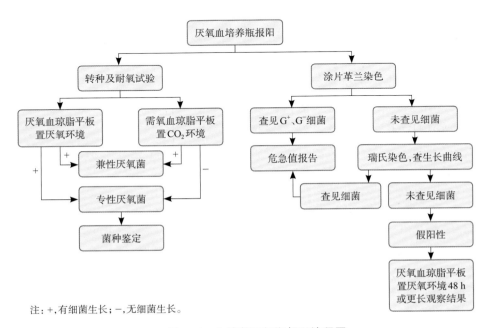

注：+，有细菌生长；−，无细菌生长。

图4-1 血培养厌氧瓶报阳流程图

（二）鉴定

1. 初步鉴定 挑取厌氧血琼脂平板上的菌落涂片，根据菌落特征和镜下形态，可以初步推测厌氧菌的种类（表4-1）。

表4-1 血培养中常见厌氧菌涂片染色及菌落特征

细 菌	革兰染色	形 态	菌落特征（血琼脂平板）
脆弱拟杆菌	G⁻b	菌体细长，两端钝尖，着深色	灰白色、不溶血的菌落
坏死梭杆菌	G⁻b	两端尖细，中间膨胀，呈典型的梭状	圆形、扁平、边缘不整齐、中间凸起、不溶血的菌落
普雷沃菌属	G⁻b	排列成双或短链状，两端圆，染色不均，中间似有空泡	初为灰白色，后呈黄色，逐渐变为浅棕色5～7 d后变为黑色，多数菌株呈β溶血
韦荣球菌	G⁻c	极小革兰阴性小球菌，成对、短链或成簇排列	圆形、光滑、灰白色或灰绿色、不溶血、中心凸起
消化链球菌属	G⁺c	菌体小，成双或短链排列	光滑、凸起、灰白色、不溶血的小菌落，常有恶臭味
消化球菌属	G⁺c	单个、成对、四联或小堆	光滑、凸起、边缘整齐、有光泽的黑色菌落
放线菌	G⁺b	菌体直或微弯，末端不膨大，成对或呈"Y""V""T"状排列	中等大小、粗糙型菌落如脑回状、不易挑起。光滑性菌落为白色、圆形、不透明、有光泽
产气荚膜梭菌	G⁺b	粗短杆菌，两端钝圆，单个或成双排列。芽孢椭圆形，直径小于菌体，位于菌体中央或次极端	圆形、光滑、边缘整齐，有双层溶血环

注：G⁻b，革兰阴性杆菌；G⁻c，革兰阴性球菌；G⁺c，革兰阳性球菌；G⁺b，革兰阳性杆菌

2. 仪器鉴定

（1）选择鉴定卡片，用棉签从厌氧血琼脂平板上挑取菌落制成菌悬液，使用VITEK-ANC、MicroScan-RAID、IATBR-APID ID32A等自动微生物鉴定系统鉴定，4 h即可判断结果。

（2）API 20A鉴定系统：该系统是一种微量鉴定系统，也可用于检测细菌酶的活性。

（3）用MALDI-TOF-MS或DNA测序技术。

（三）结果解读

（1）在需氧血培养瓶、厌氧血培养瓶均报阳，涂片均为革兰阴性杆菌时，需氧瓶转血琼脂平板、巧克力琼脂平板和麦康凯琼脂平板，厌氧瓶还需转厌氧、需氧血琼脂平板，分别置厌氧和需氧环境培养。有时遇到血培养厌氧菌和兼性厌氧菌同时存在革兰阴性杆菌，且在涂片形态上没有明显差异，若不转种厌氧血琼脂平板，会造成厌氧菌漏检。

（2）厌氧血培养瓶阳性、需氧血培养瓶不报阳，转种厌氧和需氧血琼脂平板分别置厌氧和需氧环境培养。若两种环境均生长，尤其要仔细观察厌氧血琼脂平板的菌落，有时会发现需氧菌生长优势，易覆盖菌落太小的厌氧菌，不易发现，需用放大镜观察菌落。

（3）多数厌氧菌生长速度较需氧菌缓慢，血培养仪需要3～5 d报阳；但梭菌属、拟杆菌属、普雷沃菌属生长速度与肠杆菌科细菌相近，多数可在48 h内报阳性。血培养仪设置5 d为培养

周期,仅满足临床主要厌氧菌生长,如临床考虑特殊厌氧菌感染,可手工设置延长培养时间。

（4）有些兼性厌氧菌在厌氧瓶中报阳时间早于需氧瓶（如肠杆菌科细菌）；有些苛养菌在厌氧瓶中比在需氧瓶生长好（如肺炎链球菌），甚至部分苛养菌在需氧瓶中不生长。

（5）若发现血培养瓶的瓶帽明显鼓出,说明瓶内细菌产生大量气体,需要先在生物安全柜中放气,然后抽取培养物以防止液体喷出。

（6）有些革兰阳性菌,如梭菌、消化链球菌和真杆菌等,若培养时间较长,可能变为革兰阴性菌,可用拉丝试验鉴别（3%KOH滴于载玻片上,取1环细菌与之混匀,60 s用转种环轻轻挑起,能拉丝则为革兰阴性菌,不能拉丝则为革兰阳性菌）。

（7）有些实验室因厌氧血琼脂平板用量少、购置难时,建议先用普通血琼脂平板暂代厌氧血琼脂平板,但需要更长的生长时间。若厌氧血培养瓶报阳,取培养物转种2块普通血琼脂平板,一块置厌氧环境,一块置需氧环境,若48～72 h后2块平板都生长为兼性厌氧菌；若厌氧环境平板生长,需氧环境平板不生长为厌氧菌；若2个环境平板都不生长,再购置厌氧血平板或自制厌氧血平板。

（8）血培养瓶涂片及转种务必在生物安全柜内进行,尤其是3 d以上报阳的血培养瓶,以避免缓慢生长的高致病菌气溶胶污染的风险。

（周庭银）

第三节　血培养中常见厌氧菌图解
Diagram of Common Anaerobes in Blood Culture

一、产气荚膜梭菌 *Clostridium perfringens*

见图4-2。

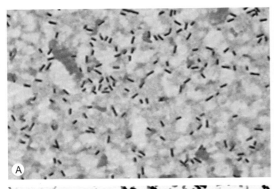
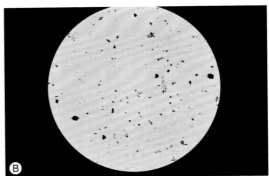
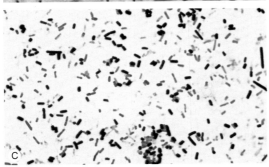

图4-2　产气荚膜梭菌

A. 含树脂血培养瓶的镜下形态；B. 含活性炭血培养瓶的镜下形态；C. 纯培养镜下形态

- A、B图：产气荚膜梭菌在血液标本肉汤培养后直接涂片，革兰阳性杆菌。
- C图：产气荚膜梭菌在血琼脂平板上（35℃，18～24 h）纯培养涂片，革兰阳性杆菌。

二、艰难梭菌 *Clostridium difficile*

见图4-3。

图4-3 艰难梭菌

艰难梭菌在血液标本肉汤培养直接涂片，革兰阳性杆菌，单个、链状状排列

三、索氏梭菌 *Clostridium sordellii*

见图4-4。

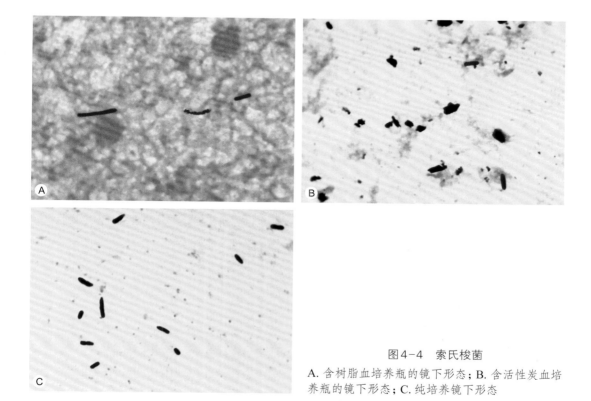

图4-4 索氏梭菌

A. 含树脂血培养瓶的镜下形态；B. 含活性炭血培养瓶的镜下形态；C. 纯培养镜下形态

- A、B图：索氏梭菌在血液标本肉汤培养后直接涂片，革兰阳性杆菌。
- C图：索氏梭菌在厌氧血琼脂平板上35℃，48 h培养的菌落涂片，革兰阳性杆菌。

四、脆弱拟杆菌 *Bacteroides fragilis*

见图4-5。

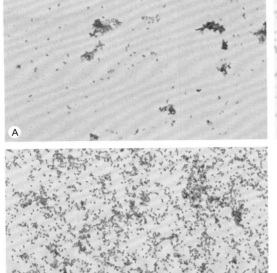
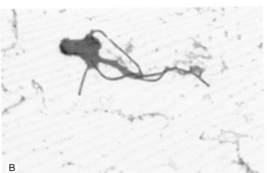
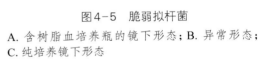

图4-5　脆弱拟杆菌
A. 含树脂血培养瓶的镜下形态；B. 异常形态；
C. 纯培养镜下形态

- A图：脆弱拟杆菌在血液标本肉汤培养后直接涂片，革兰阴性杆菌。
- B图：脆弱拟杆菌在血液标本肉汤培养后直接涂片，异常形态。
- C图：脆弱拟杆菌在厌氧血琼脂平板上35℃，48 h培养的菌落涂片，革兰阴性杆菌。

五、多形拟杆菌 *Bacteroides the taiotaomicron*

见图4-6。

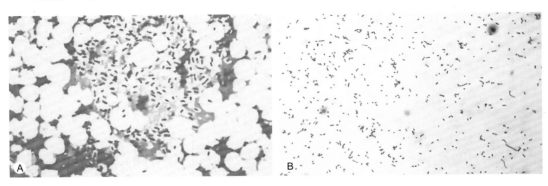

图4-6　多形拟杆菌
A. 在含树脂血养瓶的镜下形态；B 纯培养镜下形态

- A图：多形拟杆菌在血液标本肉汤培养后直接涂片，革兰阴性杆菌。
- B图：多形拟杆菌在厌氧血琼脂平板上35℃，48 h培养的菌落涂片，革兰阴性杆菌。

六、产黑色素普雷沃菌 *Prevotella melaninogenica*

见图4-7。

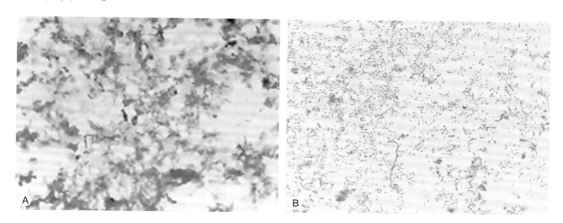

图4-7　产黑色素普雷沃菌
A. 含树脂血养瓶的镜下形态；B. 纯培养镜下形态

- A图：产黑色素普雷沃菌在血液标本肉汤培养后直接涂片，革兰阴性杆菌。
- B图：产黑色素普雷沃菌在厌氧血琼脂平板上35℃，48 h培养的菌落涂片，革兰阴性杆菌。

七、具核梭杆菌 *Fusobacterium nucleatum*

见图4-8。

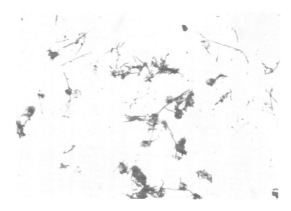

图4-8　具核梭杆菌
具核梭杆菌在血液标本肉汤培养后直接涂片，革兰阴性杆菌

八、普氏梭杆菌 *F. plautii*

见图4-9。

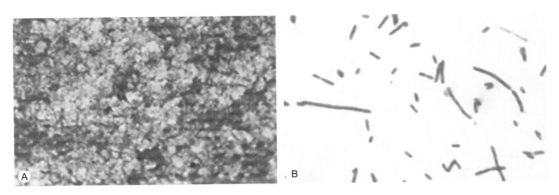

图4-9　普氏梭杆菌

A.含树脂血养瓶的镜下形态；B.纯培养镜下形态

- A图：普氏梭杆菌在血液标本肉汤培养后直接涂片，革兰阴性杆菌。
- B图：普氏梭杆菌在厌氧血琼脂平板上35℃,48 h培养的菌落涂片，革兰阴性杆菌。

九、两歧双歧杆菌 *Bifidobacterium bifidum*

见图4-10。

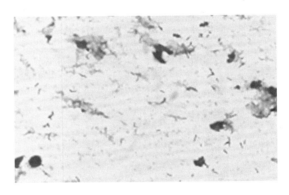

图4-10　两歧双歧杆菌

两歧双歧杆菌在血液标本肉汤培养后直接涂片，革兰阳性杆菌

十、痤疮丙酸杆菌 *Propionibacterium acnes*

见图4-11。

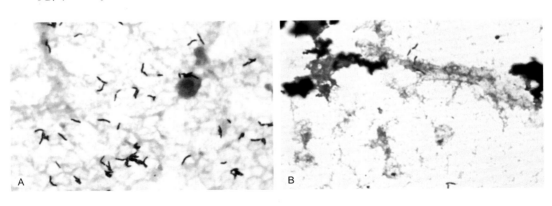

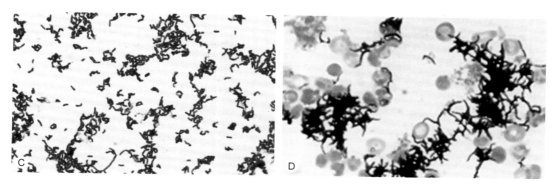

图4-11　痤疮丙酸杆菌

A.含树脂血养瓶的镜下形态；B.含活性炭血培养瓶的镜下形态；C.纯培养镜下形态；D.异常形态（瑞氏染色）

- A、B图：痤疮丙酸杆菌在血液标本肉汤培养后直接涂片，革兰阳性杆菌。
- C图：痤疮丙酸杆菌在厌氧血琼脂平板上35℃，48 h培养的菌落涂片，革兰阳性杆菌。
- D图：痤疮丙酸杆菌在血液标本肉汤培养后直接涂片，异常形态。

十一、丙酸杆菌 *P. propionicum*

见图4-12。

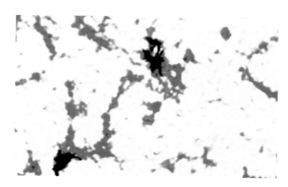

图4-12　丙酸杆菌

丙酸杆菌在血液标本肉汤培养后直接涂片，革兰阳性杆菌

十二、麦氏放线菌 *Actinomycete mairei*

见图4-13。

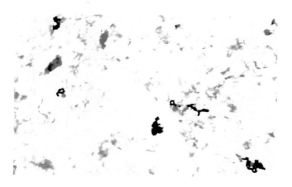

图4-13　麦氏放线菌

麦氏放线菌在血液标本肉汤培养后直接涂片，革兰阳性杆菌

十三、内氏放线菌 *Actinomycete neri*

见图4-14。

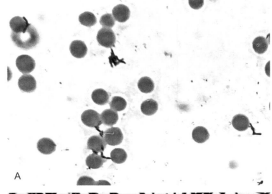

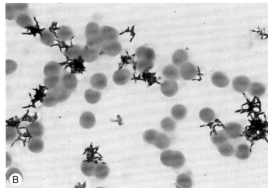

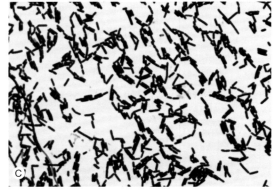

图4-14　内氏放线菌
A、B. 在含树脂血养瓶的镜下形态；C. 纯培养镜下形态

- A图：内氏放线菌在血液标本肉汤培养后直接涂片,瑞氏染色。
- B图：内氏放线菌在血液标本肉汤培养后直接涂片,瑞氏染色,异常形态。
- C图：内氏放线菌在厌氧血琼脂平板上35℃,48 h培养的菌落涂片,革兰阳性杆菌。

十四、诺伊放线菌 *Actinomycete noei*

见图4-15。

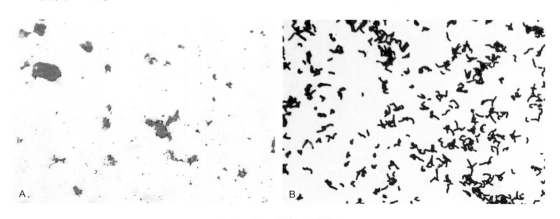

图4-15　诺伊放线菌
A. 含树脂血养瓶的镜下形态；B. 纯培养镜下形态

- A图：诺伊放线菌在血液标本肉汤培养后直接涂片,革兰阳性杆菌。
- B图：诺伊放线菌在厌氧血琼脂平板上35℃,48 h培养的菌落涂片,革兰阳性杆菌。

十五、龋齿放线菌 *D. caries actinomycetes*

见图4-16。

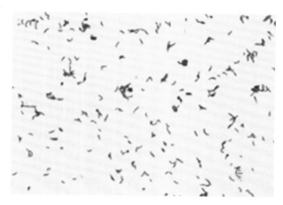

图4-16　龋齿放线菌

龋齿放线菌在血液标本肉汤培养后直接涂片,革兰阳性杆菌

十六、鼠李糖乳杆菌 *Lactobacillus rhamnosus*

见图4-17。

图4-17　鼠李糖乳杆菌

鼠李糖乳杆菌在血液标本肉汤培养后直接涂片,革兰阳性杆菌

（周庭银）

参 考 文 献

［1］ 周庭银,章强强.临床微生物学诊断与图解［M］.4版.上海：上海科学技术出版社,2017.
［2］ JAMES H. JORGENSENMICHAEL A. PFALLER. Manual of Clinical Microbiology［M］. 11th ed. washington DC: American Society for Microbiology, 2015.
［3］ 王辉,任健康,王明贵.临床微生物学检验［M］.北京：人民卫生出版社,2015.

第五章 · 分枝杆菌血培养

Blood Culture for Mycobacteria

第一节 感染源及分枝杆菌种类

Infection Sources and Species of Mycobacteria

对人致病的分枝杆菌主要有结核分枝杆菌、麻风分枝杆菌、牛分枝杆菌及部分非结核分枝杆菌；所致感染多为慢性过程，长期迁延并有破坏性的组织病变。

（一）结核分枝杆菌

结核分枝杆菌（*Mycobacterium tuberculosis*, MTB）可经呼吸道和消化道传染，偶可通过破损的皮肤、黏膜、生殖器官等接触传染，而先天性结核病传染途径为经（破损的）胎盘或吸入羊水感染，多于出生后不久发生粟粒性结核病或生殖器结核。呼吸道是MTB主要的传染途径，约95%的结核感染者是经呼吸道传染，且可经飞沫、飞沫核和尘埃等多种空气传播方式传染。该菌可侵犯全身各器官，但以引起肺结核最多见。在肺部感染后，可以通过血液传播到全身很多系统，包括骨骼系统结核，骨髓涂片染色示结核分枝杆菌示例见图5-1。

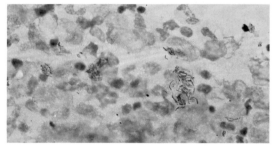

图5-1 骨髓涂片分枝杆菌抗酸染色示例（红色为结核分枝杆菌，图片由深圳市儿童医院曹科提供）

（二）麻风分枝杆菌

麻风分枝杆菌（*Mycobacterium leprae*），俗称麻风杆菌，引起麻风，是一种慢性传染病。长期以来一直认为麻风分枝杆菌主要通过破损的皮肤、黏膜进入人体。近年来发现未经治疗的瘤型麻风患者早期鼻黏膜分泌物中含有大量麻风分枝杆菌，因此通过呼吸道是一个重要的途径。其他如痰、汗、泪、乳汁、精液和阴道分泌物中均可有麻风分枝杆菌，故也可通过接触传播。

（三）非结核分枝杆菌

非结核分枝杆菌（*Nontuberculosis mycobacteria*, NTM）是分枝杆菌属中除MTB复合群和麻风分枝杆菌以外的一类分枝杆菌，多为腐生菌，广泛存在于自然界中，如水、土壤、灰尘等中。目前已发现NTM种类多达150种、13个亚种，其中致病或条件致病性菌种有50余种。致病菌或条件致病菌感染常发于老年人、免疫力低下者，并多继发于慢性肺病如支气管扩张、硅肺和肺结核等，也常发于人类免疫缺陷病毒感染/获得性免疫缺陷综合征的常见并发症，以及因消毒不严而引发的院内感染。不同的NTM感染导致不同的非结核分枝杆菌病（NTM病）。

19世纪80年代中期起，伴随免疫抑制患者数目的增加，条件致病菌如酵母菌、真菌和分枝杆菌所导致的败血症的发生率有所上升。免疫力低下的患者，特别是艾滋病患者易感染分枝杆菌，其播散性感染大多数是鸟分枝杆菌复合体（包括鸟分枝杆菌-胞内分枝杆菌）引起，这类患者需做血液分枝杆菌培养。分枝杆菌菌血症也见于其他免疫抑制性疾病（如白血病、重度联合免疫缺陷综合征、多发性骨髓瘤及其他恶性肿瘤）、大剂量类固醇激素治疗或细胞毒素化疗。主要分离的分枝杆菌包括堪萨斯分枝杆菌、猿分枝杆菌、蟾蜍分枝杆菌和日内瓦分枝杆菌，而快生长的分枝杆菌（如偶然分枝杆菌、龟分枝杆菌、脓肿分枝杆菌、产黏液分枝杆菌）菌血症与长期血管内插管和假体装置的污染密切相关。

第二节　分枝杆菌的血培养

Blood Culture for Mycobacteria

（一）血培养方法

分枝杆菌在细胞内寄生，常规血培养不破坏血细胞，且分离普通细菌的培养基不适合分枝杆菌的生长，因而常规血培养分离不到分枝杆菌，可采用以下方法进行培养。

1. 手工血培养　血标本必须经裂解剂处理以释放细胞内的细菌，然后再接种到培养基上。使用肝素和聚茴香脑磺酸钠（polyanetholesulfonic acid sodium，SPS）的静脉血标本3～5 mL，加入0.1%皂素15 mL，充分混合振荡使血细胞溶解，室温放置过夜后，离心3 000×g，20～30 min，取沉淀0.1 mL接种于多种培养基中，如L-J或者Middlebrook 7H10/11固体、肉汤或双相培养基，每份标本需同时接种在2支培养基上。如高度怀疑为非结核分枝杆菌感染，相应标本经前处理接种后，应同时在28℃温箱孵育于2支培养管。接种后的培养管在37℃温箱孵育，接种后3 d、7 d分别观察结果1次，发现菌落生长者，经抗酸染色证实后，可报告快速生长分枝杆菌阳性。然后每周观察结果1次，记录菌落生长及污染情况。发现菌落生长者，经抗酸染色证实为抗酸菌，可报告分枝杆菌培养阳性。若满8周仍无菌落生长，方可报告培养阴性。观察时要注意菌落的外观和色素产生情况。

2. 自动化血培养　多种自动化系统已经用于培养分枝杆菌，每一个系统都有其肉汤基础培养基，并添加多种生长因子和各自的抗生素。有些系统要求接种前血细胞要裂解，而其他抗凝系统，可以直接全血接种。其中，BD BACTEC Myco/F Lytic培养基是一种Middlebrook 7H9心脑浸液（brain heart infusion）肉汤配方，它可用于血液标本中分枝杆菌的培养，以及血液和无杂菌的体液标本中酵母菌和真菌的培养，与BACTEC荧光系列全自动血培养仪配套使用。可用于培养的血液样本血量为1～5 mL，3～5 mL样本可达到最佳的培养检测结果。通过观察血培养瓶标签上的5 mL刻度标志来监控采集的标本容量。当抽取完所需要的1～5 mL血液后，应尽快送到实验室并安放在BACTEC仪器上。放入仪器中的血培养瓶将会被自动检测，默认的检测期限为42 d。分枝杆菌的推荐检测期限为42 d。阳性结果的血培养瓶将会被BACTEC荧光系统识别出，进一步对其进行转种并准备适当的涂片和染色（抗酸染色和革兰染色）。如果抗酸涂片染色或革兰染色阳性，接种到固体培养基中进行转种，以完成后续菌种鉴定和药物敏感性检测。

（二）分枝杆菌菌种鉴定

进行分枝杆菌菌种鉴定，首先经对硝基苯甲酸培养基（*p*-nitrobenzoic acid medium，PNB）生长试验、28℃生长试验、耐热触酶试验，观察记录细菌的生长进度、菌落形态和菌落颜色，确定该菌株属于结核分枝杆菌复合群还是非结核分枝杆菌。

经菌群鉴定试验确定属于结核分枝杆菌复合群的菌株，需进行噻吩-2-羧酸肼培养基（thiophene 2-carboxylic acid hydrazine medium，TCH）生长试验、硝酸还原试验和烟酸试验进行菌种鉴定。

属于非结核分枝杆菌的菌株，首先根据生长速度的快慢确定属于快速生长还是缓慢生长的分枝杆菌。快速生长的分枝杆菌可通过生长特征和生化试验进行菌种鉴定；缓慢生长的分枝杆菌经色素产生试验确定菌株的产色特征后，再通过生长特征和生化试验确定菌株的种类（图5-2）。

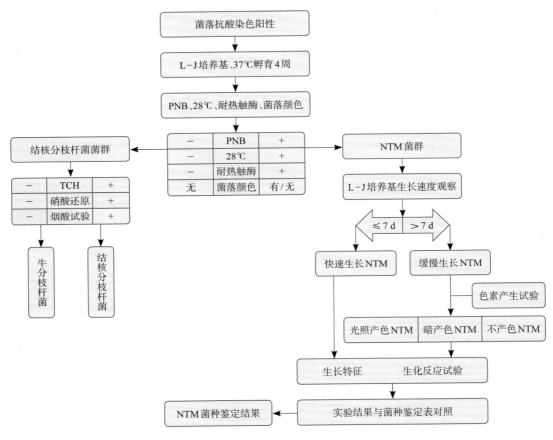

图5-2　分枝杆菌菌种鉴定实验流程图

传统的表型鉴定与生化实验方法见图5-2，繁琐、费时（需2～3个月），而且多数情况下无法获得明确的鉴定。分子生物学的发展，特别是基于细菌核酸DNA的技术被广泛应用，改变了传统鉴定方法耗时长、效率低、准确率低的现状。线性探针技术作为分子生物学检测技术的应用和延伸，能在较短的时间内鉴定出结核分枝杆菌复合群和常见非结核分枝杆菌致病菌，并且具有高特异性和敏感性，能为临床诊治和鉴别非结核分枝杆菌病提供极为有意义的参考依据,也为治疗药物选择提供了诊治方向。

（三）要点提示

（1）标本采集：进行分离培养的标本应尽量在未应用药物之前采集。治疗中的患者应停药48 h后再采集标本。为了避免污染菌大量繁殖,标本采集后应尽快送检并完成检查操作程序。

（2）培养时间：由于慢生长分枝杆菌生长缓慢,所以至少要孵育4周。若满8周仍无菌落生长,方可报告培养阴性。

（3）培养温度：与分枝杆菌菌血症相关的菌属一般可以在35～37℃培养,但很有可能阻碍需要其他培养温度的分枝杆菌（如海分枝杆菌、溃疡分枝杆菌和嗜血分枝杆菌）的培养,对这些分枝杆菌需要在其最佳生长温度下进行培养。

（4）手工培养基选择：固体培养基的分枝杆菌生长较肉汤和双相培养基差。双相培养基检出阳性较自动化系统的肉汤培养慢。

（5）自动化培养系统的假阳性及假阴性：培养系统提示为阳性时,必须取培养液涂片、抗酸染色、镜检明确培养结果。当报警提示有菌生长却分离不到细菌时即为假阳性；5 d未显示报警但转种后能分离出细菌的即为假阴性。如果在检测期结束时,BACTEC Myco/F Lytic血培养瓶的试验结果报告为阴性,但表面看起来是阳性的（如橡胶瓶塞膨起）,该培养瓶内的培养基必须进行转种培养,并将其假设为阳性,对其进行抗酸染色和革兰染色。

（6）培养基质量控制：对每一批新的手工培养基或自动化血培养瓶进行质量控制试验,使用确定的ATCC标准菌株作为阳性试验培养物,并使用未接种的培养基或血培养瓶作为阴性对照。

（7）混合感染：BACTEC Myco/F Lytic血培养瓶是非选择性的,除了分枝杆菌、酵母菌和真菌以外,还可以支持其他需氧菌的生长。阳性的血培养瓶中可以包含分枝杆菌的1个或多个种和/或其他非分枝杆菌种。如果快速生长的细菌存在,会掩盖生长相对较慢的分枝杆菌检出,需要转种和其他步骤。

（杨 华）

参 考 文 献

［1］ 白慧玲,王进,王爱华.医学免疫学与病原生物学［M］.3版.郑州：郑州大学出版社,2008.
［2］ 中国防痨协会基础专业委员会.结核病诊断实验室检验规程［M］.北京：中国教育文化出版社,2006.
［3］ 赵雁林,逢宇.结核病实验室检验规程［M］.北京：人民卫生出版社,2015.
［4］ 赵雁林,中国防痨协会基础委员会.结核病实验室诊断技术培训教程［M］.北京：人民卫生出版社,2014.
［5］ 周庭银,倪语星,王明贵.血流感染实验诊断与临床诊治：附病原菌图解及病例讨论［M］.上海：上海科学技术出版社,2011.
［6］ 徐英春.血培养操作规范［M］.上海：上海科学技术出版社,2002.

第六章 · 真菌血培养

Fungi Blood Culture

第一节　感染源及真菌种类

Infection Sources and Species of Fungi

近年来，侵袭性真菌感染在世界范围内均呈逐年上升趋势，真菌血症与创伤性或消化道黏膜溃疡、广谱抗菌药物的应用、静脉营养、中心静脉插管及免疫抑制剂使用等有关。

血培养中最常分离的酵母菌，包括白念珠菌、近平滑念珠菌复合体、热带念珠菌、光滑念珠菌复合体和新型隐球菌，其他念珠菌（如克柔念珠菌、季也蒙念珠菌和葡萄牙念珠菌等）、毛孢子菌属、地霉属、红酵母属和汉森酵母属等分离率较低。除外新型隐球菌，大部分引起血流感染的真菌与置入装置相关，医院获得性真菌感染越来越成为威胁重症和免疫缺陷患者生命安全的因素。

（一）念珠菌

念珠菌血症是真菌血流感染最常见的类型之一，根据SENTRY监测2012—2017年全球16家医院的数据，念珠菌属在所有血流感染分离病原菌中排名第九，占3.1%。念珠菌血症常见于接受长时间广谱抗菌治疗的免疫抑制患者，以及静脉营养、血管内导管、肾衰竭和长时间ICU住院患者。患者早期全身中毒症状较轻，临床症状和体征无特异性，易被原发基础疾病和伴发的其他感染表现所掩盖，严重者可发生多器官功能障碍或衰竭，甚至感染性休克。高危患者易播散至全身，引起感染性心内膜炎、内源性眼内炎、骨髓炎、肝脾脓肿等。美国和加拿大25家医院的一项念珠菌血症前瞻性研究（PATH Alliance）显示，2004—2008年在3 684例念珠菌血症患者中，有51.2%的免疫损伤患者伴发细菌感染，43.1%接受了皮质类固醇激素治疗，36.3%接受了全胃肠外营养，34.0%接受了机械通气，33.1%为糖尿病患者，32.2%接受了非移植相关的外科手术；大部分患者都有中心静脉导管，其中36.5%为外周插入中心静脉导管，18.2%为非隧道中心血管导管。该研究中念珠菌血症排名前5位的病原菌分别是白念珠菌（42.1%）、光滑念珠菌（26.7%）、近平滑念珠菌（15.9%）、热带念珠菌（8.7%）和克柔念珠菌（3.4%）。而中国医院侵袭性真菌监测网（CHIF-NET）2018年的监测结果显示，中国医院引起血流感染的酵母菌中，第一位为白念珠菌（30.5%），第二位为近平滑念珠菌复合体（22.3%），再次为热带念珠菌（20.3%）及光滑念珠菌复合体（10.8%）；分离率最高的非念珠菌为新型隐球菌，占6.1%，克柔念珠菌仅占1.2%。许多研究显示，近平滑念珠菌与中心静脉导管相关感染密切相关，提示临床应进一步加强中心静脉导管的管理。

（二）隐球菌

隐球菌血症主要见于获得性免疫缺陷综合征（acquired immunodeficiency syndrome,

AIDS)、器官移植术后等免疫抑制患者,易导致播散性隐球菌病,死亡率高。CHIF-NET研究显示,2010—2018年隐球菌一直是我国引起真菌血流感染的第一位非念珠菌。浙江大学医学院附属第一医院一项针对50例隐球菌血症患者的回顾性研究中,免疫缺陷者占41例,合并隐球菌性脑膜炎18例、肺隐球菌病8例、腹腔感染3例,其中同时合并隐球菌性脑膜炎和肺隐球菌病21例。

(三)其他致病真菌

马尔尼菲篮状菌是血流感染中最常分离到的双相真菌,除HIV感染患者外,近年来非AIDS患者的马尔尼菲篮状菌感染也越来越引起关注,我国南方地区是马尔尼菲篮状菌的主要流行地区,尤其是云南、广东、广西和福建,但近年来病例报道所发生的地区逐渐扩大。荚膜组织胞浆菌、皮炎芽生菌、粗球孢子菌、镰刀菌属、赛多孢属、枝顶孢霉属、外瓶霉属等在血流感染中较为少见,多发生于AIDS、血液恶性肿瘤、造血干细胞或器官移植,以及其他严重的免疫缺陷疾病患者,死亡率高。2011—2015年意大利34家医院血液恶性肿瘤患者真菌血症研究(SEIFEM—2015)显示,在215例患者中真菌感染共17例占8%,其中镰刀菌属11例,占霉菌血流感染的65%,烟曲霉3例占17%,毛霉属、绿色木霉(*Trichoderma viridae*)和尖端赛多孢各1例。

(王　瑶)

第二节　真菌的血培养
Blood Culture for Fungi

血培养是诊断真菌血症的确诊标准,其规范采集对于提高检测敏感性具有重要意义,同时临床微生物实验室也应优化真菌血培养条件。

(一)标本采集

1. 血液　推荐在抗真菌药物使用前,发热初期或寒战期取静脉血。采集后立即注入血培养瓶内并轻轻摇匀。成人患者至少采集2套(必须包括需氧瓶或真菌专用瓶),2 h内常温送检,若不能及时送检,则常温保存。严格执行皮肤消毒程序可有效降低血培养的污染率。如怀疑导管相关真菌血流感染,应同时采集等量的导管血和外周血至少各1套(必须包括需氧瓶或真菌专用瓶)送检;对于已拔除导管的患者,送检外周血培养的同时,送检5 cm导管尖进行Maki法半定量培养。

2. 骨髓　播散性念珠菌、隐球菌、曲霉菌、组织胞浆菌、马尔尼菲篮状菌等感染都可能累及骨髓,使用肝素化的注射器或溶解离心管采集骨髓标本,标本量为成人3 mL、儿童0.5 mL,15 min内常温送检。若不能及时送检,则常温保存,已出现凝聚的标本不能送检。骨髓真菌培养可使用肉汤培养基,但不推荐放入全自动血培养瓶中,因标本中产生的CO_2会导致仪器假报警。送检骨髓培养时,应同时做骨髓涂片吉姆萨染色或瑞氏染色,特别是临床怀疑组织胞浆菌或马尔尼菲篮状菌感染时,并应注意与利什曼原虫鉴别。

(二)培养条件

真菌在需氧瓶和真菌瓶中易生长,使用真菌专用血培养更有利于真菌的生长。摇动肉汤培养可提高酵母菌的检出率,对于全自动商品化血培养系统或手工培养系统,孵育最初24 h的机械摇动都可产生这一作用。

1. **自动化检测法** 全自动血培养仪可以加速真菌繁殖,建议使用真菌专用血培养瓶,以提高敏感性、缩短阳性报警时间。如临床怀疑患者真菌血症,应将血培养周期设置为14 d,多数酵母菌孵育2～5 d可检测出,某些酵母菌(如光滑念珠菌和新型隐球菌)可能需要延长孵育时间。如果怀疑双相真菌或丝状真菌感染,孵育时间可能需要延长至2～4周。

2. **手工检测法** 真菌血症检测的手工血培养瓶包括:营养肉汤培养瓶、双相培养瓶和溶血离心培养瓶。酵母菌应用这3种培养瓶都可检出,但是双相真菌和丝状真菌只有双相培养瓶和溶血离心培养瓶能够可靠检测。双相培养瓶在酵母菌、双相真菌和丝状真菌的培养中都可以应用,其中双相真菌需孵育4周时间。双相培养瓶在孵育的最初24 h内,应轻轻摇动。双相真菌和丝状真菌在溶血离心培养瓶中的检出时间要早于其他手工血培养系统,离心浓缩的血液沉淀物应接种到多种琼脂培养基,在25～30℃和35～37℃同时孵育。双相血培养瓶(含肉汤及琼脂斜面)较单纯肉汤培养基能更早检出血培养阳性。如怀疑糠秕马拉色菌感染,需在培养基中添加油脂(如橄榄油)。

(王 瑶)

第三节 血培养中真菌图解
Diagram of Fungi in Blood Culture

血培养阳性肉汤涂片,通常采用革兰染色并进行显微镜下观察,由于真菌菌体较大,可先在低倍镜下观察,发现可疑菌体后,再转换为油镜视野观察。如使用含有活性炭吸附剂的血培养瓶,镜检时应注意区别镜下炭末成分,并仔细观察炭周围是否存在菌体。此外,要注意部分患者可能存在细菌与真菌混合感染,对于已经镜检找到真菌的标本,仍应认真观察是否存在细菌(图6-1)。

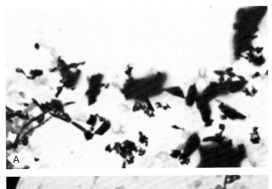
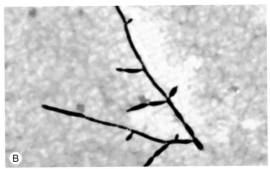
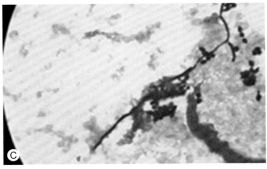

图6-1 白念珠菌
A. 白念珠菌在活性炭血培养瓶,可见母样芽生孢子和假菌丝,炭末周围可见革兰阳性球菌成堆;
B、C. 白念珠菌在树脂血培养瓶,可见酵母样芽生孢子和假菌丝

（一）酵母菌血培养阳性

大部分念珠菌属镜下可见假菌丝或芽生孢子（图6-2至图6-8），难以单纯通过镜下形态进行鉴别。但是，光滑念珠菌不产生假菌丝，仅有孢子结构（图6-2）；热带念珠菌在假菌丝分隔处或分隔间出芽（图6-3）；近平滑念珠菌假菌丝较长且微弯，在分隔处出芽（图6-4）；季也蒙念珠菌芽生孢子成链，假菌丝稀少（图6-5）。

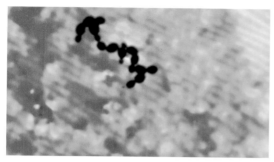 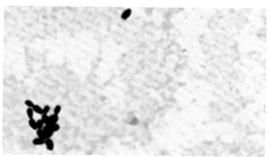

图6-2　光滑念珠菌在含树脂血培养瓶，不产生假菌丝，仅可见酵母样孢子

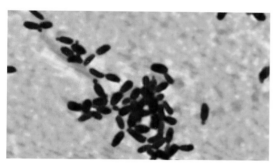 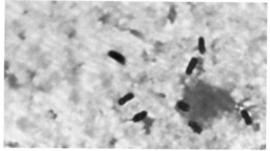

图6-3　热带念珠菌在含树脂血培养瓶的镜下形态

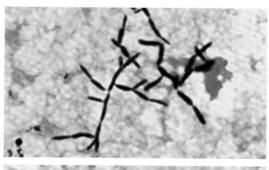 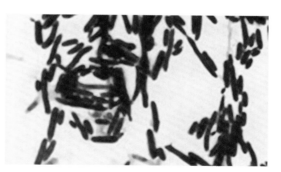

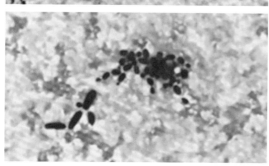

图6-4　近平滑念珠菌在含树脂血培养瓶的镜下形态，假菌丝较长且微弯，在分隔处出芽

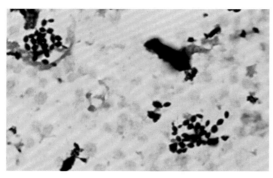

图6-5 季也蒙念珠菌在含活性炭血培养瓶的镜下形态,可见成链状的芽生孢子(图片由吴庆提供)

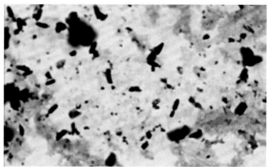

图6-6 克柔念珠菌在含活性炭血培养瓶的镜下形态,可见芽生孢子(图片由吴庆提供)

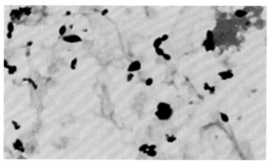

图6-7 葡萄牙念珠菌在含活性炭血培养瓶的镜下形态,可见芽生孢子(图片由吴庆提供)

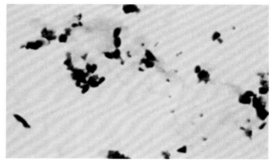

图6-8 希木龙念珠菌在含活性炭血培养瓶的镜下形态,可见芽生孢子(图片由吴庆提供)

隐球菌孢子较圆,在血培养阳性标本中常常可见出芽(图6-9)。如怀疑隐球菌,可将阳性血培养肉汤直接进行墨汁染色,但菌体可能荚膜较窄或没有荚膜,如能直接检测隐球菌荚膜多糖抗原,有助于快速诊断。

酿酒酵母(图6-10)和红酵母(图6-11)在血培养阳性涂片中,也多呈圆形或卵圆形芽生孢子。

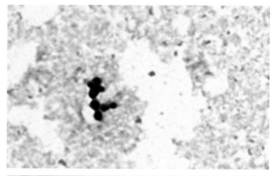

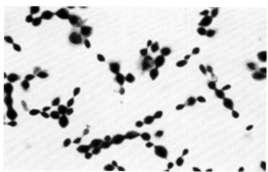

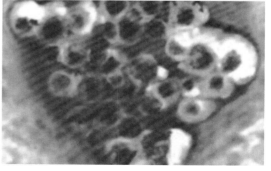

图6-9 新型隐球菌在含树脂血培养瓶的镜下形态,圆形孢子,可见出芽

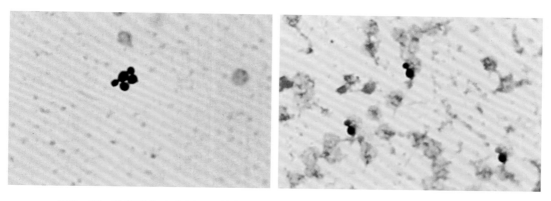

图6-10　酿酒酵母在含树脂血培养瓶的镜下形态,可见芽生孢子(图片由吴庆提供)

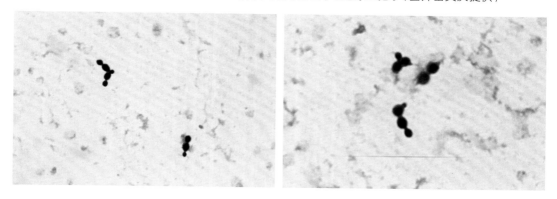

图6-11　胶红酵母在含树脂血培养瓶的镜下形态,可见芽生孢子(图片由吴庆提供)

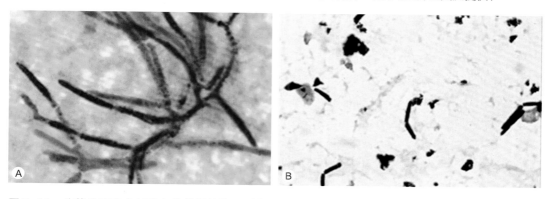

图6-12　头状地霉在含树脂血培养瓶的镜下形态(A),可见有隔真菌丝,分枝状。头状地霉在含活性炭血培养瓶的镜下形态(B,图片由吴庆提供),可见关节孢子

　　头状地霉菌镜下可见有隔真菌丝,分枝状(图6-12A),菌丝可断裂成关节孢子(图6-12B)。此外,毛孢子菌属也可观察到关节孢子(图6-13),同时可见芽生孢子及假菌丝。均需结合培养,进一步鉴定。

　　(二)丝状真菌血培养阳性图解

　　如在血培养阳性涂片中观察到真菌丝,结合我国流行病学特点,应首先考虑马尔尼菲篮状菌和镰刀菌属,并进行鉴别。马尔尼菲篮状菌虽是双相真菌,但在血培养阳性涂片中通常表现为分枝有隔的真菌丝(图6-14A),真菌荧光染色有助于观察菌丝分隔

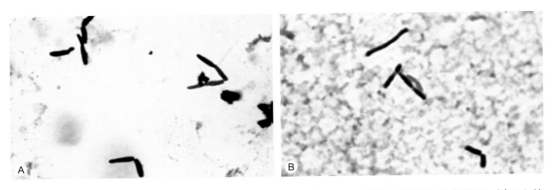

图6-13　阿萨希毛孢子菌在含活性炭血培养瓶的镜下形态（A），可见芽生孢子和关节孢子；树脂血培养瓶的镜下形态（B），可见芽生孢子和关节孢子（图片由吴庆提供）

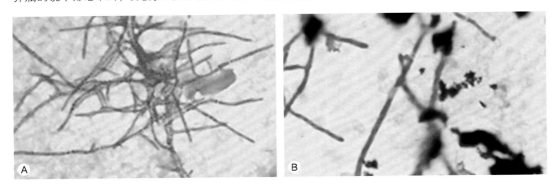

图6-14　马尔尼菲篮状菌革兰染色在含树脂血培养瓶的镜下形态（A），可见有隔真菌丝，分枝状。马尔尼菲篮状菌革兰染色在含活性炭血培养瓶的镜下形态（B），可见有隔真菌丝，分枝状

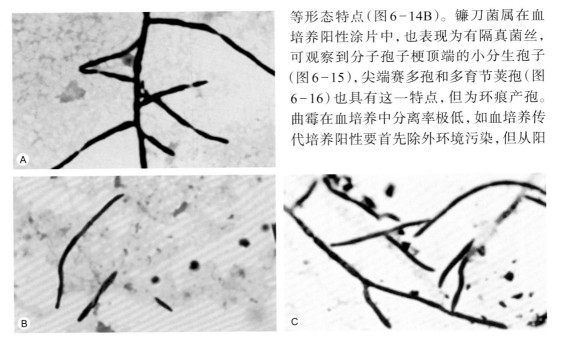

等形态特点（图6-14B）。镰刀菌属在血培养阳性涂片中，也表现为有隔真菌丝，可观察到分子孢子梗顶端的小分生孢子（图6-15），尖端赛多孢和多育节荚孢（图6-16）也具有这一特点，但为环痕产孢。曲霉在血培养中分离率极低，如血培养传代培养阳性要首先除外环境污染，但从阳

图6-15　镰刀菌属在含树脂血培养瓶的镜下形态（A）；革兰染色在含活性炭血培养瓶的镜下形态（B、C），可见真菌丝，分枝分隔，以及瓶梗产孢的小分生孢子

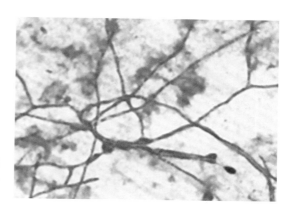

图6-16 多育节荚孢霉在含树脂血培养瓶的镜下形态，分枝分隔真菌丝，分生孢子梗顶端可见小分生孢子，环痕产孢（图片由徐和平提供）

性血培养肉汤涂片中直接找到有隔真菌丝，是非常重要的诊断依据。丝状真菌引起的血流感染在临床上较为少见，一定要结合血培养阳性涂片镜下形态特征、培养菌落形态和菌落镜下形态，进行鉴别，许多形态特征单纯从血培养阳性涂片上难以确认。

（王　瑶）

────────────── 参 考 文 献 ──────────────

［ 1 ］ PFALLER M, NEOFYTOS D, DIEKEMA D, et al. Epidemiology and outcomes of candidemia in 3648 patients: data from the Prospective Antifungal Therapy (PATH Alliance®) registry, 2004 −2008［J］. Diagn Microbiol Infect Dis, 2012, 74(4): 323−331.

［ 2 ］ PFALLER MA, CARVALHAES CG, SMITH CJ, et al. Bacterial and fungal pathogens isolated from patients with bloodstream infection: frequency of occurrence and antimicrobial susceptibility patterns from the SENTRY Antimicrobial Surveillance Program (2012−2017)［J］. Diagn Microbiol Infect Dis, 2020, 97(2): 115016.

［ 3 ］ 朱利平, 管向东, 黄晓军, 等.中国成人念珠菌病诊断与治疗专家共识［J］.中国医学前沿杂志（电子版）, 2020, 12（1）: 35−50.

［ 4 ］ PFALLER MA, DIEKEMA DJ, TURNIDGE JD, et al. Twenty years of the SENTRY antifungal surveillance program: results for *Candida* species from 1997−2016［J］. Open Forum Infect Dis, 2019, 6(Suppl 1): S79−S94.

［ 5 ］ 郑天宝, 周华, 周建英.50例隐球菌血症的临床与预后分析［J］.中国微生态学杂志, 2014, 26（10）: 1197−1200, 1203.

［ 6 ］ CAO CW, XI LY, CHATURVEDI V. Talaromycosis (penicilliosis) due to *Talaromyces* (*Penicillium*) marneffei: insights into the clinical trends of a major fungal disease 60 years after the discovery of the pathogen［J］. Mycopathologia, 2019, 184(6): 709−720.

［ 7 ］ CRISCUOLO M, MARCHESI F, CANDONI A, et al. Fungaemia in haematological malignancies: seifem−2015 survey［J］. Eur J Clin Invest, 2019, 49(5): e13083.

［ 8 ］ DONNELLY JP, CHEN SC, KAUFFMAN CA, et al. Revision and update of the consensus definitions of invasive fungal disease from the European organization for research and treatment of cancer and the mycoses study group education and research consortium［J］. Clin Infect Dis, 2020, 71(6): 1367−1376.

［ 9 ］ 中国侵袭性真菌感染工作组.血液病/恶性肿瘤患者侵袭性真菌病的诊断标准与治疗原则（第五次修订版）［J］.中华内科杂志, 2017, 56（6）: 453−459.

［10］ 国家卫生和计划生育委员会.临床微生物实验室血培养操作规范: WS/T 503—2017［S］.北京: 中国标准出版社, 2017.

［11］ M47−A Principles and procedures for blood culture; approved guideline［S］. Wayne, USA: Clinical and Laboratory Standards Institute, 2007.

［12］ UK Standards for Microbiology Investigations. B37 Investigation of blood cultures (for organisms other than Mycobacterium species)［S］. 2019.

［13］ 杨启文, 倪语星, 林丽开, 等.临床微生物实验室真菌检测能力建设基本要求专家共识［J］.中华检验医学杂志, 2019, 42（7）: 514−528.

［14］ WS/T497—2017侵袭性真菌病临床实验室诊断操作指南［S］.2017.

［15］ CARROLL KC, PFALLER MA. Manual of Clinical Microbiology［M］. 12th Edition. Washington, DC: ASM Press, 2019.

［16］ 王瑶, 徐英春.临床酵母样真菌实验室检查［J］.临床检验杂志, 2017, 35（10）: 765−769.

第七章 · 少见菌的鉴定和特殊要求的血培养

Identification of Rare Bacteria and Blood Culture with Special Requirement

第一节　血培养中的苛养菌和少见菌的鉴定

Identification of Severe and Rare Bacteria in Blood Culture

一、毗邻颗粒链菌 *Granulicatella adiacens*

1. 概述　乏养菌属和颗粒链菌属既往称谓是营养变异链球菌或卫星链球菌。最初认为这些细菌是草绿色链球菌,尤其是缓症链球菌(*Streptococcus miti*)的营养变异体。Bouvet等研究认为这些细菌确实为新的两个菌属。乏养菌属和颗粒链菌属代表菌分别为缺陷乏养菌和毗邻颗粒链菌。

2. 涂片与镜检　血培养仪阳性报警,使用无菌注射器从阳性瓶内取培养物2～3滴涂片革兰染色,显微镜下可见革兰阳性球菌(图7-1);血琼脂平板上的菌落涂片染色,镜下可见革兰阳性球菌,单个、成双、短链排列。

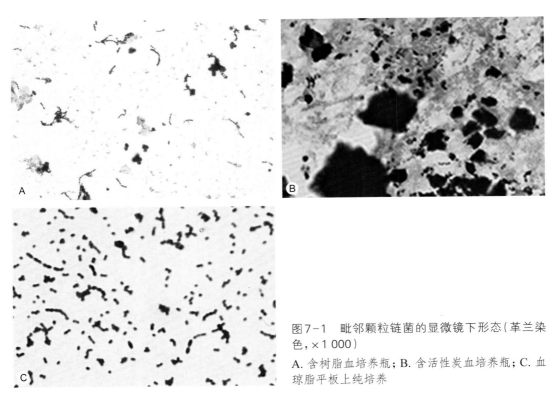

图7-1　毗邻颗粒链菌的显微镜下形态(革兰染色,×1 000)

A.含树脂血培养瓶;B.含活性炭血培养瓶;C.血琼脂平板上纯培养

3. 培养　在血琼脂平板和巧克力平板上，5% CO_2，35℃培养，一般18～24 h不生长，48 h仍不生长。作卫星试验，培养瓶内取培养物2～3滴在血琼脂平板上直接划线，然后用金黄色葡萄球菌点种35℃培养18～24 h，乏养菌属和颗粒链菌属在金黄色葡萄球菌（ATCC 25923或质控菌）附近生长（图7-2）。

4. 鉴定　在血琼脂平板上金黄色葡萄球菌周围挑取菌落制成菌悬液，用微生物鉴定仪或MALDI-TOF-MS进行鉴定。

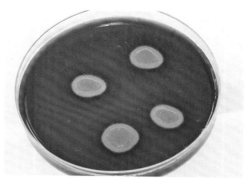

图7-2　毗邻颗粒链菌在血琼脂平板上的"卫星现象"（18～24 h）

5. 结果解释

（1）乏养菌属（*Abiotrophia*）和颗粒链菌属（*Granulicatella*）既往被称为营养缺陷链球菌（nutritionally deficient streptococci，NDS）、营养变异链球菌（nutritionally variant streptococci，NVS）或卫星状链球菌，是人类口咽部的正常菌群。在心内膜炎和中耳炎患者体内首次被发现并分离得到。这类球菌生长缓慢，需特殊培养，常规实验室培养困难并难以正确鉴定，因此容易造成误诊或漏诊。

（2）血培养瓶阳性报警后涂片见到革兰阳性球菌，但转种血琼脂平板和巧克力平板48 h未见细菌生长，应首先考虑颗粒链菌属和乏养菌属的感染，并加做卫星试验，以免漏检或误检。

（3）乏养菌属有时形态和染色多变，革兰染色时可因过度脱色导致镜下可见革兰阳性菌和阴性菌，成双或短链排列，菌体具有多形性（如圆形、球杆状和杆状），从而引起细菌类型的错误判断，导致细菌鉴定误诊或漏诊。

（4）颗粒链菌和缺陷乏养菌药敏方法参照CLSI M45-A3。需要添加含5%羊血的盐酸吡哆醛的平板，或者用含有0.001%盐酸吡哆醛的MH培养基，制备0.5麦氏单位菌悬液，置5% CO_2环境中35℃培养18～24 h即可。

毗邻颗粒链菌药敏试验的药物种类见表7-1。

表7-1　药敏试验的抗菌药物选择

选择方式	抗菌药物
首选	青霉素、头孢噻肟、头孢曲松、万古霉素
次选	氨苄西林、头孢吡肟、亚胺培南、美罗培南、红霉素、环丙沙星、左氧氟沙星、氯霉素、克林霉素

注：具体参照不常见或苛养菌药敏方法CLSI M45-A3最新版本

二、马红球菌 *Rhodococcus equi*

1. 概述　红球菌属中已命名约35个种，近来提议将马红球菌移至一个新属*Prescottella*。

2. 涂片与镜检　血培养仪阳性报警，使用无菌注射器从阳性瓶内取2～3滴培养物涂片革兰染色，新鲜菌落涂片革兰染色为革兰阳性；血琼脂平板上的菌落涂片染色，镜下可

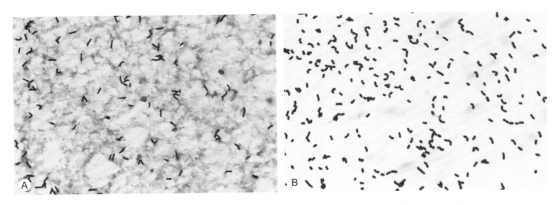

图7-3 含树脂血培养瓶中马红球菌的镜下形态（革兰染色，×1 000）

A. 含树脂血培养瓶；B. 血琼脂平板上纯培养

见菌体呈多形态性，多数菌体呈两端钝圆的球杆状，少数菌体呈球形、卵圆形、分枝状、栅栏状排列（图7-3）。

3. 培养　涂片查见细菌后，使用无菌注射器从培养瓶内取2～3滴培养物接种于血琼脂平板上，经35℃培养24 h，形成橙红色、细小、凸起、湿润、无溶血环的小菌落（7-4A）。48～72 h后菌落逐渐增大，易乳化；CAMP试验阳性（图7-4B）。

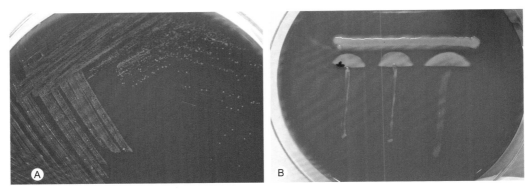

图7-4 马红球菌培养特征

A. 马红球菌在血琼脂平板上的菌落特征（48 h）；B. 马红球菌CAMP试验（示阳性）

4. 鉴定　从血琼脂平板上挑取可疑菌落做触酶试验，进行初步分类。若触酶阳性，选择合适的鉴定卡片，挑取菌落制成菌悬液，用微生物鉴定仪鉴定或MALDI-TOF-MS鉴定。

5. 结果解释

（1）马红球菌主要对动物（马、猪、牛）致病，可在家畜附近的土壤中分离到，是一种少见的人类条件致病菌，可引起人和动物感染，也可引起人类呼吸道感染、胸膜炎和菌血症等疾病。

（2）纸片扩散法不适用于马红球菌的药敏试验，CLSI推荐稀释法测定马红球菌的最低抑制浓度（minimum inhibitory concentration，MIC）折点判断标准见CLSI M24-A3。药敏试验的药物种类选择依据见表7-2。

表7-2　马红球菌药敏试验的药物种类选择

选择方式	抗菌药物
首选	阿米卡星、阿莫西林/克拉维酸、头孢曲松、环丙沙星、克拉霉素、亚胺培南、利奈唑胺、米诺环素、莫西沙星、复方磺胺甲噁唑、妥布霉素
次选	头孢吡肟、头孢噻肟、多西环素

注: 具体参照CLSI M24-A2最新版本文件

三、猪红斑丹毒丝菌 *Erysipelothrix rhusiopathiae*

1. 概述　丹毒丝菌属目前有3个种,猪红斑丹毒丝菌(*E. rhusiopathiae*)、扁桃体丹毒丝菌(*E. tonsillarum*)和意外丹毒丝菌(*E. inopinata*)。目前发现猪红斑丹毒丝菌与人类疾病有关。

2. 涂片与镜检　血培养仪阳性报警,使用无菌注射器从阳性瓶内取2～3滴培养物涂片革兰染色,镜下可见革兰阳性杆菌,菌体细长,长短不一;血琼脂平板上菌落涂片染色,镜下可见革兰阳性杆菌,呈球杆状或细长,直或弯曲,有时呈长丝形,单独存在,有时呈短链或"V"形排列(图7-5)。

3. 培养　涂片查见细菌后,使用无菌注射器从培养瓶内取2～3滴培养物接种在血琼脂平板上,5% CO_2 35℃培养,培养18～24 h,形成光滑型菌落,细小、圆形、凸起、有光泽,周围有轻微的溶血,延长培养时间则溶血更明显,更清晰。

4. 鉴定　在血琼脂平板上挑取可疑菌落做触酶试验,进行初步分类。若触酶阴性,选

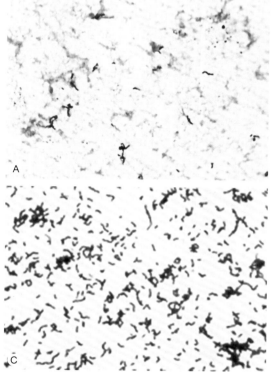

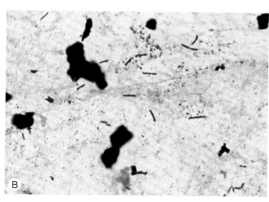

图7-5　猪红斑丹毒丝菌的镜下形态(革兰染色,×1 000)

A. 含树脂血培养瓶;B. 含活性炭血培养瓶;C. 血琼脂平板上纯培养

择鉴定卡片,然后挑取菌落制成菌悬液,用鉴定仪或传统生化试验进行鉴定。

5. 结果解释

(1)丹毒丝菌属中仅猪红斑丹毒丝菌与人类疾病有关,是人畜共患的病原菌,许多动物,尤其是火鸡或猪的消化道、扁桃体带菌率高,最为常见的是类丹毒型,是一种急性的但进展缓慢的皮肤疾病。丹毒丝菌属致病主要发生于兽医、屠宰工人及渔业工人,因其接触动物或动物产品,通过受损皮肤而感染;对免疫缺陷的患者可引起心内膜炎等疾病。

(2)药敏试验的药物种类选择原则见表7-3。

表7-3 药敏试验的药物种类选择

选择方式	抗菌药物名称
首选	氨苄西林(或)青霉素
次选	头孢吡肟、头孢噻肟、头孢曲松、亚胺培南、美罗培南、红霉素、环丙沙星、左氧氟沙星、加替沙星、克林霉素

注:具体参照CLSI M45-A3最新版本文件

四、马耳他布鲁菌 *Brucella melitensis*

1. 概述　马耳他布鲁菌(也称羊布鲁菌)属于布鲁菌属,布鲁菌属有10个生物种。其中引起人类疾病的有羊布鲁菌、牛布鲁菌、猪布鲁菌和犬布鲁菌。

2. 涂片与镜检　血培养仪阳性报警,使用无菌注射器从阳性瓶内取培养物2～3滴涂片革兰染色,镜下发现呈片状的革兰阴性小球杆菌(图7-6A、B);瑞氏染色可见单个或成堆,或像细沙样(图7-6C);血琼脂平板上的菌落涂片染色,镜下可见革兰阴性小球杆菌(图7-6E)。

3. 培养　培养涂片查见细菌后,使用无菌注射器从培养瓶内取培养物2～3滴接种在血琼脂平板,5% CO_2 35℃孵育,一般18～24 h不生长或仅第一区有少许菌膜,不易观察到,48 h后形成圆形、凸起、不溶血、无色或灰色、较湿润的微小菌落(图7-7)。

4. 鉴定　在血琼脂平板上挑取可疑菌落做氧化酶试验和触酶试验,进行初步分类。若氧化酶阳性,选择鉴定卡片,先看卡片细菌鉴定目录是否有此菌(以防出现错误鉴定或鉴定不出的情况),然后挑取菌落制成菌悬液,用微生物鉴定仪或传统生化试验进行鉴定。

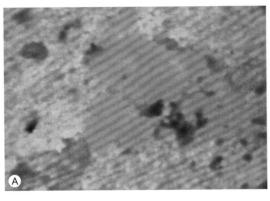
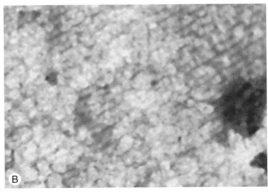

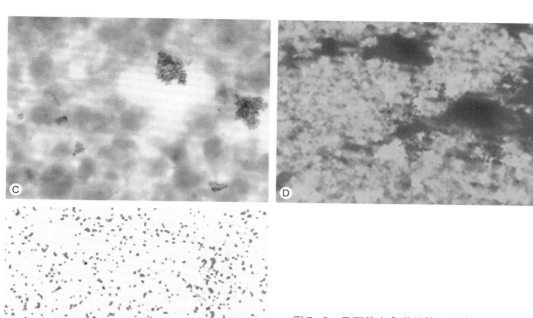

图7-6 马耳他布鲁菌的镜下形态（×1 000）

A. 含活性炭血培养瓶（革兰染色）；B. 含树脂血培养瓶（革兰染色）；C. 含树脂血培养瓶培养物（瑞氏染色）；D. 含树脂血培养瓶（柯氏染色）；E. 血琼脂平板上纯培养的镜下形态（革兰染色）

图7-7 马耳他布鲁菌血琼脂平板上的菌落特征

5. 结果解释

（1）血培养报警后培养物涂片镜下形态疑似布鲁菌，可取血培养瓶培养物0.2 mL加到尿素管，一般1～2 h出现阳性反应。若阳性可将培养物送至疾控中心鉴定，以避免交叉感染。

（2）临床上高度怀疑布鲁菌感染但血培养阴性（血培养仪器未报阳性），应取培养物涂片，分别做革兰染色和瑞氏染色，若查见细菌，则仪器出现假阴性；若未见细菌，应延长培养时间或重新送血培养。

（3）为了避免布鲁菌误报，仪器鉴定为布鲁菌时，必须结合涂片镜下形态，加做氧化酶试验和脲酶试验，才可发出报告。

（4）布鲁菌药敏试验的药物种类选择见表7-4。

表7-4　布鲁菌药敏试验的药物种类选择

选择方式	抗菌药物
首选	庆大霉素、链霉素、多西环素、四环素、复方磺胺甲噁唑

注：具体参照CLSI M45最新版本

五、空肠弯曲菌 *Campylobacter jejuni*

1. 概述　弯曲菌属包含24个种，空肠弯曲菌是其代表菌种。

2. 涂片与镜检　血培养仪阳性报警，使用无菌注射器从阳性瓶内取2～3滴培养物涂片革兰染色，革兰阴性，菌体弯曲呈弧形、"S"形、逗点状、海鸥状、螺旋形（图7-8）。

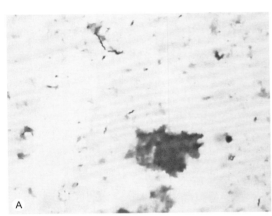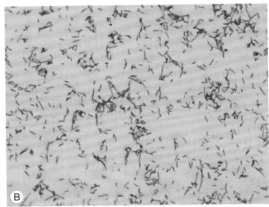

图7-8　空肠弯曲菌的镜下形态（革兰染色，×1 000）
A. 含树脂血培养瓶；B. 血琼脂平板上纯培养的镜下形态

3. 培养　查见细菌后，使用无菌注射器从培养瓶内取2～3滴培养物接种于血琼脂平板上，经35℃培养18～24 h，在血琼脂平板上微需氧培养48 h后，可形成有光泽、湿润、呈扩散生长的菌落。

4. 鉴定　在血琼脂平板上挑取可疑菌落做触酶试验，进行初步分类。氧化酶试验、触酶试验、硝酸盐还原试验均为阳性，选择合适的鉴定卡片，挑取菌落制成菌悬液，用仪器进行鉴定或质谱鉴定。

5. 结果解释

（1）空肠弯曲菌的肠外感染十分少见，不到1%的弯曲菌感染性肠炎患者可出现血流感染，常见于免疫功能不全的患者、幼童及高龄老人。有研究发现胎儿弯曲菌龟亚种可能是我国弯曲菌血流感染的主要菌型，可引起孕妇早产和流产。

（2）全自动血培养仪培养2～3 d可以阳性报警，如果在35℃的生长速度慢，可置42℃条件下培养。在42℃条件下培养，通常培养24 h不生长，在48 h后才能长出菌落。

（3）在观察阳性血培养涂片中，一旦见到革兰阴性弯曲S型或螺旋型杆菌，应疑似空肠弯曲菌，做相关鉴定。

（4）空肠弯曲菌药物治疗选择见表7-5。

表7-5 空肠弯曲菌药物治疗选择

选择方式	抗菌药物
首选	阿奇霉素
次选	红霉素或环丙沙星
其他	复方磺胺甲噁唑、青霉素及头孢类抗生素无效

注：具体参照《热病：桑福德抗微生物治疗指南》(新译第44版)

六、黄褐二氧化碳嗜纤维菌 *Capnocytophaga ochracea*

1. 概述　黄褐二氧化碳嗜纤维菌属于二氧化碳嗜纤维菌属，该属包括生痰二氧化碳嗜纤维菌(*C. sputigena*)、牙龈二氧化碳嗜纤维菌(*C. gingivalis*)、颗粒二氧化碳嗜纤维菌(*C. granulosa*)、溶血二氧化碳嗜纤维菌(*C. haemolytica*)等9个种。本菌属是一种兼性厌氧菌。

2. 涂片与镜检　血培养仪阳性报警后，使用无菌注射器从阳性瓶内取培养物2～3滴涂片革兰染色，镜下革兰阴性、细长的杆菌，1～3 μm或更长，末端呈锥形(图7-9)，血琼脂平板上35℃，18～24 h纯培养的菌落涂片其形态与梭杆菌纯培养很相似(图7-10)。

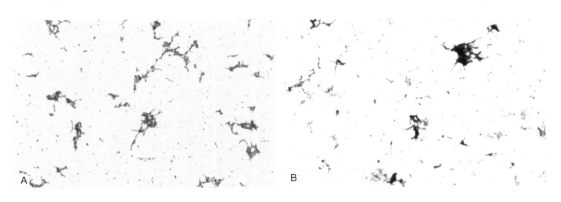

图7-9　黄褐二氧化碳嗜纤维菌的镜下形态(革兰染色，×1 000)
A.含树脂血培养瓶；B.含活性炭血培养瓶

3. 培养　涂片查见细菌后，使用无菌注射器从培养瓶内取2～3滴培养物接种于血琼脂平板上，35℃培养18～24 h，菌落细小，甚至看不见；2～4 d后可形成大小2～3 mm、扁平、带有扩散呈条纹样边缘的菌落，而麦康凯琼脂上不生长。

4. 鉴定　在血琼脂平板上挑取可疑菌落做氧化酶试验和触酶试验，进行初步分类。氧化酶试验和触酶试验均为阴性，选择鉴定卡片，用微生物鉴定仪或传统生化试验进行鉴定。

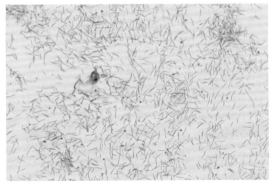

图7-10　血琼脂平板上纯培养的镜下形态(革兰染色，×1 000)

5. 结果解释

（1）二氧化碳嗜纤维菌属是人类口腔正常菌群，为条件致病菌，与牙周炎有关，可引起免疫功能正常或低下（主要是粒细胞减少症）患者的菌血症及其他感染，如心内膜炎、子宫内膜炎、骨髓炎、软组织感染、腹膜炎、坏疽性口炎。

（2）二氧化碳嗜纤维菌属药物治疗选择见表7-6。

表7-6　二氧化碳嗜纤维菌属药物治疗选择

菌　种	首　选	次　选	其他有效药物
黄褐二氧化碳嗜纤维菌	犬咬用克林霉素或阿莫西林/克拉维酸	感染性休克、脾切除术后：哌拉西林/他唑巴坦、克林霉素、亚胺培南、多尼培南、美罗培南	氟喹诺酮类疗效不定、氨基糖苷类、复方磺胺甲噁唑、多黏菌素疗效有限
犬咬二氧化碳嗜纤维菌	犬咬用阿莫西林/克拉维酸		

注：具体参照《热病：桑福德抗微生物治疗指南》（新译第44版）

七、土拉热弗朗西丝菌 *Francisella tularensis*

1. 概述　弗朗西丝菌属内有7个种，除土拉热弗朗西丝菌外，其他6个种通常被认为是环境菌种。

2. 涂片与镜检　血培养仪阳性报警，使用无菌注射器从阳性瓶内取培养物2～3滴涂片革兰染色，镜下革兰阴性杆菌，多形性、球状、杆状、长丝状（图7-11）。

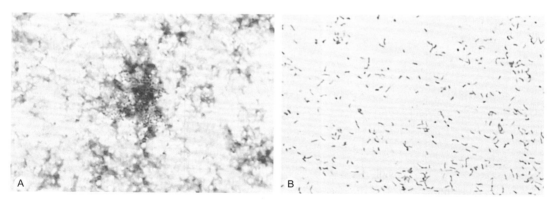

图7-11　土拉热弗朗西丝菌的镜下形态（革兰染色，×1 000）
A. 在含树脂血培养瓶的镜下形态；B. 巧克力琼脂平板上纯培养镜下特征

3. 培养　涂片查见细菌后，使用无菌注射器从培养瓶内取2～3滴培养物接种于巧克力琼脂平板上，在含胱氨酸、葡萄糖血琼脂平板上5%～10% CO_2、35℃培养18～24 h，形成灰白色、圆形、光滑、针尖大小菌落。

4. 鉴定　在血琼脂平板上挑取可疑菌落做氧化酶试验和触酶试验，进行初步分类。氧化酶试验和触酶试验弱阳性，选择鉴定卡片，用微生物鉴定仪或传统生化试验进行鉴定。

5. 结果解释

（1）人感染土拉热弗朗西丝菌的途径较多，可因动物咬伤或食入污染食物而感染，也可经空气传播引起呼吸道感染,或通过某些昆虫或节肢动物(如蚊、蜱)叮咬而传播,引起人类和动物土拉病。土拉热弗朗西丝菌可从血液、淋巴结抽吸物、骨髓、脑脊液、心包液等分离到。

(2)土拉热弗朗西丝菌可在血培养瓶中生长,需氧瓶96 h报阳。48 h也生长较小菌落。也可在培养基中加入半胱氨酸,有助于该菌生长,多数菌株需要培养10 d以上。革兰染色形态微小、多形,很容易被漏检,土拉热弗朗西丝菌可以在普通血琼脂平板上生长,有些菌株仅在巧克力平板上生长。

(3)土拉热弗朗西丝菌药物治疗选择见表7-7。

表7-7　土拉热弗朗西丝菌药物治疗选择

首　　选	次　　选	其他有效药物
庆大霉素、妥布霉素或链霉素	轻度感染:多西环素或环丙沙星	氯霉素、利福平 多西环素/氯霉素为抑菌剂,可复发

注:具体参照《热病:桑福德抗微生物治疗指南》(新译第44版)

(4)由于土拉热弗朗西丝菌致病力和传染性强,分离、鉴定工作应在3级生物安全水平实验室进行,应注意生物安全,防止交叉感染。

(周庭银)

第二节　特殊要求的血培养
Special Requirements for Blood Culture

一、感染性心内膜炎血培养 Blood Culture for Infective Endocarditis

感染性心内膜炎(infective endocarditis, IE)是天然或人工心脏瓣膜、心内膜表面或置入性心脏装置的感染性疾病,可表现为急性或亚急性。急性IE发病快,表现为突发高热、寒战、脓毒症和全身性并发症,这些表现无法与其他原因导致的脓毒症相区别,但如果患者有新发的心脏杂音,可以考虑急性IE。与之相关,亚急性IE诊断困难,患者表现为非特异性症状,如疲劳、呼吸困难、体重下降等,可以发热或不发热。尽管心内膜炎通常伴随心脏杂音,但新发的心脏杂音仅限于不足半数患者。

血培养是诊断IE的重要依据,大多数IE相关菌血症,均为持续性菌血症。研究显示,进入21世纪后,金黄色葡萄球菌替代了草绿色链球菌,成为导致天然瓣膜和人工瓣膜感染的最常见病原体,占26.6%～31%,其次为草绿色链球菌(17%～36%)和肠球菌(约10%)。凝固酶阴性葡萄球菌感染(约10%)与人工瓣膜及心脏置入装置有重要的相关性。革兰阴性菌和真菌虽然在IE病原菌中仅占少数,但其感染难以治疗且发生率有所上升。此外,HACEK菌群(即嗜沫嗜血杆菌、伴放线放线杆菌、人心杆菌、啮蚀艾肯菌和金氏杆菌,占1.2%～3%)也可导致IE,且通常需要更长的培养时间。我国2项分别为802例和430例IE患者的单中心研究中,感染菌中草绿色链球菌为首位(61.7%～62.8%),其次为葡萄球菌属(21.2%～24.2%)。

对感染性心内膜炎患者进行血培养规范操作的建议如下。

1. 采集血培养时机及数量

（1）急性心内膜炎：应立即采集血培养以避免延误治疗。建议在经验用药前30 min内采集2～3套血培养。

（2）亚急性心内膜炎：建议每隔30 min至1 h采集1套血培养，共进行3套血培养。如果24 h内3套血培养均为阴性，建议加做2套血培养。

2. 皮肤消毒　对于可疑IE患者，皮肤的彻底消毒尤为重要。对于亚急性IE并且伴有瓣膜赘生物的患者，主要感染病原菌为皮肤寄生菌群，如凝固酶阴性葡萄球菌。应充分消毒皮肤后，从不同的外周静脉穿刺点采血，不要从留置导管处采血做培养。

3. 培养时间　目前使用高质量的血培养系统，即使HACEK菌群也可在5 d内培养阳性。如果所有的培养瓶在5 d内培养均为阴性，而临床诊断仍然怀疑IE，将所有的培养瓶转种至不含抗菌药物的巧克力平板，于5% CO_2 环境培养观察。如考虑真菌性IE，推荐使用专用的真菌培养瓶。

4. IE患者血培养阴性影响因素　引起IE患者血培养假阴性最常见的原因是患者在采血前已使用抗菌药物，为了消除抗菌药物的抑制作用，建议使用能中和抗菌药物的血培养瓶；但也可能是胞内苛养菌或真菌感染，或为其他非IE疾病。乏养菌如毗邻颗粒链菌、乏养球菌属等，生长需要维生素B_6或半胱氨酸，如果血培养阳性肉汤涂片可见成链的革兰阳性球菌，但在血平板不生长，则提示可能为乏养菌。约2/3血培养阴性IE可能由贝氏柯克斯体、五日热巴尔通体、汉赛巴尔通体、布鲁菌、支原体、军团菌、惠普尔养障体等引起，进行必要的血清学或分子生物学检测有助于其诊断。

二、儿童血培养 Blood Culture for Children

血培养是诊断儿童血流感染，明确感染病原并制订抗感染治疗方案的重要依据。儿童血流感染的病原谱随患儿年龄、临床表现、免疫状态（包括疫苗接种情况）的变化而有很大差别。目前对于儿童血培养的采集规范，不同学术组织和不同研究之间存在差异。

1. 儿童血培养类型　儿童血培养一般情况下只采集需氧血培养瓶，每套使用1个需氧儿童瓶。有高危因素时应该同时考虑进行厌氧血培养，包括新生儿母亲产褥期患腹膜炎；患儿有慢性口腔炎或鼻窦炎，蜂窝织炎，有腹腔感染的症状和体征，咬伤；粒细胞缺乏症且接受类固醇治疗等。对于怀疑导管相关血流感染的患儿，应同时采集外周血及导管血，或进行导管尖端培养。

2. 儿童采血量　由于儿童血容量较低，其采血量应结合患儿年龄、体重等因素，美国感染病学会（Infectious Diseases Society of American，IDSA）和美国微生物学会（American Society for Microbiology，ASM）2018年联合指南及中国医师协会检验医师分会儿科疾病检验医学专家委员会《儿童血培养规范化标本采集的中国专家共识》相关推荐见表7-8、表7-9。

表7-8　美国IDSA/ASM 2018年指南儿童血培养采血量推荐

体重（kg）	总血量（mL）	血培养采血量（mL）		血培养总采血量（mL）	占总血量（%）
		第1套	第2套		
≤1	50～99	2	—	2	4
1.1～2	100～200	2	2	4	4

续　表

体重（kg）	总血量（mL）	血培养采血量（mL）		血培养总采血量（mL）	占总血量（%）
		第1套	第2套		
2.1～12.7	>200	4	2	6	3
12.8～36.3	>800	10	10	20	2.5
>36.3	>2 200	20～30	20～30	40～60	1.8～2.7

表7-9　中国医师协会检验医师分会儿童血培养采血量推荐

体重（kg）	总血量（mL）	血培养采血量（mL）		血培养总采血量（mL）	占总血量（%）
		第1套	第2套		
≤1	50～99	1～2（需氧）	—	1～2	1.0～4.0
1～2	100～200	1～2（需氧）	1～2（需氧）	2～4	2.0～4.0
2～12.7	>200	1～3（需氧）	1～3（需氧）	2～6	1.0～3.0
12.7～36.3	>800	5～10（需氧+厌氧）	5～10（需氧+厌氧）	10～20	1.3～2.5
>36.3	>2 200	20～30（需氧+厌氧）	20～30（需氧+厌氧）	40～60	1.8～2.7

3. 儿童穿刺点选择　对于新生儿及小于4个月的婴儿行颈外静脉和头皮浅静脉采血，可采取侧卧位；3岁以上的儿童多行肘正中静脉或贵要静脉穿刺采血，以坐位采血为最佳。

4. 儿童的皮肤消毒　2个月及以下的患儿使用70%异丙醇消毒并自然干燥，或使用75%乙醇消毒30 s后，再使用75%乙醇第二次消毒，自然干燥。2个月以上的儿童可使用洗必泰或参考成人血培养皮肤消毒程序。

三、导管相关血流感染的诊断 Diagnosis of Catheter Related Bloodstream Infections

导管相关血流感染（CRBSI）的主要危险因素包括导管类型、导管放置时间及插管部位。 对于短期非隧道式导管，皮肤表面菌群是导致CRBSI的主要污染源（图7-12）。对于皮下隧道式导管，接头和管腔表面是常见的污染来源。由于临床上采取了阻止外表面污染的措施，如中央导管插管集束化管理措施和使用洗必泰敷料，接头定植菌成为更主要的感染源。一旦微生物到达导管表面，很快就会发生黏附、增殖、聚集，形成生物膜。血管内导管形成的生物膜很难清除，通常需要拔除血导管。因而，CRBSI的诊

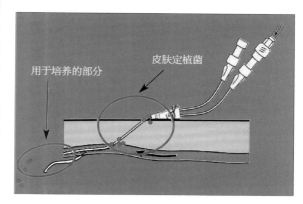

图7-12　导管污染部位

断对于决定是否保留导管,以及抗感染治疗方案的制订和调整,具有重要意义。

用于诊断CRBSI的方法包括导管片段半定量和定量培养、外周血与导管血的定量培养比较,以及外周血与导管血培养阳性报警时间比较。

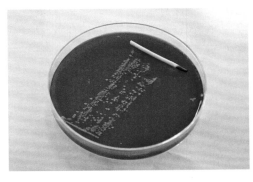

图7-13 平板全程滚动法

1. 短期外周导管 采集2套外周静脉血培养,无菌操作拔除导管并进行Maki半定量法培养。

(1)检验步骤:Maki半定量培养法,检测是否为导管表面的定植菌引起的感染。将5 cm 长的导管尖在血琼脂平板上全程滚动(图7-13),4次即可,培养过夜,然后计数菌落,≥15 CFU/平板对诊断有意义。根据菌落特性和形态染色做出初步判断,再按各类病原菌的生物学特性进行鉴定(图7-14)。

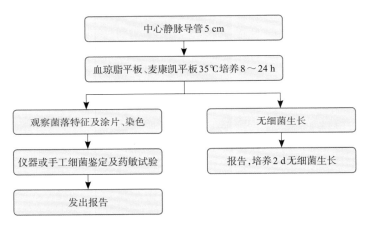

图7-14 操作流程

(2)结果解释

1)如果1套或1套以上外周血培养阳性,并且导管尖端培养阳性(半定量≥15 CFU),血培养与导管培养菌种相同,提示为CRBSI。

2)如果1套或1套以上外周血培养阳性,而导管尖端培养阴性,无法判断;但如果外周血培养分离株为金黄色葡萄球菌或念珠菌属,并且没有其他明确的感染源,仍然提示为CRBSI。

3)如果2套外周血培养阴性,但导管尖端培养阳性,提示为导管有菌定植。

4)如果2套外周血培养和导管尖端培养均为阴性,不太可能是CRBSI。

2. 中心静脉导管及静脉输液港(VAP) 对于保留导管的患者,至少采集1套静脉外周血培养,同时应尽快采集等量的1套导管血培养,结果解释如下。

(1)如果2套血培养获得的菌株鉴定结果和药敏谱均相同,并且没有其他明确感染源,提示CRBSI。

(2)如果2套血培养均为阳性,并且分离的菌种相同,导管血阳性报警时间比外周血阳性报警时间早≥120 min,又没有其他明确感染源,则提示为CRBSI。如果导管血阳性报警时间比外周血阳性报警时间早<120 min,2套血培养获得鉴定与药敏谱相同的分离株,仍有可能为CRBSI。

（3）如果2套血培养阳性,导管血菌量为外周血菌量的5倍以上,并且没有其他明确的感染源,提示为CRBSI。这种方法要求采用手工定量血培养系统,如裂解离心法。

（4）如果仅仅是导管血培养阳性,不能判断为CRBSI,提示导管有细菌定植或采血过程有污染。但是如果分离到的菌株为金黄色葡萄球菌或念珠菌属,并且没有其他明确的感染源,也可能为CRBSI。

（5）如果2套血培养均为阴性,不太可能为CRBSI。

保留导管患者血培养结果解释归纳见表7-10。

表7-10　保留导管患者血培养结果解释归纳

导管血	外周血	同一菌种	药敏谱相同	血定量培养	导管血报阳时间早	其他感染灶	结果解释
+	+	是	是	/	/	无	提示CRBSI
+	+	是	/	/	≥120 min	无	提示CRBSI
+	+	是	是	/	<120 min	无	提示CRBSI
+	+	是	/	导管血菌浓度较外周高5倍以上	/	无	提示CRBSI
+	−	/	/	/	/	/	导管有定植菌或血培养采集时污染
−	−	/	/	/	/	/	不能确定
+	−	/	/	/	/	无	如果是金黄色葡萄球菌或念珠菌,提示CRBSI
−	−	/	/	/	/	/	不太可能是CRBSI

注:+,培养阳性;−,培养阴性

对于拟拔除导管的患者,如果已经决定拔出患者导管,采集1～2套外周血培养。拔出可疑导管,无菌操作剪下5 cm导管尖端进行Maki半定量法培养。培养结果解释如下。

（1）如果1套及以上外周血培养和导管尖端培养阳性,并且菌种鉴定与药敏谱相同,则可能为CRBSI。

（2）如果1套及以上外周血培养阳性,但导管尖端培养阴性,无法判断;若血培养阳性株为金黄色葡萄球菌或念珠菌属,且没有其他明确感染源,有可能为CRSBI。

（3）如果外周血培养阴性,导管尖端培养阳性,提示导管有定植菌,不是CRBSI。

（4）如果外周血培养和导管尖端培养均为阴性,不太可能为CRBSI。

（王　瑶）

四、L型细菌血培养 Blood Culture for L-form Bacteria

L型细菌是细胞壁缺陷型细菌。早在20世纪30年代,研究者就提出了L型细菌的概念——L型细菌是一种因基因突变而形成缺乏细胞壁的细菌。

1. 涂片与镜检　用无菌注射器从血培养瓶取阳性培养物2～3滴进行涂片染色,镜下观察。菌体形态高度多形,有球状、丝状、杆状等,大小不等、着色不均,革兰染色不着色或阴性常见。

2. 培养　采集患者静脉血5～10 mL接种于高渗增菌培养基中,于35℃含5%～10% CO_2环境1～7 d培养,逐日观察,如培养瓶出现浑浊或有絮状物或沿管壁生长,转种L型平板,因其生长较缓慢,一般培养2～7 d后在高渗血平板上呈细小菌落,典型的菌落形态包括荷包蛋样、颗粒型和丝状型3种。

3. 鉴定　革兰染色不着色,在高渗培养基生长,形成中间较厚、四周较薄的荷包蛋样细小菌落。可初步诊断为细菌原型或L型细菌,对其继续进行返祖培养,挑选疑似L型细菌菌落接种于羊血平板,进行1～2次传代培养返祖,返祖后进行常规鉴定。

在血琼脂平板上挑取可疑菌落做触酶或氧化酶试验,进行初步分类。依据初步分类选择鉴定卡片,挑取菌落制成菌悬液,用鉴定仪或传统生化试验进行鉴定。

4. 结果解释

(1) L型细菌脓毒症是指细菌侵入血流或细菌侵入血流,经抗菌药物或机体的免疫因素作用后转变为L型而引起的急性感染。随着研究的深入,人们对L型细菌临床意义的认识逐步加深。但是,由于L型细菌的诱导方法因细菌而异,培养困难,许多问题尚需进一步研究和探索。在临床上不合理应用抗生素的现象经常发生,尤其是对慢性发热患者滥用抗生素的现象更为普遍,容易导致细菌转变为L型,故L型细菌败血症有逐渐增多的趋势。

(2) L型细菌引起的发病情况,国内外文献报告较少,20世纪90年代初国内的研究表明普通血培养阳性率为11.6%,L型细菌培养阳性率为5.6%。研究证明将正常细菌加入高渗培养基也可导致L型细菌的出现。用细胞壁染色可见L型细菌呈现细胞壁不同程度的缺损,使用阻止细胞壁合成的抗菌药物,如青霉素类、头孢菌素类、糖肽类,容易诱导细菌转化成L型细菌。临床分离出L型细菌以葡萄球菌最多,占85.6%,其余为伤寒沙门菌、大肠埃希菌、变形杆菌、肺炎克雷伯菌、结核分枝杆菌等。

(3) 常规微生物培养基是低渗的,并且不支持L型细菌生长,因此L型细菌在临床中很容易被忽略。有研究发现自制高渗血琼脂平板对于培养细菌L型有较好的效果,可用于鉴定与研究L型细菌。

五、巴尔通体血培养　Blood Culture for Bartonella

巴尔通体有32个种或亚种,与人类疾病相关的巴尔通体主要包括杆状巴尔通体(*B. bacilliformis*)、五日热巴尔通体(*B. quintana*)和汉赛巴尔通体(*B. henselae*)。

1. 涂片与镜检　巴尔通体呈轻微弯曲的革兰阴性杆菌,直径(0.5～0.6)μm×(2～2.5)μm,番红或碱性品红复染着色浅。有点像弯曲菌、螺旋菌或嗜血杆菌。杆菌样巴尔通体有1～10根单端鞭毛,长3～10 μm。

2. 培养　在血培养仪培养7 d后,取培养物涂片进行革兰染色,若见到革兰阴性杆菌,则将培养物转种到血琼脂平板,培养7～21 d以上才能形成肉眼可见的菌落。汉赛巴尔通体初代培养时在琼脂培养基上形成灰白色、粗糙、干燥的菌落,凸起的表面形成凹陷(图7-15)。

为了提高阳性检出率,建议使用特殊的采血管,离心分离出标本,直接接种于特殊琼脂板,这样可以从菌血症患者血样中培养出巴尔通体。将裂解离心培养系统如Isolator处

理的血标本或者含EDTA抗凝管标本接种到
无抗生素的5%的兔鲜血巧克力和牛脑心浸
出液琼脂平板,可直接分离出巴尔通体。血琼
脂平板应置35℃、5% CO_2高湿度环境中至少
孵育4周。除了巴尔通体外,还有可能培养出
其他生长缓慢的病原菌(如结核分枝杆菌、荚
膜组织胞浆菌等)。

3. 鉴定　汉赛巴尔通体出现2种形态:
① 不规则、凸起的、灰白色、干燥、粗糙(菜花
状)菌落,陷入并黏附于琼脂。② 小的、圆形、
黄褐色湿润菌落,很容易从琼脂表面刮掉。汉
赛巴尔通体初代分离主要是上述第"①"种菌

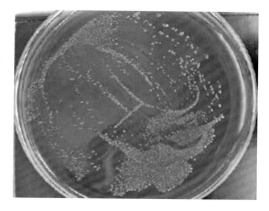

图7-15　汉赛巴尔通体在血平板上10 d后的菌落

落特征。五日热巴尔通体菌落通常光滑、扁平,并有光泽,比汉赛巴尔通体更显黄褐色,且
不会陷入琼脂。紧密相连和融合的五日热巴尔通体菌落可呈黏液状。克拉里奇巴尔通体
长成小的、凸起、坚实的白色黏性菌落,初代分离时也可能呈现伸展性生长。大多数巴尔
通体在重复传代培养后都呈光滑菌落。

巴尔通体在固体培养基上生长缓慢,需培养7 d以上,触酶和氧化酶试验阴性,不利用
碳水化合物产酸,通常足以推断巴尔通体的鉴定。多数巴尔通体生化反应不活泼。除了
产生肽酶外,各种不同的商品化鉴定系统中的数据库均未包含巴尔通体。但Microscan快
速厌氧菌板条(Baxter Diagnostics, Deerfield, IL)RAPID ANA Ⅱ系统和Rapid ID32A已可
用于该菌的鉴定。鉴定巴尔通体的属、种的最理想的方法是DNA扩增和测序技术。

4. 结果解释

(1)巴尔通体正常存在于吸血节肢动物体内,主要存储宿主包括人、家畜、啮齿类动
物等。临床上,巴尔通体可通过吸血节肢动物作为媒介,侵犯人的上皮细胞和红细胞。巴
尔通体感染已被证实为一类全球新发的威胁人畜健康的感染性疾病,其会引起各种症状,
轻度如发烧、头痛和不适,重度会产生幻觉。巴尔通体是一种苛养的、生长缓慢的革兰阴
性菌,自动化血培养系统可以培养出巴尔通体,但检出率低,由于该菌产生CO_2少,不足以
被仪器检测到,并且由于仪器针对常规血培养设置的培养时间短(5 d),也不易培养出巴
尔通体。

(2)由于不同种的巴尔通体最适生长温度不同,杆状巴尔通体为25～30℃,而汉赛
巴尔通体、五日热巴尔通体、凯勒巴尔通体或伊丽莎白巴尔通体为35～37℃,巴尔通体高
度依赖氯化高铁血红素。巴尔通体在琼脂平板上生长缓慢,8～45 d才能形成肉眼可见
的菌落(分裂时间大约为24 h)。 巴尔通体分离的标本大多数来自血、组织、淋巴结脓液
或原发皮肤损伤处。巴尔通体的血液分离比组织分离更容易,菌血症、猫抓病(cat-scratch
disease,CSD)淋巴结中很少能培养出巴尔通体。

(3)在抗生素使用前采集标本。使用Islator溶血管(Wampole, Cranbury, N)、柠檬酸
钠管或EDTA管收集血标本。如果培养前需要储存标本,应将标本冷冻(至少-20℃)保
存,EDTA管-65℃保存26 d,敏感度不会下降。

此外,在临床上患者存在感染指标增高,但多套血培养无细菌生长时,不能排除血流
感染,因为常规血培养仪的设置的培养时间是5 d,不能培养出所有的病原体。还应考虑

生长缓慢的病原体,如巴尔通体、结核分枝杆菌、荚膜组织胞浆菌和支原体等,建议临床重新送血培养(延长培养时间或特殊采血管离心培养)或核酸检测。若临床疑似巴尔通体血流感染,应及时联系实验室人员,并在申请单上注明,以便实验室延长培养时间。

六、支原体血培养 Blood Culture for Mycoplasma

1. 概述　支原体是不具有细胞壁的原核微生物,它广泛分布于自然界,有80余种。与人类有关的支原体有肺炎支原体、人型支原体和解脲支原体等,主要寄生在呼吸道和泌尿生殖道,偶尔穿透到黏膜下层侵入血液并扩散到全身各器官和组织,引起感染,是泌尿生殖道感染常见的病原体,其中人型支原体菌血症见于肾移植、创伤和泌尿生殖系统手术后,脑脓肿、骨髓炎病变和伤口感染等患者也可检出人型支原体。

2. 涂片与镜检　用无菌注射器从血培养瓶取阳性培养物2～3滴进行革兰染色,菌体不着色(图7-16)。

3. 培养　若血培养物涂片,瑞氏染色未见细菌(图7-17),则转种于血琼脂平板;培养18～24 h后无细菌生长,需继续培养48～72 h,血琼脂平板呈灰白色针尖样菌落(图7-18),涂片革兰染色不着色,初步符合支原体特征。

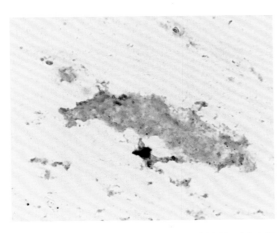

图7-16　血培养物涂片镜下见到沙滩状形态(革兰染色,×1 000)

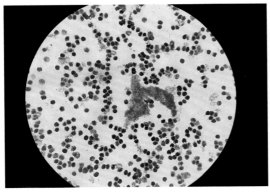

图7-17　血培养物涂片镜下见到沙滩状形态、完整红细胞(瑞氏染色,×1 000)

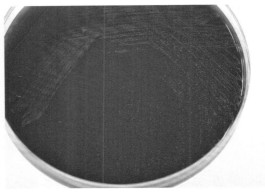

图7-18　人型支原体血琼脂平板特征(48～72 h)

4. 鉴定

(1)生化反应:分解葡萄糖、脲酶试验阴性,精氨酸试验阳性(支原体IST2试剂盒培养)。解脲支原体不能利用葡萄糖或精氨酸,脲酶阳性。

(2)16S rRNA基因测序、PCR引物和DNA测序技术。

5. 结果解释

(1)人型支原体血流感染的很多病例是在常规血培养检测中偶然发现的,并非是在怀疑支原体血流感染而进行的支原体血培养。人型支原体是唯一能在血培养中被检出的支原体。Madoff等报道，31例非生殖道人型支原体感染病例中，2例支原体菌血症患者和1例心脏移植患者的胸膜腔和血中均查到人型支原体；1例系统性红斑狼疮患者，关节腔和血中查到人型支原体。Waites等报道，43例脑脊液感染新生儿血培养中，2例人型支原体阳性，2例解脲脲原体阳性。Dan等报道，1例大面积烧伤婴儿患者确诊为人型支原体菌血症。Benjamin等报道，1例肾和胰腺联合移植患者，血培养检测出穿透支原体。吴丽莎等报道，1例神经外科术后人型支原体血流感染。

（2）尽管国内外支原体血症有相关文献报道，但支原体血流感染并没有引起临床足够的重视，主要由于临床医师不了解支原体血症的特点，怀疑血流感染评估病原菌时遗漏支原体，在临床经抗感染药物治疗时往往可覆盖支原体；且检验人员不了解在血培养中可以检出支原体，所以血流感染中支原体的检出率低。

（3）血培养仪报警，培养物涂片染色未查见细菌，转种培养24～48 h无细菌生长，往往认为是假阳性。笔者建议，若确定假阳性，需将血琼脂平板延长培养至48～72 h。若生长呈针尖大小菌落时，革兰染色不着色，应考虑支原体。若延长72 h仍无细菌生长，但临床疑似感染还需继续培养，除了支原体以外，还有可能培养出其他生长缓慢的病原菌。

（4）人型支原体与马耳他布鲁菌鉴别：血琼脂平板长出菌落，进行涂片革兰染色。两者镜下均为沙滩状。但是，马耳他布鲁菌镜下可见结构完整的菌体，人型支原体不可见（图7-19）。

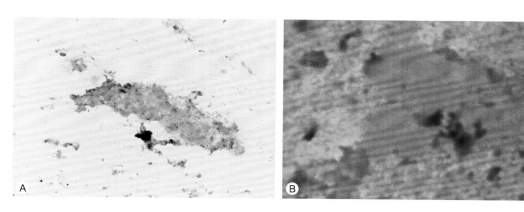

图7-19　人型支原体与马耳他布鲁菌的区别（革兰染色，×1 000）
A.人型支原体；B.马耳他布鲁菌

（5）支原体与L型细菌鉴别：用接种环蘸取Dienes染色液置于菌落边缘，浸染菌落15～30 min，可见支原体染成蓝色，且2～3 d不退色，而L型细菌菌落核心显深蓝色，周边为淡红色，2～3 d后变淡。

（周庭银）

———————— 参 考 文 献 ————————

［1］ MADOFF S, HOOPER DC. Nongenitourinary infections caused by Mycoplasma hominis in adults［J］. Rev Infect Dis, 1988, 10(3): 602-613.

［2］ WAITES KB, RUDD PT, CROUSE DT, et al. Chronic Ureaplasma urealyticum and Mycoplasma hominis infections of central nervous system in preterm infants［J］. Lancet, 1988, 1(8575-8576): 17-21.

［3］ DAN M, TYRRELL DL, STEMKE GW, et al. Mycoplasma hominis septicemia in a burned infant［J］. J Pediatr, 1981, 99(5): 743-745.

［4］ PREISWERK B, IMKAMP F, VORBURGER D, et al. Mycoplasma penetrans bacteremia in an immunocompromised patient detected by metagenomic sequencing: a case report［J］. BMC Infect Dis, 2020, 20(1): 7.

［5］ 吴丽莎,朱红军,陈乐川.神经外科术后人型支原体血流感染一例［J］.中华临床感染病杂志,2016,9(6): 538-539,546.

［6］ ALMENOFF PL, JOHNSON A, LESSER M, et al. Growth of acid fast L forms from the blood of patients with sarcoidosis［J］. Thorax, 1996, 51(5): 530-533.

［7］ HALEY S, PAUL J, CROOK DW, et al. Acinetobacter spp L-form infection of a cemented Charnley total hip replacement［J］. J Clin Pathol, 1990, 43(9): 781.

［8］ HIBMA AM, JASSIM SA, GRIFFITHS MW. In vivo bioluminescence to detect the attachment of L-forms of Listeria monocytogenes to food and clinical contact surfaces［J］. Int J Food Microbiol, 1996, 33(2/3): 157-167.

［9］ 姜凯,王志勤,姜锋.小儿L型细菌血培养病原菌种类及耐药性分析［J］.中国实用医药,2009,4(22): 110-111.

第八章 · 血培养系统

Blood Culture System

第一节 传统血培养系统

Traditional Blood Culture System

一、传统肉汤血培养 Traditional Broth Blood Culture System

传统肉汤血培养从1915年开始采用，包括需氧和厌氧培养，目前使用的需氧和厌氧培养瓶有很多市售商品。需氧培养瓶常见的有脑心浸出液、胰酶大豆浸液等，厌氧培养瓶常见的有液体硫乙醇钠培养基等。特种培养基还配有添加剂（如氯高铁血红素、维生素K、L半胱氨酸）以支持需特殊营养的细菌生长。

血液标本接种后，培养瓶放35℃孵育，每日观察，一般培养7 d，对48～72 h未生长的培养瓶至少应进行转种培养1次。对培养瓶进行肉眼检查，下列几点提示有细菌生长（表8-1）。

表8-1　培养瓶中有细菌生长时的表现

表　　现	可 疑 菌 种
血与肉汤混合物出现浑浊并有凝块	金黄色葡萄球菌
均匀浑浊，发酵葡萄糖产气	大多为革兰阴性菌
微浑浊，有绿色变化	肺炎链球菌
肉汤表面有菌膜，膜下呈绿色浑浊	铜绿假单胞菌
血细胞层上面出现颗粒状生长，有自上而下的溶血	溶血性链球菌
厌氧培养瓶有变化，而需氧培养瓶无细菌生长	可能为厌氧菌
产生大量气体，溶血	可能为梭菌属
肉汤表面有菌膜，培养液清晰，底层溶血	枯草杆菌

注：如果怀疑有细菌生长迹象，按照阳性血标本接种操作过程进行

二、压力计血培养法 Manometer Method for Blood Culture

压力计血培养法即Oxoid Signal血培养系统，是由一个传统肉汤培养瓶和一个感应器组成（图8-1）。感应器是由血培养瓶外接一个长针的塑料透明贮液器构成。血液加入血培养瓶后，感应器的针头通过瓶塞插入到肉汤当中。微生物生长产生的气体增加了瓶内

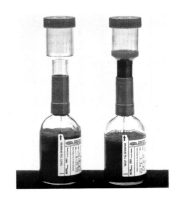

图8-1 压力计血培养法

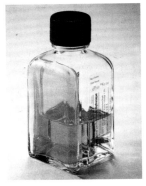
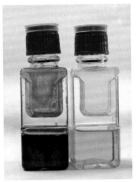

图8-2 双相血培养瓶

部的气压,气压作用迫使肉汤培养液通过针头进入贮液器中,如果贮液器中出现培养液则指示肉汤中有微生物生长。

三、双相血培养系统 Two-phase System for Blood Culture

双相血培养系统即固体培养基与液体培养基相结合的一种培养方法。最初用于培养布鲁菌属,现在常用于细菌和真菌培养。

1. 工作原理 双相显色培养瓶中的营养成分(蛋白胨、生长因子、血红素、辅酶Ⅰ及维生素等)是血流感染中主要需氧微生物(细菌和真菌)和某些苛养菌的最适生长条件。

2. 基本结构 双相显色培养瓶由2种培养基组成,固相为一块透明的琼脂面,固定在瓶内壁的上半层,由琼脂和多种营养物质组成;液相含有丰富的营养成分,用于增菌培养(图8-2)。

3. 操作要点 血标本采集后送到实验室,将培养瓶颠倒混匀使液体覆盖整个固体面,然后置35℃孵育箱培养(固体面在上,液体在下)。次日观察培养瓶固体面有无紫红色菌落或菌苔生长,然后观察瓶中液体是否浑浊。如发现有菌生长,直接做涂片镜检、生化鉴定和药敏试验;若固体表面无菌生长或液体不浑浊,继续35℃培养,每24 h颠倒混匀1次,培养至少5 d,方可报告阴性。

4. 功能与特点 双相显色培养瓶中培养基含有丰富的营养成分,适合血流感染中多种临床常见细菌及某些苛养菌的生长。因为可直接从瓶内的琼脂面上挑取菌落做涂片染色、生化试验和药敏试验,所以既节省时间又提高了阳性标本的检出率。双相显色培养瓶易于观察菌落,普通琼脂平板上肉眼无法识别的菌落在该培养基上能通过颜色反应(紫红色)被识别。

四、溶解-离心血培养法 Lysis-centrifugation System for Blood Culture

1978年Dron和Smith发明了单方试管血培养方法,即溶解-离心血培养法(图8-3)。该法首先将标本接种于含有色素物质及溶解血液的液体培养

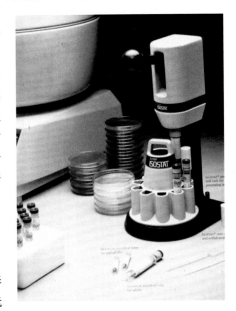

图8-3 溶解-离心血培养法

基,培养基内以聚茴香磺酸钠(sodium polyanethol sulfonate,SPS)作为抗凝剂,巯基乙酸钠(sodium thioglycollate)、皂素(saponin)及多聚丙二醇(polypropylene glycol)作为溶解剂及稳定剂,溶解血细胞将细菌释放出来,然后以3 000 r/min离心30 min,取沉淀物接种于琼脂平板。经培养后分离鉴定病原微生物。如此可省去许多培养时间,并较易消除残留抗菌药物等抑菌因子,故不仅报告快且检出率高,而且也能用于结核杆菌、军团菌等生长慢且难培养的菌。此法的缺点是操作较烦琐,污染率较高,对某些菌如肺炎链球菌、产单核细胞李斯特菌、流感嗜血杆菌及厌氧菌等的检出率低。溶解离心法与双相血培养法相比,丝状真菌和酵母菌的检出率和菌落生长时间相同,所以特别适用于真菌菌血症和分枝杆菌菌血症的病原菌培养。

第二节　自动化血培养系统
Automatic Blood Culture System

一、BD BACTEC™系列全自动血培养系统BD BACTEC™ Automated Blood Culture System

20世纪70年代以来,西方国家已陆续研制和完善了多种自动化血培养仪,可连续(每次10～15 min)监测血培养瓶中细菌的生长。目前国内外常用的几种连续监测性血培养仪介绍如下。

BD BACTEC™ 9000系列和FX全自动血培养系统由美国BD公司(Becton, Dickinson and Company)研发生产。根据仪器承载的瓶位数量分为BACTEC™ 9050(50个瓶位)、BACTEC™ 9120(120个瓶位)及BACTEC™ 9240(240个瓶位)3个型号。2010年,BACTEC™FX全自动血培养系统投入中国市场,在硬件和软件系统方面均进行了较大改进。

1. 工作原理　系统采用荧光增强的检测原理(图8-4)。培养瓶内的各种营养物质可提供微生物生长的物质基础,而微生物生长过程中的代谢产物之一CO_2将激活瓶内底部

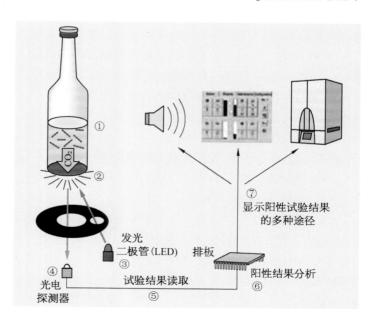

图8-4　BD BACTEC™ 9000系列全自动血培养系统工作原理示意图
① 微生物代谢过程产生CO_2;② 与瓶中传感器内的染料反应;③ 发光二极管激活传感器内的荧光物质,瓶内的通过染料来调节荧光;④ 光电探测器读取荧光数据;⑤ 来自探测器的原始数据在排板上面进行数据处理;⑥ 阳性的结果会显示出来;⑦ 阳性瓶会通过可听见的声音、屏幕上的指示和阳性瓶系统指示器来提示报警

荧光感应物质而发出荧光,荧光信号变化与CO_2变化成正比。仪器每10 min对瓶底进行1次检测,仪器内的探测器探测到该荧光信号的变化并经特殊公式的运算,得出荧光信号变化的各种参数,从而判断培养瓶内是否有微生物生长。

2. 基本结构　系统分为控制组件和孵育组件两部分。控制组件可完成日常装瓶、卸瓶、信息资料查询及基本设置等功能,孵育组件部分对培养瓶进行孵育和连续检测(图8-5)。

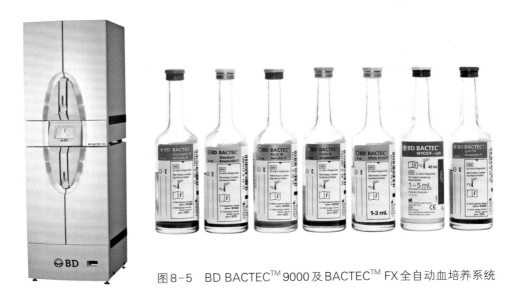

图8-5　BD BACTEC™ 9000及BACTEC™ FX全自动血培养系统

3. 操作要点　系统配套有7种不同类型的血培养瓶,分别为标准需氧培养瓶、标准厌氧培养瓶、树脂需氧培养瓶、树脂厌氧培养瓶、新生儿树脂培养瓶、含溶血素厌氧培养瓶、含溶血素分枝杆菌/真菌培养瓶。用户可根据实际需要选用不同的培养瓶。

步骤如下:① 微生物代谢过程产生CO_2。② 与瓶中传感器内的染料反应。③ 发光二极管激活传感器内的荧光物质,瓶内的通过染料来调节荧光。④ 光电探测器读取荧光数据。⑤ 来自探测器的原始数据在排板上面进行数据处理。⑥ 阳性结果会显示出来。⑦ 阳性瓶会通过可听见的声音、屏幕上的指示和阳性瓶系统指示器来提示报警。

系统的操作要点:按培养瓶说明书要求,无菌操作注入需求的血量,将培养瓶放入仪器中,仪器将自动孵育、混匀和连续检测培养瓶,在仪器提示阳性或阴性时取出培养瓶。BACTEC™ FX全自动血培养系统的操作流程在BACTEC™ 9000系列的硬件和软件系统基础上进行了改进,更加简捷和快速。

4. 功能与特点

(1)系统采用了专利荧光增强连续检测技术,提高了检测的准确性和速度。

(2)系统的应用标本范围广泛,适用于血液和各种无菌体液标本。

(3)系统的7种培养瓶可供选择,适用于临床各种不同类型标本的需要。

(4)系统的树脂培养瓶采用专利树脂吸附技术,可吸附标本中绝大部分的抗菌药物,不影响阳性标本的直接涂片染色效果。

(5)系统的安全性好,培养过程中无需通气,也不会有标本漏出,避免了实验室污染和对检验人员的伤害。血培养瓶的小酒瓶式设计支持真空采血。

(6)系统支持48 h延迟上机,有效地解决了用户延迟上机的难题。

二、BacT/Alert VIRTUO 全自动微生物培养系统 BacT/Alert VIRTUO Microbial Detection System

法国生物梅里埃公司开发的新一代全自动微生物培养系统 VIRTUO，先后获得欧洲 CE（Communate Europpene）和美国 FDA（Food and Drug Administration）认证，2017年于中国大陆正式上市。VIRTUO 采用先进的血培养技术，实现了血培养过程的全自动化（自动机械臂上瓶，自动卸载阳性瓶和阴性瓶），全封闭培养系统和革新算法缩短了报阳时间，实时采血量监测与 Myla 软件整合形成了高效的信息化管理，实现了血培养远程监控和质量控制。

1. 工作原理　系统采用非侵入性检测原理，用具有专利技术的颜色不可逆反应的液体乳胶感应器（Liquid emulsion sensor, LES）来检测是否有微生物生长。微生物在培养基中代谢基质时产生 CO_2，进而使瓶底乳胶感应器中 pH 发生改变，颜色由墨绿色变为黄色。仪器培养孔底的光电探测器测量反射光变化并按相应公式计算，在设定时间内培养阳性或阴性。

VIRTUO 系统采用全封闭式血培养，设备门无需开关，可减少光线、温度变化对微生物培养过程的干扰，系统革新为以 RAUC 法为主的三组算法提高了灵敏度和特异性，降低了血培养的假阳性或假阴性。

2. 基本结构　主要分为控制组件、血瓶信息采集组件、自动装机组件、孵育组件和培养后血瓶放置组件五部分（图8-6）。控制组件可完成装瓶数据采集记录、卸瓶、信息资料查询及基本设置等功能；血瓶信息采集组件可借助扫描仪完成血瓶号、医院病历号、病床号等至多五种不同的二维标识码；自动装机组件包括血瓶传送带和机械臂两部分，可最大限度缩短血瓶上机时间，无需任何操作技巧；孵育组件部分的稳定性加强，可同时进行常规培养和结核菌培养；培养后血瓶放置组件分为阳性瓶出口槽（位于控制面板右侧的槽中，每次最多6瓶）和阴性瓶废弃桶两部分。

3. 操作要点　VIRTUO 系统是新一代的全自动培养系统，采用新的血培养技术，"一步血培养"可覆盖检验的前、中、后过程，即将血培养瓶转载至传送带后，后续操作均由系

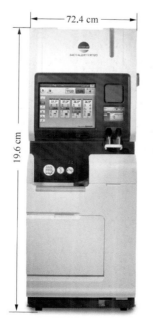
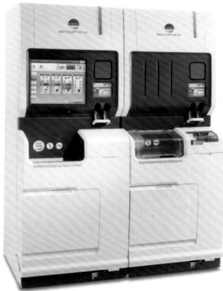

图8-6　BacT/Alert VIRTUO
全自动微生物培养系统

统自动完成：可记录血瓶血量信息及患者信息、机械臂上瓶、孵育、混匀、连续检测、检测完成后自动卸载（图8-7）。

VIRTUO操作要点：① 自动装载与传送培养瓶，可最大限度地缩短血瓶上机时间。② 自动机械臂完成血瓶上载过程。③ 扫描记录血瓶条码、医院病例信息。④ 实时监测每瓶的血量，提醒并统计不足量或过量的培养瓶。⑤ 自动卸载阳性瓶，每次最多6瓶。⑥ 自动卸载阴性瓶，弃于内置废弃桶中。

适用于VIRTUO的血培养瓶包括含聚合物吸附树脂（adsorbent polymeric beads，APB）的FAN PLUS中和抗生素血培养瓶系列，包括FA PLUS需氧微生物培养瓶、FN PLUS厌氧微生物培养瓶、PF PLUS儿童培养瓶，用于检测血液及无菌体液标本中的需氧和兼性厌氧微生物。

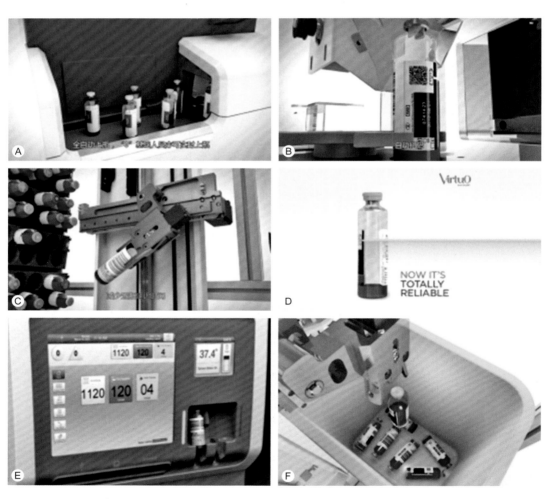

图8-7　VIRTUO系统

A. 将培养瓶垂直放在传输带上，培养瓶传输带开始移动，同时将培养瓶推送至培养瓶分配器中；B. 仪器自动识别LIS条码及瓶身条码；C. 机械手将培养瓶装载到可用的孔位上；D. 通过页面测量，进行样本体积测量，如果有过多的泡沫产生，会在2 h后再次评估样本体积（R2.0），对采血量不合格的标本仪器会进行报警提示（可自定义设置）；E. 阳性瓶表示最终结果为阳性，自动卸载培养瓶时，自动从检测孔卸载所有确认为阳性的培养瓶并传送到培养瓶取出区域停止孵育；F. 阴性培养瓶表示最终结果为阴性，仪器自动从检测孔卸载所有确认为阴性的培养瓶并传送到废物箱

　　FAN PLUS含APB树脂中和抗生素血培养瓶系列于2019年在中国大陆上市,与传统血培养相比,提供3种抗生素吸附途径:① 通过范德华力吸附非极性抗菌药物分子,如万古霉素。② 通过离子交换吸附带电荷的抗菌药物分子如氨基糖苷类药物。③ 专利化合物通过共价键靶向吸附碳青霉烯类药物。上述吸附技术覆盖更广范围的抗菌药物,包括近年来新上市的抗菌药物。大量临床研究证明,FAN PLUS系列血培养瓶可提升微生物复现率,加速微生物检出时间。对于血培养报阳的后续操作,如对革兰染色,可有效避免黑色活性炭粒干扰,使结果判读更加简易;对质谱仪的直接鉴定等更加简易。该培养瓶采用多层聚合碳纤维制成,可避免因瓶体破碎造成的生物安全隐患。FAN PLUS也可适用于BacT/Alert 3D系列全自动细菌、分枝杆菌培养系统(图8-8、图8-9)。

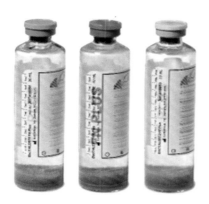
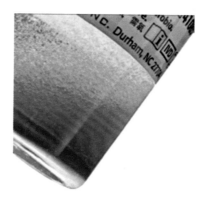

图8-8　FAN PLUS系列血培养瓶　　　　图8-9　新一代APB抗生素吸附树脂

　　4.功能与特点

　　(1)VIRTUO全自动上/下载:无需专业操作培训,即可随时置瓶和取瓶,实现24 h上瓶"零延迟"。

　　(2)全封闭培养系统和革新算法:提升系统稳定性,平均缩短20%的报阳时间。

　　(3)实时血量监测:通过监测每瓶液面,监控血培养采血量,提高临床标本质量。

　　(4)智能化条码扫描:记录培养血瓶及患者信息,提升血培养样本溯源性。

　　(5)培养孔位可拓展:可以最多连接3个B模块,将A模块432孔位拓展至1 728个孔位,并采用单点置瓶、单点控制的方法,方便进行操作和维护。

　　(6)高度自动化的培养过程和全封闭系统:最大限度地确保临床实验室的生物安全。

　　(7)MYLA信息化整合方案:实现血培养全过程的远程监控、移动危急值报警,提供全面血培养质量分析报告。

　　(8)FAN PLUS系列血培养适用于多种抗生素吸附原理,匹配多种类型抗生素,增加新上市药物覆盖,满足临床抗感染治疗需求;优化配方,提高检出率,缩短培养时间;改善革兰染色效果,加速危急值报告和质谱鉴定效率;经FDA、国家药品监督管理局认证可用于血液及无菌体液培养。

三、VersaTREK全自动血培养系统 VersaTREK Automated Blood Culture System

　　VersaTREK全自动血培养系统是由美国赛默飞世尔公司生产的多功能微生物检测系统。

　　1.工作原理　VersaTREK全自动血培养系统采用了气压感应技术(图8-10)。当培

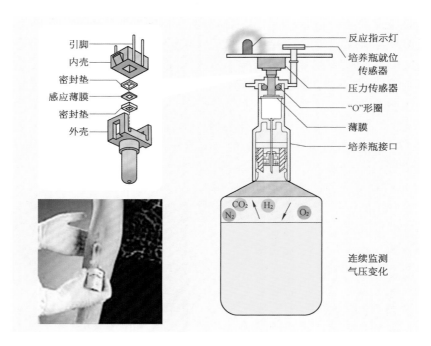

图8-10 VersaTREK全自动血培养系统的气压感应系统

养瓶中存在微生物时,其利用培养基中的营养物质进行新陈代谢,消耗氧气;随着微生物的繁殖,产生二氧化碳、氮气、氢气等气体,引起培养瓶内压力的变化。

仪器的每个孔位上都有一个压力传感器,通过培养瓶顶部的连接器同步检测内部的气压变化,系统按照设定的算法对检测结果进行自动判别。当检测到符合微生物生长的压力变化曲线时,将该培养瓶标记为阳性培养瓶。

2. 基本结构 VersaTREK全自动血培养系统包括仪器部分和计算机两部分,1台计算机最多可连接5台仪器。该系统主要有VT240和VT5282个基本型号(图8-11),其中VT240还有96、144、240不同3种瓶位规格。系统采用模块化设计理念,可随时根据检测量需求扩充通量。

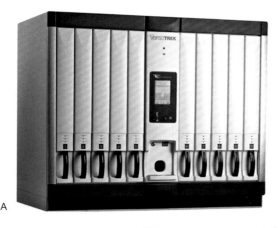
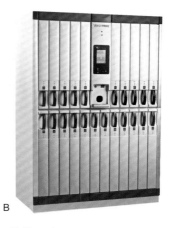

图8-11 VersaTREK全自动血培养系统
A. VersaTREK240;B. VersaTREK5282

3. 操作要点

（1）无菌手法采集血液等无菌体液标本,注入培养瓶。

（2）输入或者条码扫描患者资料。

（3）插入连接器,将培养瓶放到相应位置。

（4）当标本为阳性时,阳性指示灯亮起并伴报警提示音,同时在液晶显示屏及控制端软件中显示。

4. 功能与特点

（1）气压感应技术:通过检测培养瓶内氧气消耗,以及二氧化碳、氮气、氢气、氨气等气体释放引起的气压变化,判定是否有微生物生长;避免仅检测二氧化碳而造成漏检;无需等到产二氧化碳,在消耗气体阶段即触发机制而报阳。

（2）低采血量:采血量范围可低至0.1 mL,适用于儿童、老年人、贫血者、危重症患者等采血困难人群。

（3）消除抗菌药物等的影响:每瓶内含80 mL培养基,可以稀释抗菌药物、吞噬细胞、补体、溶菌酶及免疫球蛋白等,降低抑菌作用。

（4）简便易用:接受和未接受抗菌药物干预的患者标本都可用同一种血瓶检测;针对儿童患者,可提供需氧和厌氧培养瓶,满足特殊情况下对儿童患者标本厌氧培养的需求,无需特殊的儿童瓶,简化了培养血瓶的选择。

（5）一机多用,一位多用:1台VersaTREK可对血液及各种无菌体液进行需氧菌、厌氧菌,以及兼性厌氧菌的培养;无需额外购置专门的检测模块,即可检测痰液、尿液、血液、无菌体液等不同样本中的分枝杆菌,同时可进行结核分枝杆菌的药敏试验,且每个瓶位可以放置不同的培养瓶。

（6）有针对性的培养模式:在培养过程中,需氧瓶保持涡旋状态,以提高培养基溶氧量,加快需氧菌生长;而厌氧瓶始终静止,可以提高专性厌氧菌的阳性检出率。

（7）专用分枝杆菌培养瓶:瓶内有海绵状特殊材料,用于模拟肺泡环境,有利于分枝杆菌的生长。

（8）安全稳定:一次性连接器中有0.22 μm滤膜,病原体气溶胶不会外泄或导致交叉污染。当报阳血瓶从仪器内被取出时,可自动平衡瓶内外气压,不易因瓶内压力过大造成喷溅,安全性更高。

四、DL-Bt系列全自动血培养系统 DL-Bt Series of Automatic Blood Culture System

DL-Bt系列全自动血培养系统由珠海迪尔生物工程有限公司研发生产。根据用户需求量的不同,可分为DL-Bt64、DL-Bt112、DL-Bt240等不同型号。其中,Bt24、Bt60和Bt120等为近来推出的Blood Chain系列小型血培养仪,采用模组加热技术取代原有的空气循环加热模式,解决开关门过程中温度散失对血培养报阳时间的影响。Blood Chain放置在临床科室可通过医院内网在管理终端直接查询标本情况,帮助医院快速建立血培养体系。

1. 工作原理　DL-Bt系列全自动血培养系统采用非侵入式检测,将接种的血培养瓶放入检测孔中,利用热传导原理使血培养瓶在37℃恒温环境下持续培养,使培养瓶中的微生物快速生长并产生CO_2等代谢气体,作用于瓶底产生颜色变化,通过光电探测器检测折射光波长变化,运用多种运算模式分析,准确得出微生物的生长状况,记录其生长曲线,快速报告阳性培养结果。本系统适用于血液或各种无菌体液标本中细菌的培养和检测。

2. 基本结构　DL-Bt系列全自动血培养仪包括嵌入式控制系统、恒温控制系统、机械运动系统和检测系统四部分(图8-12)。嵌入式控制系统包括蓝牙、鼠标、键盘和互联网连接等基本功能；恒温控制系统可以稳定维持内环境温度；机械运动系统负责带动仪器组件，形成可上下摇摆的培养方式；检测系统用于实时检测血培养瓶内微生物的生长情况。

3. 操作要点　DL-Bt系列全自动血培养仪配套3种不同类型的血培养瓶(图8-13)，分别为含树脂需氧培养瓶、含树脂厌氧培养瓶和含树脂儿童培养瓶。

按培养瓶说明书的要求，在无菌操作下注入要求的血量，将血培养瓶放入仪器中，仪器将自动孵育、混匀和连续检测培养瓶，在仪器提示阳性或阴性时取出培养瓶。

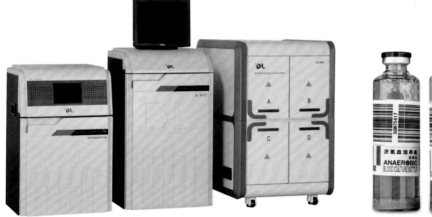
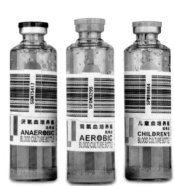

图8-12　DL-Bt全自动血培养仪　　　　图8-13　DL-Bt血培养瓶

4. 功能与特点　DL-Bt系列全自动血培养仪采用非侵入式的显色法检测技术，运用多种运算方式，使结果更精准可靠。

(1)每个瓶位设立独立检测器，每10 min检测1次，并对阳性结果提供声、光、色三级报警。

(2)支持48 h延时上机，具有错置瓶位提醒功能。

(3)配备有3种不同用途的血培养瓶，用户可根据实际需求进行选择。

(4)培养瓶采用多层聚合纤维材质，轻便、防摔破。

(5)培养瓶内添加树脂吸附剂，可吸附标本中可能携带的抗生素，提高阳性检出率。

(6)Blood Chain系列小型血培养仪可实现一机分托，最多分托3台分机，适用于急诊、ICU等科室，实现快速上机培养，加快血培养检验报告时限。

五、BC 120自动化血培养系统 BC 120 Automated Blood Culture System

BC120自动化血培养系统由安图实验仪器(郑州)有限公司研发生产，有BC120(120孔位)1个型号。

1. 工作原理　该系统采用非侵入和可视化技术，配合独特的光学检测系统，通过检测培养瓶内微生物生长代谢引起的瓶底感受器的颜色变化(仪器检测装置每10 min检测颜色感受器的变化),根据反射光强度的变化判断培养瓶内是否有微生物生长。

2. 基本结构 BC120血培养仪(图8-14),分为主机和控制系统两部分,1台控制系统最多可实现5台主机的并联,可实现600孔位的血培养检测。主机主要用于培养瓶的振荡孵育和数据检测,控制系统通过内置分析管理软件实现数据的储存分析及结果报告,并可连接实验室信息管理系统。

3. 操作要点 配套培养瓶有7种:标准需氧瓶、标准厌氧瓶、标准儿童瓶、树脂需氧瓶、树脂厌氧瓶、树脂儿童瓶,以及分枝杆菌培养瓶(图8-15)。检查培养瓶有无污染、破损,移去塑料盖子,并用酒精(乙醇)棉球或类似方法对橡胶盖进行消毒。严格无菌操作,获取患者规定量的样本并在无菌条件下将其接种入培养瓶,将培养瓶放入仪器孔位中,连续孵育检测,在仪器提示结果时卸载培养瓶。

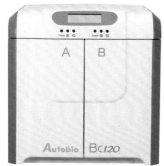

图8-14 BC120血培养仪

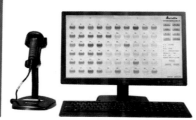

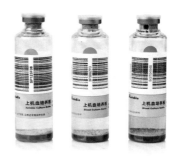

图8-15 BC120血培养瓶示例

4. 功能与特点

(1)高配置控制系统,利于数据储存、分析。

(2)具有通信接口(LIS系统接口端口)支持实验室多种信息管理系统连接。

(3)A/B 2个箱体,每个箱体各60瓶位,合计120瓶位。

(4)可实现5台并机,可扩容至600瓶位,满足各级医院选用。

(5)3种科学判断结果换算模式,支持匿名瓶及延迟上机瓶检测。

(6)培养基加入进口V因子和X因子,适宜血液及其他无菌体液培养,提高苛养菌的检出率。

(7)采用大孔径吸附树脂及阳子交换树脂,中和抗生素的能力强。

(8)培养瓶内负压,瓶体标签有定量刻度,可实现真空定量采血。

六、TDR-X系列自动微生物培养系统 TDR-X Series Automated Blood Culture System

TDR-X系列自动微生物培养系统由深圳迈瑞医疗集团湖南长沙天地人生物科技有限公司生产,采用现代微处理器技术、光电检测技术、生物传感器等技术研制的一种自动微生物培养仪,智能化程度高,操作简便,结果快速准确。从临床使用来讲,通过增加脑心浸液肉汤、酵母粉等高营养成分的培养基,对细菌、真菌、少见菌等微生物有很好的复现及检出效果,极大地提高了血液及无菌体液中微生物的检出率。

1. 工作原理 采用非侵入性检测方式,利用先进的传感技术检测微生物在培养基中的生长过程:细菌在培养基中生长,会分解培养基中的碳水化合物、脂类或蛋白质等,同时细菌代谢产生的二氧化碳气体会导致传感膜光学参数发生变化；随着培养瓶底部显色膜在测试过程中逐渐由墨绿色变成黄色，光电检测器检测到的反射光也逐渐变强，通过仪器检测培养瓶底部的颜色变化可以判断培养瓶内微生物的存在，从而实现对微生物的检测。

2. 基本结构　TDR-X系列自动微生物培养仪（图8-16）由孵育单元、测量单元、混匀单元、工控机单元组成。孵育单元通过高精度传感器与加热系统维持一个稳定的最适宜微生物生长的环境温度；测量单元通过光电测量系统实时检测培养瓶内部微生物的生长情况；混匀系统在24 h期间对培养瓶进行持续的摇摆混匀，加速微生物的生长；工控机单元通过触摸屏输入样本信息，可实时在线分析采集的数据，即时报出样本结果。

3. 操作要点　TDR-X系列自动微生物培养仪配套3种不同类型的血培养瓶，分别为含树脂需氧培养瓶、含树脂厌氧培养瓶、含树脂儿童培养瓶（图8-17）。

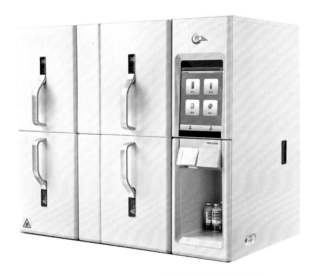

图8-16　TDR-X系列自动微生物培养仪

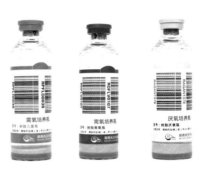

图8-17　TDR-X系列微生物培养瓶

操作过程中，可按照培养瓶说明书的要求，在无菌操作下注入要求样本量，采集好样本后，可根据系统操作说明书进行操作，也可直接采用最简洁的一步上瓶法将培养瓶放入仪器中，仪器将自动孵育、混匀并连续检测培养瓶，在仪器提示阳性或阴性时取出培养瓶。

4. 功能特点

（1）多种数学算法运算模型，可以识别每种细菌生长周期的不同阶段，配合特有频率的混匀振荡系统，可更快报出结果，并可使假阳性率及假阴性率大幅下降。

（2）配合使用TDR特研的树脂培养瓶，可有效提高微生物的生长速度及阳性率。

（3）自有专利技术的固体直热温控模式，确保样本在准确稳定的温度环境下进行培养，同时提高仪器对环境温度的适应性。

（4）自有专利技术的孔位自动识别算法，使用户上瓶、卸瓶更加方便快捷。

（5）支持组合培养，不同孵育箱可独立设定不同微生物所需的孵育环境。

（6）支持延时上瓶，最大程度避免因未及时上瓶而带来的各种问题。

（7）全中文界面以及简单易懂的操作流程，用户使用方便。

（8）条码扫描仪搭配无线键盘及鼠标套装，使扫描样本条码及资料的输入更为轻松，不受空间束缚。

（9）系统具有分级报警功能，以及声光色辅助报警手段，提高报警的可视化。

（10）支持查看、打印培养瓶的微生物生长曲线，支持样本测试数据的导出，便于机外数据分析、测试结果回顾、发表论文等工作需求。

（11）支持联网管理系统，如LIS、HIS系统等。

（12）预报阴功能，支持阶段性的阴性结果预报，可自由设定阶段报告时间。

（13）扩容能力强，支持通过增加孵育箱来扩充容量，最高容量可达600瓶。

七、DIASE-BCS-T1-120全自动微生物培养系统 DIASE-BCS-T1-120
Automated Blood Culture System

DIASE-BCS-T1-120全自动微生物培养系统（图8-18）是由武汉迪艾斯科技有限公司研发完成，拥有独立自主知识产权，获得国家专利局多项专利保护的一款全新概念的血培养设备。该产品采用模块式设计，便于随时提升培养能力，能有效检测血液、无菌体液和其他无菌样本中的微生物。

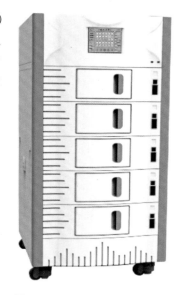

1. 工作原理 培养仪提供培养环境，培养瓶提供营养物质及细菌生长环境。用培养瓶收集患者样本后放入培养仪，微生物生长代谢过程中产生的CO_2直接被CO_2传感器捕获，计算机实时测量、记录CO_2瞬时浓度信息，通过科学的算法模型，及时报告阳性结果（图8-19）。

2. 基本结构 DIASE-BCS-T1系列培养系统包括进样模块、培养模块和计算模块。进样模块精确测量采血量、自动放置连接器，培养模块对放入的培养瓶进行培养，计算模块对下位机采集的数据进行综合运算。自动转种式血液培养系统会增加自动转种模块与自动化细菌分离培养模块。

图8-18 DIASE-BCS-T1血培养仪

3. 操作要点 用无菌方法采集血液样本，注入特定血培养瓶（标准需氧瓶、标准厌氧瓶、标准半量瓶）。手工输入或者条码扫描患者资料，放入理瓶仪。理瓶仪自动测量采样量、自动插入连接器。将插有连接器的培养瓶放至培养仪的样本位即可。当样本有阳性反应时，仪器报警并将结果显示在屏幕上。自动转种式血培养仪会通过自动转种模块将阳性样本自动转种到固体培养基进行分离培养。

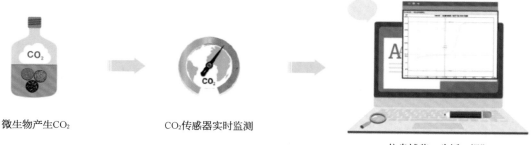

微生物产生CO_2 　　　CO_2传感器实时监测   　　　　信息捕获、分析、报阳

图8-19 检测原理

4.功能特点

(1)采用CO_2直测技术,敏感而快捷,更早地实现报阳。

(2)科学的磁力搅拌方法,促进细菌的生长增殖,提高细菌生长速度及检出率。

(3)拥有多种科学的算法模型支持阳性瓶报阳。

(4)便捷的分层进样,有利于培养环境的稳定。

(5)大容量培养基设计,血液样本被培养基8~10倍稀释,消除抗生素对细菌生长的影响。

(6)培养瓶营养成分丰富,细菌对数生长持续期长,有效避免肺炎链球菌等细菌的自溶现象,有利于延时转种。

(7)培养瓶密闭性能良好,厌氧环境稳定,厌氧菌生长快,报阳时间早,厌氧菌阳性率高。

(8)分层LED实时显示培养瓶状态(阳性、阴性、培养中),方便识别。

(9)触摸屏操作,可以随时查看细菌生长曲线,培养状态,培养时间等信息。

(10)配备自动化细菌分离培养系统,实现阳性样本的转种功能(图8-20):普通阳性瓶转种至普通固体培养基上,在苛养环境中完成划线接种与分离培养;厌氧阳性瓶转种至厌氧专用固体培养基上,在厌氧环境中完成划线接种与厌氧分离培养(自动转种式血液培养系统会自动完成阳性瓶的转种与分离培养)。

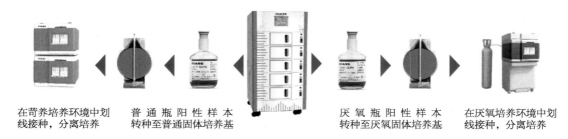

在苛养培养环境中划　普通瓶阳性样本　　　厌氧瓶阳性样本　在厌氧培养环境中划
线接种,分离培养　　转种至普通固体培养基　　转种至厌氧固体培养基　线接种,分离培养

图8-20　阳性样本的转种方案

八、LABSTAR全自动血培养系统 LABSTAR Automated Blood Culture System

LABSTAR系列血培养仪由山东鑫科生物科技股份有限公司研发生产,根据可装载培养瓶的数量分为LABSTAR 50、LABSTAR 60、LABSTAR 100、LABSTAR Plus(120)、LABSTAR EX(240)多种型号。

LABSTAR全自动血培养系统是一个全自动微生物培养检测系统,对于装有样品的需氧和厌氧培养瓶进行恒温孵育、振荡和连续监测。临床上用于培养怀疑有菌血症、真菌血症患者的血液或者其他无菌体液,工业上用于培养需要监测是否有细菌或真菌污染的样品。

1.工作原理　LABSTAR血培养仪对加入样本的血培养瓶进行恒温振荡培养,样本中的微生物生长代谢,产生CO_2使培养瓶肉汤的pH降低,瓶底感受器从灰蓝色变成明亮的黄色。检测位发光二极管将光投射到瓶底的感受器上并反射,光电检测器读取反射光数据。仪器每10 min进行一次数据采集,根据瓶底感受器的颜色变化画出对应的微生物生长曲线,通过阈值法、速率法和加速度法判断瓶内是否有微生物的生长。

2.基本结构　LABSTAR血培养仪由检测仪主机(孵育瓶架、驱动电机、控制电路、

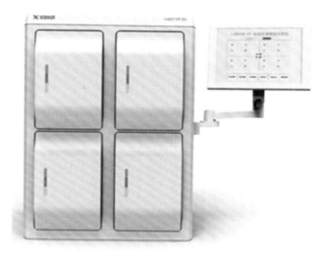

图8-21　LABSTAR血培养仪

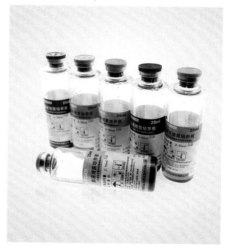

图8-22　血培养瓶系列

光电检测系统）、计算机、应用软件、输入设备（鼠标键盘）和培养瓶构成（图8-21、图8-22）；检测仪主机主要为微生物的培养提供一个恒温振荡环境，通过光电检测系统将检测信号传输给计算机，软件系统提供样本信息输入、数据分析、结果报告传输等功能。

3. 操作要点　LABSTAR血培养仪配套有多种类型的血培养瓶，包括成人抗生素中和增菌培养瓶、厌氧抗生素中和增菌培养瓶、儿童抗生素中和增菌培养瓶，以及标准增菌培养瓶。

（1）按培养瓶上标注的标本量要求，无菌注入血液或者其他无菌体液标本。

（2）尽快放入仪器中进行自动恒温孵育、振动混匀、连续监测。

（3）当仪器提示阴性或者阳性时卸载培养瓶。

4. 功能与特点

（1）适用标本类型广泛，血液和其他无菌体液如脑脊液、胸腹水等均适用。

（2）非侵入式检测，检测过程无需通气；负压树脂培养瓶方便采血，无破碎风险。

（3）优越的培养能力，常规细菌、苛养菌、真菌、快生长分枝杆菌都可以生长。

（4）培养瓶中添加多种树脂颗粒，能更好地吸附样本中抗生素等抑菌物质。

（5）实现人工输入和条码置瓶和取瓶，实现盲置盲取，也可以实现匿名培养和匿名瓶报警，并区分正常瓶和匿名瓶状态。

（6）LABSTAR EX（240）为模块化设计，4个培养箱相对独立，彩色触屏，操作简单，容量可扩展，最多可扩展至64个模块。

（7）图形化操作软件界面，实时显示标本培养检测曲线，支持标本二次放入。

（8）标本检测过程数据可无限量存储，支持历史数据检索、统计、数据导入和导出，可根据用户需求设定检索字段和不同的导出格式。

（9）具有完善的声、光、图形报警机制。

九、BC系列全自动血培养仪 BC Series of Automatic Blood Culture System

BC系列全自动血培养仪由珠海美华医疗科技有限公司研发生产，仪器容量分为32瓶位（BC32）、64瓶位（BC64）、128瓶位（BC128）、256瓶位（BC256）、512瓶位（BC512）。2018

年,BC32型、BC64型、BC128型、BC256型全自动血培养仪入选优秀国产医疗设备目录。

1.工作原理 当培养瓶内有微生物生长时,代谢过程中产生CO_2可经过半透膜渗透至瓶底,与固定于瓶底的感应器结合,指示剂随即产生颜色变化。光电检测可得知CO_2的变化情况,自动连续记忆并制成曲线图。通过计算机分析处理后,判断阴性或阳性结果,阳性者即时发出报警,设定培养周期内未生长者发出阴性报告。该系统可在任何时间内放入培养瓶,通过条码来识别允许该标本进入系统,并连续跟踪检测。结果等均可在联机计算机上显示及报警。

2.基本结构 BC系列血培养仪(图8-23、图8-24)包括仪器部分和计算机部分。仪器部分可以对培养瓶进行恒温振荡孵育、连续动态检测、报警提示。计算机部分包含分析软件,可完成培养瓶放入、取出、信息资料查询及统计、基本设置等功能。

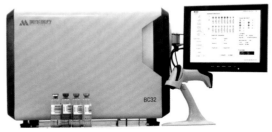

图8-23 BC全自动血培养仪

3.操作要点 BC系列全自动血培养仪配套有4种不同类型的培养瓶,包括Ⅰ型需氧培养瓶、Ⅱ型厌氧培养瓶、Ⅲ型需氧儿童培养瓶、Ⅳ型L需氧培养瓶。用户可根据实际需要选用不同的培养瓶。

BC系列血培养瓶按照培养瓶说明书要求,无菌操作注入适量的标本,通过扫描条码将培养瓶放入仪器,仪器将自动恒温振荡孵育,每隔10 min对培养瓶进行连续动态检测,在仪器提示阳性或阴性时取出培养瓶。

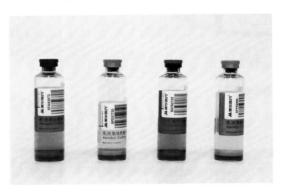

图8-24 血培养瓶系列

4.功能与特点

(1)BC系列全自动血培养仪,采用高灵敏光电检测技术,非侵入性检测。

(2)仪器采用模块化设计且可扩展,操作简便。

(3)支持延迟瓶培养,支持匿名瓶培养。

(4)优化的分析软件,提供多种算法模型,提高阳性检出率。

(5)培养瓶培养能力强,可支持血液和体液中苛养菌和厌氧菌的生长。

(6)推出L型培养瓶,适用于L型细菌的培养,避免L型细菌漏检。

(周庭银)

参 考 文 献

[1] 周庭银.临床微生物学诊断与图解[M].4版.上海:上海科学技术出版社,2017.
[2] JORGENSEN JH, CARROLL KC, GUIDO F, et al. Manual of Clinical Microbiology[M]. 11th ed. Washington DC: American Society for Microbiology, 2015.

第九章 · 血培养细菌和真菌生长曲线特点

Characteristics of the Growth Curves of Bacteria and Fungi in Blood Culture

第一节　血培养生长曲线概述

Introduction to Blood Culture Growth Curve

血培养检测系统一般采用非侵入性检测原理,并采用液体乳胶感应器来检测是否有微生物生长;利用微生物在培养基中代谢基质时产生的CO_2,进而使瓶底乳胶感应器中pH发生改变;仪器培养孔底的光电探测器测量反射光变化并按相应公式计算,在设定时间内报告培养阳性或阴性。

（一）产色技术的检测原理

1. 化学基础

（1）细菌生长产生CO_2,CO_2透过感应材料。

（2）$CO_2+H_2O \rightleftharpoons H_2CO_3 \rightleftharpoons H^+ + HCO_3^-$（$H^+$降低pH）,感应材料变黄。

2. 培养瓶的感应材料

（1）注入了染料的硅胶。

（2）对CO_2的改变很敏感（染料对pH敏感）。

（3）可见的颜色改变:从蓝绿到黄色为阳性,该颜色改变仅与pH有关,与细菌等微生物无关。

3. 持续监测技术

（1）LED照射感应器,每10 min照射1次。

（2）光电二极管采集反射光,并把该信号传送给计算机,随着时间的变化获得不同的反射单位（reflectance units）。

（3）颜色越浅,"反射单位"越高（图9-1、图9-2）。

（二）梅里埃BacT/ALERT® 3D血培养检测原理

1. 理论依据　BacT/ALERT® 3D系统用于持续监测培养瓶中细菌生长的状态。

（1）LED将光源投射到感应器,光电二极管检测反射光。

（2）随着CO_2的增加,感应器变浅,反射光变强（颜色越浅,"反射单位"值越高）。

（3）计算机将比较初始的"反射单位"和当前的"反射单位"。阳性信号的获得是基于应用到了不同的运算法则。

（4）如果特定天数后,CO_2的水平无决定意义的变化,仪器将报告该培养瓶为阴性。

2. 细菌的生长周期　包括迟缓期、对数生长期、稳定期及衰退期（图9-3）。

（1）迟缓期:细菌调整自身以适应新环境,生长缓慢,CO_2产量低。

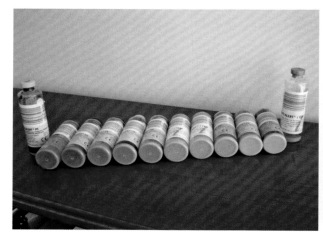

图9-1 培养瓶

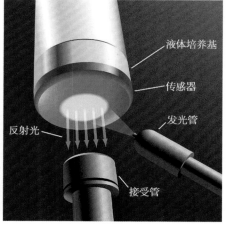

图9-2 感应器

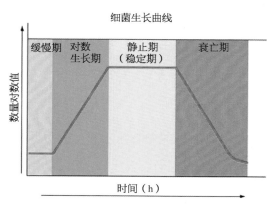

图9-3 细菌生长周期示意

（2）对数生长期：快速生长期，是细菌新陈代谢的巅峰时期，CO_2的产量随细菌的增加而快速增加。

（3）稳定期：伴随着营养物质的消耗，细菌的生长和死亡达到平衡，CO_2不再增加。

（4）衰退期：加速死亡期，CO_2的产生减少。

3. CO_2的产生 CO_2的产生情况体现了细菌的生长周期（生长曲线）（图9-4）。

4. 反射单位曲线 反射单位读数形成的曲线可反应CO_2的产生，与CO_2产生曲线不同的是伴随细菌的死亡衰减，反射单位读数不会降低（图9-5）。

5. 检测方法 检测方法主要有初始阈值法、加速度法和斜率法（图9-6A）。

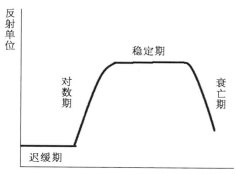

图9-4 细菌生长周期中CO_2产生示意图

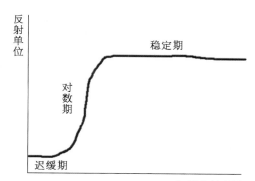

图9-5 "反射单位"曲线（区别为伴随细菌的死亡衰减，反射单位读数不会降低）

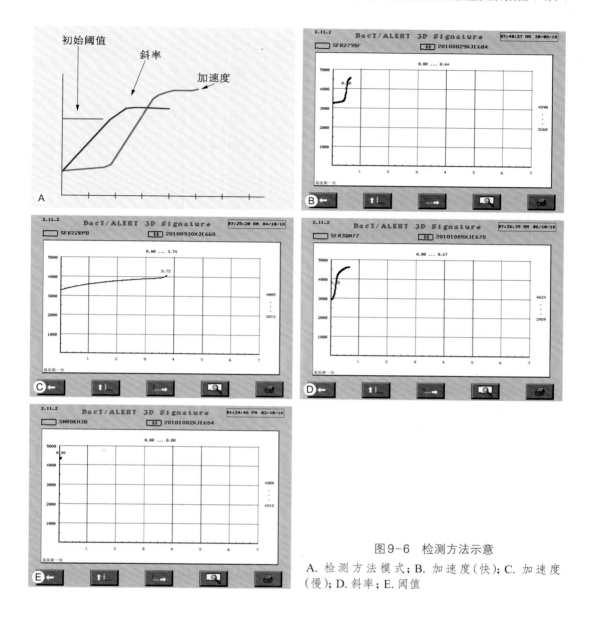

图9-6 检测方法示意

A. 检测方法模式；B. 加速度（快）；C. 加速度（慢）；D. 斜率；E. 阈值

（1）运算法则1——加速度：加速度是依据当前的速率减去之前的短期速率,包括快加速度和慢加速度。① 快加速度：如果连续12个读数超过其阈值,仪器报阳（图9-6B）。② 如果连续16个读数超过其阈值,仪器报阳（图9-6C）。

（2）运算法则2——斜率：需要17个读数来确定,每个新的读数加入其中,与之前的16个读数形成一个新组,如果连续4个新组的读数超过斜率的阈值,仪器报阳。

（3）运算法则3——阈值：培养瓶放入仪器后,当读数超过其阳性初始阈值,仪器将立刻报阳；不同的血培养瓶有不同的阈值,可减少假阴性的发生。

第二节　细菌报阳曲线的特征
Characteristics of Bacteria

一、肠杆菌目细菌的特征 Characteristics of Enterobacteriaceae

1. 肠杆菌目细菌　肠杆菌目细菌报阳曲线特征如下。

（1）一般情况下,厌氧瓶报阳时间要早于需氧瓶。

（2）厌氧瓶报阳曲线的斜率一般要大于需氧瓶报阳曲线的斜率。

（3）厌氧瓶最终的反射单位值一般情况下要高于需氧瓶。

（4）不管是需氧瓶还是厌氧瓶,反射单位的最终值一般情况下要大于4 500。

2. 常见肠杆菌目细菌报阳曲线　见图9-7。

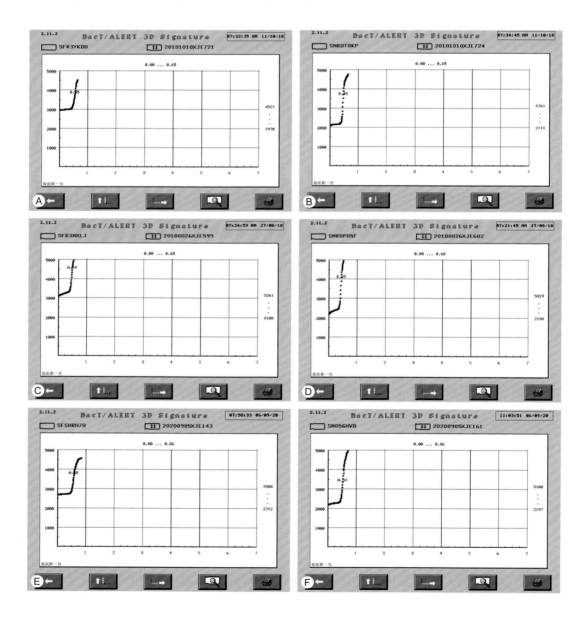

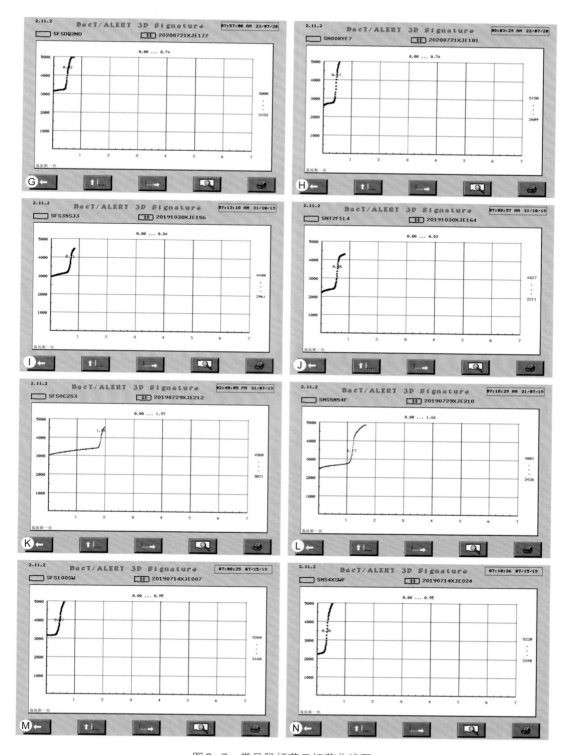

图9-7 常见肠杆菌目细菌曲线图

A、B.大肠埃希菌在需氧瓶和厌氧瓶的报阳曲线;C、D.肺炎克雷伯菌在需氧瓶和厌氧瓶的报阳曲线;E、F.阴沟肠杆菌在需氧瓶和厌氧瓶的报阳曲线;G、H.产气克雷伯菌在需氧瓶和厌氧瓶的报阳曲线;I、J.奇异变形杆菌在需氧瓶和厌氧瓶的报阳曲线;K、L.黏质沙雷菌在需氧瓶和厌氧瓶的报阳曲线;M、N.摩根摩根菌在需氧瓶和厌氧瓶的报阳曲线

二、非发酵革兰阴性杆菌的特征 Characteristics of Non-fermentative Bacteria

非发酵菌为专性需氧菌,在厌氧环境下不生长。一些厂家的厌氧瓶为了防止假阴性,在培养基中加入了一定浓度的精氨酸和硝酸铁,其可以替代氧气作为呼吸作用中氧化磷酸化电子传递的终末受体,因此即使没有氧气的存在,需氧菌的呼吸作用依然能够顺利进行,细菌依然能通过替代途径获取能量。因此,部分非发酵菌在厌氧瓶内是可以生长的。

1. 非发酵菌　报阳特征如下。

（1）大部分非发酵菌只能在需氧瓶才会报阳。

（2）需氧瓶和厌氧瓶同时报阳时,报阳时长无一定规律。

（3）需氧瓶最终的反射单位值一般情况下要高于厌氧瓶。

（4）需氧瓶反射单位的最终值一般情况下要小于4 500（多数情况小于4 000）。

（5）厌氧瓶反射单位的最终值一般情况下要小于3 500。

2. 常见非发酵菌　报阳曲线图形见图9-8。

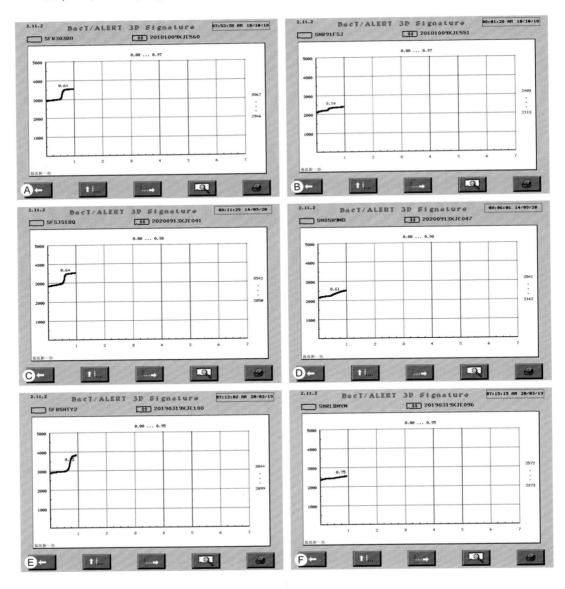

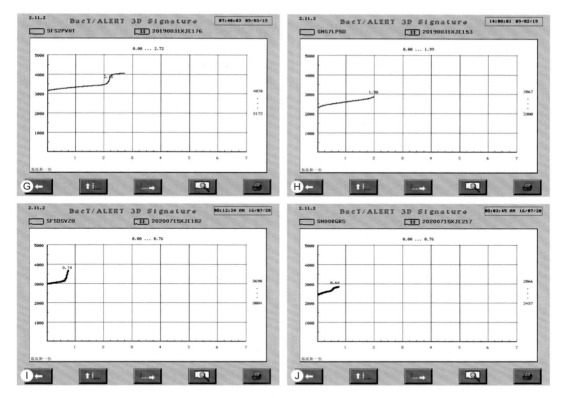

图9-8 常见非发酵菌曲线图

A、B. 鲍曼不动杆菌在需氧瓶和厌氧瓶的报阳曲线；C、D. 铜绿假单胞菌在需氧瓶和厌氧瓶的报阳曲线；
E、F. 嗜麦芽窄食单胞菌在需氧瓶和厌氧瓶的报阳曲线；G、H. 新洋葱伯克霍尔德菌在需氧瓶和厌氧瓶的
报阳曲线；I、J. 按蚊伊丽莎白菌在需氧瓶和厌氧瓶的报阳曲线

三、革兰阳性球菌的特征 Characteristics of Gram-positive Cocci

1. 革兰阳性球菌　报阳性特征如下。

（1）一般情况下，厌氧瓶报阳时间要早于需氧瓶。

（2）需氧瓶最终的反射单位值一般情况下要高于厌氧瓶。

（3）厌氧瓶反射单位的最终值一般情况下要小于4 500。

（4）链球菌到了平台期，反射单位值会有下降的现象，特别在肺炎链球菌，表现更加明显。

2. 常见革兰阳性球菌　报阳曲线图形见图9-9。

四、厌氧菌的特征 Characteristics of Anaerobic Bacteria

1. 厌氧菌　报阳特征如下。

（1）一般情况下，厌氧菌在需氧瓶是不报阳的，但是在一些对氧不是非常苛刻的厌氧菌，需氧瓶是会报阳的，如乳杆菌、第三梭菌等。

（2）厌氧瓶除了梭菌外，其他厌氧菌的反射单位的最终值一般情况下要小于4 500，梭菌反射单位的最终值常在5 000以上。

（3）部分厌氧菌会出现反射单位值先上升，再下降，再上升的现象（图9-10K），反射单位值下降的原因可能是由于微生物代谢产生胺，胺会使培养基呈碱性，导致反射单元值

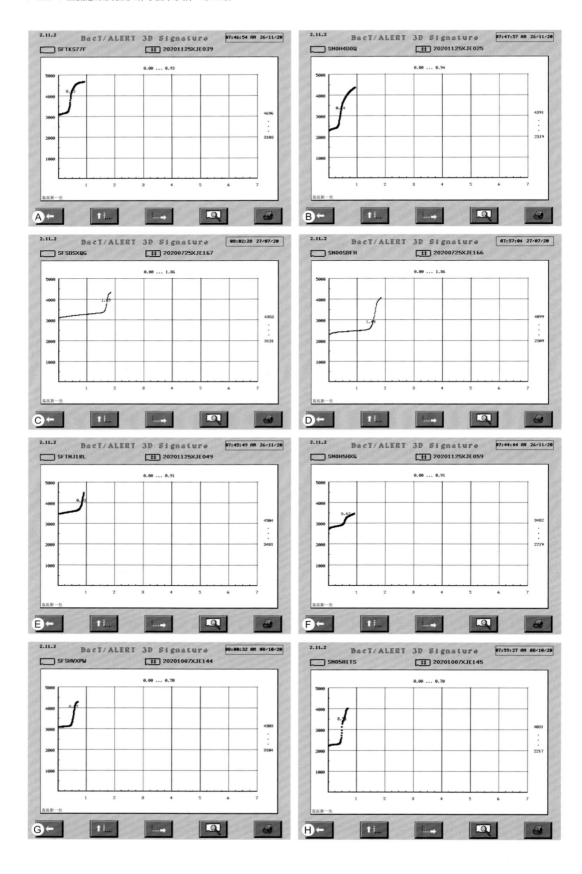

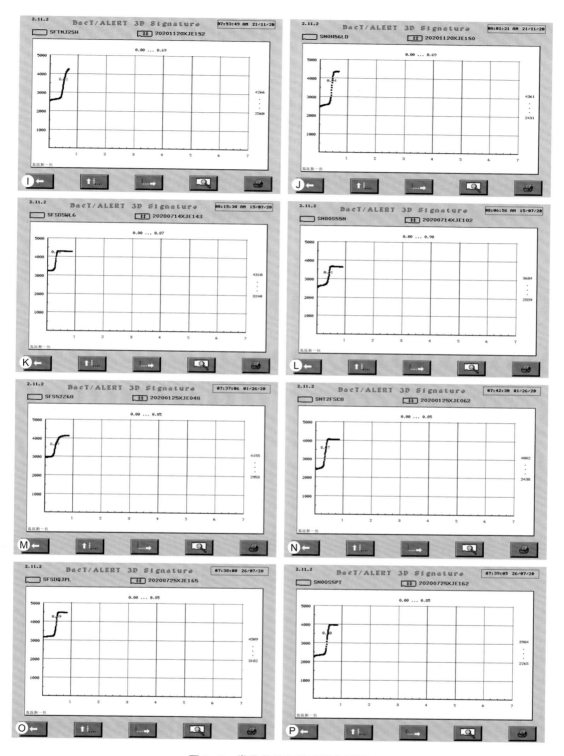

图9-9 常见革兰阳性球菌曲线图

A、B. 金黄色葡萄球菌在需氧瓶和厌氧瓶的报阳曲线；C、D. 表皮葡萄球菌在需氧瓶和厌氧瓶的报阳曲线；E、F. 路登葡萄球菌在需氧瓶和厌氧瓶的报阳曲线；G、H. 粪肠球菌在需氧瓶和厌氧瓶的报阳曲线；I、J. 屎肠球菌在需氧瓶和厌氧瓶的报阳曲线；K、L. 肺炎链菌在需氧瓶和厌氧瓶的报阳曲线；M、N. 化脓性链球菌在需氧瓶和厌氧瓶的报阳曲线；O、P. 无乳链球菌在需氧瓶和厌氧瓶的报阳曲线

下降,此现象对于厌氧菌的判断有较大的价值。

2.常见厌氧菌　报阳曲线见图9-10。

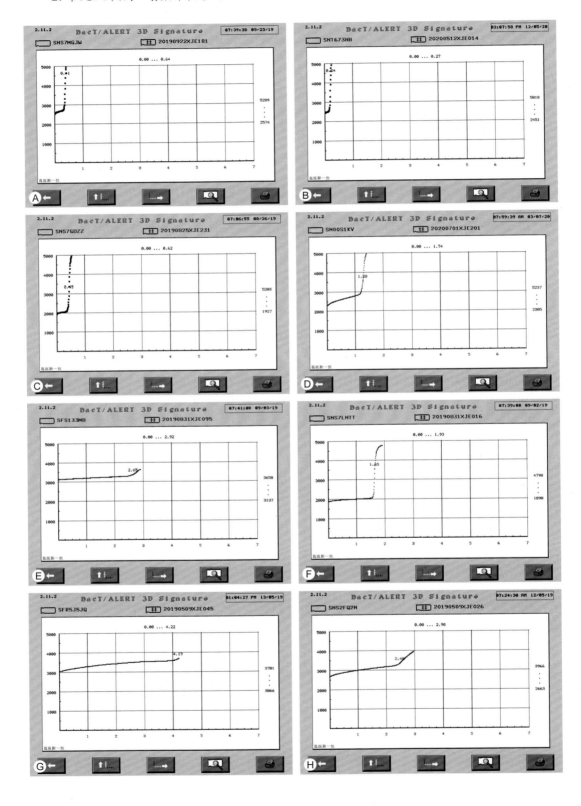

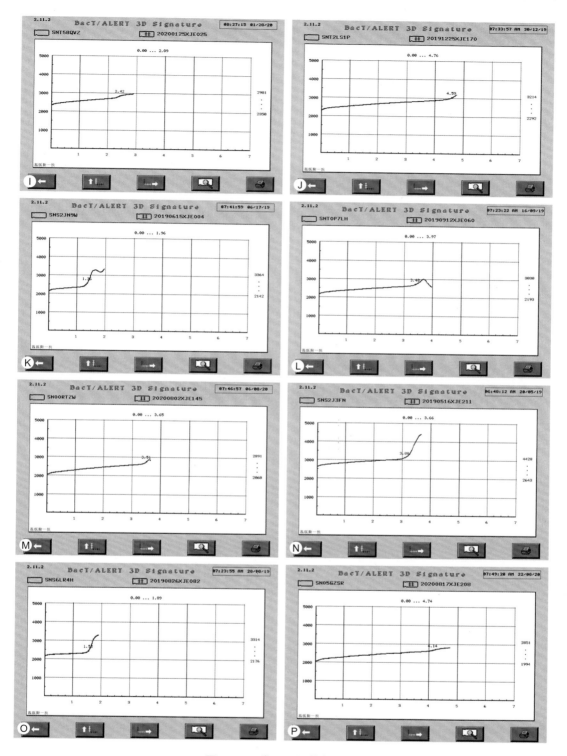

图9-10　常见厌氧菌曲线图

A、B. 产气荚膜梭菌在厌氧瓶的报阳曲线；C. 败毒梭菌在厌氧瓶的报阳曲线；D. 生孢梭菌厌氧瓶的报阳曲线；E、F. 第三梭菌在需氧瓶和厌氧瓶的报阳曲线；G、H. 詹氏乳杆菌在需氧瓶和厌氧瓶的报阳曲线；I. 迟缓埃格特在厌氧瓶的报阳曲线；J. 痤疮丙酸杆菌厌氧瓶的报阳曲线；K. 脆弱拟杆菌厌氧瓶的报阳曲线；L. 多形拟杆菌厌氧瓶的报阳曲线；M. 栖牙普雷沃菌厌氧瓶的报阳曲线；N. 具核梭杆菌厌氧瓶的报阳曲线；O. 不解糖嗜胨菌厌氧瓶的报阳曲线；P. 微小微单胞菌厌氧瓶的报阳曲线

五、真菌的特征 Characteristics of Fungi

1. 真菌　报阳特征如下。

（1）大部分真菌只能在需氧瓶才会报阳。

（2）需氧瓶和厌氧瓶同时报阳时，报阳时长无一定规律。

（3）需氧瓶最终的反射单位值一般情况下要高于厌氧瓶（光滑念珠菌常例外）。

（4）新型隐球菌和马尔尼菲篮状菌常会在5天后报阳，如果高度怀疑这两个菌的，常需延长培养时间。

2. 常见真菌　报阳曲线见图9-11。

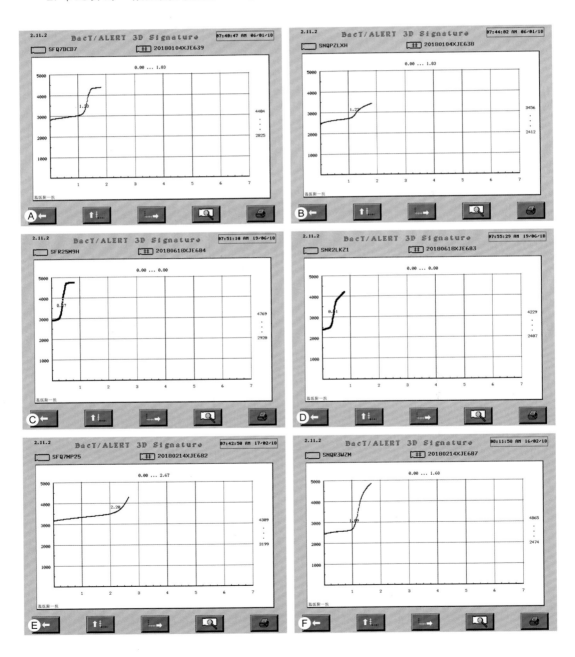

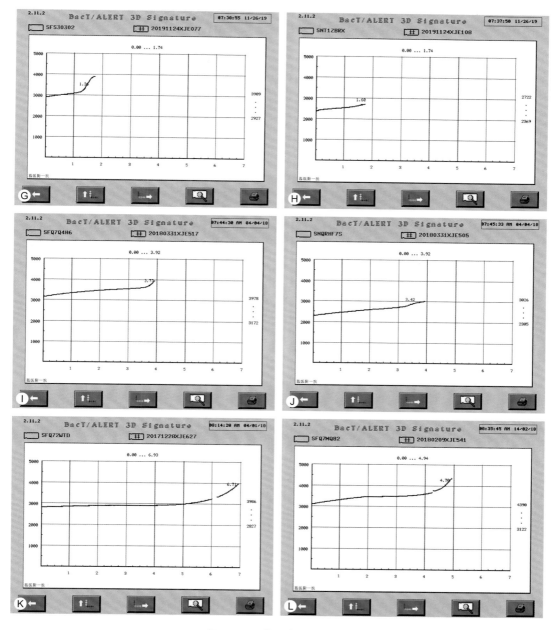

图9-11 常见真菌曲线图

A、B. 白念珠菌在需氧瓶和厌氧瓶的报阳曲线；C、D. 热带念珠菌在需氧瓶和厌氧瓶的报阳曲线；E、F. 光滑念珠菌在需氧瓶和厌氧瓶的报阳曲线；G、H. 近平滑念珠菌在需氧瓶和厌氧瓶的报阳曲线；I、J. 新型隐球菌在需氧瓶和厌氧瓶的报阳曲线；K、L. 马尔尼菲篮状菌在需氧瓶的报阳曲线

六、苛养菌和少见菌特征 Characteristics of Fastidious and Rare Bacteria

血培养部分苛养菌和少见菌报阳曲线见图9-12。

七、结果解释 Interpretation of Results

1. 血培养曲线传输方案　曲线传输原理：于BacT/ALERT® 3D血培养仪中进行曲线

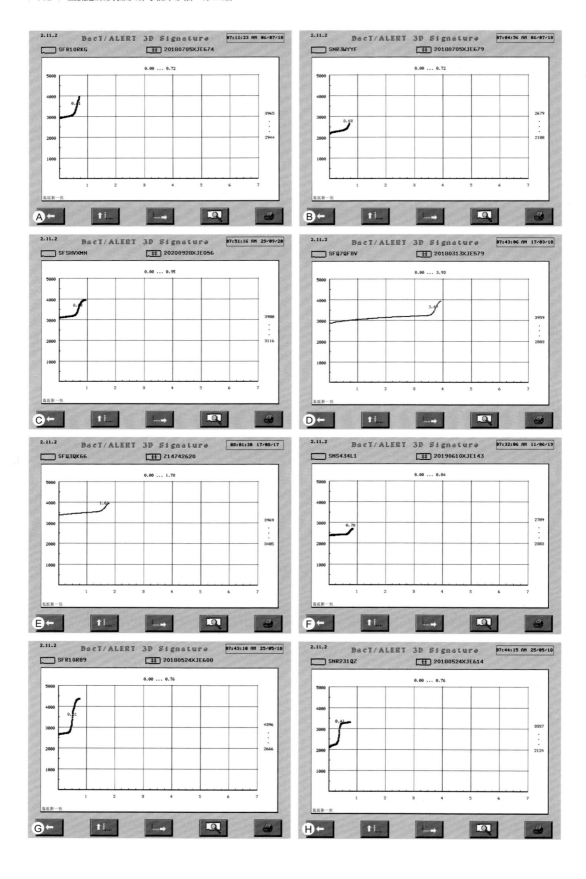

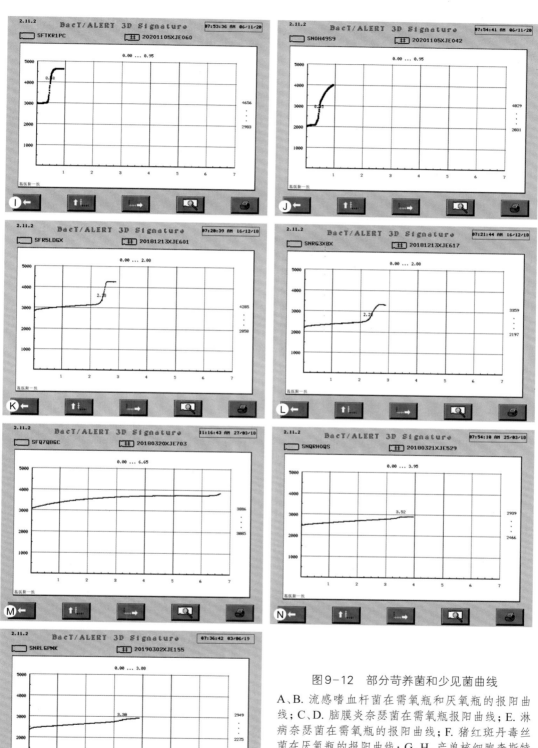

图9-12 部分苛养菌和少见菌曲线

A、B. 流感嗜血杆菌在需氧瓶和厌氧瓶的报阳曲线；C、D. 脑膜炎奈瑟菌在需氧瓶报阳曲线；E. 淋病奈瑟菌在需氧瓶的报阳曲线；F. 猪红斑丹毒丝菌在厌氧瓶的报阳曲线；G、H. 产单核胞李斯特菌在需氧瓶和厌氧瓶的报阳曲线；I、J. 蜡样芽孢杆菌在需氧瓶和厌氧瓶的报阳曲线；K、L. 纹带棒状杆菌在需氧瓶和厌氧瓶的报阳曲线；M、N. 皮疽诺卡菌在需氧瓶和厌氧瓶的报阳曲线；O. 人型支原体在厌氧瓶的报阳曲线

打印,由定制硬件对打印信息进行接收并通过"串口"传输到电脑,电脑端曲线软件对接收到的数据进行解析并生成"曲线图片",同时解析出曲线的"血瓶条码"和"样本条码"作为"文件名"用于图片文件的保存。

2. 全自动/半自动传输曲线　为解决手动传输曲线操作繁琐与耗时的问题,可采用软件实现自动化传输曲线。

(1)半自动化步骤:于辅助软件中,在操作界面(图9-13)扫描/输入血瓶条码,辅助软件通过键盘自动模拟人工对血培养曲线进行打印传输。

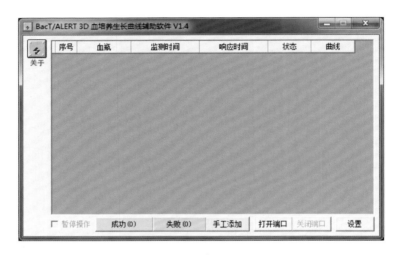

图9-13　操作界面

(2)自动化步骤:LIS系统或任何第三方系统,可对辅助软件进行"自动"添加需要传输的血瓶条码,辅助软件在接收到血瓶信息后,会自动通过键盘自动模拟人工对血培养曲线进行打印传输。此方案可用于血瓶报阳后自动传输曲线,也可用于定时批量传输报阴血瓶曲线等。

3. 总结　血培养细菌和真菌生长曲线观察,可归纳为以下几点。

(1)血培养报阳后,取瓶后要先看一下曲线,通过曲线初步判断可能是什么菌,如果为慢速度报阳或曲线无明显上抬,建议做革兰染色的同时做瑞氏染色。

(2)血培养曲线,只能做初步判断,大多菌株无法通过曲线做出明确的判断。

(3)需氧瓶报阳曲线如果无明显"抬头"一般为假阳性,厌氧瓶一定要通过涂片来判断是否是假阳性。

(吴　庆)

参 考 文 献

---

[1] 钟文,郑曼飞,彭捷,等.Bact/Alert 3D血培养仪报阳时间及生长曲线分析[J].实验与检验医学,2016,34(6):759-760+763.

[2] 张嫘,董爱英,黄军祉,等.血培养报阳时间对临床病原菌的预测价值及临床意义[J].华北理工大学学报(医学版),2019,21(6):437-442.

第十章 · 血培养质量控制

Quality Control of Blood Culture

第一节 血培养质量保证

Quality Assurance（QA）of Blood Culture

一、分析前质量保证 Pre-analysis QA

血培养分析前过程包括患者评估、检验项目的选择和申请、标本采集、标本运输、标本接收和处理。

（一）患者评估

血培养能为血流感染患者提供重要的信息，然而假阳性血培养结果会造成医疗资源的浪费，因此，实验室亟需制订血培养申请指南。

（二）检验项目的选择和申请

可参照国家或地方相关行业标准建立标准的血培养申请程序，实验室应与临床医师加强沟通联合制订合适的申请指南。所有申请检验的临床医师都应掌握血培养申请指南的内容，来帮助判断何时做或不做血培养。申请单的内容应包含所有的重要信息，包括患者信息、申请医师信息、标本信息、申请的检测项目、诊断和适当的临床信息等，并要培训临床医师正确填写申请单。

质控指标：① 采集2套血培养者占总申请数的比例，建议每例采集2～3套血培养；② 采集多于2套血培养数量者占总申请数的比例，建议初诊时每例采集2～3套血培养。若初次培养未提供有效诊断信息，则应该在48～72 h后申请再次采集2～3套血培养。不建议连续3 d做血培养，不推荐进行"监测性"血培养。

（三）标本采集

（1）一般情况下，推荐肘静脉穿刺采集血培养标本。动脉、下肢静脉和导管采血因损伤和污染风险高，不推荐使用。制订标本采集程序可减少采样差错（包括标本或患者错误、标本容器错误、采集时间错误、血肿、医源性贫血症和红细胞聚集等），降低患者和采血者的风险，保证标本质量。此外，应培训临床护士正确采集血培养标本。

（2）血培养标本的信息应包括患者姓名、标本、唯一标识、采集日期、时间、采集部位、其他要求信息或标识、采样者信息。与采集其他检验项目血液标本相比，采集血培养标本需要增加提高病原体检出率、降低污染风险的步骤。因此，必须参照厂商要求制订血培养标本采集规程，应在使用抗菌药物之前采集标本。

（3）质控指标：① 血培养污染率。血培养污染率应控制在3%以下；② 接种血量过多或过少者的比例。成年患者，每瓶建议接种血量5～10 mL；③ 送检单瓶血培养的比例；④ 血培养拒收比例。

（四）标本运输

要求血培养标本采集后立即送检实验室，不得超过 2 h，运输过程中要求保持标本的完整性。质控指标为记录标本运输时间过长者（超过 2 h）的比例。

（五）标本接收和处理

（1）血培养标本送达实验室后，应立即进行标本接收、标本评估（包括采集情况、标本量、运输时间和条件、记录和标本标识等）、标本信息登记、接种，并转运至血培养检测处。要避免出现实验室内延迟处理标本的情况，并制订血培养标本处理指南。送达的标本被确认为拒收标本时，应按照实验室危急值报告程序立即报告开单医师或患者。

（2）有些血培养标本，也应进行检测，但须注明标本不符合送检要求，如：① 血量不足；② 培养瓶数量不足；③ 单瓶血培养；④ 仅接种了需氧瓶或厌氧瓶。

当送检多于推荐瓶数血培养标本时，应进行检测，但须注明推荐瓶数应该是多少。常用2种方法来判断血培养瓶血量是否足够：① 看刻度或者与标准瓶对比；② 称重。前者操作简便，后者则更加准确。

（3）质控指标：拒收血培养标本报告记录率。

二、分析中质量保证 During Analysis QA

1. 血培养检测　包括：① 病原菌检测；② 病原菌分离鉴定；③ 分离株的药物敏感性试验；④ 实验结果可靠性评估；⑤ 结果的解释。

每一阶段由多个步骤或过程构成，实验室必须遵照国家或地方的相关规定为每个过程制订详细的操作规程。特殊的操作规程必须参照厂商的仪器或试剂说明书来制订。

操作规程应包括判定血培养分离株是否需要进一步鉴定及药敏试验的规则，污染菌或再次检出菌可不必进行鉴定及药敏试验，但必须确定该判定规则的有效性，并定期重新评估，以免损失重要的临床信息。细菌种类是最重要的判断真正菌血症与污染菌的依据。检出金黄色葡萄球菌、肺炎链球菌、大肠埃希菌、其他肠杆菌目细菌、铜绿假单胞菌、白念珠菌、化脓性链球菌、无乳链球菌、产单核细胞李斯特菌、脑膜炎奈瑟菌、淋病奈瑟菌、流感嗜血杆菌和脆弱拟杆菌、念珠菌属细菌和新型隐球菌时，则表明为真正的菌血症。检出棒杆菌属细菌、除炭疽外的芽孢杆菌属细菌、丙酸痤疮杆菌、凝固酶阴性葡萄球菌、肠球菌、草绿色链球菌（注意心内膜炎）、梭菌（产气荚膜梭菌及其他梭菌）时，大部分情况表明为污染血培养。检出棒杆菌属细菌、除炭疽外的芽孢杆菌属细菌、丙酸痤疮杆菌时，则极少表明为真正的菌血症。

病原菌检测过程中也可能得到对有重要治疗价值的信息，如染色结果和初步鉴定，这些信息必须以初步报告的形式及时通知医师。最终报告应对照初步报告结果，如果两者的结果明显不一致（如初步报告为革兰阴性双球菌，但最终报告为肺炎链球菌），应由实验室主管审核，并依照实验室危急值报告的规定即刻与医师沟通。

2. 结果解释　临床医师应掌握客观的血培养报告解释指南（如阳性和阴性结果的判断标准及临床意义）。操作手册应有假阴性及假阳性血培养结果鉴别指南和产生原因，还应列出其他必要的临床和实验室信息以辅助准确解释血培养结果，避免产生假阴性和假阳性（如标本采集前是否服用抗菌药物、白细胞数量、血培养标本数量等）。

3. 质量控制指标

（1）危急值有效率和通报率：血培养危急值结果应于1 h内报告医师，并清楚记录沟通细节。

（2）记录已报血培养结果需要更正的比例。

三、分析后质量保证 Post-analysis QA

血培养分析后质量保证过程应包括结果报告和归档，以及标本的管理。上述每一步又可进一步分成多个步骤或过程。

1.报告　报告前，必须评估血培养结果的准确性。评估后，按照实验室规程将结果报告医师。实验报告必须条理清晰，让医师能清楚明确地获得结果。应使用标准术语，避免使用缩略语，必要时可使用公知公用的缩略语以减少结果误读。使用标准的结果报告注释也可减少结果误读和转述错误。实验室主管应每日审核更正报告，并定期回顾更正报告的积累概要。

质控指标：应与临床医师沟通质控结果，以确定是否还可以改进。

2.记录的管理　实验室应根据国家、地方标准制订检验报告保存规程，内容包括标识、媒介、检索方法、保存期限和销毁。血培养检验报告应按规程保存。

（周庭银）

第二节　仪器性能验证
Instrument Performance Verification

一、血培养仪性能验证 Performance Verification of Blood Culture Instrument

1.验证目的　规范血培养仪性能验证，以确保血培养仪系统运行正常。

2.验证仪器　自动血培养仪。

3.菌株选择

（1）验证菌株要求：验证应覆盖临床常见微生物，需氧成人/儿童血培养瓶验证菌株应包括需氧/兼性厌氧革兰阳性菌、需氧/兼性厌氧革兰阴性菌、苛养菌（如流感嗜血杆菌、肺炎链球菌等）和真菌，厌氧血培养瓶验证菌株应包括兼性厌氧革兰阳性菌、兼性厌氧革兰阴性菌、专性厌氧菌，其他特殊用途血培养瓶参照厂家要求选择合适类型菌株进行验证。每种类型至少1株，总体不少于15株。应尽可能使用真实患者的临床分离菌株（性能验证用临床留样菌株宜经质谱或DNA序列分析确认）。

（2）测试菌株的细菌（质控菌株）名称及其需血要求，每种菌株重复检测2次（表10-1）。

表10-1　质控菌株名称及其需血要求

细　　菌	是否需要血液	备　注
铜绿假单胞菌（ATCC 27853）	×	
金黄色葡萄球菌（ATCC 25923）	×	
肺炎链球菌（ATCC 49619）	×	

续　表

细　菌	是否需要血液	备　注
无乳链球菌/化脓性链球菌（2选1）	×	
脑膜炎奈瑟菌	×	
流感嗜血杆菌（ATCC 49766）	√	
弯曲杆菌属	√	
支气管败血鲍特菌	√	
HACEK 群：嗜血杆菌属、放线杆菌属、心杆菌属、艾肯菌属、金氏杆菌属	√	任选2种
白假丝酵母	×	
厌氧菌（脆弱拟杆菌、产气荚膜梭菌、坏死梭杆菌、厌氧消化链球菌）	×	

注：√，需要加血；×，不需要加血

4. 操作步骤

（1）需氧菌悬液稀释方法

1）需氧菌悬液 10^2 CFU/mL 稀释方法（图 10-1）。

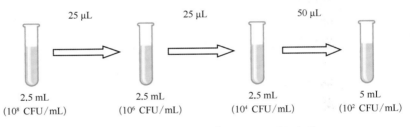

图 10-1　需氧菌悬液 10^2 CFU/mL 稀释方法

● 菌株要求：在血平板培养 18～20 h，挑取纯菌落。

● 取 1～3 个菌落用无菌生理盐水配制 0.5 McF 浓度的菌悬液（约 10^8 CFU/mL），充分混匀（第一管）。

● 再取无菌试管 3 支（第二至第四管），第二、第三管分别加无菌盐水 2.5 mL，第四管加 5 mL，从第一管吸取 25 μL 菌悬液至第二管混匀（10^6 CFU/mL），从第二管吸取 25 μL 至第三管混匀（10^4 CFU/mL），再从第三管吸取 50 μL 至第四管混匀（10^2 CFU/mL）。

2）需氧菌悬液 10 CFU/mL 稀释方法（图 10-2）。

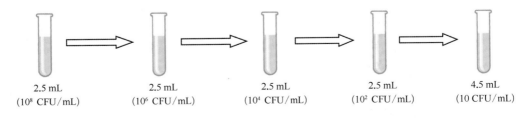

图 10-2　需氧菌悬液 10 CFU/mL 稀释方法

- 菌株要求：在血平板培养18～20 h，挑取纯菌落。
- 先配制10^8 CFU/mL（0.5 McF菌悬液）（第一管）。
- 取无菌试管4支（第二至四管），第二至四管加2.5 mL无菌盐水，在第五管加4.5 mL无菌盐水，从第一管吸取25 μL菌悬液至第二管混匀（10^6 CFU/mL），从第二管吸25 μL至第三管混匀（10^4 CFU/mL），从第三管吸25 μL至第四管混匀（10^2 CFU/mL），再从第四管加入0.5 mL至第五管混匀（10 CFU/mL）。

（2）准备10个血培养瓶。

（3）分别取上述菌液（10^2 CFU/mL、10 CFU/mL）1 mL（如果需要加入血液，则每瓶加入2～5 mL）注入需氧瓶及厌氧瓶中。

（4）在每个培养瓶上应标明菌种名称及接种日期。

（5）放入血培养仪中，按照操作手册进行操作。

（6）同时取0.1 mL菌液，接种于2块血琼脂平板或巧克力琼脂平板或厌氧菌琼脂平板（厌氧平板需置于厌氧箱或厌氧袋中培养），用于菌落计数，菌落计数结果应在10～100 CFU/mL，做好记录（表10-2）。

表10-2 菌悬液菌落计数结果

菌株名称	培养基	培养时间（h）	菌落数（CFU/mL）	菌落数允许范围（CFU/mL）
金黄色葡萄球菌（ATCC 25923）	血琼脂培养基	18～24 h	50	10～100

（7）记录报告阳性的时间或直到培养5 d报告阴性。

5. 验证结果　记录于表格中（表10-3）。

表10-3 需氧瓶10^2 CFU/mL、10 CFU/mL菌液浓度的细菌生长速度验证

细菌名称	标本编号	接种时间	报阳时间	<72 h是否报阳	是否符合	备 注
金黄色葡萄球菌（ATCC 25923）	1					
	2					
脑膜炎奈瑟菌	1					
	2					
肺炎链球菌（ATCC 49619）	1					
	2					
流感嗜血杆菌（ATCC 49766）	1					
	2					
白假丝酵母菌	1					
	2					

注：如出现假阴性，在备注中注明

6. 验证结论　模板：×年×月×日对××血培养仪，采用模拟临床标本（配制 10^2 CFU/mL、10 CFU/mL浓度菌悬液），上机测试，所有培养瓶在××时间内均报阳性，仪器报阳时间均小于××时间，假阳性率为×%，假阴性率为×%；结果是否可靠有效。是否符合预期要求。

7. 备注　如果在厂家说明书规定时间内检测出所有菌株，则该方法通过验证。3 d时间应足以检测出至少95%的临床相关细菌，须具备苛养菌、真菌、厌氧菌等的检出能力。若未能检出应使用相同菌株进行重复试验来验证。若仍不能检测，实验室和/或制造商应在临床使用该系统前采取纠正措施。

二、血培养仪性能比对　Performance Comparison of Blood Culture Instrument

1. 验证目的　规范A血培养仪与B血培养仪性能比对，确保培养结果的准确率。
2. 仪器与试剂　自动血培养仪、血琼脂平板、厌氧血琼脂平板、念珠菌显色平板等。
3. 菌株选择　标准菌株、临床已知菌株。
4. 操作步骤　参考血培养仪性能验证章节。
5. 验证结果　结果记录于表中（表10-4）。

表10-4　A血培养仪与B血培养仪性能比对

细菌名称	标本编号	报阳时间(h)		符合率(%)	备　注
		A血培养仪	B血培养仪		
金黄色葡萄球菌 （ATCC 25923）	1 2				
脑膜炎奈瑟菌	1 2				
肺炎链球菌 （ATCC 49619）	1 2				
流感嗜血杆菌 （ATCC 49766）	1 2				
白念珠菌	1 2				
平均报警时间					

6. 验证结论　通过已知菌株平均报警时间，评价2种血培养仪对阳性报警时间的符合率（%），证明2种或1种仪器符合阳性报警时间要求，适用于临床标本检测。

7. 备注

（1）厌氧血培养瓶验证菌株应包括兼性厌氧革兰阳性菌、兼性厌氧革兰阴性菌、专性厌氧菌，其他特殊用途血培养瓶参照厂家要求选择合适类型菌株进行验证。每种类型至少1株，总体不少于15株。应尽可能使用临床分离菌株，通常比对所需临床标本数量应≥100例。

（2）与参考方法相比，新培养系统检测符合率至少为95%。若未能满足要求，则该检测系统不能通过验证或者寻找原因采取措施。修正后的检测系统应再次进行验证。

（周庭银）

——————————— 参 考 文 献 ———————————

[1] 中国合格评定国家认可委员会.医学实验室质量和能力认可准则在临床微生物学检验领域的应用说明.
      CNAS-CL02-A005：2018.
[2] 周庭银,倪语星,胡继红,等.临床微生物检验标准化操作[M].3版.上海：上海科学技术出版社,2015.
[3] 临床微生物检验程序验证指南.CNAS-GL028：2018.
[4] 周庭银,临床微生物学诊断与图解[M].4版.上海：上海科学技术出版社,2017.
[5] 王辉,任建康,王明贵,等.临床微生物学检验[M].北京：人民卫生出版社,2015.

第十一章 · 血培养影响因素

Interfering Factor of Blood Culture

第一节 培养基与培养条件

Medium and Culture Condition

1. 培养基

（1）大豆酪蛋白消化培养基是最常使用的血培养基础培养基，其他如脑心浸出液、哥伦比亚肉汤、布鲁菌属培养基，硫醇、巯基乙酸盐也常用于手工和自动化仪器血培养。

（2）需氧菌培养瓶如胰酶大豆肉汤（tryptic soy broth, TSB）、牛脑心浸出液（brain-heart infusion, BHI）培养基，主要成分为复合氨基酸、碳水化合物、维生素 B_6、聚茴香磺酸钠（SPS）、树脂或活性炭。

（3）厌氧菌培养瓶如液体硫乙醇钠培养基（fluid thioglycollate medium, FTM），其中加复合氨基酸、血红素、碳水化合物、维生素 K_3、维生素 B_6、硫乙醇酸钠、氮气、聚茴香磺酸钠抗凝。

（4）患者血液含有许多细菌生长抑制物，如补体、溶菌酶、吞噬细胞、抗体和抗菌药物（如患者在采集血标本前使用了抗菌药物）。上述物质对细菌分离有一定影响，一般以血液与肉汤比1:5至1:10为宜，有利于降低抑制物的浓度，减少其抑菌活性。血标本量不足可导致假阴性。目前商品化血培养仪使用的血培养瓶均含有细菌抑制物中和剂，高血液肉汤比接种不影响血培养结果。

2. 培养条件

（1）温度：血培养最佳温度一般为35℃。全自动血培养系统设置温度一般为35℃。

（2）气体：商品化血培养瓶顶层为部分真空，培养瓶内部的气体压力小于外部的大气压以形成负压适应于注入培养瓶的血标本。商品化的需氧血培养瓶中加入了不等量的二氧化碳、厌氧血培养瓶中加入了二氧化碳和氮气，以利于不同种类细菌的生长。

（3）时间：传统肉汤血培养，推荐培养7 d；某些生长缓慢、营养要求高的病原菌（巴尔通体、军团菌属、布鲁菌、诺卡菌）和双相型真菌需要培养更长的时间。自动血培养仪标准培养时间为5 d，包括布鲁菌属、嗜血杆菌（属）、放线杆菌属、心杆菌属、啮蚀艾肯菌、金氏杆菌属、乏养菌属（如毗邻颗粒链菌）。感染性心内膜炎患者血培养，也不必延长培养时间。

（4）摇动：培养时摇动血培养瓶，尤其前24 h内可增加细菌的生长量，提高需氧菌检测速度。摇动血培养瓶不影响厌氧瓶细菌生长速度。

（5）监测频率和传代培养：传统血培养需每日1次或每日数次肉眼观察细菌的生长情况。方法包括用荧光灯、白炽灯或投射灯检查培养物浊度、溶血、产气、表面菌落形成及血液颜色变化等。培养24~48 h后，将需氧瓶培养物转种血琼脂平板或巧克力平板有利于检测病原菌。自动血培养仪每10~24 min自动监测1次需氧瓶和厌氧瓶中的细菌生长情况。培养5日以上的阴性血培养瓶一般不需常规盲目传代培养。

（周庭银）

第二节　抗凝剂与添加剂
Anticoagulant Agents and Additive Reagent

1. 抗凝剂　血液中的抗体、补体、噬菌细胞、溶菌酶及抗微生物制剂会影响患者血液中病原菌的分离。血培养瓶中加入SPS作为抗凝剂，可防止噬菌细胞的吞噬作用，抑制补体及淋巴细胞的活性，并可降低氨基糖苷类药物和多黏菌素的活性，去除该类抗菌药物的干扰，因此可以提高血培养的阳性率。SPS的主要缺点是抑制阴道加德纳菌、厌氧消化链球菌、脑膜炎奈瑟菌等。因此，SPS在培养基中的浓度为0.025%~0.050%，可用淀粉硫酸钠（sodium amylosulfate，SAS）来代替SPS。经比较，SPS与SAS对菌血症病原菌分离率无明显差异。SPS一般使用蛋白胨肉汤即可，而SAS需用大豆酪蛋白消化肉汤。

肝素是微生物学中常用的抗凝剂之一，常用于病毒培养，但能抑制革兰阳性菌和酵母菌的生长。乙二胺四乙酸（ethylene diamine tetraacetic acid，EDTA）和柠檬酸盐对细菌有抑制作用，不能用作血培养抗凝剂。

2. 添加剂

（1）培养基中加入抗菌药物吸附剂，其种类繁多，目前商品供应的血培养基均加树脂或活性炭作为吸附剂。含树脂的培养基可以吸附血液中游离的抗菌药物，如果患者在血培养前已用抗菌药物，其血液中游离的抗菌药物会影响细菌的生长。该培养基吸附、去除血液中的抗菌药物，可提高血液培养的阳性检出率。培养基中加入活性炭可用于吸附血液中的游离抗菌药物颗粒和毒素，排除干扰细菌生长的因素，有利于细菌生长。

（2）培养基中加入溶血素，可溶解细胞。某些胞内感染的微生物如真菌、分枝杆菌，在溶解细胞后有利于胞内感染的微生物释放，可提高血培养的阳性检出率。

（3）采用高渗肉汤培养基即培养基中加入10%蔗糖，可促进L型细菌的生长，有利于淋球菌的生长，对兼性厌氧革兰阳性或阴性菌的生长均有利，这样可以提高病原菌的检出率，但这种培养基对厌氧菌不利。

（4）在培养基中还需要添加各种辅助生长因子，以利于苛养菌的生长。如添加烟酰胺腺嘌呤二核苷酸（辅酶Ⅰ，NAD，因子Ⅴ）及氯高铁血红素（因子Ⅹ）以提高嗜血杆菌、人心杆菌属、放线杆菌属的细菌生长；添加维生素B$_6$（盐酸磷酸吡哆醛，0.001%）及盐酸半胱氨酸（0.05%~0.1%）以帮助乏养菌的生长。添加维生素K$_3$、嘌呤嘧啶以帮助厌氧菌生长。添加精氨酸帮助迟缓真杆菌（*Eubacterium leutum*）生长。添加丙酮酸钠有利于对糖类不分解的球菌生长。加入0.5 g/L 巯基乙酸钠（sodium thioglycolate）作为还原剂，可降低培养基的氧化还原电势，有利于厌氧菌的生长。

（周庭银）

参 考 文 献

---

［1］ 赵贵明.微生物培养基及其原材料质量控制［M］.北京：中国质检出版社，中国标准出版社，2018.
［2］ KROGSTAD DJ, MURRAY PR, GRANICH GG, et al. Sodium polyanethol sulfonate inactivation of aminoglycosides［J］. Antimicrob Agents Chemother, 1981, 20(2): 272-274.

第十二章 · 血培养结果报告

Blood Culture Report

一、阴性与阳性结果报告 Report of Negative and Positive Blood Culture

血培养的阳性结果要建立专门的危急值报告制度，各医疗机构的实验室报告方式存在差异，如电话、纸质和电子传送的报告。与报告有关的各种资料应记录完整，并妥善保存（包括申请单、患者资料、检验过程等）。实验室信息管理系统（laboratory information system, LIS）应将血培养的情况及时发送到医院信息管理系统（hospital information system, HIS）上，让临床医师及时了解血培养的检测情况。血培养结果推荐实施分级报告制度，内容包括实验室是否收到血培养标本、送检次数、正在检测中、24 h 无生长、48 h 无生长、培养阳性及直接涂片染色镜检结果、初步鉴定结果、最终鉴定，以及药敏试验结果等。

（一）阳性结果报告

血培养阳性结果出现后，应快速进行一系列检查，及时将有可能对诊断、治疗有价值的信息通知临床，通常分为3级。

1. 初级报告（一级报告）　血培养仪器报阳性培养物涂片将涂片染色结果以电话通知临床，其内容包括报告者姓名、报告时间、所联系医师的姓名或工号、报告镜检结果并强调其危急价值、确认临床医师收到报告并复述结果（表12-1）。

表12-1　革兰染色涂片结果

革 兰 染 色	报告（口头）
G⁺球菌，成堆	可疑为葡萄球菌属
G⁺球菌，成链或成对	可疑为链球菌属或肠球菌属
G⁺杆菌，偏小	可疑为G⁺杆菌（如李斯特菌等）
G⁺杆菌，偏大	可疑为厌氧的G⁺杆菌
G⁻杆菌	可疑为G⁻杆菌（如肠杆菌、非发酵菌等）
G⁻球菌	可疑为G⁻球菌（如脑膜炎奈瑟菌、厌氧的G⁻菌等）

2. 中级报告（二级报告）

（1）鉴定结果，如采用MALDI-TOF-MS、分子生物学方法等快速方法进行培养阳性液鉴定。

（2）直接药敏试验结果，如进行血培养阳性肉汤直接药敏试验。

3. 最终报告（三级报告）　最终报告（三级报告）包括鉴定结果、药敏结果。

4. 血培养的三级报告　血培养的三级报告流程图见图12-1。

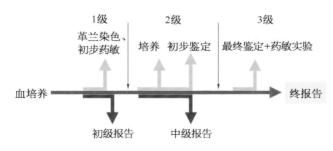

图12-1　血培养三级报告流程图

（二）阴性结果报告

若一般需氧或厌氧血培养72 h未见细菌生长，应通知临床医师，以便做相应处理，但培养瓶要继续培养至第5日，方可发出阴性报告。如果发现有菌生长，可补发报告。

最终结果如与初级报告不符，应及时与临床医师沟通，最终报告以书面方式呈现，且注明变更内容。

二、诊断性报告 Diagnostic Report

临床微生物形态学检验对感染性疾病的早期诊断具有重要临床意义，可以在第一时间通过微生物形态学特征对可能感染的病原体进行初步诊断，实现早期诊断、早期治疗的目的。对于脓毒症患者，有效抗菌治疗每延迟1 h，患者存活率将下降7.6%，因而血培养分级报告及诊断性报告，对提高患者的生存率有重要意义。

（一）血培养诊断性报告内容

1. 医嘱信息

（1）患者信息：姓名、性别、年龄、患者唯一编号（如病历号）等。

（2）申请科室。

（3）样本信息：样本类型（外周血或导管血）、采集时间、采集部位（如左臂或右臂）。

（4）临床诊断。

（5）医嘱名称。

（6）申请医师。

（7）抗菌药物应用情况。

2. 检测信息

（1）样本唯一编号。

（2）样本接收时间。

（3）报告时间。

（4）检验者姓名（签字）。

（5）检验医师或审核者（签字）。

（6）实验室地址、名称和联系电话。

（7）备注（应告知患者检验结果报告的一般局限性等，可根据各医院具体情况制订）。

3. 检测结果　分级报告内容参见本章第一节。

4. 检验诊断/结论　诊断应将微生物形态学特征与患者临床表现、影像特征、病理诊断及其他相关检验、检查结果相结合,综合分析后做出病原学诊断和诊疗建议。一、二、三级报告应根据当时可获得的检验结果及不同阶段临床抗感染治疗情况,调整治疗建议。

（二）血培养诊断报告示例（表12-2）

表12-2　XXX医院临床检验科微生物检验诊断报告

患者姓名:	就诊类型:住院	住院/门诊号:	床号:
性别:女	样本类型:外周血(左臂)	申请科室:	临床诊断:导管相关感染
年龄:60岁	样本编号:	申请医师:	医嘱申请项目:血培养需氧培养

一、检测结果

1. 样本量:9 mL。
2. 血培养阳性报警时间:13 h。
3. 镜检结果:革兰染色,可见芽生孢子和假菌丝,见右图。

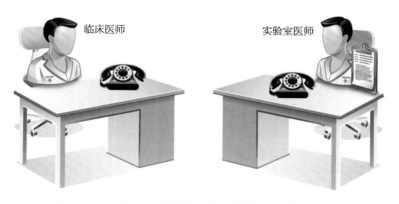

二、检验诊断/结论

1. 结合临床,患者血流动力学不稳定,且有多个器官功能障碍,白细胞持续降低,考虑导管相关念珠菌菌血症。
2. 诊疗建议:首选棘白菌素类药物,念珠菌属通常对卡泊芬净、米卡芬净、阿尼芬净均较为敏感,后续结合鉴定及药敏试验结果,调整治疗方案。建议拔除导管,如临床需要可在新的穿刺部位更换导管,并进一步评估患者是否存在播散性念珠菌病。

样本采集时间:　　　　　　　　样本接收时间:　　　　　　　报告时间:
检验者:　　　报告(审核)者:　　　医院地址:　　　　　　　联系电话:
备注:应告知患者检验诊断报告的一般局限性等,可根据各医院具体情况制订

三、危急值报告 Critical Value Report

危急值报告包括报告者和接收者的姓名、与临床负责医师联系报告的时间、患者姓名、异常结果的强调、确认临床医师收到口头报告并反馈处理意见等。如血培养仪器阳性报警或有生长迹象时,应及时涂片染色,将结果以电话(或其他方式)通知临床医师(图12-2),并记录报告者姓名、报告时间、所联系医师的姓名、报告镜检结果并强调其紧急价值、确认临床医师收到报告并复述结果。

图12-2　危急值(血培养阳性涂片结果)报告临床的流程

危急值报告记录见表12-3。

表12-3 血培养危急值报告记录表

日期	标本号	姓名	采样时间	需氧/厌氧	住院号	病区床号	结果	报告时间	报告者	接收者	菌名

四、真菌报告 Fungus Report

（一）血培养阳性

1. **危急值报告及处理** 一旦血培养报警阳性应立即涂片，进行革兰染色镜检，并以危急值报告临床医师，说明镜下形态及可疑的病原，并建议临床调整抗感染治疗方案以覆盖真菌。实验室如有能力使用MALDI-TOF-MS进行阳性血培养快速鉴定，应同时向临床报告鉴定结果。阳性血培养肉汤接种沙氏培养基，如镜下可见酵母样孢子或假菌丝，可同时接种念珠菌显色培养基以助于快速鉴定；如镜下可见真菌丝，建议接种双份沙氏培养基，同时在25～30℃和35～37℃进行孵育，使用牛脑心浸出液培养基有助于双相型真菌酵母相培养。

2. **鉴定及药敏报告** 经培养获得菌落，并完成鉴定或药敏试验后，向临床报告鉴定或药敏结果，如鉴定结果早于药敏结果获得，宜先报告鉴定结果，以利于临床尽快根据病原鉴定结果调整抗感染治疗方案。如菌落鉴定结果，与直接使用阳性血培养肉汤快速鉴定结果不一致，或与镜检形态学报告不一致，应立即与临床沟通，评估对临床的治疗影响、调整治疗方案，并进行实验室原因分析，采取改进措施。

（二）血培养阴性

1. **初步阴性报告** 可以培养72 h阴性后，进行初步报告，但应说明"培养3 d阴性，标本将延长培养至××d，如为阴性可不重复报告"。如72 h报培养阳性，应按血培养阳性报告程序处理，立即与临床沟通并补发阳性报告。

2. **阴性报告** "真菌血培养经××d培养阴性"，真菌血培养一般周期设定为14 d，临床怀疑特殊真菌感染时可延长培养。如使用手工培养法，应在报告血培养阴性前，将培养液进行盲传，培养阴性后再报告。

（周庭银　王　瑶）

参 考 文 献

---

［1］ 国家卫生和计划生育委员会.临床微生物实验室血培养操作规范：WS/T 503—2017［S］.北京：中国标准出版社，2017.

［2］ 杨启文，倪语星，林丽开，等.临床微生物实验室真菌检测能力建设基本要求专家共识［J］.中华检验医学杂志，2019，42（7）：514-528.

［3］ KUMAR A, ROBERTS D, WOOD KE, et al. Duration of hypotension before initiation of effective antimicrobial therapy is the critical determinant of survival in human septic shock［J］. Crit Care Med, 2006, 34(6): 1589-1596.

［4］ 中国医师协会检验医师分会感染性疾病检验医学专家委员.临床微生物检验诊断报告模式专家共识［J］.中华医学杂志，2016，96（12）：937-939.

第十三章 · 寄生虫血液检验

Blood Test for Parasite

第一节　疟原虫

Plasmodium spp.

疟原虫是一类单细胞、寄生性真核动物,是疟疾(malaria)的病原体。寄生于人体的疟原虫主要有4种,即恶性疟原虫(*Plasmodium falciparum*)、间日疟原虫(*Plasmodium vivax*)、三日疟原虫(*Plasmodium malariae*)和卵形疟原虫(*Plasmodium ovale*),分别引起恶性疟、间日疟、三日疟和卵形疟。

(一)直接检查

厚、薄血膜染色镜检是目前最常用的方法。

1. 血涂片的制作　取受检者外周血,4~5 μL在载玻片的右1/3处用于制作厚血膜,1~1.5 μL在载玻片的中央用于制作薄血膜。使用推片的左下角由里向外划圈涂成直径0.8~1.0 cm的圆形厚血膜,厚度以1个油镜视野内可见到5~10个白细胞为宜。用干棉球擦净推片左下角上的血渍,然后将推片下缘平抵载玻片的中线,当血液在载玻片与推片之间向两侧扩展至约2 cm宽时,使2张玻片保持25°~35°,从右向左迅速向前推成舌状薄血膜。每张载玻片上1个厚血膜和1个薄血膜(图13-1)。血膜制好后水平放置,充分干燥后,在玻片的右侧进行编号。

2. 固定和溶血　使用甲醇溶液将薄血膜固定,避免触碰到厚血膜。在充分干燥的厚血膜上滴加蒸馏水进行溶血,待血膜呈浅灰色后倾去溶血液。厚血膜制作后3 d内染色无需溶血,超过3 d的应溶血。

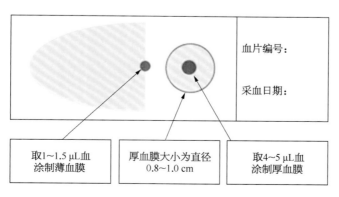

图13-1　厚血膜和薄血膜血涂片制作示意

3. 吉氏染色　常用的吉氏染液工作液包括2%、3%和10%浓度三种,分别由吉氏染液原液和pH 7.2磷酸盐缓冲液(PBS)按比例配制。吉氏染液工作液只能使用时新鲜配制。单张血涂片吉氏染色常用于临床疟疾患者的显微镜疟原虫检测。采用3%吉氏染液的常规染色方法血涂片染色质量较好,可长期保存,染色时间约30 min。采用10%吉氏染液的快速染色方法染色时间较短,8～10 min,但血涂片不适合长期保存。常采用2%吉氏染液进行批量血涂片染色,成批血涂片吉氏染色常用于人群流行病学调查中的显微镜疟原虫检测。

4. 镜检　在染色后的血膜上加1滴香柏油或专用浸油,用100×油浸物镜、5×或10×目镜的光学显微镜检查。染色质量较好的血膜,红细胞呈淡红色,嗜酸性粒细胞颗粒呈鲜红色,中性粒细胞核呈紫蓝色,淋巴细胞及疟原

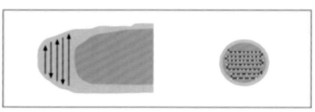

图13-2　疟原虫血涂片镜检看片路线顺序示意

胞质呈蓝色或淡蓝色,疟原虫核呈红色。除环状体外,其他各期均可查见疟色素。疟原虫检测以厚血膜为主,虫种鉴别以薄血膜为主。看片路线顺序为薄血膜从舌尖部分开始,厚血膜从上端或下端开始(图13-2)。

厚血膜在油镜下,最少检查100个视野或整个厚血膜未查见疟原虫方可判为阴性。血膜中查见疟原虫判定为阳性,并根据疟原虫形态确定恶性疟原虫、间日疟原虫、三日疟原虫、卵形疟原虫或混合感染(图13-3)。

镜检厚血膜,计数每个视野中的疟原虫数和白细胞数,计数200个白细胞以上,疟原虫密度很低时计数1 000个。用下式算出疟原虫密度。

疟原虫数÷白细胞数×每微升血中白细胞数=每微升血中疟原虫数。如果无法进行白细胞计数,则以8 000个白细胞/μL血计算。

5. 形态学的辨别　在红细胞内发现疟原虫是确诊疟疾和鉴别虫种的依据,应当了解红内期疟原虫的形态及被寄生红细胞的变化(表13-1)。

表13-1　4种疟原虫的形态鉴别要点

发育过程	间日疟原虫	恶性疟原虫	三日疟原虫	卵形疟原虫
早期滋养体(环状体)	环较大;核点也较大,偶有2个;红细胞内通常只有1个原虫寄生	环小而纤细;有1个或2个核点;环常位于红细胞边缘,呈镶嵌状;红细胞常有多重感染	环致密;偶有1个以上核点;少见红细胞多重感染	环致密;核点明显;红细胞多重感染不常见
晚期滋养体	较大,显著的阿米巴样,充满红细胞的大部分;核块状;疟色素显著,棒状;空泡大	通常在周围血不可见;大小中等,很少阿米巴样	胞质结实,非阿米巴样;常见带状;空泡不显著;疟色素粗糙	较小,结实,非阿米巴样;疟色素粗糙,深褐色
未成熟裂殖体	大,阿米巴样;核块2个或更多;疟色素细棒状	周围血通常不可见;小,结实,许多核块;疟色素单块	小,结实,核块罕见	结实,核分裂成多个。疟色素数量较少

续　表

发育过程	间日疟原虫	恶性疟原虫	三日疟原虫	卵形疟原虫
成熟裂殖体	通常含12～24个裂殖子；疟色素集中，1～2小团	通常在周围血不可见；含8～24个或更多个裂殖子；单个疟色素块	裂殖子6～12个排成环，充满红细胞；疟色素粗糙，往往趋中分布	含4～16个裂殖子（通常8个）较间日疟原虫小
雌配子体（大配子体）	圆形或卵圆形；胞质深蓝色，核红结实，偏于一侧；大量疟色素分散	新月形；核块趋中；疟色素在核周围较多；胞质着色较雄配子体深	与间日疟原虫相似，但较小，数量较少；常与同种的滋养体混淆	与间日疟原虫相似，但通常较小和数量较少
雄配子体（小配子体）	圆形，略大于正常红细胞。胞质淡蓝色、灰色到无色；粉红到紫色核块大而疏松；大量深色疟色素散布胞质	腊肠形。胞质着色较雌配子体浅；核大、疏松、染色淡；疟色素显著，散布在胞质内	与间日疟原虫相似，但较小，数量较少；疟色素较间日疟原虫显著	与间日疟原虫相似，但通常较小，数量较少
被感染红细胞的变化	较正常红细胞大1.5～2倍；在滋养体后各期均可见薛氏点（Schüffner's dots）；染色变淡	和正常红细胞一样大；可见茂氏点（Maurer's dots）或裂隙	大小和正常红细胞一致，或似乎稍小些；可见纤细的齐氏点（Ziemann's dots）	比正常红细胞大1.25～1.5倍；可能呈卵圆形端缘变毛糙；染色变淡；在环状体即出现薛氏点

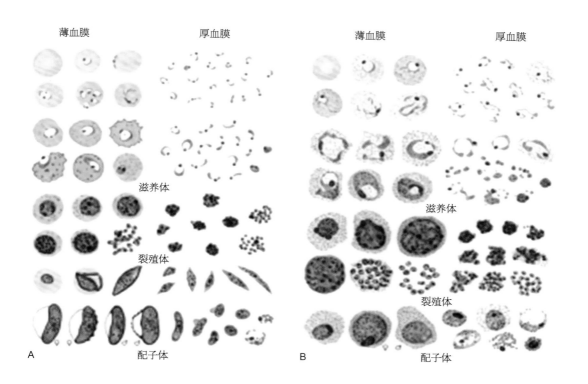

| 薄血膜 | 厚血膜 | 薄血膜 | 厚血膜 |

滋养体

裂殖体

配子体

A

滋养体

裂殖体

配子体

B

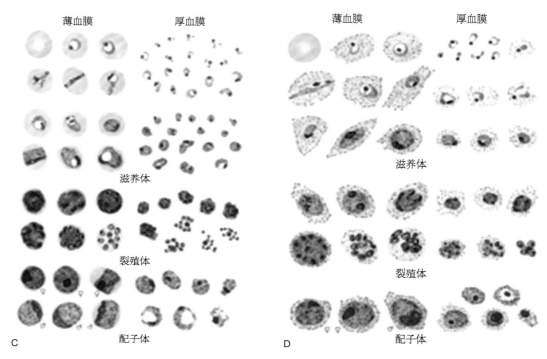

图13-3   各种疟原虫形态特征

A. 恶性疟原虫薄、厚血膜形态图；B. 间日疟原虫薄、厚血膜形态图；C. 三日疟原虫薄、厚血膜形态图；
D. 卵形疟原虫薄、厚血膜形态图

6. 外周血直接涂片4种疟原虫的形态

（1）间日疟原虫：间日疟原虫镜下形态见图13-4。

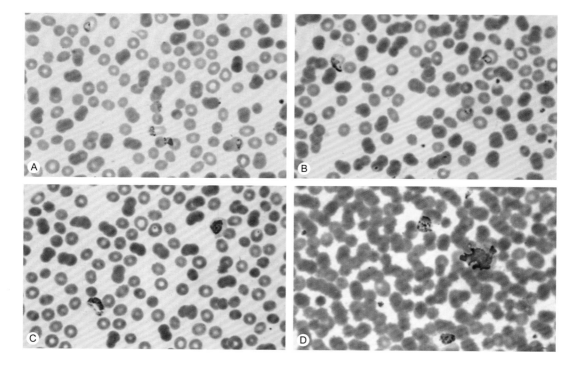

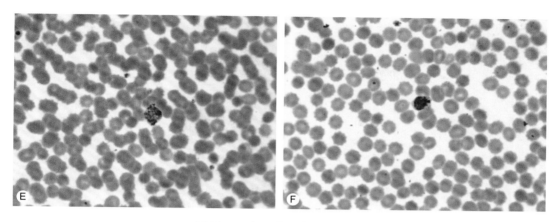

图 13-4 间日疟原虫（×1 000）

A. 早期滋养体；B. 环状体；C. 裂殖体和滋养体；D. 未成熟裂殖体；E. 成熟裂殖体；F. 雌配子体（大配子体）

（2）恶性疟：恶性疟原虫镜下形态图 13-5。

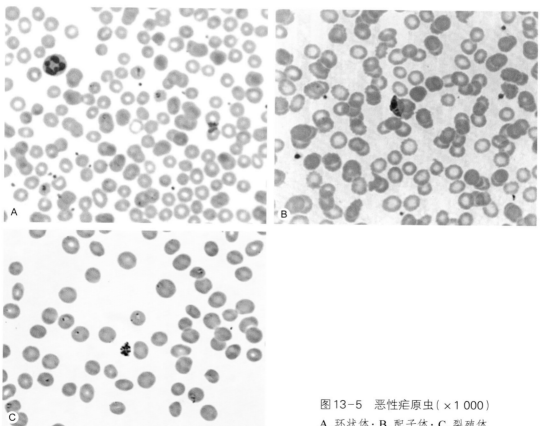

图 13-5 恶性疟原虫（×1 000）

A. 环状体；B. 配子体；C. 裂殖体

（3）三日疟：三日疟原虫镜下形态见图13-6。

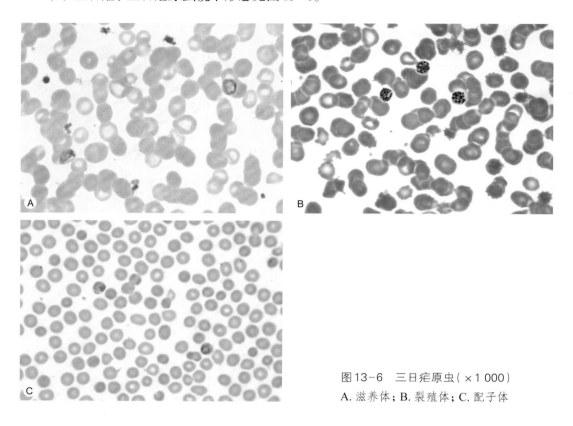

图13-6　三日疟原虫（×1 000）
A. 滋养体；B. 裂殖体；C. 配子体

（4）卵形疟：卵形疟原虫镜下形态见图13-7。

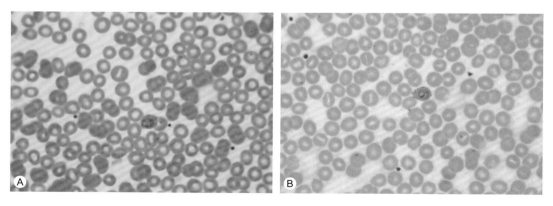

图13-7　卵形疟原虫（×1 000）
A. 滋养体；B. 配子体

（二）免疫学检查

　　常用的检测循环抗体方法有间接荧光抗体试验、间接血凝试验，以及酶联免疫吸附试验等。由于抗体在患者治愈后仍能持续一段时间，且广泛存在着个体差异，因此检测抗体主要用于疟疾的流行病学调查、防治效果评估及输血对象的筛选，在临床上仅作辅助诊断用。

利用血清学方法检测疟原虫的循环抗原能更好地说明受检对象是否有活动感染。常用疟原虫抗原检测采用快速诊断试验（rapid diagnostic test，RDT），按不同试剂盒产品说明书要求操作并在规定时间内判读结果。

（三）分子生物学方法

采用聚合酶链反应（PCR）和核酸探针等方法从患者血液中检测疟原虫的特异性基因，敏感性较高，对低原虫血症检出率较高。

（四）结果解释

（1）CLSI推荐，患者初期涂片应制作2个厚血膜和2个薄血膜，如果在厚血膜查到原虫而鉴别有困难时，可再检查薄血膜。从临床鉴别诊断方面考虑，在排查疟疾前3 d中每6～8 h重复制作一次厚薄血膜。恶性疟在发作开始时，间日疟在发作后数小时至10余小时易于检出。

（2）厚血膜多用于流行病学调查，原虫密度低时可提高检出率，但薄血膜原虫密度低时，容易漏检。

（3）厚血膜油镜下查看200～300个厚、薄血膜视野才能避免漏检。在厚血膜检查疟原虫时，需要与虫体、血小板、染色碎片和白细胞颗粒等加以鉴别。厚血膜易受溶血不完全的影响；经验缺乏者易受其他杂物的影响；存在主观判断的失误。

第二节　布氏锥形虫

Trypanosoma Brucella

罗得西亚布氏锥虫（*Trypanosoma brucei rhodesiense*）、冈比亚布氏锥虫（*Trypanosoma brucei gambiense*）是人体非洲锥虫病（human african trypanosomiasis，HAT），又称非洲睡眠病（sleeping sickness）的病原体，均由吸血昆虫舌蝇（*Glossina*）传播。罗得西亚布氏锥虫引起急性感染，分布于非洲东部；冈比亚布氏锥虫引起慢性感染，分布于非洲西部和中部。当舌蝇叮咬患者时，布氏锥虫即随血到达蝇胃中，并在该处繁殖发育，然后移行到唾液腺发育成为感染性锥虫，通过叮咬正常人传播本病。罗得西亚布氏锥虫和冈比亚布氏锥虫以锥鞭毛体的形式在人体血液、淋巴液和脑脊液内寄生。

（一）直接检查

通过血液、淋巴液或脑脊液中查虫体。薄血膜和厚血膜吉姆萨染色检查法是较好的诊断技术，每日重复检查可提高检出率。在血液中，锥鞭毛体具有多形性的特点，可分为细长型、中间型和粗短型。细长型长20～40 μm，游离鞭毛可长达6 μm，动基体位虫体近末端，腊肠形；粗短型长15～25 μm，宽3.5 μm，游离鞭毛不足1 μm或不游离，动基体位虫体后端。鞭毛从虫体后端发出沿边缘向前，在用吉姆萨染液染色的血涂片中，锥鞭毛体的细胞质呈淡蓝色；动基体为深红色，点状。细胞质内含深蓝色的异染质颗粒（图13-8）。

（二）免疫学检查

常用检测抗体的方法为间接免疫荧光抗体试验（indirect immunofluorescent antibody test，IFAT）和酶联免疫吸附试验（enzyme-linked immunoadsordent assay，ELISA）检测特异性抗体，或使用快速检测HAT试剂盒检测。

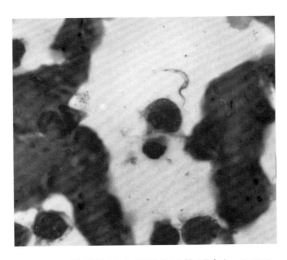

图13-8 骨髓涂片中镜下布氏锥形虫（×1 000，吉姆萨染色）

（三）分子生物学方法

可用DNA杂交试验的分子探针和PCR技术检测。

（四）结果解释

（1）锥虫是一种血鞭毛原虫，约有20几种。寄生于鱼类、两栖类、爬虫类、鸟类、哺乳类及人的血液或组织细胞内。寄生于人的锥虫依其感染途径可分为两大类，即通过唾液传播的涎源性锥虫与通过粪便传播的粪源性锥虫。由锥虫属的原虫引起的一种鞭毛虫病，主要侵袭马（驴、骡）、牛和骆驼等，寄生于血液或生殖器黏膜内。人和一些野生动物也可感染。

（2）病原学检查：取患者血液涂片染色镜检。当血中虫数较多时，锥鞭毛体以细长型为主，血中虫数因宿主免疫反应而减少时，则以粗短型居多。淋巴液、脑脊液、骨髓穿刺液、淋巴结穿刺物也可涂片检查。此外，动物接种也是一种有用的检查方法。

（3）锥鞭毛体可自血液湿片中检获，或使用薄血涂片和厚血涂片或血沉棕黄层浓缩技术。无鞭毛体和锥鞭毛体均可选择吉姆萨染色。过碘酸希夫、黏蛋白卡红与银染均无法将无鞭毛体染阳，这点可将其与真菌相鉴别。

（4）在病程早中期血液中和其他体液中虫体数量较少，检测困难。冈比亚布氏锥虫感染者其原虫血症水平极低，病原诊断尤难确认。

第三节　巴贝虫

Babesia

巴贝虫是一种红细胞内寄生的原虫，经蜱传播。目前已鉴定有100多种巴贝虫，可以感染牛、马、羊、犬等多种哺乳动物和鸟类，引起巴贝虫病（babesiasis），是一种人兽共患寄生虫病。能感染人体的巴贝虫主要有田鼠巴贝虫（*Babesia microti*）、分歧巴贝虫（*Babesia divergens*）、邓肯巴贝虫（*Babesia duncani*）、猎户巴贝虫（*Babesia venatorum*）等。巴贝虫的生活史主要包括在人或脊椎动物红细胞内的发育阶段和媒介蜱体内发育阶段，本病呈地方性流行，免疫功能低下者易感染。近几年，因输血发生巴贝虫病的病例也有报道。

（一）直接检查

外周血涂片用吉姆萨染液染色，在镜下可呈现卵形、椭圆形、梨形、球拍形和纺锤形，通常在大小和形态上比恶性疟原虫更加多样，常见细胞外虫体（图13-9A）；约有70%的红细胞被寄生，大多数受感染的红细胞内含1～4个的环状体，形态与疟原虫极为相似，尤其是薄血膜涂片类似恶性疟原虫的环状体（图13-9B）。

（二）血清学检查

血清学检查可用间接荧光抗体试验、间接血凝、毛细管凝集试验及酶联免疫吸附

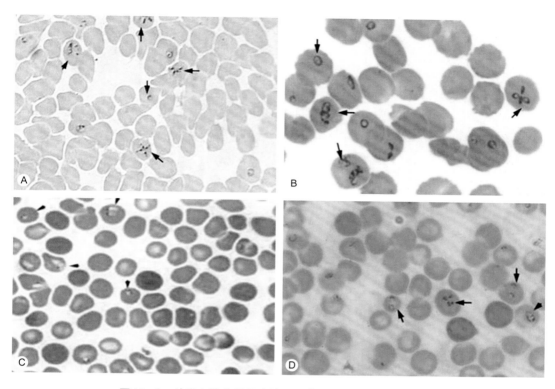

图13-9 外周血涂片巴贝虫镜下形态（×1 000，吉姆萨染色）

A. 薄血膜片中邓肯巴贝虫；B. 薄血膜片中分歧巴贝虫；C. 薄血膜片中猎户巴贝虫；D. 薄血膜片中田鼠巴贝虫

试验。血清学检测可用于慢性巴贝虫病患者的诊断和流行病学研究，不能用于急性巴贝虫病的诊断。田鼠巴贝虫病抗体通常于发病后2周出现，并于感染数年后仍可检出。

（三）核酸检测

当患者血液中巴贝虫数量较少或无法借助形态学检查诊断时，可辅以PCR等核酸扩增检测方法，目的基因及特异性引物见表13-2。目前实验室检测田鼠巴贝虫和分歧巴贝虫的方法已经建立，且田鼠巴贝虫的实时定量荧光PCR检测敏感度（0.001%）优于厚血涂片检测敏感度（0.000 2%～0.001 0%）。PCR试验可在数小时内快速判定脱氧核糖核酸（DNA）。

表13-2 巴贝虫18S核糖体RNA（18S rRNA）基因和转录间隔区（ITS）基因的特异性引物

引 物	引物名称	引物序列	片段大小
18S rRNA 外侧引物	Bab 5	5′-AATTACCCAATCCTGACACAGG-3′	400 bp左右
	Bab 8	5′-TTTCGCAGTAGTTCGTCTTTAACA-3′	
18S rRNA 内侧引物	Bab 6	5′-GACACAGGGAGGTAGTGACAAGA-3′	
	Bab 7	5′-CCCAACTGCTCCTATTAACCATTAC-3′	

续　表

引　物	引物名称	引物序列	片段大小
ITS 外侧引物	ITS-F3	5′-GGTGGTGCATGGCCG-3′	700～2 100 bp（不同虫种片段大小不同）
	ITS-R3	5′-T（A/T）GCGCTTCAATCCC-3′	
ITS 内侧引物	ITS-F4	5′-GAGAAGTCGTAACAAGGTTTCCG-3′	
	ITS-R4	5′-GCTTCACTCGCCGTTACTAGG-3′	

（四）结果解释

（1）巴贝虫原虫寄生于哺乳动物和鸟类等脊椎动物,最常见的病原体是田鼠巴贝虫,田鼠是主要的自然保虫宿主。硬蜱科中的鹿蜱是常见的传病媒介,幼蜱吸取被感染的鹿血时,可将巴贝虫通过叮咬传给人。成虫蜱有时也可将巴贝虫传给人。巴贝虫病也可经输血传染,巴贝虫进入红细胞后发育成熟,然后进行芽殖无性繁殖,被感染的红细胞破裂,释出原虫,后者又可进入其他的红细胞。

（2）人巴贝虫病,急性发病时颇似疟疾,临床以间歇热、脾大、黄疸及溶血等为特征。检测巴贝虫病标本最好采用手指采血并立刻制作厚、薄血涂片。一次涂片检查并不能排除巴贝虫病的诊断,即使血涂片检查阴性,报告也应当加以说明。

（3）巴贝虫和疟原虫的形态都极为相似,巴贝虫多寄生于红细胞内,但不形成像疟原虫的特征性色素,为无色素阿米巴状寄生虫。可依据血涂片中深染颗粒、疟色素、裂殖体或疟原虫型的配子体的形态特征来排除巴贝虫感染。

（4）有症状的分歧巴贝虫感染者,血液中红细胞染虫率为1%～80%,多种形状的寄生虫位于红细胞中央或中央附近。其形状包括点状、环状、单梨形或双梨形、四联体及杆状等。红细胞中的梨形虫所占比例为0.1%～50.0%,多个虫体也可同时感染一个红细胞。田鼠巴贝虫病患者的虫血症为1%～20%,持续时间通常为3～12周。

（5）血清学检测可用于慢性巴贝虫病患者的诊断和流行病学研究,不能用于急性巴贝虫病的诊断。田鼠巴贝虫病抗体通常于发病后2周出现,并于感染数年后仍可检出。

（6）外周血涂片一旦检测到巴贝虫应及时报告临床,最好同时报告血中巴贝虫密度的估算。若临床高度疑似巴贝虫血流感染的患者,但外周血涂片阴性,应建议多次涂片并加做核酸检测。

第四节　利什曼原虫

Leishmania spp.

利什曼原虫泛指的原虫,会引起利什曼病,其传播过程可通过白蛉属（*Phlebotomus*）的沙蝇,也可通过沙蝇属（*Lutzomyia*）的沙蝇。利什曼原虫的主要宿主为脊椎动物,常见的感染对象包括蹄兔类、犬科及人类。

（一）直接检查

1. 显微镜检查　无鞭毛体期见于巨噬细胞内或破碎细胞附近。这个阶段可通过其性状、大小、染色特征，特别是胞质内有一个动基体进行识别（图13-10、图13-11）。吉姆萨染色将胞质染成浅蓝色，胞核和动基体染成红色或紫色。过碘酸希夫、黏蛋白卡红和银染均无法将无鞭毛体染成阳性，这点可以将其与细胞内真菌相鉴别。细胞内真菌无动基体而无鞭毛体有动基体。

2. 培养　如果材料要用于培养，则必须无菌采集。培养前应使用组织研磨器将组织研磨成匀浆。

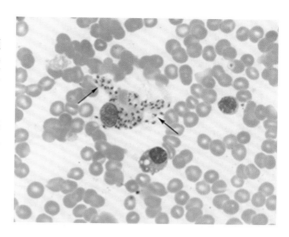

图13-10　利什曼原虫无鞭毛体（瑞氏染色，×1 000）
（图片由四川省人民医院贺元提供）

3. 动物接种和培养　可将患者的标本接种至动物如金地鼠。

4. 皮肤活组织检查　用于可疑皮肤利什曼病和皮肤型黑热病诊治。

5. PCR检测　检测利什曼原虫DNA或RNA的分子技术已用于诊断，接种和种株鉴定。这些方法被认为较玻片检查或培养更敏感，特别是对病原体培养困难的皮肤黏膜利什曼病的检查。

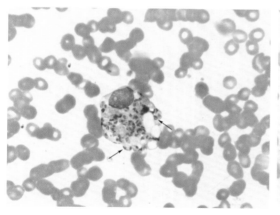
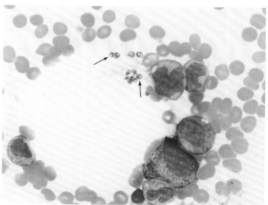

图13-11　利什曼原虫无鞭毛体（瑞氏染色，×1 000）

（二）血清学检查

血清学试验可用于科研或流行病学目的，然而，它们对于皮肤黏膜和内脏利什曼病的诊断很有用。抗体检测，包括ELISA、间接血凝试验（Indirect hemagglutination test，IHA）、对流免疫电泳（counter immunoelectrophoresis，CIE）、间接免疫荧光抗体试验等均可采用。斑点-ELISA的阳性率也较高，但抗体检测方法常与其他疾病出现交叉反应，在诊断利什曼病上有局限性，且抗体短期内不易消失，不宜用于疗效考核。

（三）结果解释

利什曼病是由利什曼原虫引起的，在节肢动物及哺乳动物之间传播。该病发生于80

多个国家,估计患者数超过1 500万,每年新发病例为40多万。对于感染者来说,利什曼原虫可能是一种条件致病的寄生虫。

(1)穿刺检查:① 骨髓穿刺法(首选),髂骨穿刺简便安全,临床常用。原虫检出率为80%～90%。② 淋巴结穿刺:检出率较低(46%～87%)。由于淋巴结内原虫消失慢,常作为疗效考核的指标。穿刺物涂片用吉姆萨或瑞士染色法染色,查无鞭毛体(利什体)。除此之外,还有肝活检标本、胸骨穿刺、髂骨骨髓标本等。

(2)当昆虫媒介(白蛉)吸血时,无鞭毛体进入白蛉体内,转变为前鞭毛体,经繁殖后转变为循环后期前鞭毛体,并移至白蛉的口下板,当其再次吸血时,虫体从口下板被释放。整个生活史需4～18 d。

(3)黑热病虽有皮肤型,杜氏利什曼原虫可从皮肤结节穿刺液中找到,但该原虫主要引起内脏病变,故常用骨髓穿刺,取少许骨髓液做涂片,检出率可达85%左右。

第五节　微丝蚴

Microflaria

寄生于血液内的丝虫(*Filaria*)类幼虫称为微丝蚴。这种幼虫成虫主要寄生于淋巴结、淋巴管、心脏及大血管中,不常移动,并在该处产卵。但在血液和淋巴液中孵化出来的微丝蚴几为无色透明,可活泼地运动,在每天的一定时刻移动到末梢血管中。微丝蚴出现于宿主皮下的微血管中时,进入吸血蚊的体内,成为被鞘幼虫而传播。

(一)直接检查

1. 厚血膜　制作厚血膜涂片要将2～3滴来自指尖的毛细血管血(非抗凝)直接涂于玻片上。用另一玻片的一角打圈混匀标本,形成直径2 cm的圆形(或涂成1 cm×2 cm的血膜)。搅拌30 s,平放,待干,完全干燥后放入清水内5～10 min,使红细胞破坏溶血,除去血红蛋白,待血膜呈乳白色后,待干用吉姆萨染色法或瑞氏染色。班氏丝虫的微丝蚴有鞘膜,虫体弯曲,长约298 μm,直径7.5～10.0 μm。体核分散,头间隙短,尾部尖、无核,易于辨认(图13-12)。马来布鲁格丝虫长约270 μm,有鞘膜,头间隙长,体核不均,有尾核。

班氏微丝蚴,稍粗,马来微丝蚴稍细,为防止染色后纤维蛋白丝可能掩盖丝虫。如果血样中有抗凝剂,无需再搅拌,因为抗凝血不会形成纤维蛋白丝。

2. 薄血膜　从患者耳垂采血液(末梢血或静脉血)1滴,置载玻片中央,再加水1滴混合,上覆盖玻片,即于低倍镜下寻找。微丝蚴大小根据虫种而异。此法虽简易,但因采血量较少,

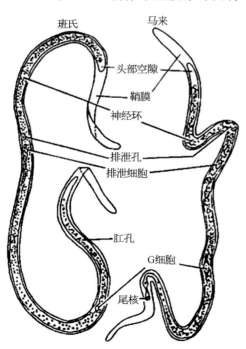

班氏

马来

头部空隙

鞘膜

神经环

排泄孔

排泄细胞

肛孔

G细胞

尾核

图13-12　班氏丝虫

阳性率不如厚血片法。

（1）微核孔滤过法：用3 μm的聚碳酸酯（微核孔）滤膜滤过，蒸馏水洗脱后吉姆萨染色或瑞士染色，镜检。

（2）Knott浓集技术：在9 mL 2%的甲醛中加入抗凝血（1 mL），1 500 r/min离心1 min。取出沉淀涂片并干燥。吉姆萨染色或瑞士染色镜下观察。

（3）抗原检测：目前有两种检测方法，一种是ELISA法，另一种是快速免疫层析试条。两种方法敏感度均达96%～100%，特异度100%。检测方法均可用于白天或黑夜任何时段的取血，无需根据微丝蚴活动周期性限定采血时间。

（4）核酸检测：在某些有条件的实验室，PCR可用于检测虫体DNA，已成为目前最灵敏的确诊方法。对各淋巴组织虫体均有相应的引物和探针，其特异度可达100%，敏感度比直接病原学检查高10%。

（二）血清学检查

拉布鲁格丝虫虫体粗抗原IgG或IgG4用于免疫诊断特异度较差。与包括肠道蛔虫在内的其他蠕虫的抗体交叉反应广泛。此外，血清学检查不能区分现症感染与既往感染。不过该检测方法对诊断仍有一定意义，其阴性结果可以排除现症感染和既往感染。

（三）结果解释

（1）班氏丝虫是最常见和分布最广的感染人的丝虫。所有丝虫都是通过蚊、蠓等吸血昆虫传播，在这些昆虫体内，微丝蚴发育成感染性丝虫。随后在脊椎动物体内从感染性幼虫发育为妊娠期的成虫阶段需要数月至1年，甚至更长时间。虽然这些寄生虫在温带和亚热带地区并非流行病，但常可在移居、定居或旅游到热带的患者体内检出。

（2）寄生在人体的寄生虫有8种，其中有3种寄生在人的淋巴系统，分别为班氏丝虫、马来布鲁格丝虫及帝汶布鲁格丝虫。寄居于皮肤的有罗阿丝虫、盘尾丝虫和链尾丝虫，寄居于体腔的为常现丝虫和欧氏丝虫。我国主要流行班氏和马来丝虫病，均可于患者血液中查到微丝蚴。班氏微丝蚴及马来微丝蚴均为有鞘微丝蚴，但体形、大小、尾部及尾核有所不同。由于班氏微丝蚴及马来微丝蚴均有夜现性，且在24：00为出现高峰期，故应在午夜采血。

（3）成虫通过寄居输入性淋巴管或淋巴结中。微丝蚴可在新鲜血液中鉴定它们的形态和活力；厚血片血量多，可增加轻度感染的检出率，虫体可在血液和其他体液（淋巴液、尿液、阴囊积液）直接镜检（表13-3）。

表13-3 人体丝虫的微丝蚴分布与形态特征

虫 种	寄生部位	形 态 特 征
班氏丝虫	淋巴系统	具鞘膜，头间隙长宽相等，体核分布均匀，无尾核
马来丝虫	淋巴系统	具鞘膜，头间隙长：宽为2：1，体核不均，有尾核
盘尾丝虫	皮下组织	无鞘膜，头间隙长宽相等，尾部无核处长10～15 μm
罗阿丝虫	皮下组织	具鞘膜，头间隙长宽相等，核分布至尾尖部

（4）微丝蚴血症（microfilaraemia）：潜伏期后血中出现微丝蚴，达到一定密度后趋于相对稳定，成为带虫者。感染者一般无任何症状或仅有发热和淋巴管炎表现，如不治疗，此微丝蚴血症可持续10年以上。

（5）血检受丝虫寄生部位及病变的影响，有时不易检出微丝蚴，此时免疫学检查可于辅助诊断。常用的免疫学检测方法对抗体的阳性检出率可达90%以上。

（朱　民）

参 考 文 献

［1］诸欣平,苏川.人体寄生虫学［M］.北京：人民卫生出版社,2018.
［2］沈继龙,张进顺.临床寄生虫学检验［M］.北京：人民卫生出版社,2012.

第十四章 · 血流感染快速检测方法

Rapid Detection Methods for Bloodstream Infection

第一节　生物标志物检测

Detection of Biomarker

分析化学技术的进步促进了分析微生物学的发展,开辟了微生物鉴定和检测的新途径。检测微生物中的某些生物标志物往往可以快速、准确地诊断病原体感染,生物标志物检测在临床检验、环境监测、食品卫生等微生物检测方面有广泛的应用前景。生物标志物的种类繁多,分析技术和方法多种多样,本节就降钙素原(procalcitonin,PCT)、C反应蛋白(CRP)、白细胞介素-6(IL-6)、血清淀粉样蛋白A(serum amyloid protein A,SAA)及肝素结合蛋白(heparin binding protein,HBP)五种常见生物标志物在微生物检测中的临床意义做一介绍。

一、降钙素原 Procalcitonin

PCT是降钙素的前肽,是严重细菌感染时需早期检测的实验室指标之一。PCT是一种无激素活性的糖蛋白,由116个氨基酸组成,分子量为13 kDa。PCT是11号染色体上降钙素I基因(CALCI)的表达产物,在不存在感染的情况下,甲状腺外CALCI表达被抑制,主要局限于甲状腺和肺的神经内分泌细胞有一定程度的表达。因此,健康人群血清PCT浓度极低(<0.1 ng/mL),而在细菌感染时可诱导全身各种组织多种类型细胞CALCI表达和PCT连续性释放,当感染控制后血中PCT水平亦会随之下降。1993年Assicot首先提出PCT可以作为细菌感染的标志物,PCT水平与细菌感染的严重程度呈正相关。当PCT为0.1～0.25 ng/mL时,提示细菌感染的可能性不大,PCT为0.25～0.5 ng/mL时,有可能存在需要治疗的细菌感染,而PCT>0.5 ng/mL时,很可能存在需要治疗的细菌感染,多数专家建议将PCT 0.5 ng/mL作为脓毒症的诊断界值。PCT在感染2～4 h后迅速升高,12～48 h达到峰值。而《新型冠状病毒肺炎诊疗方案(试行第八版)》中指出,多数患者的PCT正常,这说明PCT在病毒感染时一般不升高,可以作为细菌性感染的特异性生物标志物。值得注意的是某些非感染因素如创伤、手术、急性呼吸窘迫综合征等也可导致PCT含量增加。

二、C反应蛋白 C Reactive Protein

CRP是一种能与肺炎链球菌C多糖发生反应的急性时相反应蛋白,具有激活补体、促进吞噬和免疫调理作用。CRP分子量为129 kDa,主要由肝脏产生,IL-6可促进肝脏合成

CRP，大多数感染可引发其浓度迅速上升，通常于感染后 2 h 开始升高，24～48 h 达高峰。细菌感染 CRP 升高显著，而病毒感染时 CRP 大都正常或轻微升高。因此，CRP 通常作为细菌或病毒感染的参考指标之一。但在细菌感染时 CRP 界值尚不明确，有研究认为，可采用 CRP>40 mg/L 作为细菌感染的界值。CRP 半衰期为 18 h，当感染得到控制后可在 1～2 d 内快速下降。

三、白细胞介素-6 Interleukin-6

白细胞介素-6（IL-6）是 IL-1 与肿瘤坏死因子-α（tumor necrosis factor-α，TNF-α）诱导产生的多效细胞因子，是一种多功能糖蛋白，其由 212 个氨基酸组成，在炎症反应过程中起着核心调节功能，是关键的炎症反应因子递质。IL-6 水平在细菌感染时明显升高，且与 HBP、SAA 等水平呈正相关，可作为感染评估和检测的常用指标，且其浓度与患者疾病的严重程度一致。此外，IL-6 对于脓毒症及病情严重程度的判定具有重要意义，有研究结果显示脓毒症患者血清 IL-6 水平显著高于非脓毒症患者，脓毒性休克患者血清 IL-6 水平显著高于非脓毒性休克患者。IL-6 生物学功能：① 通过 IL-6 受体和 gp130 作用于不同的靶细胞而发挥多种生物调节作用。② 是体循环中半衰期最长的炎症介质，激活时间快速，半衰期约为 1 h。③ 诱导肝脏 CRP 的产生和释放。④ 诱导 PCT 的产生。⑤ 是炎症、脓毒症的早期敏感性"警示"标志物。⑥ 随着疾病的进展 IL-6 水平逐渐升高。

四、血清淀粉样蛋白 A Serum Amyloid A

血清淀粉样蛋白 A（SAA）是一种敏感的急性时相反应蛋白，属载脂蛋白，因其是淀粉样变中主要组成成分淀粉样 A 蛋白的血清前体而得名。SAA 主要在肝脏中产生，在健康人中有少量存在，当机体受到细菌、病毒等刺激后产生一系列细胞因子，从而刺激肝脏细胞合成分泌大量的 SAA 进入血液，在 5～6 h 内升高幅度达正常值的 10～1 000 倍，但下降速度相对较快。因此，SAA 可作为反映机体感染和炎症控制的敏感指标。SAA 水平不受性别和年龄影响，一般与 CRP 联合可鉴别细菌和病毒感染。当 SAA 和 CRP 同时升高，提示可能存在细菌感染；当 SAA 升高而 CRP 不升高，常提示病毒感染。SAA 半衰期约 50 min，当机体抗原清除后，SAA 则能迅速降至正常水平，因此，SAA 可作为反映机体感染和炎症控制的敏感指标。

五、肝素结合蛋白 Heparin Binding Protein

HBP 是一种急性时相蛋白，主要储存于中性粒细胞的分泌颗粒和嗜天青颗粒中，其结构与中性粒细胞弹性蛋白酶相似，是胰蛋白酶样丝氨酸蛋白酶家族的成员之一。当感染发生时，细菌或毒素可刺激中性粒细胞释放 HBP，导致感染部位 HBP 升高，HBP 可调节血管内皮细胞功能，影响其通透性，并对单核巨噬细胞等产生趋化作用，释放肿瘤坏死因子-α（TNF-α）和 γ-干扰素（IFN-γ），产生级联放大效应，从而形成"炎性因子风暴效应"。正常人血浆中 HBP 含量很低，健康成人一般不超过 10 ng/mL，但当机体存在感染时，侵入到血管内的细菌菌体本身或由细菌释放出的毒素等物质，会对中性粒细胞产生刺激，进而释放 HBP，结果导致血浆中 HBP 含量升高。一般感染时，HBP 浓度能达到 20～30 ng/mL，严重感染状态下可能超过 100 ng/mL，甚至更高。有研究显示，通过对血流感染者进行序贯器官衰竭估计（sequential organ failure assessment，SOFA）评分研究，表明HBP可以更好地提示血流感染患者器官功能衰竭，与患者感染的严重程度相关，还能作为评估脓毒症预后的指标。在对细菌引起的血流感染的研究中发现，革兰阳性菌血流感染患者HBP的水平比革兰阴性菌阳性者更高，推测可能由于一些革兰阳性菌，特别是β溶血链球菌的M蛋白能更好地刺激HBP的分泌。

第二节　病原菌细胞成分
Pathogen Cell Component

病原学诊断除了通过直接分离病原菌达到疾病诊断目的外，也可以通过检测病原菌细胞成分、代谢产物等进行病原学诊断，常见的细胞成分检测有内毒素检测、真菌（1，3）-β-D葡聚糖（BDG）、半乳甘露聚糖及肽聚糖检测。

一、内毒素 Endotoxin

内毒素又称脂多糖（LPS）是革兰阴性细菌细胞壁的成分，主要分布在革兰阴性菌细胞壁的最外层，由O抗原（特异性侧链）、核心多糖及类脂A三个部分组成，其中类脂A决定细菌的生物活性。当细菌死亡后，内毒素会释放，具有广泛的生物学活性，是全身炎性反应的重要触发剂，可以激活机体单核巨噬细胞、内皮细胞、粒细胞等释放多种炎症介质，引起不同程度的炎性反应，甚至引发休克，同时激活凝血系统，造成组织损伤、弥散性血管内凝血，甚至多器官功能不全。内毒素作为革兰阴性菌裂解后释放的物质，监测结果阴性可基本排除革兰阴性菌血流感染的发生，但其阳性预测值不高。研究表明，在细菌性血流感染致脓毒症患者的血清内毒素水平有所升高。

革兰阴性菌败血症是住院患者死亡的重要原因。很多实验证明革兰阴性菌释放的内毒素是造成革兰阴性菌败血症的真正原因。近年来，国内外报道革兰阴性菌感染有逐年上升的趋势，但现有的细菌学检查需时较长，且由于抗菌药物的广泛应用使培养阳性率降低，故临床快速诊断革兰阴性菌所致的败血症和内毒素血症显得更加重要。目前许多报道已阐明内毒素血症可存在于无菌血症的疾病中，如网状内皮系统功能障碍，肠道黏膜损伤，局部阴性菌感染，被内毒素污染药品注射、输液及输血等。以鲎实验来检测内毒素，能对内毒素血症和革兰阴性菌感染的患者做出早期诊断和治疗。

二、（1,3）-β-D葡聚糖 (1, 3)-β-D-Glucan

近年来，由于造血干细胞移植、实体器官移植的广泛开展，高强度免疫抑制剂和大剂量化疗药物的应用，以及各种导管的体内介入、留置等，临床上侵袭性真菌感染（invasive fungal disease，IFD）的患病率明显上升，IFD也日益成为骨髓及器官移植受者、接受化疗的恶性血液病和恶性肿瘤患者、AIDS及其他危重病患者的严重并发症和重要死亡原因之一。目前临床上诊断IFD的方法主要由宿主因素、临床特征、微生物学检查和组织病理学等组成。其中，血液中真菌细胞壁成分曲霉半乳甘露聚糖（GM）和（1，3）-β-D葡聚糖（BDG）的检测，血液、支气管肺泡灌洗液中的各种真菌PCR测定，是诊断IFD的微生物学检测方法。（1，3）-β-D葡聚糖检测的方法主要有鲎G因子法和ELISA法。

1. 鲎G因子法　BDG广泛存在于真菌细胞壁中(除接合菌外),可占其干重的50%以上,而其他微生物、动物及人的细胞则不含这种成分。当真菌进入人体血液或深部组织中经吞噬细胞吞噬后,能持续释放该物质,使得血液及其他体液(如尿、脑脊液、腹水、胸水等)中BDG含量增高。在无内毒素存在的情况下,BDG可以活化鲎变形细胞裂解物中的G因子并产生凝集反应。以此反应原理为基础的G试验可以特异性检测BDG。Tanaka等利用(1,3)-β-D葡聚糖能特异性地激活阿米巴状细胞裂解物中的G因子,研发了快速定量测定真菌(1,3)-β-D葡聚糖的试剂盒,检测极限可达pg级(10^{-12}),缺点是反应易受葡聚糖的分子量、分支度,特别是三维结构的影响。Tanaka等研究发现平均分子量为6.8～216.0 kDa的(1,3)-β-D葡聚糖,随着其分子量增加和分支度减少,激活G因子的能力越强;分子量为6.75～27.50 kDa的裂褶菌多糖对G因子的级联反应有抑制作用。Aketagawa等发现单股螺旋的(1,3)-β-D葡聚糖在G因子反应中起着决定性的作用;Nagi等在研究NaOH处理过的裂褶菌多糖(sonifilan, SPG)对G因子反应的影响时发现三股螺旋(1,3)-β-D葡聚糖不与G因子反应。故用该法测定之前,常用NaOH对(1,3)-β-D葡聚糖进行预处理,使其转化为单股螺旋,以减少因构象造成的实验误差。除鲎G因子外,蚕和大黄粉虫海绵动物中也发现存在能与(1,3)-β-D葡聚糖专一反应的蛋白质分子,可为(1,3)-β-D葡聚糖定量测定提供新方法。

国内外使用的G试验试剂盒种类繁多,不同的试剂盒存在原料、检测方法及阈值的差异,加之导致G试验假阳性的因素众多且难以避免,G试验结果阳性只表明存在深部真菌感染,但不能提示为何种真菌。连续2次或更多次G试验阳性可提高G试验对侵袭性真菌病诊断的特异度。

2. 酶联免疫吸附法　α半乳糖神经酰胺(galactosylce ramide)可高亲和性地与(1,3)-β-D葡聚糖结合。Donald等依此建立了一种以α半乳糖神经酰胺为包被物,鼠抗(1,3)-β-D葡聚糖单克隆抗体的酶联免疫吸附检测系统,特异性检测生物体液中(1,3)-β-D葡聚糖。检测各种生物体液中(1,3)-β-D葡聚糖的含量时发现,葡聚糖的含量低于0.8 ng/mL时线性良好,并具有良好的重复性和较好的回收率,相对鲎G因子法受干扰物质的影响更小,同样具有较高的精密度和准确度。但本法尚无分子量、分支度及三维构型对测定结果的影响报告。鼠抗(1,3)-β-D葡聚糖单克隆抗体是否能广谱识别各种真菌(1,3)-β-D葡聚糖还需进一步验证。

三、半乳甘露聚糖　Galactomannan

半乳甘露聚糖(GM)是真菌细胞壁上的一种多聚抗原,由核心和侧链两部分构成。当曲霉在组织中侵袭、生长时可释放进入血循环,循环中GM较临床症状及影像学异常早出现约1周,试验具有早期诊断曲霉感染和临床疗效监测作用。GM释放量与菌量呈正比,可以反映感染程度,所以可以作为疗效的评价指标;可检测的标本类型包括血清、尿液、脑脊液和支气管肺泡灌洗液,主要通过ELISA法和荧光免疫层析法,灵活度可达0.5～1.0 ng/mL。

四、肽聚糖　Peptidoglycan

肽聚糖是细菌细胞壁的独特成分,真菌、病毒、人体细胞及其他病原菌均无此成分。它是由聚糖骨架和短肽类分子（包括四肽和五肽）交联聚合而形成的多层网状大分子结构。革兰阳性菌中，肽聚糖层处于外层结构致密厚重，组成主要有聚糖骨架、四肽侧链和五肽交联桥，肽聚糖约占其细胞壁干重50%～90%；革兰阴性菌中，相对薄的肽聚糖位于细胞膜与含有脂多糖的细胞壁之间，结构稀疏薄薄一层，组成主要由聚糖骨架和四肽侧链构成，肽聚糖约占其细胞壁干重5%～20%。研究发现，革兰阴性菌特殊的细胞外膜结构可将对作用于肽聚糖的革兰阳性菌有效的抗菌物质阻挡，从而对抗菌药物产生抗性。阴性细菌这种独特外膜结构也影响到细菌在血液中肽聚糖的释放。

　　一方面肽聚糖具有多种有益的生物活性，对人体生理功能如发热、睡眠和骨生成等都具有重要的影响，引起人们对它的广泛关注。肽聚糖作为病原相关分子模式（pathogen associated molecular pattern，PAMP）被天然免疫系统识别后，会激活一系列胞内信号通路如NF-κB，并诱导抗菌肽、前炎症因子的合成，能够引发从细胞因子的释放到发热等一系列的免疫反应。另一方面鉴于肽聚糖是细菌细胞壁的特有结构，是具有高特异性的生物标志物，细菌入侵人体后，经吞噬细胞的吞噬、消化处理，肽聚糖可从细胞壁释放，使血液或其他体液（尿、脑脊液、腹水、胸腔积液等）含量增高。因此，近些年作为血流感染的标志物研究也越来越多。日本的科学家首先利用大蜡螟血淋巴中的酚氧化酶系统可被肽聚糖分子所激活的原理，验证了血淋巴检测血浆中肽聚糖水平的可行性，国外相继出现肽聚糖检测试剂盒：用于水制品检测的日本和光纯药的SLP reagent set和用于血制品安全检测的美国Immunetics公司的BacTx® Bacterial Detection Kit，而国内也开发出利用鳞翅目昆虫酚氧化酶原级联激活系统实现对人血浆中肽聚糖的检测，能对革兰阳性菌感染患者做出早期诊断和治疗。通过检测这些样本中肽聚糖含量，联合内毒素指标作为革兰阴性细菌感染的早期诊断标志物，可实现细菌感染全面早期诊断，并区分革兰阳性菌、革兰阴性菌感染，更好地服务于临床（图14-1）。

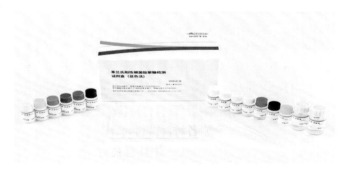

图14-1　肽聚糖试剂盒

（刘耀婷　杨红云）

第三节　真菌非培养辅助检测方法
Non-culture-based Detection of Fungi

一、全自动微生物联合检测仪 Automatic Microbiology Analyzer

　　全自动微生物联合检测仪，由丹娜（天津）生物科技股份有限公司研发定制，可匹配包括真菌（1，3）-β-D葡聚糖检测试剂盒（G试验）、曲霉半乳甘露聚糖检测试剂盒（GM试验）、曲霉半乳甘露聚糖IgG抗体检测试剂盒、念珠菌甘露聚糖检测试剂盒（Mn试验）、念珠菌甘露聚糖IgG抗体检测试剂盒、革兰阴性菌脂多糖检测试剂盒（ET试验）和隐球菌荚膜多糖检测试剂盒（GXM试验）等真菌血清学检测试剂，实现侵袭性真菌疾病的早期、快速、精准检测。

1. 工作原理 全自动微生物联合检测仪是通过软件对加样、孵育、洗板、读数、微板转移等系统进行实时控制,每个系统均有自己的控制电路,与其他系统配合形成一个完整的系统,从而完成真菌血清学检测项目的实验过程。

2. 基本结构 全自动微生物联合检测仪由加样系统、孵育系统、洗板系统、读数系统、微板转移系统和软件组成(图14-2)。

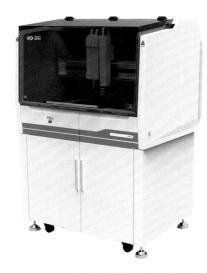

图14-2 全自动微生物联合检测仪

3. 操作要点 包括:① 仪器开关机需进行开关机维护程序。② 联合检测时需注意试剂组分摆放位置正确。③ 仪器机械臂运行时不要拿取或摆放试剂。④ 未用完的试剂注意试剂回收。

4. 功能与特点 包括:① 生物安全性高。全封闭操作,紫外线消毒。② 检测项目多。一管血可实现6个检测项目,减少漏诊。可检测项目包括真菌(1,3)-β-D葡聚糖检测试剂盒(G试验)、曲霉半乳甘露聚糖检测试剂盒(GM试验)、曲霉IgG抗体检测试剂盒、念珠菌甘露聚糖检测试剂盒(Mn试验)、念珠菌IgG抗体检测试剂盒、革兰阴性菌脂多糖检测试剂盒(ET试验)等。③ 结果准确。加样精准(10 μL样本量CV≤5%),孵育均匀(37℃±0.5℃),洗板高效(洗板残液量≤2 μL/孔),无交叉污染。④ 节省人力。全自动操作,简便,智能。⑤ 监控功能。各部件报警监控,保证实验正常进行。

二、全自动真菌细菌动态检测仪 Full-Automatic Kinetic Tube Reader

IGL-200是由天津喜诺生物医药有限公司生产的新一代全自动真菌/细菌动态检测仪,供医疗临床机构对人体血浆或血清样本中的革兰阴性菌脂多糖和真菌(1,3)-β-D葡聚糖进行检测使用。

1. 工作原理 全自动真菌/细菌动态检测仪IGL-200采用光电采集原理(图14-3),在恒温环境下检测试剂与检测样本混合后透光率会发生变化,LED发光光源发射波长405 nm的单色光照射到反应物上,另一侧的硅光电池能够接收透射过反应物的光线并将其转换为电信号用于放大、读取和记录。仪器每隔固定时间间隔都会对反应物的透光率进行采集取样,之后将这些数据实时记录和分析并上传给微生物分析软件,分析软件通过仪器采集到的数据可计算出反应物的透光率变化和与临界线的相交时间,并根据试剂的标准曲线计算(1,3)-β-D葡聚糖和G脂多糖在样本中的含量。

2. 基本结构 全自动真菌/细菌动态检测仪IGL-200由30通道采集器和机械臂模组组成(图14-4)。

3. 操作要点 包括:① 仪器连接电源,打开电脑及操作软件。② 将一次性吸头和废弃吸头盒放置在吸头载架上;将样品及质控品和质控溶解液放置在样本载

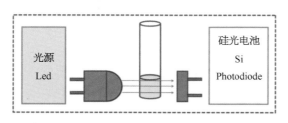

图14-3 光电采集原理

架上;将试剂和比色杯放置在试剂载架上。将各载架插入仪器检测仓内。③按照软件提示,对仪器进行初始化和调光;随后在信息录入界面设置标准曲线,扫描采血管上二维码录入样本信息,即可开始检测。实验结束后即可读取实验数据。

4. 功能与特点 包括:① IGL-200可同时进行真菌和内毒素(包括透析液)两个项目的检测。② IGL-200采用全自动化操作,原始采血管上机,无需制作标曲,自动完成样本检测与数据分析,2 h内获得检测结果。③ IGL-200使用专用软件,配套检测试剂,全自动扫描识别样本及试剂

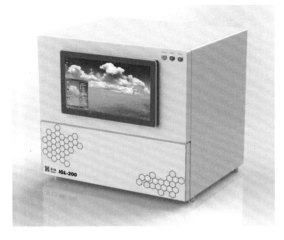

图14-4 全自动真菌/细菌动态检测仪IGL-200

信息,智能纠错。④ IGL-200支持双向LIS连接,可自动调取检测项目并上传数据至LIS系统。⑤ IGL-200能够实现随送随检,支持紧急样本添加实验。

三、全自动细菌内毒素/真菌葡聚糖检测仪 Automatic Endotoxin/BD Glucan Analyzer

1. 工作原理 由丹娜(天津)生物科技股份有限公司研发定制,根据物质在紫外线、可见光区产生的特征吸收光谱和朗伯-比尔定律的原理,用未知浓度的样品与已知浓度标准物质比较进行定量分析。工作原理主要为以一束单色光/白光射入被检测液体,透过被测液体的光信号被检测后转换成电信号,对该信号进行适当转换及运算处理,参照标准曲线,从而可得到被测液体的浓度。实现包括真菌(1,3)-β-D 葡聚糖检测试剂盒(G试验)、革兰阴性菌脂多糖检测试剂盒(ET试验)项目的POCT检测,与传统G试验相比具有简单、安全、快速、准确、随到随检的优势。

2. 基本结构 全自动细菌内毒素/真菌葡聚糖检测仪由主机和计算机两部分组成,其中主机由温度控制模块、机械传动模块、光路检测模块、电路控制模块组成;计算机由计算机和随机软件组成(图14-5)。

3. 操作要点

(1)启动软件:开机后双击软件的桌面快捷方式启动软件,软件开始自检。

(2)用户登录:开机自检完成后,软件弹出用户登录窗口,成功登录后,进入主页面。

(3)添加样本:软件主页面中,用户点击"添加样本"按钮,软件跳转到添加样本页面,用户可选择"扫码上样""手动填写"来逐条添加样本,或选择"批量上样"实现样本的批量添加。点击扫码上样、手动填写或批量上样按钮后,软件会对应弹出不同的上样提示窗口,在此界面按软件提示的方式完成样本信息的填写。

(4)运行检测流程:点击主页面中的"样本检测"按钮,软件会跳转到样本检测页

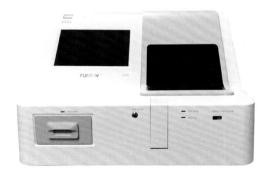

图14-5 全自动细菌内毒素和真菌葡聚糖检测仪

面,点击"开始运行"按钮,仪器会自动运行检测流程。

（5）关闭软件：点击软件页面右上角的"退出软件"按钮即可关闭软件。

4. 功能与特点　操作简单；用户仅需加足量（≥40 μL）样本进试剂卡检测位即可上样检测；节省试剂与耗材；试剂为单人份,避免浪费；试剂卡即耗材,除加样本所用枪头或滴管,不需其他耗材；安全高效；仪器全封闭,最大程度减小污染的概率；用户无需接触仪器内部,避免生物危害；随到随检；实现插入急诊功能,有空余通道的情况下,可根据软件界面倒计时提示插入急诊；平台式设备,未来可搭载其他项目。

四、GLP-F300微生物三联检分析仪 GLP-F300 Microbial Triad Analyzer

GLP-F300（GLP-G试验、内毒素、肽聚糖）微生物三联检分析仪,由安图实验仪器（郑州）有限公司研发定制,可匹配包括革兰阳性菌肽聚糖检测试剂盒（显色法）、革兰阴性菌内毒素检测试剂盒（显色法）、真菌（1,3）-β-D-葡聚糖检测试剂盒（显色法）等生物学标志物检测试剂,实现一份样本快速全面检测导致血流感染的细菌及真菌等病原菌,并能区分革兰阳性菌、革兰阴性菌及真菌,指导临床合理使用抗菌药物。

1. 工作原理　GLP-F300微生物三联检分析仪通过对样本、试剂进行加样、混匀、温育、判读等过程的实时控制,各个系统互相配合形成一个完整的系统。与配套的检测试剂共同使用,在临床上用于对来源于人体样本中的被分析物进行定性或定量检测,从而实现对于引起血流感染的革兰阳性菌、革兰阴性菌、真菌的生物学标志物的快速检测。

2. 基本结构　全自动酶标分析仪 GLP-F300由主机、计算机和随机软件组成。其中主机由加样模块、孵育模块、检测模块、紫外模块和电路控制模块组成（图14-6）。

3. 操作要点　GLP-F300微生物三联检分析仪是针对导致血流感染的细菌、真菌进行自动化全面检测一款仪器,只需要将样本、试剂放入相应位置,就可自动进行加样、混匀、温育、判读等过程,并出具结果。操作要点如下。

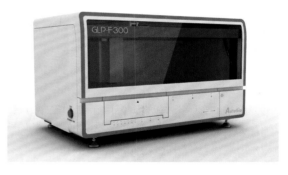

图14-6　GLP-F300微生物三联检分析仪

（1）实验开始前,先连接客户端软件再放入耗材和试剂,注意耗材、试剂各组分摆放位置正确。

（2）实验过程中,仪器需封闭进行,不要开启仪器大翻门,实验结束后即可在软件界面上查看结果。

（3）实验结束后,未使用完的试剂,注意回收。

4. 功能与特点

（1）多项联合检测,一管血可实现3个项目同时检测,实现不明原因发热患者的感染筛查。可检测项目包括革兰阳性菌肽聚糖检测、革兰阴性菌内毒素检测、真菌（1,3）-β-D-葡聚糖检测。

（2）生物安全性高、全封闭系统、紫外线消毒。

（3）临床适用广：覆盖微生物广且快速区分革兰阳性菌、革兰阴性菌和真菌,比血培养一级报告提前,指导临床合理使用抗菌药物。

（4）结果准确:加样准确[（20±1）μL，CV≤5%]，温度准确均一（37℃±1℃，波动度不大于0.5℃），检测准确（吸光度稳定性不超过±0.005）。Tip头加样，无交叉污染。

（5）操作简便:全自动无人值守操作，结果稳定，重复性好，1.5～3 h可同时出具3项结果。

（6）告警功能，实验过程，全程监控，各部件实时告警及智能化处理，保证实验正常进行。

（7）软件智能化图文界面:可实时查看实验进程及告警点。

五、全自动化学发光酶免分析仪 Full-Automatic Chemiluminescence Immunoassay System

全自动化学发光酶免分析仪（FACIS）是由天津喜诺生物医药有限公司独创的多平台比色/酶免/化学发光试验系列产品的检测平台。

1. 工作原理　FACIS具有2个光学系统，支持比色法和化学发光法的实验项目。

（1）光电比色法:在恒温实验条件下检测试剂与检测样本混合后透光率会发生变化，主机会记录混合后待测物反应过程透光率的变化，主机会通过光电转换的方法将采集到的光信号转化为数字信号，并通过电脑将数据输给运行在电脑总的配套软件，软件经过计算来判断样本中被测物质的含量。

（2）化学发光系统:将鲁米诺作为发光底物，使用辣根过氧化物酶（horseradish peroxidase，HRP）标记抗体（抗原），采用磁微粒包被方法包被抗体，经过普通的抗原抗体反应，HRP结合在磁微粒上，HRP的结合量和样本中的测定物质成比例。经过反应洗涤后，最后加入发光底物，几分钟内仪器通过光电倍增管检测反应的发光强度。采用速率法测量，根据反应产生的光量子的强度与待测物的浓度可成比例，样本中的待测分子浓度根据标准品建立的数学模型进行定量分析。

2. 基本结构　FACIS由恒温模块、采集模块、主板、通讯模块、电源模块、运动控制模块和工控计算机及软件组成（图14-7）。

3. 操作要点　包括:① 仪器连接电源，打开电脑及操作软件。将试剂条扫码放入反应仓试剂载架上。② 扫描样本采血管，取300 μL样本加入试剂条的前处理杯中，吹打6次混匀；向前处理杯中加入杂蛋白去除器。③ 关闭舱门，开始试验。实验结束后即可读取实验数据。

4. 功能与特点

（1）同时支持比色法和化学发光法2种光学系统，可完成基于比色法、酶免法和化学发光法原理的多种试验试验检测。

（2）采用创新性全自动样本前处理设计，实现了GM实验样本前处理+加样+孵育+洗涤+显色+结果计算的全自动化，彻底解放检验医师双手。

（3）集成式样本检测，仪器体积小，节约空间；检测时，12条通道同时操作，使用单条试剂耗材，避免浪费。

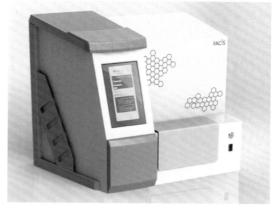

图14-7　全自动化学发光酶免分析仪（FACIS）

（4）支持联机，各个主机系统可以连接3个从属系统以满足不同科室样本量；各个系统可进行不同实验，同时软件系统支持可重新编辑以用于新的检测项目。

六、丹娜隐球菌荚膜多糖检测试剂盒（胶体金法）Cryptococcal Antigen Lateral Flow Assay

1. 工作原理　隐球菌荚膜多糖检测试剂盒（胶体金法），由丹娜（天津）生物科技股份有限公司研发生产。该产品采用双抗体夹心胶体金免疫层析法，检测人血清或脑脊液样本中的隐球菌荚膜多糖。在胶体金垫上包埋有金标记的隐球菌抗体，在检测线（T）和质控线（C）分别包被隐球菌抗体和羊抗鼠抗体。若检测样本为阳性，其中的隐球菌荚膜多糖与胶体金标记的隐球菌抗体结合形成复合物，在层析作用下复合物沿纸条向前移动，经过检测线（T）时与预包被的隐球菌抗体反应，形成免疫复合物而呈现红色条带，游离金标记抗体则在质控线（C）与羊抗鼠抗体结合显现红色条带。阴性样本中不含隐球菌荚膜多糖，不会形成免疫复合物，在检测线处不会出现条带，仅在质控线（C）显色。质控线（C）在检测样本时均应出现条带，所显现的红色条带是判定层析过程是否正常的标准，同时也作为试剂的内控标准。

2. 操作步骤

（1）使用前将试剂、待检测样本恢复室温后方可进行检测。

（2）打开包装后，将检测卡置于干净平坦的台面上，吸取80 μL待检样本缓慢滴加于检测卡的加样端。

（3）等待T线处红色条带出现，用目测进行结果判读或将检测卡放置于胶体金试纸分析仪（图14-8）上进行结果判读，测试结果应在15～20 min内读取，20 min后读取的结果不可靠。

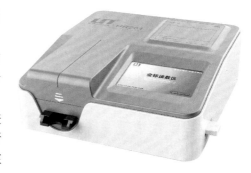

图14-8　胶体金试纸分析仪

3. 结果判断

（1）目测：结果判断见图14-9，包括：① 阳性（+），出现2条红色条带，一条位于检测线（T），另一条位于质控线（C），表示样本中存在隐球菌荚膜多糖。② 阴性（-），仅质控线（C）出现一条红色条带，在检测线（T）无红色条带出现，表示样本中没有荚膜多糖或荚膜多糖低于检出水平。③ 无效，质控线（C）未出现红色条带，可能是由于不正确的操作或试剂已失效。在该情况下，应重新测试。如果问题仍然存在，应立即停止使用此批号产品，并与当地供应商联系。

（2）仪器判读：在胶体金试纸分析仪上进行结果判读，检测结果显示为阳性或阴性或无效并附带仪器的读数值。

4. 注意事项

（1）该产品仅用于体外诊断。

（2）使用前请检查本产品是否在有效期内，以及包装的密封状况。

（3）重度溶血样本应重新取样检测。

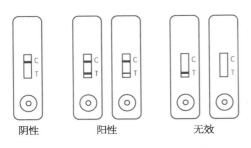

| 阴性 | 阳性 | 无效 |

图14-9　阳性、阴性和无效示意

（4）试剂可在室温下保存,谨防受潮,忌冷冻。低温下保存的试剂应平衡至室温方可使用。

（5）试剂从包装中取出后,应尽快进行实验,置于空气中时间过长,会受潮失效。

（6）加样量过多可能导致样本回流,造成假阳性等异常结果。

（7）在环境温度低于10℃或者高于40℃以及相对湿度高于80%时不能保证检测的灵敏度。

（8）若样本荚膜多糖浓度过高,出现仪器无法读数的情况,请用样本稀释液倍比稀释后再进行检测。

5. 临床意义　隐球菌荚膜多糖（glucuronoxylomannans,GXM）抗原检测,目前常用的方法包括乳胶凝集试验（LA）、酶联免疫法（EIA）和侧流免疫层析法（LFA）。常规检测的标本包括血清和脑脊液。与培养、病理学检查相比,隐球菌GXM抗原检测具有快速、简便的优势,同时具有较高的敏感性和特异性。Meta分析LFA诊断隐球菌感染的总体敏感性和特异性分别为97.6%和98.1%。对CSF样本进行隐球菌GXM抗原检测具有高敏感性和特异性,分别达97%和93%～100%。2019年欧洲癌症研究和治疗组织/侵袭性真菌感染协作组（EORTC/MSG）关于侵袭性真菌病的指南明确将脑脊液、血液样本隐球菌GXM抗原阳性为隐球菌感染的确诊指标。

七、IMMY隐球菌抗原检测胶体金试剂条 IMMY CrAg Lateral Flow Assay

1. 原理　隐球菌抗原检测试剂盒（胶体金免疫层析法）应用免疫层析法对血清、血浆、全血（静脉血和指血）和脑脊液中隐球菌多个种属（包括新型隐球菌和格特隐球菌）的荚膜多糖抗原进行定性和半定量检测,是隐球菌病辅助诊断的一种实验室分析方法。

隐球菌抗原检测试剂盒（胶体金免疫层析法）是一种"三明治"夹心免疫层析试纸条检测试验。样本和样本稀释液加入合适的容器中。样本通过毛细作用层析至膜上固定化的金标抗隐球菌抗原捕获单抗和金标对照抗体。如果样本中有隐球菌抗原,它将与抗隐球菌抗体结合。该抗体-抗原复合物继续通过毛细作用在膜上层析并与检测条带处固定化的抗隐球菌单抗反应。抗体-抗原复合物在检测条带处形成"三明治"结构并显示一条可见的检测条带。只要有正常的层析和试剂反应,任何阳性或阴性样本的层析都会使对照抗体移动至对照条带处。对照条带处固定化的抗体将与对照抗体结合,形成一条可见的对照条带。阳性检测结果将出现2个条带（检测条带和对照条带）。阴性检测结果仅出现1个条带（对照条带）。如果未出现对照条带,则该检测无效。

2. 操作步骤

（1）定性检测：① 将1滴或用移液器吸取40 μL样本稀释液（货号GLF025）加入适当标记的容器中（如一次性微离心管、试管或微滴定板等）。在插入样本前,最好给试纸条也做上标记。② 加入40 μL样本到上述的容器中并混合。③ 将隐球菌抗原检测试纸条（货号LFCR50）的白端浸入样本中。注意：所有未使用的试纸条应放回干燥剂瓶并盖紧瓶盖,所有未使用的试剂应盖紧瓶盖。④ 等待10 min。注意：可在插入试纸条后10 min～2 h内读取结果。⑤ 读取并记录实验结果（见结果判读）。

（2）半定量滴定检测：① 以1∶5作为初始稀释浓度,依次1∶2稀释至1∶2 560。② 将10个微离心管或试管放在合适的试管架上,并依次标号1～10（1∶5至1∶2 560）。如果样本在1∶2 560时仍呈阳性则可能需要再稀释。③ 向1号试管中加入4滴或160 μL

样本稀释液（货号GLF025）。④ 分别向标号2～10的试管中加入2滴或80 μL滴定液（货号EI0010）。⑤ 将40 μL样本加入1号试管并混匀。⑥ 从1号试管中吸取80 μL样本混合液转移至2号试管并混匀。依次进行稀释直至10号试管。从10号试管中吸取80 μL，1号试管中吸取40 μL丢弃，以保证试管内最终体积为80 μL。⑦ 将隐球菌抗原检测试纸条（货号LFCR50）的白端分别浸入10个试管中。⑧ 等待10 min。注意：可在插入试纸条后10 min～2 h内读取结果。⑨ 读取并记录实验结果（见结果判读）。

3. 结果判读　读取反应结果时，不考虑条带的颜色强度，包括显色微弱的条带，出现2个条带（检测条带和对照条带）表明检测结果为阳性。对于半定量滴定检测，患者的滴度应报告为产生阳性结果的最高稀释度。

仅出现一个对照条带表明检测结果为阴性。若对照条带未出现，则说明检测无效，应重新检测。微弱的条带强度提示可能是一个高滴度样本，应进行半定量滴定检测排除高滴度所抑制的检测条带显色（图14-10）。

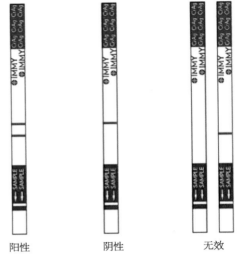

图14-10　结果判读对照图

4. 注意事项

（1）穿戴好防护服，包括实验室工作服、眼睛/面部防护工具和一次性手套，并按照实验室操作规范对试剂盒和患者样本进行操作。操作完后彻底洗手。

（2）避免样本或溶液溅出。

（3）应使用有效的消毒剂对溅出液彻底擦除。可使用的消毒剂包括（但不限于）含量10%漂白剂，70%乙醇或者0.5%碘伏。用于擦拭溅出液的物品应作为生物危险废物来处理。

（4）由于可能含致病源，所有用于检测的样本和材料均应丢弃。必须按照本地、地区和国家的规定处理和丢弃实验室化学和生物废弃物。

（5）处理患者样本时，应采取适当的措施避免暴露于样本中可能存在的病原体。

（6）由于试剂盒里的一些试剂保存在<0.1%（w/w）叠氮化钠中，处理试剂时请戴手套。请勿将叠氮化钠冲入下水道，因为其可能与水管管道的铅或铜发生化学反应生成可能的爆炸性金属叠氮化物。多余的试剂请丢弃在合适的废物桶中。

5. 临床意义　隐球菌抗原检测试剂盒（胶体金免疫层析法）可以在实验室和临床的基础实验设备下检测，具有高灵敏度、高特异性特点的同时，还具有标本处理简单、操作省时、结果易判读等优势，更适用于临床标本的快速、简便的检测。可在隐球菌感染初期即能够实现诊断，大幅度降低病死率。同时可提供准确可靠的检测结果，指导临床医生正确合理用药。通过快速检测，及时反映病情，有助于药效评价及预后。

八、喜诺隐球菌荚膜多糖检测卡 Cryptococcal Capsular Poly-saccharide Detection K-set

天津喜诺生物医药有限公司生产的隐球菌荚膜多糖检测卡（胶体金法）用于定性或半定量检测脑脊液或血清中的隐球菌荚膜多糖，临床上主要用于诊断隐球菌感染。

1. 原理 隐球菌荚膜多糖检测卡(胶体金法)是一种双抗体夹心免疫层析试验。将样本和样本处理液加入检测卡的加样孔处,样本通过毛细作用层析至喷涂有金标抗隐球菌荚膜多糖单克隆抗体的金标垫处,样本中的隐球菌荚膜多糖与金标抗隐球菌荚膜多糖单克隆抗体结合,形成金标抗体−荚膜多糖复合物,该复合物继续通过毛细作用在NC膜上层析并与包被固定化抗隐球菌荚膜多糖单克隆抗体的检测条带反应,形成双抗体夹心结构并显示一条可见的检测条带。只要有正常的层析和试剂反应,任何阳性或阴性样本的层析都会使金标抗体移动至对照条带处,与对照条带处固定化的抗体结合,形成一条可见的对照条带。阳性检测结果将出现两个条带(检测条带和对照条带),阴性检测结果仅出现一个条带(对照条带)。若无对照条带,则该检测无效。

2. 操作要点

(1) 样本要求:参照实验室检验标本临床采集指南,按照无菌操作收集脑脊液或血清样本。样本采集后应立即用于检测,如不能及时检测,样本需冷藏于2~8℃下,不超过72 h时;如72 h内不能检测标本,需−20℃以下保存,避免反复冻融。样本采集、转移和保存时避免污染、变质和反复冻融。

(2) 检验方法:将1滴样本处理液滴至适当容器(如EP管)中,加入50 μL样本,混匀;取出检测卡,水平放置,取50 μL混合样本滴加至检测卡的加样孔处;等待10 min;读取并记录实验结果。

3. 结果判定 出现2个条带(检测条带和对照条带)表明检测结果为阳性。仅出现一个对照条带表明检测结果为阴性。若对照条带未出现,则说明该检测无效并应重新检测。对于强阳性样本或怀疑HOOK效应导致的弱阳性、假阴性样本,建议使用样本稀释液对样本从1:5开始进行倍比稀释(至1:2 560或更高)后按照上述方法进行检测,检测结果应报告为产生阳性结果的最高稀释度(图14-11)。

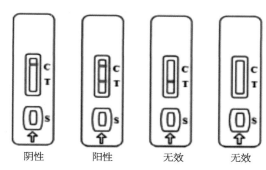

图14-11 结果判读

4. 临床意义

(1) 早期诊断:深部真菌感染增多且复杂,早期症状无特异性,往往被原发病掩盖,病程长,发现较晚,死亡率高。因此对深部真菌感染治疗成败的关键在于早期诊断,血清中的隐球菌荚膜多糖抗原可以早于培养3周监测到,达到早期诊断的效果。

(2) 快速检测:真菌感染就医的患者,往往病情严重,传统的微生物分离、培养与鉴定需要时间较长,患者在等待期间有可能病情加重,甚至死亡,用胶体金法进行隐球菌荚膜多糖检测10 min即可出结果,快速诊断隐球菌感染情况,及早进行治疗。

(3) 指导用药:精确确定隐球菌感染后,选择好治疗方案,有针对性使用抗真菌类药物。为临床选用副作用小,疗效高,价格适宜的药物提供准确的依据。

5. 预期目标

(1) 快速诊断与及时用药的有机结合。目前的常规检测所需时间长而临床凭经验用药之前可以借助隐球菌荚膜多糖快速检测(10 min出结果)实现方向性诊断、及时用药治疗。

（2）院内感染控制工作可以有效展开。基于院内常见菌谱与药敏调查，在借助隐球菌荚膜多糖快速检测情况下，合理、及时用药避免新、特、贵等抗生素的盲目应用。从而为快速治疗、减少医疗费用，增加社会、经济效益提供了一个好方法。

（3）提升检验医学在临床诊疗方面的作用，快速参与临床服务患者的工作。

（4）在学术上使微生物检验向分子水平研究展开了一个新的视野，将在基础医学、临床医学、检验医学、临床药学多个领域有所建树。

（王　贺　杨红云　殷建华）

参 考 文 献

［ 1 ］ ASSICOT M, GENDREL D, CARSIN H, et al. High serum procalcitonin concentrations in patients with sepsis and infection［J］. Lancet, 1993, 341(8844): 515−518.

［ 2 ］ AKETAGAWA J, MIYATA T, OHTSUBO S, et al. Primary structure of Limulus anticoagulant anti-lipopolysaccharide factor［J］. J Biol Chem, 1986, 261(16): 7357−7365.

［ 3 ］ GAO LQ, LIU XH, ZHANG DH, et al. Early diagnosis of bacterial infection in patients with septicopyemia by laboratory analysis of PCT, CRP and IL-6［J］. Exp Ther Med, 2017, 13(6): 3479−3483.

［ 4 ］ YE RD, SUN L. Emerging functions of serum amyloid A in inflammation［J］. J Leukoc Biol, 2015, 98(6): 923−929.

［ 5 ］ RIEDEL S, CARROLL KC. Laboratory detection of sepsis: biomarkers and molecular approaches［J］. Clin Lab Med, 2013, 33(3): 413−437.

［ 6 ］ LINDER A, SOEHNLEIN O, AKESSON P. Roles of heparin-binding protein in bacterial infections［J］. J Innate Immun, 2010, 2(5): 431−438.

［ 7 ］ LEVIN J, BANG FB. Clottable protein in limulus; its localization and kinetics of its coagulation by endotoxin［J］. Thromb Diath Haemorrh, 1968, 19(1): 186−197.

［ 8 ］ DARVEAU RP. Lipid A diversity and the innate host response to bacterial infection［J］. Curr Opin Microbiol, 1998, 1(1): 36−42.

［ 9 ］ TANAKA S, AKETAGAWA J, TAKAHASHI S, et al. Inhibition of high-molecular-weight-(1: >3)-beta-D-glucan-dependent activation of a Limulus coagulation factor G by laminaran oligosaccharides and curdlan degradation products［J］. Carbohydr Res, 1993, 244(1): 115−127.

［10］ NAGI N, OHNO N, ADACHI Y, et al. Application of *Limulus* test (G pathway) for the detection of different conformers of (1: >3)-beta-D-glucans［J］. Biol Pharm Bull, 1993, 16(9): 822−828.

［11］ DONNELLY JP, CHEN SC, KAUFFMAN CA, et al. Revision and update of the consensus definitions of invasive fungal disease from the European organization for research and treatment of cancer and the mycoses study group education and research consortium［J］. Clin Infect Dis, 2020, 71(6): 1367−1376.

［12］ KHODAVAISY S, HEDAYATI MT, ALIALY M, et al. Detection of galactomannan in bronchoalveolar lavage of the intensive care unit patients at risk for invasive aspergillosis［J］. Curr Med Mycol, 2015, 1(1): 12−17.

［13］ MAERTENS J, MAERTENS V, THEUNISSEN K, et al. Bronchoalveolar lavage fluid galactomannan for the diagnosis of invasive pulmonary aspergillosis in patients with hematologic diseases［J］. Clin Infect Dis, 2009, 49(11): 1688−1693.

［14］ 刘正印,王贵强,朱利平,等.隐球菌性脑膜炎诊治专家共识［J］.中华内科杂志,2018,57(5): 317−323.

［15］ ANTINORI S, RADICE A, GALIMBERTI L, et al. The role of cryptococcal antigen assay in diagnosis and monitoring of cryptococcal meningitis［J］. J Clin Microbiol, 2005, 43(11): 5828−5829.

第十五章·分子生物学检测

Molecular Technology

第一节　阳性血培养物病原体分子生物学检测

Molecular Methods for Pathogens Identification in Positive Blood Culture

一、荧光原位杂交 Fluorescence in Situ Hybridization

荧光原位杂交(FISH)基于荧光标记的寡核苷酸探针特异性结合目标病原体基因组中的核糖体DNA(rDNA)区(细菌的16S rDNA基因或真菌的18S rDNA基因),探针和互补序列特异性结合通过荧光显微镜观察。该方法需要大量的活菌,因此限制其仅直接用于阳性血培养标本的检测。FDA批准的有hemoFISH®和QuickFISH®分析系统。hemoFISH®使用DNA探针,可检测血流感染中超过90%的病原体,其中革兰阳性菌有金黄色葡萄球菌、肺炎链球菌、化脓性链球菌、无乳链球菌、产气荚膜梭菌、粪肠球菌及屎肠球菌;革兰阴性菌有大肠埃希菌、肺炎克雷伯菌、黏质沙雷菌、变形杆菌、沙门菌、不动杆菌属、铜绿假单胞菌、嗜麦芽窄食单胞菌等。QuickFISH®采用肽核酸(PNA)探针,通过降低杂交反应阶段时间至20 min、取消杂交后的30 min清洗环节和"自我报告"探针设计来缩短报告时间。目前,该系统提供葡萄球菌QuickFISH®、肠球菌QuickFISH®、Gram-Negative QuickFISH®和假丝酵母QuickFISH®产品,根据革兰染色血培养阳性物镜检结果,结合临床表现来选择相应的QuickFISH®检测产品,敏感性和特异性达97%～100%和90%～100%,且可在1 h内获得结果。Accelerate Diagnostics™开发Accelerate Pheno™的全自动杂交系统,该系统可在1 h内完成15种革兰阳性菌、11种革兰阴性菌和2种念珠菌属的鉴定,同时6 h内完成20种抗菌药物最低抑菌浓度(minimal inhibitory concentration, MIC)测试,该系统在鉴定革兰阳性菌和革兰阴性菌方面表现良好,总体敏感性和特异性分别为95.6%和99.5%,药敏实验结果与常规方法相比,有95.1%的基本一致性和95.5%的分类一致性。

二、基因芯片 Gene Chip

基因芯片也称DNA微阵列(DNA microarray),将已知的核酸片段固定在一定的固相支持物表面制成核酸探针,利用碱基互补原理使其与待测DNA样品进行杂交反应,从而获得需要的生物学信息。目前,已有覆盖90%以上血流感染病原体的商品试剂盒,针对不同病原体,DNA芯片灵敏度范围为10^1～10^5 CFU/mL。Verigene®(Luminex®美国)DNA芯片系统获FDA批准,该系统模板含12种革兰阳性菌及相关的耐药基因($mecA$、$vanA$、$vanB$)和9种革兰阴性菌(其中1种尚未获FDA批准)及其抗性标记(bla_{NDM}、bla_{VIM}、bla_{KPC}、

bla_{OXA} 和 bla_{CTX-M}），2.5 h内可完成细菌鉴定及耐药基因筛查。该系统可以直接从阳性血培养物中鉴定细菌种类及相关的耐药基因，敏感性为81%～100%，特异性高于98%。

三、聚合酶链反应 Polymerase Chain Reaction

聚合酶链反应（PCR）是最常见的核酸扩增技术，直接从阳性血培养中鉴定病原体，目前实验室使用为多重PCR、荧光定量PCR及环介导等温扩增（loop-mediated isothermal amplification，LAMP）技术。多重PCR是指在一个PCR反应体系中同时加入多条特异性引物，经过一次PCR实验能够同时检测多种目的片段的方法，该方法不仅可以对一份标本同时进行多种致病菌的感染性分析，同时配以耐药基因的相关引物，对菌株的耐药性进行同步分析。目前，市面上FilmArray系统（BioFire，美国）获FDA批准用于检测血培养阳性标本中的细菌、酵母菌及其耐药基因，是整合样品制备、PCR扩增、检测和分析于一体的实时多重PCR检测系统。在一次性反应袋中并入多个单重PCR反应来进行病原体检测，可在1 h内同时鉴定28种靶目标，包括4种耐药基因（$mecA$、$vanA$、$vanB$ 及 bla_{KPC}）和24种病原微生物，可以覆盖引起血流感染的90%～95%病原体，包括炭疽芽孢杆菌、土拉热弗朗西丝菌及鼠疫耶尔森菌等潜在的生物恐怖菌。与传统方法相比，针对FilmArray面板中存在的可检测病原体，该系统在阳性血培养标本中鉴定细菌的敏感性和特异性可达到96%和99%以上，对耐药基因 $vanA$、$vanB$ 和 bla_{KPC} 的敏感性和特异性为100%，而对 $mecA$ 基因的敏感性和特异性为98.4%和98.3%。在白念珠菌和光滑假丝酵母菌鉴定方面的敏感性和特异性达到100%和99.5%，检测效率明显提高。但在混合菌鉴定方面尚缺乏具体研究资料。

Xpert MRSA/SA是基于实时PCR的技术直接检测血培养物，该系统基于检测葡萄球菌蛋白A基因（spa），同时筛查 $mecA$ 和 $orfX$ 基因，1 h内完成鉴定。对于金黄色葡萄球菌，鉴定的敏感性和特异性分别为99.6%和99.5%；MRSA筛查敏感性和特异性分别为98.1%和99.6%。此外目前市面上检测系统还有CE认证并获得FDA批准的全自动诊断检测系统BD MAX™ StaphSR assay和德国吉森获CE批准的eazyplex®测试系统。

四、基质辅助激光解吸电离飞行时间质谱 Matrix-assisted Laser Ionization Time of Flight Mass Spectrometry

近年来，基质辅助激光解吸电离飞行时间质谱（MALDI-TOF-MS）技术在细菌和真菌等微生物鉴定中的应用受到广泛关注。质谱技术主要是利用特定离子源将待测样品转变为运动的离子，这些离子根据质量/电荷比的不同，在电场或磁场作用下得到分离，并用检测器记录各种离子的相对强度，形成质谱图，通过与已知数据库进行匹配，匹配率最高的为该微生物的鉴定结果。在血培养阳性瓶中，细菌的浓度为 10^6～10^9 CFU/mL，理论上足以用于质谱鉴定，而不需要传代培养，缩短鉴定时间，从样本处理到质谱鉴定大概需要1 h。目前数据库中已经含有常见的近4 000种微生物的特征指纹图谱，而且还在不断增加中，此外，用户可以根据自己的需要，轻松地添加所获得的新的微生物特征指纹图谱，并用于日常检测、鉴定工作中。该技术具有高敏感性、高通量和快速的特点，但是培养瓶中大量的非细菌物质（红细胞、生长培养基的营养物质）和多重病原微生物血流感染可干扰质谱技术的敏感性，若有效去除培养瓶内复合成分的干扰，革兰阴性菌鉴定一致性为66%～100%，但革兰阳性菌（17%～100%）和酵母菌（20%～100%）的准确性还需要进一步标准化。MALDI-TOF-MS技术对微生物的鉴定是通过所获得的质谱图与已知数据库进行匹配分析来实现的，不同的标本制备方法对获得的待测样品质谱信息有明显影响，且相关数据库的构成和质量也影响鉴定的准确性。

五、阳性血培养快速诊断的最新进展 Recent Advances in Rapid Diagnostic Tests of Positive Blood Culture

近年来，有许多新技术和初创的公司专注于创新技术，这些技术可直接从阳性血培养物中快速得到微生物鉴定和抗生素敏感性结果。这些技术可能是基于分子或表型方法，它们都将细菌鉴定和抗生素耐药性的报告时间从传统方法的几天缩短到几小时内。许多方法仍在开发中，少数方法正在进行临床试验或已获得注册证。

一些体外诊断制造商已经推出了快速的"从样品到答案"的分子测试，使微生物学家能够在几小时内识别血培养阳性的微生物，这些分子测试还可以检测最常见的抗生素耐药基因。虽然这些产品不是理想的"直接来自全血"的脓毒症测试，但它们确实代表了向更快、更准确地诊断方向迈出了一步。此外，有几家公司正在努力开发或已经有了广泛的表型药物敏感性测试（antibiotic susceptibility test，AST），可以在阳性血培养物上进行，从而通过消除过夜培养步骤来减少报告时间。

（1）MALDI-TOF-MS用于阳性血培养的快速鉴定。MALDI-TOF-MS技术，用于快速鉴定阳性血培养物中的细菌和真菌。由于该技术比传统的生化鉴定方法更快，因此越来越多的临床微生物学实验室采用该技术从分离的菌落中鉴定细菌。商品化的试剂盒用于处理阳性血培养样本，使得可以直接从阳性血培养中进行MALDI-TOF-MS。MALDI-TOF-MS每次测试的成本很低（仪器费用除外）。此外，一些实验室正在以实验室开发测试（laboratory-developed test，LDT）的形式，直接从阳性血培养基中进行MALDI-TOF-MS，并为内部使用进行验证。

（2）Accelerate Diagnostics（美国）推出了Accelerate Pheno®系统和Accelerate PhenoTest® BC试剂盒，使用FISH的分子方法，在1.5 h内从阳性血培养基中识别病原体。Pheno®系统通过细菌的形态动力学细胞分析成像和计算机算法进行药物敏感性测试，大约7 h就能得到结果。

（3）BioFire公司（美国）属于生物梅里埃集团，开发的FilmArray®系统提供了一种血培养病原菌鉴定的试剂BCID。FilmArray® BCID测试是一种基于"从样品到答案"的多重实时PCR测试，可从阳性血培养瓶中检测出24种病原体（包括酵母）和3种抗生素抗性基因，大约1 h就能得到结果。该公司开发的第二代BCID试剂，可检测43种细菌、酵母和抗生素抗性基因。

（4）被DiaSorin（意大利）收购Luminex（美国，奥斯汀市）的Verigene®系统，该系统提供血培养菌种鉴定（identify，ID）测定，1.5～2 h内出有结果，Verigene®系统可以灵活地检验革兰阴性或革兰阳性菌，使用单独的检验盒。Verigene®和Luminex 2种试剂盒都包括与血流感染有关的优选抗性基因。Luminex目前正在推出新的Verigene® Ⅱ系统，该系统具有随机存取能力，使用更加灵活和方便。

（5）GenMark（美国）是一家自动、多重分子诊断测试系统的供应商。他们的ePlex平台是一个"样本到答案"的系统，用于可能导致败血症的血流感染的诊断和疾病管理。ePlex血培养革兰阳性（BCID-GP）、真菌病原体（BCID-FP）试剂及革兰阴性（BCID-GN）

试剂获得FDA许可。革兰阴性板检测21种不同的细菌目标和8种抗生素耐药基因,而革兰阳性板检测20种目标和4种抗生素耐药基因,处理时间约为1.5 h。

(6) iCubate(美国):该公司获得了FDA对多重革兰阳性和革兰阴性ID测试的许可。这些测试还能检测革兰阴性和革兰阳性菌的关键抗性基因。这些测定在IC-系统上运行,这是一个集成的多重PCR系统,使用一次性测试盒,将样品制备、扩增和检测结合起来。第二个模块充当读数器,提供测试的实际结果。该仪器有能力同时运行4个测试盒。测试结果在大约4 h内就能出来。

(7) Q-linea AB(瑞典):该公司开发了一个名为ASTar的原型仪器平台,可在血培养为阳性后的3~6 h内进行涵盖48种抗生素的表型AST。ASTar是完全自动化的,只需要1 min的操作时间,并提供与传统AST/MIC微生物学系统类似的完整MIC结果。该系统是随机存取的,可以同时运行12个样品。它可以用于其他类型的标本以及菌落分离物。

(8) Specific Diagnostics(美国):开发了名为Reveal®的专利生物传感器阵列平台,为一个小分子传感器(SMS或电子鼻)阵列,可以检测细菌释放的挥发性有机化合物(volatile organic compounds, VOC),浓度低至十亿分之一。这些VOC的存在导致传感器上的颜色变化,在扫描仪器中被检测到。VOC的类型和数量又与抗生素敏感性特征相关联。

(李　翔　童本福)

第二节　基于全血标本直接检测病原体的
分子生物学检测方法

Molecular Methods for Pathogens Detection Based on Whole Blood Specimen

直接从全血中检测病原体,可快速鉴定引起血流感染的病原体,适用于生长慢或难培养的病原体、患者已接受抗菌药物及难以获得足量血液的儿科患者。然而,直接从全血中检测病原体具有以下局限性:① 微生物在血液循环中含量低。② 核酸提取技术还不能完全去除血液中的PCR抑制物。③ PCR检测过程容易遭到环境或PCR试剂的污染。④ PCR可检测活体和死亡微生物的DNA,可能会产生假阳性结果。⑤ 大量人类DNA存在会干扰PCR并抑制反应。以下技术逐渐应用于临床,并取得令人鼓舞的结果。在这里,我们讨论了最近使用的平台及用于直接从全血诊断BSI的宏基因组学的有前途的方法。

一、广谱PCR技术 Broad Spectrum PCR Technology

罗氏公司产品LightCycler® SeptiFast(LCSF)Test是基于多重实时PCR分析技术开发的。该测定法直接检测1.5 mL全血,大概需要6 h,测定运行完成后,使用Light Cycler 2.0软件通过手动编辑PCR数据进行数据分析,并使用SeptiFast识别软件(SIS)通过自动分析完成细菌和真菌的鉴定,该系统鉴定出覆盖血流感染90%的常见致病菌(19种细菌和6种真菌),同时可筛查金黄色葡萄球菌的甲氧西林耐药性。研究显示,血培养和SeptiFast之间的一致性为85.5%。Korber等报道,败血症和肺炎患者及免疫功能低下的高热发作患者的阳性率要高于心内膜炎患者。Straub等报道对于新生儿败血症的诊断,使用改良的多重PCR方案时,报道的敏感性和特异性分别为90.2%和72.9%。虽然该产品的检测敏感性可以达到300 CFU/mL,且不受血液中PCR抑制物干扰,但该系统的缺点是在进行鉴定时没有对病原体进行定量,报告定量数据可能有助于评估疾病的严重程度,但由于仪器、试剂费用昂贵,临床广泛应用较为困难。

MagicPlex^{TM}系统(韩国)可以直接用于全血标本检测,从微生物属的水平鉴定90种病原体,从种的水平鉴定27种病原体,以及筛查*mecA*、*vanA*和*vanB*等耐药基因。该检测技术敏感度和特异性不稳定,有研究表明,与血培养相比,该系统的敏感度和特异性为37%～65%和66%～92%。通过调整定量循环(Cq)值提高测试性能,同时污染物检测更少。在物种水平上缺乏量化和缺乏对少量病原体的鉴定是该测定法的局限性。

SepsiTest^{TM}(Germany)是具有CE认证的,使用针对细菌16S和真菌18S rDNA区域的通用引物进行广泛PCR,然后对阳性样品中的扩增子产物进行测序,BLAST分析鉴定病原体。该测定法可处理低至1 mL的血量,也可用于其他主要无菌体液的样品,过程大概需要8～12 h。在一项对来自不同病原体感染患者的血液样本进行的多中心研究中,该方法学敏感性和特异性分别为87%和85.8%。

二、聚合酶链-电喷雾离子化质谱法 PCR/Electrospray Mass Spectrometry

聚合酶链-电喷雾离子化质谱法(PCR/ESI-MS)通过PCR扩增及电喷雾离子质谱检测PCR扩增产物,然后将其与数据库进行比较以确定检测的微生物。研究表明,该方法可直接用于全血标本中病原微生物检测。雅培公司最近推出IRIDICA系统,在6 h内鉴定约800种病原体及4种耐药基因(*mecA*、*vanA*、*vanB*、*bla$_{KPC}$*)。对疑似BSI患者中300份全血标本进行的前瞻性研究发现,采用该系统与常规血培养法总体一致性为86%,敏感性为76%,特异性为90%。由于该方法检测结果需根据医学图表进行解释,并且无法确定抗菌药物耐药表型。因此,PCR/ESI-MS测定应被视为辅助而不是取代常规培养的方法。

三、二代测序技术 Next-generation Sequencing

宏基因组学是对临床标本中特定或全部遗传基因的基因组直接分析,检测策略包括基于目标扩增子的测序和基于宏基因组测序(鸟枪法宏基因组测序)。① 目标扩增子测序:针对序列已知的病原,先扩增富集该病原特定的基因片段之后再测序,以明确病原的种类和数量,应用最多的是基于原核生物特异的16S rRNA基因或整个16S-基因间隔区-23S rDNA区域的平行深度测序。这些方法已成功地用于诊断阳性培养物或直接来自血流感染的全血,与血液培养相比具有相同或更高的敏感性。但是,到目前为止,尚未开发出可商购的方法。基于目标扩增子测序缺点是只能识别一组特定的病原体,且只能检测细菌,无法检测出真菌和病毒。② 基于宏基因组测序(metagenomic NGS, mNGS):也称鸟枪法宏基因组测序,鸟枪法意指对样本中整个基因组(包括宿主和感染病原)进行分区随机测序。mNGS就是对待测标本中的全部核酸成分进行“鸟枪法”大规模平行测序,再通过对测序数据的生物信息学分析,获取标本中完整的核酸序列信息,进而明确其中微生物的种类、数量等构成信息,及其耐药、毒力等特征或机制信息。mNGS无需靶向扩增,不需预知病原基因组序列信息,因而能够检测包括细菌、病毒、真菌、寄生虫等在内的所有病原,还能同步检测病原的耐药基因和毒力基因等与病原特征与机制相关的信息,在临床标本直接检验病原上得到更广泛应用。目前,基于宏基因组学方法仅开发了一种可用于血液或血液制品的商业性系统,即 The iDTECT™ Dx 血液测试(法国 PathoQuest SAS),已获得 CE 认证,最初由巴斯德研究所开发,利用二代测序技术,从单个血液样本中可识别超过 1 200 种临床相关的细菌和病毒。目前,由于数据库限制、检测样本的高成本以及质量控制复杂等问题阻碍了该技术在临床微生物实验室的引入。

四、基于T2磁共振方法 Method Based on T2 Magnetic Resonan

T2Candida®(T2Biosystems,美国)是 FDA 批准的基于 T2 磁共振(T2MR)检测技术的诊断测定方法,该方法主要过程包括 PCR 扩增病原微生物特异性 DNA,然后将扩增产物杂交到探针修饰的超顺磁性纳米颗粒上,最后用磁共振技术检测。T2Candida 无需提取 DNA,能够在 3~5 h 直接从全血中鉴定出 5 种念珠菌(白念珠菌、热带念珠菌、近平滑念珠菌、光滑念珠菌及克柔念珠菌),最低检测限为 1 CFU/mL,T2MR 技术可能作为念珠菌血症监测方法。在一项多中心研究中,采用该方法直接检测全血样本中病原菌的敏感性和特异性分别为 99.4% 和 91.1%。最近,T2Biosystems 推出 CE 认证的 T2Bacteria® 产品,该产品可识别出 6 种最常见细菌(大肠埃希菌、肺炎克雷伯菌、铜绿假单胞菌、鲍曼不动杆菌、金黄色葡萄球菌和粪肠球菌),但尚未公布任何性能数据。

(刘耀婷)

参 考 文 献

[1] RHODES A, EVANS LE, ALHAZZANI W, et al. Surviving Sepsis campaign: international guidelines for management of Sepsis and septic shock: 2016[J]. Intensive Care Med, 2017, 43(3): 304-377.

[2] SCHUETZ P, ALBRICH W, MUELLER B. Procalcitonin for diagnosis of infection and guide to antibiotic decisions: past, present and future[J]. BMC Med, 2011, 9: 107.

[3] BRIGGS N, CAMPBELL S, GUPTA S. Advances in rapid diagnostics for bloodstream infections[J]. Diagn Microbiol Infect Dis, 2021, 99(1): 115219.

[4] PEKER N, COUTO N, SINHA B, et al. Diagnosis of bloodstream infections from positive blood cultures and directly from blood samples: recent developments in molecular approaches[J]. Clin Microbiol Infect, 2018, 24(9): 944-955.

[5] MYLONAKIS E, CLANCY CJ, OSTROSKY-ZEICHNER L, et al. T2 magnetic resonance assay for the rapid diagnosis of candidemia in whole blood: a clinical trial[J]. Clin Infect Dis, 2015, 60(6): 892-899.

第十六章·问题与解答

Question and Answer

第一节　血培养检测工作中常见的问题

Frequently Asked Questions in Blood Culture

问题1：何为假阳性？造成假阳性的有哪些因素？

答：血培养瓶报阳后，涂片革兰染色镜检找不到细菌，用瑞氏染色，若仍未查见细菌，且生长曲线平坦，即为假阳性。

造成假阳性的因素，包括环境因素，如实验室温度变化、电压不稳或开箱时间过长导致培养箱温度降低等；仪器保养或培养瓶质量；标本因素，如过多血量或白血病、红细胞增多症等疾病；不规范操作等因素，如匿名瓶上机等。

问题2：何为假阴性？造成假阴性的有哪些因素？

答：若血培养仪器未报警，取培养物涂片查见细菌，转种琼脂平板也有细菌生长，即为假阴性。

造成血培养仪假阴性的因素：采好血标本延迟放瓶，导致错过了细菌的对数生长期，仪器无法检出细菌；某些菌如肺炎链球菌等容易发生自溶或死亡；某些苛养菌生长过于缓慢；释放 CO_2 量较低，无法达到检出限等因素。

问题3：血培养瓶报阳后涂片镜下疑似布鲁菌,快速确诊报告临床的方法？

答：若涂片疑似布鲁菌，直接脲酶试验，取培养瓶中培养物 $0.2 \sim 0.3$ mL加到尿素生化反应管内，1 h左右显红色为阳性，可初步鉴定为布鲁菌。

问题4：血培养瓶报阳培养物或纯培养菌落涂片镜下见到革兰染色阴阳不定的细菌，不能确定革兰阴性或阳性菌怎么办？

答：将培养物重新涂片，玻片左边是大肠埃希菌，中间为测试菌，右边为金黄色葡萄球菌。还可将培养后的菌落做拉丝试验：3%KOH滴于玻片上，取1环细菌与之混匀，60 s后用接种环轻轻挑起，能拉丝为革兰阴性菌，不能拉丝则为革兰阳性菌。

问题5：血培养瓶报阳，涂片染色镜下见到革兰阳性球菌，成双、矛头状、链状等排列疑似肺炎链球菌，转种血琼脂平板未见细菌生长，为什么？

答：不生长可能是某些肺炎链球菌自溶或死亡，也有可能是乏养菌。

问题6：临床患者诊断为感染性心内膜炎，入院后连续送3套血培养，结果均为阴性，临床诊断与实验室不符是何种原因？

答：（1）首先排除血培养瓶有无假阴性。取血培养瓶培养物重新涂片，并进行革兰染色和瑞氏染色确定有无细菌。

（2）与临床沟通，了解临床血培养采集是否规范。

举例：护士均在清晨6点左右采血培养，没有在患者寒战或发热高峰期采集。遂嘱护士在患者发热39℃时重新采血，血培养结果为阳性，分离出变异链球菌。本例由于采血时机不当而导致血培养阴性，因此血培养的采血时机非常重要。

问题7：血培养瓶报阳，革兰染色涂片查见革兰阳性球菌，但转种血琼脂平板、巧克力琼脂平板、麦康凯琼脂平板培养24～48 h均未见细菌生长，何原因？如何处理？

答：血琼脂平板与血培养瓶肉汤营养成分不等同：血培养瓶内含有30多种成分，而血琼脂平板只有5～6种成分，不能提供某些细菌生长需要的特殊生长因子和营养成分，因此某些细菌生长受限。

若革兰阳性球菌转种到血琼脂平板48 h后不生长，疑似乏养菌和颗粒链菌属。取培养物重新转种在血琼脂平板上，用金黄色葡萄球菌做卫星试验，若卫星试验阳性，进一步鉴定菌种；若仍不生长，可自制血琼脂平板重新转种。

问题8：血培养瓶报阳，革兰染色涂片查见革兰阴性杆菌，但转种血琼脂平板、巧克力琼脂平板、麦康凯琼脂平板培养24～48 h未见细菌生长，如何处理？

答：若革兰阴性杆菌转种到血琼脂平板、巧克力琼脂平板、麦康凯琼脂平板48 h后不生长，疑似不严格厌氧菌，取培养物再转种厌氧血琼脂平板或普通血琼脂平板，置厌氧环境培养24～48 h观察生长情况；若厌氧环境不生长，可自制血琼脂平板重新转种。

问题9：某些厌氧菌在需氧血培养瓶中生长，转种普通血琼脂平板、巧克力琼脂平板、麦康凯琼脂平板培养24～72 h均不生长，为什么？应如何处理？有哪些厌氧菌？

答：由于在需氧血培养瓶中都添加了L半胱氨酸，L半胱氨酸是一种具有还原性的氨基酸，在培养基中会耗掉部分氧气，导致氧化还原电势降低。其次需氧瓶里液体中氧含量也低（1 L水中的含氧量约5 mg），而平板中氧含量高（在空气中氧气约占21%），所以此菌在固体培养基中不生长。

处理方法：将培养物转种至普通血琼脂平板或厌氧血琼脂平板，置厌氧环境中培养48 h后，即可生长。

不严格厌氧菌有脆弱拟杆菌、第三梭菌等。

问题10：为什么专性需氧菌能在厌氧血瓶内生长？

答：在厌氧血培养瓶中加入一定浓度的精氨酸和硝酸铁，这两种物质可以替代氧气作为呼吸作用中氧化磷酸化电子传递的终末受体，此时即使没有氧气的存在，需氧菌的呼吸作用依然能顺利进行，细菌依然能通过替代途径获取能量。因此，有些需氧菌在厌氧瓶内是可以生长的。

问题11：对血培养中无法鉴定的细菌，怎么处理？

答：血培养分离出的细菌绝大多数能鉴定到种，但也有极少数细菌不能鉴定。对于这种情况，首先要结合临床和实验室的相关信息判断是否为致病菌？若为致病菌，应根据细菌的镜下形态和革兰染色结果等信息报告临床，并注明细菌需进一步鉴定，待报。然后再进行质谱或二代测序鉴定，或进行传统生化鉴定，根据革兰染色或菌落形态，确定是革兰阳性菌还是阴性菌。若为革兰阳性菌，根据菌落颜色、大小和溶血特性等判断是链球菌、葡萄球菌、肠球菌或其他革兰阳性菌。若为革兰阴性杆菌，做氧化酶、动力、硝酸盐、葡萄糖试验，首先确定是肠杆菌还是非发酵菌，再继续进一步确定。

问题12：血培养阳性培养物涂片如何鉴别染液沉渣、白细胞、酵母菌和革兰阳性球菌？

答：染液沉渣的形态各异，并且边缘模糊、染色不均。白细胞核的形态多样，结构有疏松与致密之分，染色深浅不均；而酵母菌呈圆形或卵圆形，染色均匀；革兰阳性球菌的镜下形态完整、边缘清晰、染色均匀。

问题13：血培养阳性报警，有生长曲线，涂片革兰染色找不到细菌，为什么？

答：如果血培养阳性报警，且有生长曲线，就一定有细菌生长。由于有些细菌与红细胞残渣混在一起，可重新取阳性血培养瓶内培养物涂片做瑞氏染色。在瑞氏染色涂片中可以保持细胞的完整性，没有过多的细胞残渣干扰镜检，易查见形态清楚的染色为蓝紫色的细菌，但是瑞氏染色不能分辨病原菌的阴阳属性。可以根据革兰染色背景判断是革兰阳性还是阴性菌。

问题14：血培养检出的细菌如何判断是病原菌还是污染菌？

答：2瓶血培养检出细菌的判断（表16-1）。

表16-1 血培养检出细菌的判断

生 长 情 况	判断结果			备 注
	病原菌	污染菌	沟 通	
双瓶均生长（同种细菌）	√			CNS或棒状杆菌，且生化特性和耐药性相同，表明属于同一种菌，可能是病原菌
双瓶均生长（一瓶棒状杆菌，一瓶微球菌）		√	√	
双瓶均生长（一瓶条件致病菌，另一瓶为皮肤定植菌）	√		√	
双瓶均生长（不同条件致病菌）	√		√	复数菌
单瓶生长（条件致病菌），另一瓶不生长	√		√	另一瓶需涂片（革兰染色、瑞氏染色）
单瓶生长（CNS或棒状杆菌），另一瓶不生长		√	√	

注："√" 为 "是" 或 "需要"；CNS为凝固酶阴性葡萄球菌

问题15：怎么计数血培养污染率？

答：污染率按月计算。首先统计1个月内的血培养套数（一次从一个静脉穿刺点或导管抽取），再统计污染菌套数（微球菌和芽孢杆菌是污染菌，痤疮丙酸杆菌等通常是污染菌，凝固酶阴性的葡萄球菌可能是污染菌，也可能是导管相关血流感染，要依据多套血培养结果分析）。污染套数 ÷ 总套数 ×100%＝污染率。

问题16：血培养常见污染菌有哪些？

答：芽孢杆菌属、棒状杆菌属、丙酸杆菌属、凝固酶阴性葡萄球菌、草绿色链球菌、气球菌、微球菌等。

问题17：何为复数菌？为什么国内血培养复数菌检出率低？

答：何为复数菌？复数菌血流感染是指在同一次血培养中分离到2种或2种以上致病菌的严重感染性疾病。

为什么国内血培养复数菌检出率低？微生物检验人员在血培养工作中会遇到两种情况，一种是需氧瓶和厌氧瓶同时报阳，仅转需氧平板不转厌氧平板，造成厌氧菌漏检。另一种是当患者2种菌（一种常见菌，另一种苛养菌）血流感染，往往常见菌先报阳，造成苛养菌漏检。国外曾报道，在引起菌血症的病原菌中，革兰阳性菌占36%，革兰阴性菌占43%，复数菌占14%。国内曾报道6年共检出革兰阴性菌441株（54.85%），革兰阳性菌300株（37.31%），真菌53株（6.59%），复数菌7株（0.87%），厌氧菌3株（0.37%）。

问题18：如何进行组织块的增菌培养？

答：取组织块加无菌生理盐水或肉汤研磨后，根据临床要求选择需氧或厌氧瓶，用无菌注射器注入血培养瓶内进行培养，同时做涂片染色检查。

问题19：如何提高细菌性心内膜炎患者血培养的阳性检出率？

答：临床上怀疑急性或亚急性心内膜炎时，有时仅采集1套或1瓶血培养作为诊断依据，容易造成漏诊或误诊，因为感染性心内膜炎患者血液中的细菌数量为1～10个/mL。所以若怀疑为急性感染性心内膜炎，应在抗菌药物治疗前立即抽血进行血培养，以免耽误治疗。必须在1～2 h内分别在3个不同部位采集血标本进行培养，然后立即进行抗菌药物治疗。

若怀疑为亚急性细菌性心内膜炎时，应在抗菌药物治疗前1～2 h内分别在3个不同部位采集血标本进行培养，间隔≥15 min，若24 h培养阴性，重新采集2～3份或更多标本送检。

问题20：如何进行导管相关血流感染的培养？

答：导管相关血流感染的培养主要有以下几种方法。

（1）Maki半定量培养法，即检测是否为导管表面的定植菌引起的感染。将5 cm长的导管尖端用无菌镊子在血琼脂平板上全程滚动，1次即可，不要来回滚动，35℃下5% CO_2 培养18～24 h，然后计数菌落，如≥15CFU/平板，则提示有潜在导管相关感染。根据菌落特性和形态染色，做出初步判断，再根据细菌的生物学特性进行鉴定。

（2）超声洗脱法和振荡法：取5 cm长的导管尖端，加入10 mL无菌生理盐水洗脱后接种0.1 mL，次日计数，菌落数×100为计数结果，判断标准：≥100 CFU判定为CR-BSI。

（3）其他：将导管置于无菌杯中，抽吸1 mL无菌生理盐水反复冲洗，吸出0.1 mL接种，次日计数，菌落数×10即为计数结果。

问题21：遇到血培养瓶有产气的细菌应该如何转种？

答：某些细菌（如大肠埃希菌、产气荚膜梭菌等）或丝状真菌（如酿酒的酵母菌）在血培养增菌生长过程中会产生气体。若发现血培养瓶的瓶帽明显鼓出，说明瓶内细菌产生了大量气体，先消毒好再拿一个针筒取下针头，先放气再进行取样，可避免培养液体喷出。整个操作都必须在生物安全柜内进行。

问题22：血培养瓶中加入聚茴香磺酸钠有哪些作用？

答：抗凝剂聚茴香脑磺酸钠（SPS）能够中和溶菌酶，可防止噬菌细胞吞噬作用，抑制补体及淋巴细胞的活性，并可降低氨基糖苷类药物和多黏菌素的活性，去除该类抗菌药物的干扰，因此可以提高血培养的阳性率。SPS的主要缺点是抑制阴道加德纳菌、厌氧消化链球菌、脑膜炎奈瑟菌等生长,因此不建议使用血培养瓶培养脑脊液。

问题23:血培养中可以分离到哪些支原体? 为什么临床不开展支原体血培养?

答:血培养中常见支原体有人型支原体和穿透支原体,因为支原体在血培养中的检出率低,例如人型支原体血流感染的很多病例是在常规血培养检测中偶然发现的,并非是在怀疑支原体血流感染而进行的支原体血培养中发现的。

问题24:如何提高血培养中的支原体阳性检出率?

答:血培养仪器报警,培养物涂片镜检未查见细菌,若排除假阳性后,应将血琼脂平板培养延长至72～96 h,若生长呈针尖大小菌落时,革兰染色和瑞氏染色不着色应考虑支原体。否则认为是假阳性标本,若不进行血琼脂平板延长培养,易造成支原体漏检。

问题25:血培养报阳培养物涂片中细菌与支原体的形态有何区别?

答:血培养报阳培养物涂片革兰染色,革兰阳性或阴性细菌镜下形态结构完整。

问题26:在临床上患者存在感染指标增高,但多套血培养无细菌生长,是否能排除血流感染?

答:不能排除血流感染,因为常规血培养仪的设计时间是5 d,不能培养出所有的病原体。还应考虑生长缓慢的病原体,如巴尔通体、结核分枝杆菌、组织荚膜胞浆菌和支原体等,建议临床重新送血培养(延长培养时间或特殊采血管离心培养)或核酸检测。

问题27:自动化血培养系统能培养巴尔通体吗? 目前有快速检测方法吗?

答:自动化血培养系统可以培养出巴尔通体,但检出率低,由于该菌产生CO_2少,不足以被仪器检测到,并且由于仪器针对常规血培养设计培养时间短(5 d),也不易培养出巴尔通体。若临床医师怀疑患者有巴尔通体感染,应予实验室沟通,或者申请单上注明,这样实验室可以延长培养。目前快速检测方法是DNA扩增和测序技术。

问题28:为什么要在寒战初期时抽血培养?

答:有研究证明,寒战初期血液中的细菌浓度最高而体温升到高点时,血液中的细菌浓度在下降。发热本身就是机体与病原体做斗争的反应方式,体温升高的过程就是细菌清除的过程。

问题29:为什么要双侧采血培养?

答:血培养抽取需要在不同的穿刺点(左右两侧)抽取多套血培养,这样可以排除污染,并提高阳性检出率。若同一个穿刺点抽取血培养即使全部阳性,也有可能污染造成的,而2个不同穿刺点培养出来同种细菌,一般认为是致病菌。

问题30:何谓"套"? 为什么要成套抽取?

答:一个需氧瓶加一个厌氧瓶为一套,这样可以保证足够的抽血量、血培养采血量与病原菌检出率在一定范围内成正比。另一方面增加厌氧瓶可以提高厌氧菌的检出率,还可以增加兼性厌氧菌的检出率,因为有些需氧菌在需氧瓶中不生长而在厌氧瓶中生长。

问题31:当血培养检出的致病菌,临床已经在对患者进行抗菌药物治疗后,何时再抽取血培养?

答:若临床对患者已经进行抗菌药物治疗,2～5 d内不需要重复采集血培养,因为短期内血液中的细菌不会立即清除。

问题32：某患者持续发热，白细胞总数及中性粒细胞升高，当日采一套血培养，实验室报告无细菌生长，是否可以排除感染？

答：不可以排除感染，一套血培养结果为阴性，不能说明没有病原菌存在，应继续采血培养，并做2套或以上的血培养。因为1套血培养的阳性率仅为65%，2套血培养的阳性率为80%，3套为96%。如果原因不明的发热持续存在还应考虑骨髓培养。

问题33：临床怀疑菌血症患者是否可以直接做血涂片找细菌？

答：临床怀疑菌血症的患者不能直接做血涂片找细菌，菌血症患者血液含细菌量极少，成人血液中含菌量<1 CFU/mL，儿童为3～5 CFU/mL，所以直接涂片很难检测到细菌。应当在血培养瓶内完成增菌，细菌达到一定量时，才能够涂片检出。

问题34：对特殊的全身性和局部感染患者采集血培养的建议？

答：（1）对怀疑菌血症、真菌菌血症的成人患者，推荐同时或短时（间隔30～60 min）从不同部位（如双臂）采集2～3套血培养标本，"双瓶双侧"。如有必要，可同时或短时间内从下肢静脉采集第三套培养瓶。

（2）不明病原的发热，如隐性脓肿和波浪热，发热开始采集2或3套血培养，24～36 h后，在温度升高之前（通常在下午）立即再采集2套以上血培养。因为血循环中的细菌有"暂时性"与"持续性"之分，一过性菌血症时，细菌仅在外周血中有短暂持续时间，多次采血才可能提高阳性检出率，减少漏检。

（3）怀疑菌血症或真菌菌血症，而血培养结果持续阴性时，应重新采集血培养并延长培养，以便获得罕见的或苛养的病原体。

问题35：采集血培养（需氧瓶和厌氧瓶）先注入厌氧瓶还是需氧瓶？

答：同时采集需氧瓶和厌氧瓶的血培养样本时，应先注入厌氧瓶，因为有些严格的厌氧菌对氧极度敏感，在空气中很短时间内即死亡。如采集血量少于推荐血量时，应首先接种需氧瓶，剩余血量再接种于厌氧瓶中。用这样的顺序来接种血培养瓶非常重要，因为大部分菌血症是由需氧菌和兼性厌氧菌引起的，这样会更好地从需氧瓶中检出这些菌。

问题36：血培养采用动脉血还是静脉血？

答：成人不建议采集动脉血，不宜从静脉导管或静脉留置口取血，因其常伴有高污染率。只有在怀疑导管相关血流感染时，可以分别通过导管和外周静脉采集相同量的血标本。如果必须从留置导管内采血，必须同时从外周静脉采集另外一个血培养标本，有助于对比和结果解释。静脉导管采血时，不要弃去初段血，不要用抗凝剂冲洗。

问题37：引起人体血液感染的寄生虫有哪些？

答：① 微丝蚴（寄生于淋巴结、淋巴管、心脏及大血管中）。② 布氏锥虫（采蝇传播）。③ 疟原虫：恶性疟原虫、间日疟原虫、卵形疟原虫。④ 巴贝虫：蜱传播的田鼠巴贝虫。⑤ 利什曼原虫，主要宿主为脊椎动物。

问题38：肺结核患者从血液中能否培养出结核分枝杆菌？

答：国外有报道称，肺结核患者中83%为痰培养阳性，仅1例患者的血培养提供了唯一的细菌学诊断依据。

结核分枝杆菌所致血流感染，一般发生在血行播散性肺结核（Ⅱ型）的发生和发展过程中。大量结核分枝杆菌短期内进入血液循环引起急性血行播散性肺结核；而少量结核分枝杆菌多次间断侵入血液循环则引起亚急性或慢性血行播散性肺结核，结核分枝杆菌通过血流感染而广泛播散到肺部或全身。

当肺结核进展为全身血流播散性结核感染时,可在血液中检出,应使用分枝杆菌专用培养瓶以提高检出率。但结核分枝杆菌感染如只局限于肺部,而未入血造成血流感染的情况下,无法在血液中培养出结核分枝杆菌。

问题39:何谓L型细菌、L型细菌脓毒症?用何培养基?如何培养?

答:L型细菌是一种因基因突变而形成的缺乏细胞壁的细菌。

L型细菌脓毒症是L型细菌侵入血流,或细菌侵入血流,经抗生素或机体的免疫因素作用后转变为L型而引起的急性感染。

高渗增菌培养基,采集患者静脉血5～10 mL接种于高渗增菌培养基中,于35℃、含5%～10% CO_2 环境培养1～7 d,每日观察,如培养瓶出现浑浊或有絮状物或沿管壁生长,转种L型平板,因其生长较缓慢,一般培养2～7 d后在高渗血平板上呈细小菌落,典型的菌落形态包括荷包蛋样、颗粒型及丝状型3种。

问题40:血培养中常见真菌有哪些?

答:血培养中常分离的真菌主要为酵母菌,包括白念珠菌、近平滑念珠菌、热带念珠菌、光滑念珠菌、新型隐球菌及其他念珠菌(如克柔念珠菌、季也蒙念珠菌和葡萄牙念珠菌)、毛孢子菌属、地霉属、红酵母属和汉森酵母属、烟曲霉、毛霉属、绿色木霉等。

问题41:引起血流感染的高致病菌有哪些?

答:甲类致病菌包括炭疽杆菌、鼠疫耶尔森菌、土拉热弗朗西丝菌等。乙类致病菌包括布鲁菌、类鼻疽伯克霍尔德菌、猪链球菌等。

问题42:鼠疫是哪种细菌引起的?血培养中是否可以检出鼠疫?

答:鼠疫耶尔森菌是鼠疫的病原菌。鼠疫是一种人兽共患的自然疫源性烈性传染病,人类鼠疫多为疫鼠的跳蚤叮咬而感染,是我国法定的甲类传染病。主要引起腺鼠疫、肺鼠疫、脓毒症鼠疫三种临床类型的感染。

问题43:导致血培养阳性检出率低的原因有哪些?

答:血培养阳性检出率低的主要原因有7类。

(1)采血量不足影响细菌生长。

(2)采血时机和瓶数的影响。

(3)延迟放瓶导致错过细菌对数生长期,造成假阴性。

(4)抗菌药物使用影响血液中细菌生长。

(5)苛养菌、少见菌及慢生长菌的漏检。

(6)不能识别常见细菌在血培养中的不典型形态。

(7)常规培养时间不够(5 d)。

问题44:采集后的血培养瓶为什么要立即送检?

答:采集后的血培养瓶应立即送实验室,不得超过2 h,若放置时间过长会影响血培养仪器报阳,也不能放入冰箱或冷冻,因为有些苛养菌如肺炎链球菌、脑膜炎奈瑟菌等遇冷很容易死亡。

问题45:厌氧血培养瓶报阳、需氧血培养瓶不报阳,除了转种厌氧血平板是否需再转需氧血琼脂平板?

答:需再加需氧血平板,因有些兼性厌氧菌在厌氧瓶中报阳时间早于需氧瓶(如肠杆菌目细菌);有些苛养菌在厌氧瓶中比在需氧瓶中生长好(如肺炎链球菌),甚至部分苛养菌在需氧瓶中不生长。

问题46：厌氧血培养瓶报阳、需氧血培养瓶不报阳，如何观察厌氧血琼脂平板的菌落？

答：厌氧血培养瓶报阳、需氧血培养瓶不报阳，厌氧血琼脂平板的菌落转种厌氧和需氧血琼脂平板分别置厌氧和需氧环境培养，若两种环境均生长，尤其要仔细观察厌氧血琼脂平板的菌落，有时会发现需氧菌生长优势，易覆盖菌落太小的厌氧菌，不易发现，需用放大镜观察菌落。

问题47：厌氧瓶报阳转种时没有厌氧血平板，是否可以用普通血琼脂平板替代？

答：有些实验室因厌氧血琼脂平板用量少、购置难时，建议先用普通血琼脂平板暂代厌氧血琼脂平板。若厌氧血培养瓶报阳，取培养物转种2块普通血琼脂平板，一块置厌氧环境，一块置需氧环境，若24～48 h后，2块平板都生长为兼性厌氧菌；若厌氧环境平板生长，需氧环境平板不生长为厌氧菌；若2个环境平板都不生长，再购置厌氧血平板或自制厌氧血平板。

问题48：需氧瓶和厌氧瓶报阳，仅转种血琼脂平板、巧克力琼脂平板及麦康凯琼脂平板，不加做厌氧血琼脂平板可以吗？

答：在需氧血培养瓶、厌氧血培养瓶均报阳，涂片均为革兰阴性杆菌时，不可以不加厌氧血琼脂平板，有些血培养中厌氧菌和兼性厌氧菌同时存在革兰阴性杆菌，且在涂片形态上没有明显差异，若不转种厌氧血琼脂平板，会造成厌氧菌漏检。

问题49：血液培养的送检指征有哪些？

答：① 发热或体温过低（≥38℃或≤36℃）、皮疹（黏膜出血）、肝脾肿大、关节疼痛、神志昏迷或休克（血压降低）。② 寒战，白细胞增多（>10×10^9/L，特别是有"核左移"时）。③ 粒细胞减少（<1.0×10^9/L），CRP或PCT异常升高等。④ 疾病指征：化脓性病灶或损害、血液疾病及恶性肿瘤、呼吸道感染或呼吸衰竭等、长期输液或导管介入疾病、血液透析患者。其中血红蛋白与血浆蛋白较低者更容易发生血流感染。

问题50：何时采集血培养标本阳性率较高？

答：使用抗菌药物之前，寒战、体温升高之前，采集血液作培养，如因病情需要不能停止使用抗菌药物时，或者患者无明显寒战时，应在第二次使用抗菌药前采血，因为此时血液中抗菌药物的浓度最低。如患者有规律性的发热，在患者寒战前、寒战时或寒战后1 h内采血也可获得高的阳性率，因为在1 h内由机体释放的杀细菌的因子还不会把细菌全部杀灭。

问题51：疑似沙门菌感染患者何时采集血标本培养？

答：应根据病程采集不同标本进行细菌培养。发病早期（第1～2周），由于菌血症的出现，采集血液标本可获得80%～90%的阳性率，之后由于血清中抗体出现，细菌逐步被清除，血培养的阳性率也将下降，所以患者在病程第1～2周采集静脉血液标本培养为最佳时机。若外周血培养阴性，可采集骨髓作培养以提高阳性率。

问题52：乏养菌属、颗粒链菌属除了血液标本分离出外，是否还有其他标本可以分离出？

答：乏养菌属、颗粒链菌属是人口咽部、生殖系统和肠道内的正常菌群，是一种条件致病菌。除血液外还有呼吸道标本深部组织，植入的假体或装置的脓肿脓液等标本。

问题53：从血培养分离出纹带棒状杆菌应如何判断是否致病菌？

答：血培养中检出纹带棒状杆菌，首先检查是单侧瓶还是双侧瓶？若为单侧，则怀疑抽血时污染，若双侧培养阳性时，应与临床联系，了解患者情况（是否发烧，白细胞计数，是否有免疫缺陷等），排除污染后再进一步鉴定。

问题54：血培养中布氏杆菌漏检的原因？

答：（1）仪器报警革兰染色涂片未见细菌，不转种。

（2）仪器报警革兰染色未见细菌，转种平板24 h细菌未生长（报阴性结果）。

（3）布氏杆菌有时被鉴定为苯丙酮酸莫拉菌或其他细菌。

（4）血培养未报警（没有盲传）。

（5）报阳性涂片未见细菌（没有加瑞氏染色）。

（6）有些鉴定仪细菌库中没有布氏杆菌。

问题55：血培养分离出凝固酶阴性葡萄球菌是否可以确认为致病菌？

答：凝固酶阴性葡萄球菌为皮肤定植菌，血培养采样的每个环节都有可能污染，所以建议双侧双瓶采样。当4瓶血培养均生长凝固酶阴性葡萄球菌且生长报警时间在16 h内，我们可以判断为血流感染的病原体；当4瓶中只有1～2瓶生长凝固酶阴性葡萄球菌，且报阳时间超出24 h，则可判断污染可能；患者留置深静脉导管时，如果在导管中采样的双瓶均生长凝固酶阴性葡萄球菌，非导管采样双瓶示生长，则可判断有导管定植可能；患者留置深静脉导管时，4瓶血培养均生长凝固酶阴性葡萄球菌，但生长报警时间不同，导管侧报警时间明显短于非导管侧报警时间，则可判断导管相关血流感染的可能。患者留置深静脉导管时，4瓶血培养均生长凝固酶阴性葡萄球菌，但生长报警时间无明显差异，则可判断非导管相关血流感染的可能。

问题56：如何做好血培养仪器保养维护，以避免假阴性或假阳性的现象出现？

答：（1）应检查和校准仪器检测单元的反射率，该系统可通过培养瓶底部传感器反射光的强度确定结果，故该检测单元的定期校准非常重要。

（2）需经常校准和维护血培养仪的工作温度，使其温度严格控制在35～37℃范围内。

（3）血培养瓶放入仪器时，应严格控制开箱时间，避免开箱时间过长，培养箱温度降低造成假阳性。

（4）应保持血培养仪所在的房间，室内温度保持在21.5～22.5℃，并保持房间的干燥和清洁，防止灰尘侵入仪器内部。

（5）应及时检查仪器内温度计读数、空气过滤器的工作情况、电源输出电压是否正常等。

问题57：血流感染是否还可以通过PCT等其他方法进行监测？

答：有研究表明，PCT、CRP、IL-1、IL-6、TNF-α、白细胞分类计数等可用于血流感染的辅助诊断，其中PCT的诊断价值较大，其对脓毒症诊断的敏感性可高达89%，特异性高达94%。当出现血流感染时，PCT在2～6 h内显著升高，并在6～24 h达到峰值，半衰期为25～30 h，且其升高程度与疾病严重程度正相关。当感染得到控制时，PCT浓度每天下降约50%，这些特点使得PCT可以早期诊断血流感染，并能动态监测感染的进程，利于临床治疗。当0.5 ng/mL<PCT≤2 ng/mL时，提示为脓毒症、中度全身炎症反应，有高度器官功能紊乱风险；当2 ng/mL<PCT≤10 ng/mL时，提示为严重脓毒症，常伴器官功能障碍，有死亡风险；当PCT>10 ng/mL时，提示脓毒症休克，常伴器官功能衰竭，有高度死亡风险。

问题58：使用新型快速抗菌药物敏感性检测系统在未来血流感染诊断中是否会起到重要作用？

答：传统的抗菌药物敏感性试验时间较长，容易延误临床治疗，因此，新型快速抗菌药物敏感性检测系统是实现临床快速检测和治疗的新突破。如分子生物学的药敏检测（如实时荧光定量PCR检测耐药基因）、微流控芯片药敏检测法等。快速的药敏检测可将药敏报告时间缩短为3 h，其快速、敏感性高，结果准确。此外，快速药敏检测联合病原菌检测，可同时检测病原菌和耐药基因，如金黄色葡萄球菌 *fmeA* 和甲氧西林耐药基因 *mecA* 联合检测，能快速诊断MRSA感染，同时缩短了药敏试验所需的时间，其在血流感染的病原学诊断和药敏试验方面具有较大优势。数字PCR技术及芯片技术能在几小时内检测血液标本中几十种病原菌和耐药基因，大大缩短了传统的培养、鉴定和药敏报告的时间。尤其是对某些在血培养瓶里难生长或慢生长的病原体，能大大提高病原菌的检出率。快速药敏检测方法是细菌药敏试验一个大的突破和变革，未来将对血流感染病原菌的诊断和耐药监测发挥重要的作用。

第二节　血培养中误报和错报的细菌
False and Mis-identification Reports in Blood Culture

案例一：流感嗜血杆菌误报为甲基杆菌

血培养仪器报阳，涂片革兰染色为革兰阴性小杆菌，转种血琼脂平板和麦康凯琼脂平板，35℃ 5% CO_2 培养18～24 h，在血琼脂平板上未见菌落，48 h后出现针尖大小菌落，上机鉴定为甲基杆菌（概率为99.6%）。

再重新转种血琼脂平板和巧克力琼脂平板，培养18～24 h，在巧克力琼脂平板上形成水滴状无色透明菌落，加做卫星试验，结果阳性，经MALDI-TOF-MS鉴定为流感嗜血杆菌。

原因分析：

（1）由于检验人员经验不足，当镜下见到革兰阴性小杆菌时，没有怀疑流感嗜血杆菌。实际上甲基杆菌镜下形态比流感嗜血杆菌大。当遇到少见菌没有重复涂片和鉴定，会导致鉴定结果误报。

（2）培养物转种时没有转种巧克力琼脂平板，又不了解流感嗜血杆菌在血琼脂平板上也可生长（针尖大小菌落），而流感嗜血杆菌在巧克力琼脂平板上形成的菌落比血平板大。

案例二：布鲁菌误报为尿道寡源杆菌，为什么？

标本来源：外院送来的一例误报标本，布鲁菌被误报为尿道寡源杆菌。

重新鉴定：取样本接种于血琼脂平板，35℃、5% CO_2 18～24 h培养。仅第一区有少许菌膜，不易观察到；48 h后形成圆形、凸起、不溶血、无色或灰色、较湿润的微小菌落；涂片革兰染色，镜下见到革兰阴性短小球杆菌，呈细沙样堆积；根据涂片形态特征选择GN板条，经VITEK 2微生物鉴定仪鉴定为马耳他布鲁菌。

原因分析：检验人员未能掌握马耳他布鲁菌的形态和培养特性，错选了NH板条，造成鉴定结果错误。若镜下形态和培养特性疑似马耳他布鲁菌，应选择GN板条。经临床了解，患者与羊接触后发热，而后羊病死，症状与布鲁菌病相符。

案例三：为什么马耳他布鲁菌误诊为"伤寒"？

杨某，女性，45岁，2011年11月15日发热，体温40.5℃。11月22日就诊于上海某三甲医院，以"发热待查"入住感染科病区。血常规：白细胞3.9×10⁹/L，嗜酸性粒细胞0.0%，C反应蛋白22.2 mg/L；多次血培养未见细菌生长。脾脏明显增大，诊断为"伤寒"。静脉滴注左氧氟沙星(可乐必妥)500 mg, 1次/d, 1周后体温降至正常。于12月6日出院后继续口服左氧氟沙星(可乐必妥)500 mg, 1次/d, 数日停药。

患者于2012年2月1日再次发热,体温41.0℃,伴大汗浸湿衣被。2月11日出现右侧髋关节疼痛伴活动障碍,2月15日右上臂疼痛,可触及一包块。2月21日来某医院住院,体温39.2℃。白细胞5.7×10⁹/L,中性粒细胞比例68.3%,单核细胞比例8.8%,嗜酸性粒细胞比例0.2%,红细胞沉降率73 mm/h, C反应蛋白70.10 mg/L。当日上午送血培养。48 h血培养仪器报阳后,涂片革兰染色,瑞氏染色镜下可见成堆状小球杆菌,转种于血琼脂平板,24 h未见细菌生长,培养48 h后出现针尖样菌落,72 h后渐增大,VITEK 2微生物鉴定仪鉴定为马耳他布鲁菌。2月27日抽血送上海市疾病预防控制中心,查为马耳他布鲁菌抗体阳性(1:400)。

原因分析:据了解外院多次血培养仪器报阳,涂片未查见细菌,没做瑞氏染色,转种血琼脂平板,24 h未见细菌生长,被认为是假阳性。如果血培养仪器报阳看不到细菌,应加做瑞氏染色并观察生长曲线,延长培养时间才能避免马耳他布鲁菌漏诊。

案例四:VITEK-2 Compact将大肠埃希菌误报为志贺菌

血培养仪器报阳,培养物涂片为革兰阴性杆菌,转种于血琼脂平板和麦康凯琼脂平板,次日取麦康凯琼脂平板上的菌落,在VITEK-2 Compact鉴定为志贺菌,MALDI-TOF-MS鉴定为大肠埃希菌,两者结果不符。重新进行赖氨酸试验和动力等区别试验,最后鉴定为大肠埃希菌。

原因分析:血培养标本仪器鉴定出志贺菌时,必须加做血清学实验鉴定,仪器(生化)和血清学实验两者相符才能确定志贺菌。此外,志贺菌引起血流感染尚未有报道。

案例五:需氧瓶和厌氧瓶均报阳,培养物涂片均查见G⁻杆菌,除了转种需氧平板,还需加做厌氧血琼脂平板吗?

曾遇到过需氧瓶和厌氧瓶均报阳,培养物涂片均查见G⁻杆菌,转种需氧平板培养,鉴定为大肠埃希菌报告给临床,医师发现与临床不符。由于患者病情较重,怀疑为混合感染,与实验室沟通。重新取厌氧瓶培养物涂片,加做厌氧血琼脂平板,发现有2种菌生长,最后鉴定为脆弱拟杆菌和大肠埃希菌。

原因分析:由于检验人员缺乏经验,没有想到厌氧菌和兼性厌氧菌同时在厌氧瓶中生长,且2种革兰阴性杆菌在涂片形态上没有明显差异,若转种时不增加厌氧血琼脂平板,会造成厌氧菌漏检。

(周庭银)

第三篇

临床诊治
Diagnosis and Treatment

第十七章 · 血培养临床送检指征及结果解读

Indications and Results Interpretation of Blood Culture

一、血培养临床送检指征 Indication of Blood Culture

当临床怀疑有全身感染的发热患者均有送检血培养的指征,特别是有畏寒、寒战者,外周血白细胞升高或降低者,免疫缺陷患者,存在血流感染入侵途径如皮肤外伤感染者等。临床医师应加强血培养送检的意识,遇到感染发热患者先送培养,再用抗菌药;同时送检需氧与厌氧培养,以提高培养阳性率。如果存在原发感染灶如皮肤软组织感染、肺炎、尿路感染等,应同时送检相应的标本。

感染性疾病的确诊需要通过各类感染标本的培养及检查,从而得到病原学依据。但各类标本培养阳性的临床意义不同,其中血培养阳性的临床意义最大,阳性的血培养对临床感染病的诊断常常起了决定性的作用。临床医师可能认为血培养的费用高、阳性率低,但阳性血培养明确了病原诊断及药敏,从而可进行针对性的病原学治疗,在缩短疗程、提高疗效的同时,也可节省大量的药品费用及一些其他检查。下面举2个例子,说明血培养对于临床感染病诊断的重要性。

例1:65岁的女性患者,有糖尿病史25年,发热4 d,有畏寒、寒战,无呼吸道、泌尿道症状,也无腹痛表现,查血白细胞及中性粒细胞分类高,感染灶不明确。入院后2次血培养均阳性,为肺炎克雷伯菌,在寻找感染灶的过程中做B超检查显示肝区低密度灶,诊断为肝脓肿,根据细菌药敏以氨苄西林/舒巴坦及左氧氟沙星治疗后痊愈。此例患者因无肝区疼痛表现,临床医师往往会忽略肝脓肿的诊断,血培养阳性对此例患者的临床及病原诊断起了十分重要的作用。对于阳性的学培养结果,尚需结合临床表现,明确培养阳性细菌的临床意义,糖尿病患者肝脓肿的最常见病原菌为肺炎克雷伯菌,此细菌培养结果与临床吻合,因而确定了此患者感染的病原菌。

例2:男性患者58岁,发热3周,使用多种抗菌药疗效不佳而以"发热待查"收入院,患者发热前有寒战,但无其他临床表现。查外周血白细胞13.5×10^9/L,中性粒细胞85%,查血培养2次,均为肠炎沙门菌。追问病史,患者3个月前行心脏冠脉支架植入术,发热前曾到外地旅游,吃海鲜后曾有腹泻,后出现发热。从而诊断为植入支架相关血流感染。根据药敏结果使用头孢曲松联合环丙沙星治疗,2 d后热退,静滴10 d后改口服抗菌药治疗,出院。此例患者如没有血培养阳性则难以做出明确的诊断。

虽然与国际上的许多国家相比仍存在一定差距,但近年来我国血培养的送检率逐年上升,中国细菌耐药监测网(CHINET)数据表明,血培养分离菌占所有细菌的比例由2005年的9%逐步上升到2020年的15%,从而也提高了监测网数据的质量。

二、血培养结果的解读 Interpretation of Blood Culture Results

虽然在各类标本的细菌培养中,阳性的血培养临床意义最大,但也并非所有血培养阳性均有临床意义。应根据临床表现、患者的基础疾病、可能的入侵途径(原发感染灶)等分析阳性血培养的意义。血培养中分离的病原多为细菌,其中需氧菌多见,厌氧菌较少,真菌近年来有增多趋势,病毒、分枝杆菌及支原体属少见。血培养中获得的不同类别细菌,其临床意义不同,肠杆菌科细菌、铜绿假单胞菌、肺炎链球菌及白念珠菌90%以上有临床意义;肠球菌属、草绿色链球菌及凝固酶阴性葡萄球菌分别78%、38%及15%有意义;棒状杆菌属、痤疮丙酸杆菌等<5%有意义。

目前国内血培养分离率最高,而其临床意义又最难判断的是凝固酶阴性葡萄球菌如表皮葡萄球菌。仅单次培养阳性、患者无导管或植入物留置、与原发感染类型不对应时,凝固酶阴性葡萄球菌血培养阳性考虑为污染。当患者有免疫缺陷或有导管、植入物,多次血培养或血培养与原发感染灶的分离菌为同一细菌菌种,且耐药谱和/或基因型相同时,则需要考虑为血流感染的致病菌。有研究显示,如抽血培养1～3次中仅1次为凝固酶阴性及葡萄球菌阳性,污染的可能性为95%～100%;抽血培养2次均培养到同一个菌种,60%具临床意义;抽血培养3次,有2次或3次阳性者,临床意义分别为75%及100%。

例3:男性患者,76岁,心瓣膜换瓣术后出现白念珠菌心内膜炎而入院治疗,抗真菌治疗后,热退。1周后复查血培养,目的是了解白念珠菌是否转阴,培养结果显示无真菌生长,而溶血葡萄球菌生长,2次中1次阳性。根据目前患者仅用抗真菌药物情况下,体温正常、外周血白细胞及分类正常范围,一般情况良好,判断此血培养阳性菌为污染菌,不加用抗葡萄球菌药物治疗,密切观察临床情况。

三、血流感染的预防与控制 Prevention and Control of Bloodstream Infections

血流感染是临床上重症感染性疾病之一,往往发生于存在基础疾病的患者,预后差。积极治疗原发疾病、去除可能的诱发因素、注意无菌操作、合理使用抗菌药物是降低血流感染发生率和提高治愈率的关键。

(一)一般原则

(1)加强劳动保护,避免外伤及伤口感染,保护皮肤及黏膜的完整与清洁。皮肤疖、疮处切忌针挑或挤压。

(2)做好医院各病房的消毒隔离工作,防止致病菌及条件致病菌在医院内的交叉感染。慢性带菌的医护人员应暂时调离病房并给予治疗。

(3)合理使用抗菌药物及肾上腺皮质激素,注意防止菌群失调。出现真菌和其他耐药菌株感染时,应及时调整治疗方案。

(4)在进行各种手术、器械检查、静脉穿刺、留置导管等技术操作时,应严密消毒,注意无菌操作。

(5)及早发现原发或迁徙病灶,必要时进行外科治疗。积极控制和治疗白血病、糖尿病、慢性肝病等各种易导致感染的慢性病。

(二)CRBSI的预防

血管内留置导管广泛应用于各临床科室,尤其是重症监护病房。因导管插入、护理等不当,导致CRBSI具有相当高的发病率和病死率。因此CRBSI属于医院感染的优先预防项目。

（1）预防CRBSI的一揽子计划：① 留置导管术时无菌障碍屏障最大化。② 应用洗必泰进行皮肤消毒。③ 尽量使用锁骨下静脉部位穿刺。④ 严格执行手卫生规则。⑤ 每天评估是否需要继续留置导管。

（2）插管时的预防控制措施：① 深静脉置管时应遵守最大限度的无菌操作要求，插管部位应无菌障碍屏障最大化。② 操作人员应戴帽子、口罩。③ 认真执行手消毒程序，戴无菌手套，插管过程中手套意外破损应立即更换。④ 插管过程中严格遵循无菌操作技术。⑤ 使用的医疗器械及各种敷料必须达到灭菌水平，接触患者的麻醉用品应当一人一用一消毒。⑥ 权衡利弊后选择合适的穿刺点，成人尽可能选择锁骨下静脉。⑦ 建议洗必泰制剂消毒穿刺点皮肤。⑧ 建议选用抗菌定植导管。⑨ 患有疖肿、湿疹等皮肤病，患感冒等呼吸道疾病，感染或携带有MRSA的工作人员，在未治愈前不应进行插管操作。

（3）插管后的预防控制措施：① 用无菌透明专用贴膜或无菌纱布敷料覆盖穿刺点。② 定期更换穿刺点覆盖的敷料，无菌纱布更换间隔时间为2 d，专用贴膜可至7 d，但敷料出现潮湿、松动、沾污时应立即更换。③ 接触导管接口或更换敷料时，须进行严格的手卫生，并戴手套，但不能以手套代替洗手；④ 保持三通锁闭清洁，如有血迹等污染应立即更换。⑤ 患者洗澡或擦身时要注意对导管的保护，不要把导管浸入水中。⑥ 输液管更换不宜过频，但在输血、输入血制品、脂肪乳剂后或停止输液时应及时更换。⑦ 对无菌操作不严的紧急置管，应在48 h内更换导管，选择另一穿刺点。⑧ 怀疑导管相关感染时，应考虑拔除导管，但不要为预防感染而定期更换导管。⑨ 由经过培训且经验丰富的人员负责留置导管的日常护理。⑩ 每天评价留置导管的必要性，尽早拔除导管。

（4）其他预防措施：① 定期对医护人员进行相关培训。② 定期公布CRBSI的发生率。

（5）循证医学不推荐的预防措施：① 不提倡常规对拔出的导管尖端进行细菌培养，除非怀疑有CRBSI。② 不要在穿刺部位局部涂含抗菌药物的药膏。③ 不要常规使用抗感染药物封管来预防CRBSI。④ 不推荐通过全身用抗菌药物预防CRBSI。⑤ 不要为了预防感染而定期更换中心静脉导管和动脉导管。⑥ 不要为了预防感染而常规通过导丝更换非隧道式导管。⑦ 不要常规在中心静脉导管内放置过滤器预防CRBSI。

（王明贵）

参 考 文 献

［1］ MERMEL LA, ALLON M, BOUZA E, et al. Clinical practice guidelines for the diagnosis and management of intravascular catheter-related infection: 2009 Update by the Infectious Diseases Society of America［J］. Clin Infect Dis, 2009, 49(1): 1－45.

［2］ O'GRADY NP, ALEXANDER M, BURNS LA, et al. Guidelines for the prevention of intravascular catheter-related infections［J］. Clin Infect Dis, 2011, 52(9): e162－e193.

第十八章·需氧菌血流感染

Bloodstream Infections of Aerobic Bacteria

第一节　革兰阳性菌血流感染

Bloodstream Infections by Gram-positive Bacteria

一、金黄色葡萄球菌血流感染 Bloodstream Infections by *Staphylococcus aureus*

（一）流行病学

金黄色葡萄球菌（*Staphylococcus aureus*）是需氧或兼性厌氧的革兰阳性球菌，是人类最重要的致病菌之一，可引起多种感染，包括浅表皮肤感染、深层皮肤和组织脓肿、骨骼感染及侵入性血流感染等。金黄色葡萄球菌血流感染（SAB）是医疗保健的重大负担及威胁生命的感染性疾病，年发病率为20～50/10万人，病死率占菌血症死亡率的15%～60%。SAB的临床表现因不同的感染病灶或感染源而不同，常见的临床病灶或感染源包括血管导管相关感染，皮肤软组织感染，胸膜、肺部感染，骨关节感染及感染性心内膜炎，但研究发现尚有25%的病例未发现感染病灶。近年来，耐甲氧西林金黄色葡萄球菌（MRSA）受到广泛关注，是目前院内感染的主要病原菌之一。MRSA感染通常分为院内获得性感染MRSA（HA-MRSA）和社区获得性MRSA（CA-MRSA），两者在感染人群、毒力及耐药性方面均存在差别：① CA-MRSA多为青年健康人群、学生、运动员、军队服役患者，也见于一些免疫抑制如HIV、血液恶性肿瘤患者，HA-MRSA多为老年患者或者慢性疾病如糖尿病、ICU、透析、留置导尿管患者等。② CA-MRSA感染可发生在健康个体中，因此与传统的HA-MRSA菌株相比，CA-MRSA株的毒力更强。③ 抗生素敏感性：HA-MRSA多为多重耐药菌，CA-MRSA通常对多种抗生素敏感（主要是非β-内酰胺类），并且通常与发病率、死亡率、住院时间及成本负担相关。

（二）临床表现

通常临床表现起病急、病情重、发展快、预后差。寒战、高热常见，约30%的患者出现皮肤瘀点、瘀斑（图18-1），并伴有胃肠道症状，约20%的患者有关节疼痛、活动受限的症状。约60%的患者出现迁徙性损害或（和）脓肿，常见有远端部位软组织脓肿、肺炎、胸膜炎、化脓性脑膜炎等，部分患者可出现肾脓肿、关节脓肿、肝脓肿、心内膜炎及骨髓炎等。

（三）实验室检查

（1）一般检查：外周血白细胞计数和中性粒细胞比例可正常或升高，可伴有核左移及细胞内中毒颗粒。炎症指标白细胞（WBC）、C反应蛋白（CRP）、红细胞沉降率、降钙素原（PCT）可明显升高。

（2）病原学检查：疑似血流感染或心内膜炎患者，应在抗生素使用前采集血标本3～4次，进行培养，每次间隔30～40 min，每次在不同部位同时采集1个血标本；疑似导管相关感染的，需尽早拔除导管，并留取导管血和导管末端5～7 cm进行培养。

（3）影像学检查：胸部X线可见两肺多发性、局限性密度增高阴影（图18-2），可有空洞形成，局部肺组织呈蜂窝状改变（图18-3），部分患者可出现肺大疱，易形成气胸或血气胸。金黄色葡萄球菌通过血行播散可致化脓性骨髓炎（图18-4），常累及股骨下端和胫骨上端。

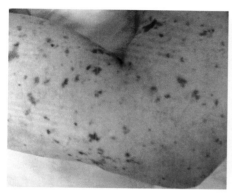

图18-1　金葡菌血流感染皮疹

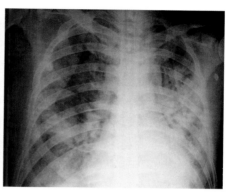

图18-2　金葡菌肺炎胸部X线改变

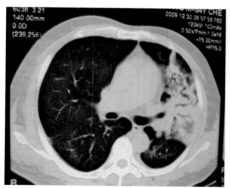

图18-3　金葡菌肺炎CT改变

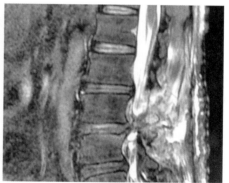

图18-4　金葡菌致腰椎周围脓肿

（四）诊断和鉴别诊断

金葡菌感染患者的临床症状不具备特异性，但典型的皮肤软组织表现或特异性皮疹考虑到该菌感染的可能。确诊依赖各感染部位标本的涂片和培养菌种。本病主要是各种革兰阳性菌的鉴别，包括链球菌、肺炎双球菌等。

（五）治疗

（1）去除感染灶：应尽早进行外科手术或者介入治疗，引流感染病灶，包括脓肿切开、坏死组织清除及去除异物（包括静脉导管）。

（2）支持治疗：如出现感染性休克，应按照早期目标导向治疗（early goal-directed therapy，EGDT）原则尽早进行液体复苏；采用脓毒症集束化治疗原则进行脏器功能支持，如机械通气、持续肾脏替代治疗（CRRT）、体外膜氧合器（ECMO）等。

（3）抗菌药物选择：社区获得性与医院获得性菌株比较有明显不同，其多重耐药相对较少，对β-内酰胺类抗菌药物普遍敏感，可以采用青霉素、头孢菌素、碳青霉烯类等药物，也可以采用氨基苷类、红霉素、克林霉素、氟喹诺酮类药物治疗，均有较好疗效。

医院获得性菌株常为多药耐药金葡菌，抗菌药物原则：① 根据药敏结果选择敏感性高的抗生素。② 联合用药，特别是针对泛耐药（extensively-drug resistant, XDR）和全耐药（pandrug resistant, PDR）药物。③ 足量使用。④ 足量疗程。⑤ 根据不同感染部位选用组织浓度较高的药物，并根据药代动力学/药效动力学（pharmacokinetics/pharmacodynamics, PK/PD）理论制订给药方案。⑥ 避免抗菌药物对肝肾功及血细胞的影响。⑦ 注意多重感染的发生。

MRSA引起的血流感染可选用糖肽类、利奈唑胺、替考拉宁等治疗，非复杂性的菌血症进行至少2周治疗，复杂的菌血症依据病情轻重疗程4～6周，目前用于MRSA菌血症治疗的其他新型药物包括奥利万星、达巴万星、特拉万星、托达霉素等。

目前针对耐万古霉素金黄色葡萄球菌（vancomycin resistant *S.aureus*, VRSA）的药物治疗尚缺乏最佳治疗方案，体外药敏试验对利奈唑胺、米诺环素、氯霉素、利福平均敏感，还可以尝试替加环素及达托霉素治疗。头孢洛林、头孢吡普新型头孢菌素类抗生素对VRSA有效，但目前国内未上市。

（六）病例分析

入院病史：女性，18岁。主诉"左下肢肿痛，伴有高热"。

现病史：2009年2月因左足背皮肤瘙痒，搔抓后出现左下肢红肿疼痛，肿胀明显（图18-5），高热伴有神志不清，被送至当地医院。遂行左下肢脓肿切开引流术，给予三代头孢菌素抗感染，同时给予抗休克、纠正酸碱平衡紊乱等治疗，患者症状无缓解，出现急性肝、肾功能损害，无尿，血肌酐进行性升高，给予利尿、保肝等治疗，并换用四代头孢抗感染，患者病情无好转且进一步恶化，出现呼吸窘迫，氧饱和度下降至70%～80%，给予无创呼吸机辅助通气。胸片及胸腔B超提示双侧胸腔大量积液（图18-6）。为求进一步诊治转入医院ICU。

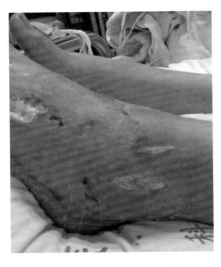

图18-5　足背皮损致金葡菌感染

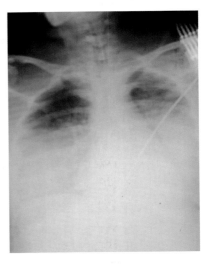

图18-6　金葡菌血流感染双侧胸腔积液

查体：体温（T）40℃，脉搏（P）108次/min，呼吸（R）24次/min，血压（BP）77/50 mmHg（1 mmHg=0.133 kPa），神志欠清，双下肺呼吸音低，伴有湿啰音，心律齐，腹部查体示无压痛、反跳痛，左下肢皮温升高伴明显皮损，脓性渗出。

实验室检查和辅助检查：C反应蛋白102.7 mg/L，白细胞18.9×10⁹/L，中性粒细胞91%，血红蛋白92 g/L，血小板112×10⁹/L，尿素25.5 mol/L，肌酐430 μmol/L，Na 136 mmol/L，钾5.2 mmol/L；谷草转氨酶201 U/L，谷丙转氨酶210 U/L，胸部CT示双肺炎症伴肺不张，双侧胸腔积液。住院后分泌物及血培养结果均显示"耐甲氧西林金黄色葡萄球菌"。

诊断：① 金黄色葡萄球菌血流感染。② 多器官功能衰竭（肝、肾、肺）。

治疗：入院后即调整抗生素治疗方案，给予万古霉素1 000 mg（静滴，每12 h 1次）、气管插管接呼吸机辅助通气、床旁持续血液净化、血管活性药物维持血压、保肝、纠正水电解质代谢紊乱、调控血糖及营养支持。多次行伤口脓性分泌物培养、血培养及痰培养。分泌物及血培养结果均显示"耐甲氧西林金黄色葡萄球菌"。胸腔多次穿刺抽出淡黄色胸腔积液共计3 520 mL。经救治，患者感染症状得到有效控制，各衰竭脏器功能逐渐恢复，治疗2个月后痊愈出院。

点评：近来研究表明，社区获得性耐甲氧西林金葡菌（CA-MRSA）多携带杀白细胞素（panton-valentine leukocidin, PVL）基因，感染以健康青少年为主，可引起皮肤软组织、深部组织及脏器感染。临床常表现为起病急，病情重，发展快，若不及时采取正确的治疗措施，往往会导致多脏器功能衰竭，患者病死率极高，临床应引起足够的重视。本例患者皮肤破损后未及时清洁、消毒，发生金葡菌血流感染。当地医院对金葡菌血流感染的危害程度认识不足，未及时采取正确有效的抗感染治疗措施，以致病情进一步加重，出现多器官功能衰竭。转院后更改抗生素治疗方案，调整治疗措施，患者病情得到有效控制，多脏器功能衰竭得到纠正。

（周 健 瞿金龙）

二、粪肠球菌血流感染 Bloodstream Infections by *Enterococcus faecalis*

（一）流行病学

肠球菌是一种革兰阳性菌，需氧或兼性厌氧，广泛分布在人体肠道和泌尿生殖道，是一种条件致菌，通常与院内暴发的菌血症、尿路感染、感染性心内膜炎密切相关，此类情况不仅会给卫生系统带来巨大的经济成本，还可能使脆弱患者暴露于潜在的致命感染。医院获得性血流感染中，肠球菌属总体发病率为39/10万例入院病例，病死率接近34%，其中最常分离出的为粪肠球菌和屎肠球菌，同时感染发生率呈逐年上升趋势。肠球菌血流感染常与大肠埃希菌、葡萄球菌、肺炎克雷伯菌等其他细菌混合感染，消化系统黏膜屏障功能降低、腹腔感染、腹腔肿瘤、免疫功能缺陷等是肠球菌血流感染的常见病因。泌尿生殖道、胃肠道是常见的入侵途径。根据国内相关报道，万古霉素、替考拉宁、利奈唑胺、达托霉素及替加环素对肠球菌属细菌的抗菌活性较好，除米诺环素外，粪肠球菌对各类抗菌药物的敏感性高于屎肠球菌，利奈唑胺耐药菌株粪肠球菌多于屎肠球菌，而万古霉素耐药菌株屎肠球菌多于粪肠球菌。

（二）临床表现

全身性表现包括畏寒、高热，部分患者可有腹痛、腹泻，严重者可出现休克、肝肾功能损害、呼吸窘迫或呼吸衰竭、定向障碍或意识不清等。

肠球菌血流感染还可导致心内膜炎，病原菌主要为粪肠球菌，少数为屎肠球菌、鸟肠球菌、坚忍肠球菌等。患者通常为亚急性起病，发热、皮肤损害常见，肠球菌导致的心内膜炎主要累及左心各瓣膜，对心脏瓣膜的破坏性大，心脏出现杂音或原有杂音发生改变，患者可同时伴有贫血、栓塞、脾脏肿大等。

（三）实验室检查

（1）一般检查：外周血白细胞计数和中性粒细胞比例升高，可伴有核左移及细胞内中毒颗粒；炎症指标上升，白细胞（WBC）、C反应蛋白（CRP）、降钙素原（PCT）可明显升高。

（2）病原学检查：疑似血流感染患者，应在抗生素使用前采集血标本3～4次进行培养，每次间隔30～40 min，每次在不同部位同时采集1个血标本；疑似导管相关感染的，需尽早拔除导管，并留取导管血和导管末端5～7 cm进行培养。

（四）诊断和鉴别诊断

粪肠球菌感染患者的确诊依赖各感染部位及血液标本的涂片和培养菌种。本病主要是各种革兰阳性菌的鉴别，包括金黄色葡萄球菌、链球菌、肺炎双球菌等。

（五）治疗

（1）积极寻找感染源，并给予积极处理：血流感染通常是原发病灶未得到有效控制的结果，故积极行感染灶引流或调整抗生素可改善血流感染预后。

（2）积极治疗原发病，加强全身支持治疗：无论原发病是否为血流感染的源头，积极治疗原发病都是避免血流感染的基础。加强全身综合支持治疗，使患者脱离危重状态，恢复正常生理功能，重建自身免疫防御功能，恢复正常菌群，预防血流感染的发生。

（3）合理使用抗菌药物：肠球菌对头孢菌素、氨基糖苷类（高浓度除外）、部分氟喹诺酮类、磺胺类、克林霉素等抗菌药物天然耐药，对大环内酯类、糖肽类抗菌药物可产生获得性耐药。抗菌药物的不合理应用，导致肠球菌对常用于治疗肠球菌感染的青霉素、呋喃妥因、喹诺酮类抗菌药物出现了高耐药率，尤其耐万古霉素肠球菌（vancomycin-resistant *enterococcus*，VRE）和氨基糖苷类高水平耐药肠球菌（high-level aminoglycoside-resistant *enterococcus*，HLARE）的出现，给临床治疗带来了极大挑战。

对于敏感粪肠球菌引起的尿路感染、腹膜炎及伤口感染可选用青霉素或者氨苄西林；对于严重的粪肠球菌感染，如心内膜炎、血流感染，可选用氨苄西林、青霉素或万古霉素与一种氨基糖苷类联合治疗；对于耐药的肠球菌可选用万古霉素、利奈唑胺或替考拉宁；对于耐万古霉素的肠球菌可以使用利奈唑胺、达托霉素。

（六）病例分析

入院病史：女性变男性，29岁。主诉"变性术后，发热伴畏寒"。

现病史：2008年8月在某院行"女性生殖器官全切除术+尿道前徙术+双侧乳房切除术"。术后第5日患者出现畏寒、发热，体温39.5℃，自觉下腹疼痛明显。

查体：T 39.5℃，P 102次/min，R 22次/min，BP 70/40 mmHg。神志不清，双肺呼吸音清，未及啰音。腹部查体示腹部膨隆，下腹部压痛、反跳痛，腹肌紧张，移动性浊音阳性。

实验室检查：急诊B超示"腹腔及盆腔探及无回声"。血培养及引流液培养均为粪肠球菌，对万古霉素敏感。

诊断：① 粪肠球菌血流感染。② 性生殖器官全切除术后、尿道前徙术后、双侧乳房切除术术后。

治疗：遂行急诊剖腹探查术放置引流（图18-7），加用万古霉素治疗，术后第2日患者体温恢复正常，血压、呼吸平稳，生命体征稳定，3周后出院。

点评：肠球菌血流感染临床易被忽视。一旦发生肠球菌血流播散，患者可出现发热，甚至高热，严重者出现休克、急性呼吸窘迫综合征（acute respiratory distress syndrome，ARDS）、急性肝肾功能衰竭、弥散性血管内凝血（disseminated intravascular coagulation，DIC）

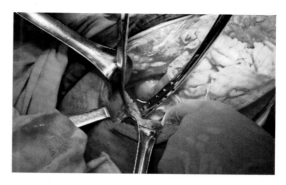

图18-7　肠球菌血流感染腹腔脓肿形成

等。如不结合病史、仔细观察症状及体征，临床很易误诊、漏诊。此例患者因前期手术过程中膀胱破裂未及时发现，导致术后腹腔、盆腔被肠球菌感染，合并脓毒症、感染性休克及急性肺损伤。患者出现症状后各相关手术科室均诊断为"院内获得性肺炎、脓毒症、感染性休克、呼吸衰竭"。经腹部超声检查，证实患者腹腔及盆腔内存在无回声区，因而诊断明确，及时手术清创。术前和术中分别留取血标本和腹腔引流液标本，为明确诊断提供了可靠依据。术后抗生素的合理应用使感染得到有效控制。

（周　健　瞿金龙）

三、肺炎链球菌血流感染 Bloodstream Infections by *Streptococcus pneumoniae*

（一）流行病学

肺炎链球菌（*Streptococcus pneumoniae*，SP）是一种兼性厌氧的革兰阳性球菌，是全球范围内致病、致死的重要病原体之一。几乎所有的临床致病菌株都含多糖荚膜，具有抗吞噬作用，不仅引起咽炎、扁桃体炎、鼻窦炎、中耳炎、肺炎等非侵袭性感染，还能引起心内膜炎、心包炎、脑膜炎、骨髓炎、腹膜炎、败血症、菌血症肺炎等侵袭性感染。肺炎链球菌间歇性定植在健康人群的鼻咽部，可通过呼吸道飞沫传播。当肺炎链球菌引起血流感染、种植播散至其他重要脏器，或通过局部扩散引发中枢感染时，被称为侵袭性肺炎链球菌性疾病（invasive pneumococcal diseases，IPD）。IPD在不同人群中的发病率差异显著，其中2岁以下儿童和65岁以上老人发病率最高，在肺炎链球菌疫苗应用普及后，美国的婴幼儿发病率下降了75%。虽然大多数肺炎链球菌肺炎不合并菌血症，但成人肺炎链球菌菌血症的总病死率可高达15%～20%，老年可能达到30%～40%。肺炎链球菌引起的血流感染发病率在感染人群、季节变化、性别、社区或医院获得性感染、基础医疗条件、个体行为、种族差异、抗生素耐药方面存在差异。主要表现为：易感人群主要是2岁以下儿童以及65岁以上老年人，易感场所主要是婴儿托管所、军队、养老院；寒冷季节比温暖季节高发；男性比女性高发；社区获得性感染比医院获得性感染高发。肺炎链球菌耐药与部分血清型相关，很多可导致患者死亡，通常对多种抗生素耐药（β-内酰胺类、大环内酯类等）。

（二）临床表现

多起病急骤，发病前常有原发感染灶或者引起感染的诱因。发热、寒战常见，伴突发咳嗽、呼吸困难、关节酸痛。咳痰可由非脓性痰进展为脓痰、可带血丝。患者可有胸膜炎性胸痛、寒战、肌痛。膈胸膜受累时，可出现腹痛。中老年患者的症状可能不典型，表现为仅有认知障碍或全身不适，可无发热或咳嗽。引起脑膜炎时可表现为发热、头痛、颈项强直、间歇性抽搐、意识障碍等。

体征：成年人可表现为呼吸急促（呼吸大于30次/min）、心动过速、低血压，多数伴有发热（高龄患者常无发热）。胸部听诊可闻及湿啰音，肺部实变区叩诊浊音，某些病例可能存在低血压、支气管呼吸音、胸膜摩擦音或发绀。婴儿可表现为气促、鼻翼煽动、吸气相胸壁凹陷。引起脑膜炎时的体征可表现为中毒貌、意识改变、心动过缓、颅内高压引起的高血压，少数可有Kernig征、Brudzinski征阳性或脑神经麻痹（尤其是第3、第6对脑神经）。

（三）实验室检查

（1）一般检查：外周血白细胞总数和中性粒细胞计数升高（>15 000/μL，部分可高达40 000/μL）常见，小于10%的病例可有白细胞减少（提示预后差）；肝酶升高、肝功能异常（直接胆红素、间接胆红素都可升高）；可有贫血、低蛋白血症、低钠血症、血肌酐升高；脓胸。脑膜炎患者脑脊液检查提示蛋白水平高、白细胞计数升高、葡萄糖含量下降。

（2）病原学检查：血培养阳性是确诊肺炎链球菌血流感染的主要依据。宜在抗菌药物应用前、寒战、高热时，10 min内从不同部位采集血液标本2～3次，每次分送需氧菌和厌氧菌培养。血培养阴性也不能完全除外血流感染，特别是采血前已用过抗菌药物，此时应结合临床来判断或者多次送检血培养标本。

（3）影像学检查：肺炎链球菌血流感染患者的胸部X线表现是多变的，典型表现是肺叶或肺段的实变。部分可为斑片影，或者大于一个肺叶受累。可合并胸腔积液或积脓。儿童病例中可能见到圆球形的实变影，但成人中圆球形实变影很少见。

（四）诊断和鉴别诊断

肺炎链球菌感染的患者临床表现并没有显著不同于其他病原体引起的感染，常表现为发热、寒战、突然起病的咳嗽、呼吸困难及咳痰，可伴有肌痛、胸膜炎性胸痛、腹痛、意识障碍等。成人可有呼吸急促和心动过速等。确诊需要抽血化验、血培养、肺炎链球菌尿抗原检测、革兰染色、痰培养和胸部X线检查。鉴别诊断主要是鉴别各种革兰阳性菌引起的血流感染，包括金黄色葡萄球菌、链球菌、肠球菌等。

（五）治疗

（1）一般治疗：卧床休息，给予高热量和易消化的软食；高热时以物理降温为主，补充维生素，维持水、电解质及酸碱平衡，纠正低蛋白血症，补充胶体等。

（2）支持治疗：若出现胸腔积液呈脓性，细菌数高，pH ≤ 7.1时，则提示脓胸，应行胸腔穿刺置管进行积极彻底引流。若出现多脏器功能衰竭，应给予脏器功能支持。

（3）抗菌药物选择：① 肺炎链球菌血流感染诊断一旦成立，在未获得病原学结果之前，尽早尽快经验性抗菌药物治疗，再根据病原菌种类和药敏试验结果调整给药方案。② 单药或者两种有协同作用抗菌药物联合用药。③ 保证适当的血浆和组织药物浓度。④ 选用杀菌药物。⑤ 静脉给药，剂量要足；疗程要长。⑥ 体温恢复正常、症状消失后，再继续用药7～10 d。⑦ 若有迁徙性病灶或脓肿，除穿刺引流外，疗程要适当延长。

青霉素是由敏感株引起的肺炎链球菌疾病治疗的基石，特别是社区获得性肺炎，轻症感染推荐每日剂量为5万U/kg，脑膜炎推荐每日剂量30万U/kg。也可使用其他β-内酰胺类抗生素（氨苄西林、头孢曲松、头孢呋辛等）。对青霉素过敏者，可使用大环内酯类和头霉素类。随着抗生素的滥用，多重耐药肺炎链球菌株，对β-内酰胺类、大环内酯类、氟喹诺酮类的耐药率在增加。

（单　怡）

四、毗邻颗粒链球菌血流感染 Bloodstream Infections by *Granulicatella adiacens*

（一）流行病学

颗粒链球菌属是定植于人类口腔、泌尿生殖道及胃肠道肠道内的正常菌群，很少引起疾病，FRENKEL 和 HIRSCH 于1961年首次在感染性心内膜炎和中耳炎患者的血培养中分离得到。颗粒链菌属的细菌是过氧化氢酶阴性的革兰阳性球菌，倾向于成对或成链生长，并显示围绕其他细菌生长的卫星现象，但在不太理想的营养条件下可能呈现多形型。这种细菌通常很难识别，因为它可以在血培养液或混合培养液中生长，但不会在羊血琼脂上生长，除非添加吡哆醛（维生素 B$_6$）。2000年，COLLINS 等应用16S rRNA基因序列研究，把颗粒链球菌属分为毗邻颗粒链球菌（*Granulicatella adiacens*）、副毗邻乏养球菌（*Gran-ulicatella para-adiacens*）、细长颗粒链球菌（*Granulicatella elegans*）和貂鲸颗粒链球菌（*Granulicatella balaenopterae*）。随着研究进一步深入，颗粒链球菌属所导致的感染日益引起人们的重视，越来越多的研究表明它们与多种疾病相关，免疫功能低下的患者更易致病，最常见的感染是败血症和心内膜炎，该生物体还与脑膜炎、骨髓炎、腹膜炎、各种脓肿、肺炎和异物（如起搏器导线或人工瓣膜）的严重感染有关。本病原菌感染病例抗生素治疗失败率高和死亡率高。这可能是由于难以做出准确的病原学诊断，因为颗粒菌属是一种生长缓慢、营养需求高的生物。此外，近年的研究报道还观察到颗粒链菌属的细菌对抗生素的耐药率不断增加。

（二）临床表现

通常临床表现为中度发热或高热，可伴有寒战，病例报道所示患者临床表现无明显特异性。通过追述病例发现颗粒链球菌属病原体血流感染常见于免疫受损患者。

（三）实验室检查

（1）一般检查：外周血白细胞计数和中性粒细胞比例升高，炎症指标上升，白细胞、C反应蛋白、红细胞沉降率、降钙素原可明显升高。

（2）病原学检查：对颗粒链球菌属的鉴定通常较为困难。这是因为此类菌在培养链球菌的常用培养基上生长不良，以及这些细菌的形态多形性、染色可变性及生化特性的非典型性等。目前可用鉴定方法如下。

1）卫星试验：一般认为"吡哆醛依赖试验"和"卫星现象"是关键的手工鉴定方法。毗邻颗粒链球菌在普通血平板上不生长，在金黄色葡萄球菌周围呈现卫星现象生长，是一种典型的共生菌。其他可产生卫星现象的细菌有类白喉、葡萄球菌属、链球菌属、革兰阴性菌及酵母菌，这些细菌可以提供其生长需要的盐酸吡哆醛。

2）16S rRNA基因测序分析：16S rRNA基因的PCR扩增可以作为检测颗粒链球菌的常规检测方法（国内报道用16S rRNA基因测序法鉴定出1株毗邻颗粒链球菌，该菌从1例无肌性皮肌炎患者皮疹溃疡处分离得到）。多项研究表明此方法具有高效、准确、特异性强等优点。

3）MALDI-TOF-MS：是近年来兴起的一种用于细菌快速鉴定的基于蛋白质组学的新技术，已广泛用于临床微生物的快速检测。多项研究显示，质谱法对乏养球菌和颗粒链球菌的鉴定较准确。

（四）诊断和鉴别诊断

颗粒链球菌属感染患者的临床症状不具备特异性，根据各感染部位标本的培养菌种确诊，表型鉴定中卫星现象具有初步提示意义。本病原体主要与各种链球菌，包括链球菌、肺炎双球菌等相鉴别。

（五）治疗

（1）去除感染灶：应尽早、尽可能进行引流感染病灶，包括脓肿切开、坏死组织清除及去除植入器械等。

（2）支持治疗：如出现感染性休克，应尽早进行液体复苏；采用脓毒症集束化治疗原则进行脏器功能支持，如机械通气、CRRT、ECMO等。

（3）抗菌药物选择：为了选择合适的抗菌治疗，应系统地进行抗菌药物敏感性试验。对于重症患者或对β-内酰胺类抗生素初始治疗反应不佳的患者，可以考虑使用万古霉素治疗。

对于颗粒链球菌属的药敏试验CLSI推荐微量肉汤稀释法，使用阳离子调节Mueller-Hinton肉汤，补充2%～5%溶解马血和0.001%盐酸吡哆醛。在这些条件下，大约55%的毗邻颗粒链球菌对青霉素敏感，63%对头孢曲松敏感，96%对美罗培南敏感，100%对万古霉素敏感。青霉素或β-内酰胺类抗生素是通常推荐的治疗方案，对青霉素或β-内酰胺类抗生素过敏或治疗失败患者，可单用万古霉素或万古霉素联合庆大霉素或利福平治疗。

（六）病例分析

入院病史：女性，31岁。主诉"反复发热伴乏力、食欲缺乏2月余"。

现病史：2个月前患者出现发热，感乏力、食欲缺乏，稍感头晕，伴恶心，皮肤、巩膜轻度黄染，无呕吐、头痛，无咳嗽、咳痰，无腹胀、腹痛、腹泻等，予退热治疗未见改善，遂至我院感染科就诊，拟"发热待查"收住入院。

查体：T 39.0℃，P 120次/min，R 21次/min，BP 98/66 mmHg，急性病容，皮肤和巩膜轻度黄染，口腔右侧轻度肿胀伴持续疼痛，结膜、咽部无充血，扁桃体无肿大，浅表淋巴结未触及肿大，全身皮肤未见焦痂、皮疹及出血点。双肺呼吸音清，未闻及干、湿啰音，心率120次/min，律齐，未及病理性杂音。腹软，肝脾肋下未及，无压痛及反跳痛，肠鸣音无亢进及减弱，移动性浊音阴性，双下肢无水肿。

实验室检查：血常规示WBC 21×10⁹/L，Hb 79/L，PLT 100×10⁹/L，淋巴细胞比例26.0%，中性粒细胞比例67.7%，超敏C反应蛋白45.6 mg/L，降钙素原0.85 ng/mL，ALT 238 U/L，AST 477 U/L，γ-谷氨酰转肽酶244 U/L，乳酸脱氢酶551 U/L，碱性磷酸酶392 U/L，TG 2.08 mmol/L，白蛋白42.39/L。甲流通用型RNA检测阴性。

辅助检查：X线胸部正位片未见明显异常征象。心脏彩超示先天性心脏病，动脉导管未闭（较短管型）肺动脉增宽，左心室轻度增大；主动脉瓣左心室面可疑中等回声（4.57 mm×2.51 mm），赘生物待排。经食管超声心动图示肺动脉干、各瓣膜口及心内膜面未见明显赘生物。

初步诊断：亚急性感染性心内膜炎、缺铁性贫血、肝功能不全。

患者入院后予青霉素480万U静脉滴注，每6 h 1次，同时用复方甘草酸苷、奥美拉唑、铝碳酸镁片、多潘立酮片等对症支持治疗，多次送检的血培养和骨髓培养在24～48 h内报阳性，分别接种血平板、巧克力平板，放入5% CO_2孵箱培养过夜，同时抽取阳性瓶中的培养液涂片革兰染色。涂片革兰染色为革兰阳性球菌，呈成双或成短链排列。35℃培养24 h后微弱生长，肉眼可见β溶血小菌落。在表皮葡萄球菌和金黄色葡萄球菌周围呈"卫星现象"生长。生化反应：触酶和氧化酶均为阴性。菌落经

MALDI-TOF-MS 鉴定为毗邻颗粒链球菌,鉴定百分率99.9%。为验证仪器鉴定的准确性,对该分离菌株进行16S rRNA基因扩增、序列分析,结果与GenBank数据库比对,提示与毗邻颗粒链球菌序列一致性为99.9%,表明质谱仪鉴定结果准确。在血MH琼脂中添加盐酸吡哆醛,用E-test法测定耐药性,结果判读参照CLSI M45中颗粒链球菌属药敏试验标准,药敏试验结果显示对左氧氟沙星、氨苄西林、头孢曲松、青霉素、万古霉素敏感,对红霉素、克林霉素耐药。8周后,血培养2次结果均为阴性,患者情况稳定后要求出院。

点评:目前有关颗粒链球菌属感染病例的报道日益增多,表型鉴定的低检出率和病原体培养耗时过长也增加了诊断及治疗的难度。血培养阳性经革兰染色呈短链或成对状的阳性球菌,在血平板上不生长或生长缓慢,微生物工作者应考虑可能是颗粒链球菌,可以加做卫星试验,有条件的实验室可以应用16S rRNA基因测序技术辅助鉴定。在血平板中加入盐酸吡哆醛可以促进这些细菌的生长,虽然颗粒链球菌的耐药性逐渐增加,但青霉素联合庆大霉素仍然是通常推荐的治疗方法。对于临床微生物检验工作者而言,尽早地检出颗粒链球菌将有助于临床及时诊断和治疗。

(张浩峻　单　怡)

五、产单核细胞李斯特菌血流感染 Bloodstream Infections by *Listeria monocytogenes*

(一)流行病学

产单核细胞李斯特菌(*Listeria monocytogenes*)是一种微小、不耐酸、无荚膜、无芽孢、β溶血、需氧、兼性厌氧革兰阳性杆菌,具有特征性的翻滚运动性。李斯特菌世界各地均有发现,广泛存在于自然环境中及人类、非人类哺乳动物、鸟类、蜘蛛和甲壳类动物的肠内。李斯特菌有几种亚种,但只有产单核细胞李斯特菌是导致人类致病的主要病原体。也是引起新生儿细菌性脑膜炎一个常见原因。

夏季是李斯特菌病发病高峰季节。发病率在新生儿、成年人(≥60岁)及免疫功能低下患者,包括HIV/AIDS患者中最高。李斯特菌病在HIV感染/AIDS患者中的发病率是普通人群的300倍。

产单核细胞李斯特菌在环境中普遍存在,食物加工过程中受到该菌污染的机会较多。几乎所有种类的食物均可携带和传播单核细胞增多性李斯特菌,但感染通常是由于摄入了污染的奶制品、生鲜蔬菜或肉制品,特别是冰箱贮存的即食产品。通过直接接触或屠宰感染动物也可引起感染。

(二)临床表现

原发性李斯特菌菌血症较为罕见,可引起高热,但无局部症状和体征,也可发生心内膜炎、腹膜炎、骨髓炎、化脓性关节炎、胆囊炎、胸膜肺炎。摄入污染的食物后可能出现发热性肠胃炎。李斯特菌血症可能引起宫内感染、绒膜羊膜炎、早产、死胎或新生儿感染。

新生儿和≥60岁的患者中发生的脑膜炎有高达20%是由于李斯特菌引起的,即李斯特菌脑膜炎,表现为弥散性脑炎或罕见的脑干脑膜炎和脑脓肿;脑干脑膜炎表现为意识改变,颅神经麻痹,小脑症状,以及运动-感觉神经功能丧失。

眼腺型李斯特菌病可引起眼炎和区域性淋巴结肿大(Parinaud综合征),可发展为感染结膜,若不治疗则可发展为菌血症和脑膜炎。

（三）实验室检查

（1）一般检查：外周血白细胞计数和中性粒细胞比例升高，炎症指标上升，白细胞（WBC）、C反应蛋白（CRP）、降钙素原（PCT）可明显升高。

（2）病原学检查：由于李斯特菌病临床症状多样性和血清学检测尚无特异方法，因此该病确诊仍有赖于病原菌分离培养。李斯特菌感染也可通过血或脑脊液培养诊断。当怀疑是产单核细胞李斯特菌时必须通知实验室，因为该菌很易与类白喉杆菌混淆。

所有的李斯特菌感染，IgG凝集素滴度高峰均发生在起病后2～4周。

（四）诊断和鉴别诊断

产单核细胞李斯特菌感染患者的确诊依赖各感染部位及血液标本的涂片和培养菌种。

（五）合理使用抗菌药物治疗

李斯特菌性脑膜炎的最佳治疗是用氨苄西林2 g静脉滴注，每4 h 1次。基于在体外具有协同作用，大部分专家推荐加用庆大霉素。复方磺胺甲噁唑、万古霉素、红霉素也用于李斯特菌菌血症和孕妇李斯特菌病的治疗。药敏试验显示，产单核细胞李斯特菌所有菌株对氨苄西林/舒巴坦、亚胺培南、莫西沙星、左氧氟沙星敏感。

心内膜炎和原发性菌血症，使用氨苄西林2 g静脉注射每4 h 1次加庆大霉素（协同效应），心内膜炎的疗程为6周，原发性菌血症的疗程为退热后再继续2周。眼腺型李斯特菌病和李斯特菌皮炎使用红霉素10 mg/kg每6 h 1次口服，直到退热后再继续服1周。体外研究证实头孢菌素无效，故不应使用该类药物。亦有万古霉素治疗失败的报道。TMP-SMZ 5/25 mg/kg静脉注射每8 h 1次可作为备选方案。利奈唑胺在体外有作用，但缺乏临床经验。

（六）病例分析

入院病史：男性，70岁。因"发热、腹泻4 d"于2018年5月9日入院接受治疗。

现病史：该患者在2018年5月5日因受凉出现发热、腹泻等症状，但无腹痛、黑便、咳嗽、咳痰等症状。在此期间，该患者最高的体温为39.7℃，其腹泻的次数为6～8次/d。该患者排黄色稀水样便（排便量不详）。入院前，该患者曾自行服药（具体用药不详）治疗，但其病情并未得到缓解。该患者在发病后以"发热原因待查"被收入院。

既往史：痛风25年，血糖的水平在近7年一直处于异常升高的状态，该患者空腹血糖的水平为14 mmol/L，但其从未接受过降血糖治疗。

查体：T 39℃，P 84次/min，R 20次/min，BP 120/77 mmHg。慢性病容，神志清楚，精神尚可，步态正常，面部可见毛细血管扩张，胸廓对称，双侧呼吸动度一致，双肺呼吸音稍粗，未闻及干、湿啰音。心率为84次/min，各瓣膜听诊区未闻及病理性杂音。腹部平软，无压痛、反跳痛及肌紧张，肝脏和肾脏无叩痛。脊柱四肢无畸形，活动自如，双下肢无压凹性水肿，但其四肢可见多个痛风结节。全身皮肤、黏膜和巩膜无黄染，双手掌为肝掌，皮肤上无蜘蛛痣。颈部较软，咽部无红肿，双侧扁桃体未见异常。

实验室检查：血常规示白细胞15.91×10⁹/L，中性粒细胞比例84.30%，淋巴细胞比例2.60%。肾功能检查结果显示，血清尿素氮11.91 mmol/L，血肌酐177 μmol/L，尿酸514 μmol/L。对该患者进行电解质检查的结果显示，钠126 mmol/L，血淀粉酶、脂肪酶均正常。对该患者进行肝功能检查的结果显示，谷丙转氨酶182 U/L，谷草转氨酶120 U/L，γ-谷氨酰转肽酶251 U/L，总胆红素72.8 μmol/L，直接胆红素53.2 μmol/L，间接胆红素

19.6 μmol/L,总胆汁酸 16.6 μmol/L,总蛋白 61.8 g/L,白蛋白 27.1 g/L,球蛋白 34.7 g/L,白蛋白/球蛋白比值为 0.78。

初步诊断:① 发热待查。② 肝功能异常。

治疗与转归:最初使用头孢西丁进行抗感染治疗,并且予保肝、退黄、对症支持治疗。在此期间,患者体温未见明显下降,遂改用头孢哌酮/舒巴坦进行治疗。血常规检查的结果显示,C反应蛋白 >200 mg/L,超敏C反应蛋白 >5.0 mg/L,PCT 为 23.21 ng/mL。血液培养检查结果显示,其感染革兰阳性短杆菌。为了进一步确定该例患者感染革兰阳性短杆菌的菌种,便对其血液标本进行细菌鉴定,结果显示感染了产单核细胞李斯特菌。为了合理使用抗生素,使用 VITEK2 Compact 全自动微生物分析仪进行药敏试验,结果显示,对青霉素G、苯唑西林、环丙沙星、庆大霉素、左氧氟沙星、莫西沙星、利奈唑胺、四环素、替加环素、万古霉素、利福平、复方磺胺甲噁唑、红霉素等抗生素不具有耐药性,对呋喃妥因具有耐药性。根据药敏试验的结果,继续使用头孢哌酮/舒巴坦进行治疗。连续治疗 13 d 后,患者的体温恢复正常,未出现腹泻、腹痛等症状。该患者病情好转后出院。

散装熟肉制品具有引起李斯特菌病的风险。美国CDC对一般人群推荐降低李斯特菌病风险的5条措施:① 生的动物性食品如牛肉、猪肉和家禽肉,食前要彻底加热。② 生食蔬菜食前要彻底清洗。③ 未加工的肉类与蔬菜、已加工的食品和即食食品要分开。④ 不吃生奶(未经巴氏消毒的)或用生奶加工的食品。⑤ 加工生食后的手、刀具和砧板要洗净。随着生活节奏的不断加快,快餐食品和各种即食食品不断增加,李斯特菌对我国人民的健康具有潜在的危险,应引起卫生部门的高度警惕。因此,在食品上市和消费前开展李斯特菌的相关检测非常必要,卫生监督部门应加强对生产企业、宾馆、超市等食品生产和流通企业的管理,减少其对食品的污染。

(张浩峻 单 怡)

第二节 革兰阴性菌血流感染
Bloodstream Infections by Gram-negative Bacteria

一、大肠埃希菌血流感染 Bloodstream Infections by *Escherichia coli*

(一)流行病学

肠道杆菌是一群生物学性状相似的 G⁻ 杆菌,多寄居于人和动物的肠道中。埃希菌属(*Escherichia*)是其中一类,包括多种细菌,临床上以大肠埃希菌最为常见。大肠埃希菌(*E. coli*)通常称为大肠杆菌,是所有哺乳动物大肠中的正常寄生菌,一方面能合成维生素B及维生素K供机体吸收和利用。另一方面能抑制腐败菌、病原菌及真菌的过度增殖。但当它们离开肠道的寄生部位,进入到机体其他部位时,能引起感染发病。有些菌型有致病性,会引起肠道或尿路感染性疾病。大肠埃希菌是体内的正常菌群,当机体免疫力低下或保护屏障遭到破坏时会显示其致病性。大肠埃希菌是引起社区及医院获得性血流感染最主要的革兰阴性菌之一。根据CHINET 2019年度的血流感染细菌耐药监测报告显示,大肠埃希菌是引起血流感染的最常见菌群,占21.9%,其中产超广谱β-内酰胺酶(extended-spectrumbeta-lactamase, ESBL)大肠埃希菌的检出率为56.9%,其耐药性也让临床用药选择面临着巨大的挑战。

（二）临床表现

发热是大肠埃希菌血流感染的主要症状，粒细胞缺乏、基础疾病及深静脉置管等侵入性操作引起的机体免疫机制的破坏是导致感染的危险因素。研究显示，慢性肺部感染、泌尿道梗阻、碳青霉烯类抗菌药物、β-内酰胺酶抑制剂类药物是大肠埃希菌ESBL菌株血流感染的独立危险因素。研究表明，大肠埃希菌ESBL菌株较非ESBL菌株有更高水平的白细胞计数、中性粒细胞计数及中性粒细胞百分比、降钙素原，这表明大肠埃希菌ESBL菌株血流感染的炎症反应更显著。其机制可能是体内大肠埃希菌死亡，释放ESBL以直接刺激机体产生更高水平的降钙素原或炎症细胞。ESBL菌株为耐药菌株，在不适宜抗菌药物治疗时仍可存活并繁殖，故细菌死亡时释放脂多糖的总量增多，诱导更明显的炎症反应。

（三）实验室检查

（1）一般检查：外周血白细胞计数和中性粒细胞比例升高，可有明显核左移及细胞内中毒颗粒。血浆TNF-α、C反应蛋白、降钙素原通常也会有明显上升。感染病程长或并发出血时可有贫血，并发弥散性血管内凝血时血小板计数进行性减少，尿中可见蛋白或少量管型。

（2）病原学检查：血培养是诊断大肠埃希菌血流感染最重要的依据，应在抗菌药物应用前、寒战、高热时的不同部位采集血标本，多次送检。无菌体液培养均有检出病原菌的机会。近年发展起来的宏基因组二代测序是更为敏感的检测方法。

（3）影像学检查：一般无特异性表现，胸部CT可见斑片、实变、网格、条索影（图18-8）。

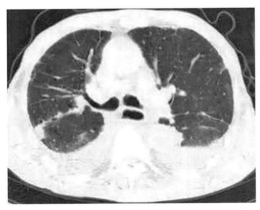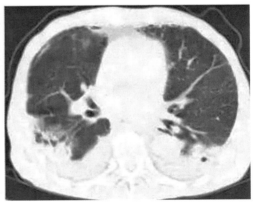

图18-8 大肠埃希菌致肺部感染CT改变

（四）诊断和鉴别诊断

培养为基础的方法仍是发现脓毒症病原微生物的金标准。培养是在皮肤消毒后，至少取2套需氧和厌氧培养（每瓶10～20 mL），但经验性应用抗菌药物会降低血培养的敏感性。

（五）治疗

（1）病原菌治疗：细菌通过产生ESBL对β-内酰胺酶类抗菌药物产生耐药，同时编码ESBL基因的质粒常携带多种耐药基因，故细菌群体可通过克隆或质粒传递传播,导致多重耐药的发生。含β-内酰胺酶抑制剂的复方制剂和碳青霉烯类是两类重要的抗产ESBL大肠埃希菌的抗菌药物,常用于重症细菌性感染的经验治疗。β-内酰胺类为时间依赖性抗菌药物,药物浓度>最低抑菌浓度(MIC)时间占给药间隔时间百分比(%T>MIC)是评价其抗菌效果的临床疗效指标。联合疗法的益处可能有利于危重患者。

（2）去除感染病灶:积极控制或去除原发与转移性感染病灶,及时手术治疗。

（六）病例分析

入院病史:女性,54岁。主诉"反复便血3月余,加重10日"。

现病史:患者于2018年9月无明显诱因出现便血,为鲜血,每次量约十几毫升,大便不规律,约每日1次,为黑便,量少,伴头晕、乏力,偶有腹胀、腹痛,遂于2018年9月4日至当地医院就诊,行结肠镜检查提示"直肠大片状溃疡",病理提示"直肠黏膜慢性炎伴炎性坏死及肉芽组织",予以系统治疗后上述症状缓解出院。出院后仍间断性便血,性质同前,后为进一步诊治先后多次至当地医院就诊,行无痛肠镜检查提示"直肠距肛3~5 cm见片状溃烂,表面白苔,活检弹性欠佳,肛管内侧见片状黏膜溃烂,活检弹性可。直肠-肛管黏膜溃疡糜烂性质待定",肠镜所取活检经病理诊断提示"直肠黏膜慢性炎,肛管内侧黏膜镜下为炎性渗出物",期间便血不止,治疗效果不佳,2018年11月6日行"肛门血管缝扎止血术",术后给予禁食、补液、抗炎(头孢呋辛)、止血(白眉蛇毒血凝酶)、解痉(山莨菪碱)后便血症状暂时缓解后出院。2018年11月20日于家中进食辛辣食物后再次出现便血,为鲜血,量约500 mL,有血块,并出现晕厥、昏迷,诊断为"失血性休克",2018年11月27日行"直肠上动脉栓塞术",但便血症状较前改善不明显,遂于2018年12月2日转至上级医院。

查体:T 36.6℃,P 80次/min,R 18次/min,BP 120/70 mmHg。神志清晰,自主体位,贫血貌。左侧股动脉处可见穿刺点,右侧股静脉置管在位,腹膨隆,距肛缘3~4 cm直肠前壁可及范围2 cm溃疡型病灶,质硬。四肢活动可,双下肢重度水肿。

实验室检查和辅助检查:12月19日下午患者出现发热,体温最高38.6℃,伴畏寒、寒战、气促、咽痛、乏力,血常规示白细胞$6.7×10^9$/L,中性粒细胞比例95%,C反应蛋白23.63 mg/L,当日血培养(-),胸部CT提示"两侧胸腔积液,两下肺肺不张,双下肺炎症"(图18-9、图18-10,感染前后对比);12月20日仍有高热反复,留取血培养,23日血培养报告:大肠埃希菌(+),头孢西丁敏感,余头孢类均耐药,碳青霉烯类敏感,头孢哌酮/舒巴坦中敏。

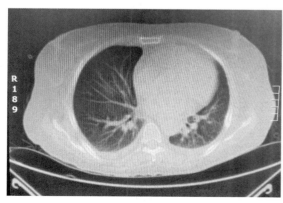

图18-9　大肠埃希菌感染前肺CT表现

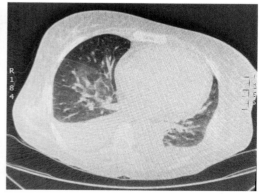

图18-10　大肠埃希菌感染后肺CT表现

诊断：① 下消化道出血＋直肠溃疡：克罗恩病可能性大，肠结核待排。② 重度贫血。③ 低蛋白血症。④ 肺部感染。⑤ 革兰阴性杆菌血流感染。⑥ 低钾血症。⑦ 肝功能损害。

治疗：患者入院后未再解血便，血红蛋白稳定，考虑出血已停止，复查肠镜见直肠巨大溃疡改变，病理提示"直肠黏膜溃烂，胶原纤维组织和肉芽组织增生，部分腺体中度不典型增生"，T-SPOT阳性，当时考虑结核可能，恶性肿瘤待排，血象基本正常，给予吸氧，诊断性抗结核、抑酸、利尿、纠正低蛋白血症、补液等对症支持治疗，患者病情趋于稳定；12月19日患者突发寒战、高热，伴有气促、咽痛、乏力等症状，查血提示中性粒细胞百分比、CRP明显升高，查胸部CT提示"两侧胸腔积液，两下肺肺不张，双下肺炎症"，当日血培养结果回报阴性，经验性予头孢他啶2 g q12 h抗感染治疗，12月21日予胸腔穿刺抽液，抽取黄色清亮胸水220 mL，复查肠镜提示溃疡较前缩小，治疗3日患者仍反复高热，症状不缓解，复查血培养回报革兰阴性杆菌阳性，血流感染考虑可能细菌经溃疡入血或者肺炎引起，遂予停用头孢他啶，升级抗生素方案为舒普深3 g q8 h抗感染治疗，12月23日患者不再发热，症状明显缓解，血培养结果为"大肠埃希菌（＋），头孢西丁敏感，余头孢类均耐药，碳青霉烯类敏感，头孢哌酮/舒巴坦中敏"，遂根据药敏结果选择应用头孢西丁1 g q8 h抗感染治疗，至12月27日，患者体温正常5日，抗感染治疗疗效显著，予停用头孢西丁治疗，经系统治疗后患者症状明显缓解，生命体征平稳，患者于2019年1月4日转回当地医院继续治疗。

点评：大肠埃希菌血流感染是革兰阴性杆菌血流感染高发病菌，好在可选用抗生素较多，治疗效果可观，该患者血流感染病程较短，且治疗效果显著，主要原因在于抗生素更换及时，准确，因此，早期快速的培养及药敏结果是治疗成功的一大关键步骤。

（朱雨锋　单　怡）

二、肺炎克雷伯菌血流感染 Bloodstream Infections by *Klebsiella pneumoniae*

（一）流行病学

肺炎克雷伯菌（*Klebsiella pneumoniae*）属于革兰阴性肠杆菌科克雷伯菌属，为人体呼吸道及肠道的常居菌，是导致临床感染性疾病的常见重要致病菌。2019年CHINET数据显示，肺炎克雷伯菌在所有的检出病原菌中占14.4%，仅次于大肠埃希菌；而在血液标本中的检出率同样位居第二，占15.4%，是临床血流感染的主要致病菌。近年来，肺炎克雷伯菌对碳青霉烯类抗菌药物的耐药率呈逐年上升趋势，对亚胺培南和美罗培南的耐药率分别从2005年的3.0%和2.9%上升至2019年的24.5%和25.9%，给临床抗感染治疗带来了很大困难。肺炎克雷伯菌血流感染多出现在60岁以上的老年患者，尤其是2型糖尿病和实体肿瘤等伴有基础疾病的患者，以及ICU、侵袭性操作及手术的患者。肺炎克雷伯菌导致的血流感染往往由于菌株毒力强，或者呈多重耐药甚至广泛耐药而导致死亡率较高，临床预后差。

（二）临床表现

肺炎克雷伯菌血流感染多有寒战、高热，伴全身不适、头痛、肌肉及关节疼痛、软弱无力、脉搏、呼吸加快等症状。部分患者有明显的恶心、呕吐、腹痛、腹泻及皮肤瘀点等症状。严重者可出现肠麻痹、酸中毒、意识不清及多脏器功能衰竭和DIC等相应表现，休克的发生率达20%～40%。患者多存在肝胆、泌尿、腹腔及肺等部位的原发感染，高毒力肺炎克雷伯菌常会播散导致骨髓、肾、皮肤软组织、眼及中枢神经系统等多部位的迁徙感染。

（三）实验室检查

（1）一般检查：外周血白细胞计数和中性粒细胞比例升高，可有明显核左移及细胞内中毒颗粒。血浆 TNF-α、C 反应蛋白（CRP）、降钙素原（PCT）通常也会明显上升。感染病程长或并发出血时可有贫血，并发 DIC 时血小板计数进行性减少，尿中可见蛋白或少量管型。

（2）病原学检查：血培养是诊断肺炎克雷伯菌血流感染最重要的依据，应在抗菌药物应用前、寒战、高热时的不同部位采集血标本，多次送检。骨髓中的细菌比外周血多，受抗菌药物影响相对较小，有条件的可抽取骨髓代替血培养，或血培养同时加骨髓培养，阳性率会更高（图 18-11、图 18-12）。脓液、胸腔积液、腹水、脑脊液等体液培养均有检出病原菌的机会。宏基因组二代测序技术可在短时间内对病原菌进行准确鉴定，且受抗菌药物的影响相对较小。

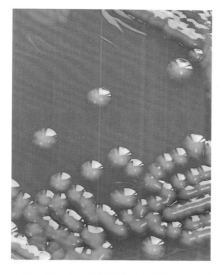

图 18-11　高毒力肺炎克雷伯菌血培养

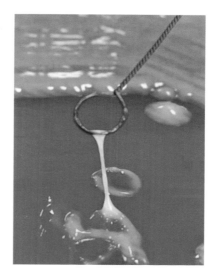

图 18-12　高黏性（拉丝）是高毒力肺克最重要的特点之一

（3）其他检查：细菌内毒素试验（鲎试验）阳性可提示血清中存在内毒素，有助于诊断。病程中如出现心、肝、肾等器官损害或发生感染性休克，应做相关检查。血气分析有助于判断酸碱平衡紊乱及缺氧状况等。原发部位或继发部位感染可酌情进行 CT（图 18-13）、磁共振成像（MRI）、超声心动图及心电图等检查。

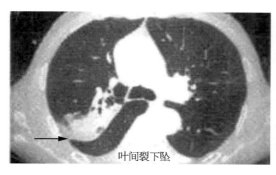

叶间裂下坠

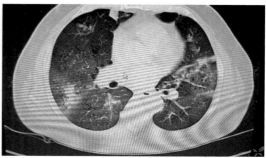

图 18-13　肺炎克雷伯菌感染 CT 表现

（四）诊断和鉴别诊断

（1）原发血流感染：从一次或多次血液中培养出肺炎克雷伯菌，反复查找未能发现其他感染部位包括导管相关血流感染。

（2）继发血流感染：先于血流感染出现其他部位感染灶，且该感染部位分离出的病原菌与血培养结果均为肺炎克雷伯菌，或感染部位培养虽无阳性发现，但血培养分离出的肺炎克雷伯菌为此部位感染常见致病菌。

（五）治疗

（1）病原菌治疗：对肺炎克雷伯菌导致的血流感染的治疗，应个体化，重视抗菌药物的PK/PD特点，注意抗菌药物的不良反应，确保用药安全有效。可根据患者生命体征、病原菌敏感性及初始治疗效果等情况，采取单药或联合治疗。非产ESBL菌株所致者可选用三代头孢菌素、喹诺酮类及氨基糖苷类等，产ESBL菌株所致者则选用β-内酰胺类与β-内酰胺酶抑制剂合剂、碳青霉烯类。联合用药一般可联合应用β-内酰胺类与氨基糖苷类或喹诺酮类。耐碳青霉烯类所致者，若碳青霉烯类MIC ≤ 8 mg/L，可采用大剂量持续输注碳青霉烯类药物治疗，最好联合其他药物；对于MIC更高者不建议继续使用；双碳青霉烯类药物治疗方案的有效性尚未得到充分的验证。

目前对耐碳青霉烯的肺炎克雷伯菌仍然有较高敏感性的药物仅有黏菌素、替加环素，及新上市的新型酶抑制剂合剂头孢他啶/阿维巴坦等，少部分菌株可能对磷霉素、复方磺胺甲噁唑和氨基糖苷类等仍然敏感。替加环素的血液浓度低，血流感染需要较大剂量。头孢他啶/阿维巴坦对产KPC酶肺炎克雷伯菌敏感性好，对产NDM酶菌株效果差。此类耐药菌感染通常需要联合用药，如黏菌素联合替加环素，黏菌素联合头孢他啶/阿维巴坦，以及与磷霉素等其他敏感药物的联合[4]。

抗菌药物的疗程一般为2周左右，如有原发或转移性感染灶者可适当延长，常用至体温正常及感染症状、体征消失后5～7 d，合并感染性心内膜炎者疗程为4～6周。

（2）去除感染病灶：积极控制或去除原发与转移性感染病灶，包括胸腔、腹腔或心包腔等脓液的引流、清创、组织结构矫正等，胆道或泌尿道梗阻者及时手术治疗。对导管相关血流感染，应及早去除或更换感染性导管等，这些对于及时有效控制脓毒血症非常必要。

（3）支持治疗：医院感染脓毒血症应积极治疗原发基础病，实体器官移植后或自身免疫性疾病患者发生脓毒症应酌情减量或停用免疫抑制剂。针对炎症反应机制治疗，对于清除或抑制毒素与炎症介质，控制全身炎症反应可能有一定效果，如抗内毒素治疗、抗感染炎症介质治疗、静脉注射免疫球蛋白（intravenous immune globulin, IVIG）及血液净化等。

（六）病例分析

入院病史：患者，女性，16岁。主诉"高处坠落致意识障碍5 d"。

现病史：患者于2019年11月21日凌晨从8楼坠落，被人发现时意识不清，呼之不应，头面部及双足皮肤等多处裂伤出血。测血压85/50 mmHg，血红蛋白71 g/L。外院CT提示全身多处骨折，于11月22日复查头颅CT提示侧额部硬膜外血肿，予行"硬膜外血肿清除+骨瓣复位术"，于11月26日拟"多发伤"收入院。

查体：T 37.6℃，P 65次/min，R 18次/min（经口气管插管机械通气），BP 113/65 mmHg。昏迷，GCS评分E1V（T）M2，左侧瞳孔3 mm，对光反射消失，右侧瞳孔直径2 mm，对光反射迟钝。右侧额颞顶部见弧形手术切口,无明显红肿渗出,前额部及双上眼睑皮肤挫擦伤约13 cm×5 cm,少许渗出,已结痂,青紫肿胀约5 cm×6 cm,可及皮下波动感。经口气管插管,胸廓挤压征阴性,双侧呼吸音粗,双肺可及少许湿啰音,左侧胸腔闭式引流管通畅,肠鸣音弱。左侧腹股沟青紫肿胀,左外阴唇青紫肿胀。

实验室检查和辅助检查:入院1周(11月28日)痰培养提示肺炎克雷伯菌(2+)、铜绿假单胞菌(2+)和鲍曼不动杆菌(2+)。12月13日发生感染性休克,PCT飙升到20 ng/L,CRP明显升高。12月17号血培养回报血流肺炎克雷伯菌感染,药敏提示泛耐药,碳青霉烯类MIC值>16,替加环素和黏菌素多黏菌素敏感。胸部X线及CT提示双肺少许炎症,肺部感染征象不明显(图18-14、图18-15)。

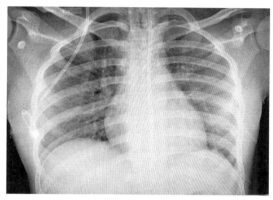

图18-14　X线表现

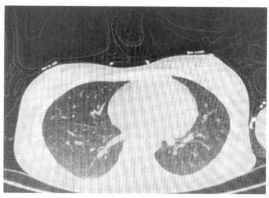

图18-15　胸部CT表现

诊断:①肺炎克雷伯菌血流感染、脓毒症、感染性休克。②支气管肺炎、Ⅰ型呼吸衰竭。③多发伤:重型颅脑损伤,颌面部多发骨折,胸部外伤,脊柱多发骨折,骨盆骨折,四肢多发骨折,皮肤软组织挫裂伤。

治疗:患者入院后就有脓毒症的表现,体温及血象升高,感染灶包括肺和下肢开放性创面,给予舒普深+替考拉宁抗感染方案1周,PCT升高到3.0 ng/L,痰培养提示肺炎克雷伯杆菌(2+),对舒普深耐药,碳青酶烯敏感。调整抗感染方案为泰能1.0 g q8 h,病情持续加重,进展为感染性休克,PCT飙升到20 ng/L,微生物室回报血流耐碳青霉烯的肺炎克雷伯杆菌感染,更换抗生素为多黏菌素50 mg q12 h(首剂100 mg)+SMZ 0.96 g q8 h口服的方案。用药1周患者白细胞仍在20×10⁹/L以上,感染性休克未纠正。考虑CRKP血流感染主要的耐药基因是产KPC酶,最终调整抗生素为头孢他啶/阿维巴坦2.5 g q8 h。用药2周,患者体温正常,血象和PCT正常,最终康复出院。患者感染病程较长,病情持续加重,除了血流感染以外,伤后患者胃肠功能障碍突出,持续腹胀、腹内高压(IAP 10~15 mmHg)、肠鸣音弱、胃残余量>200 mL,需要持续胃肠减压,无法耐受肠内营养。创伤后肠黏膜通透性增加,肠道菌群的多样性破坏,肠道共生菌向致病菌甚至是耐药菌转变,是重要的感染来源,也是感染性休克和多器官功能障碍的始动环节。因此,加强胃肠功能调整,改善肠壁水肿,调节肠道菌群,对于感染的控制也起了非常关键的影响。

点评:碳青霉烯类耐药的肺炎克雷伯杆菌感染,病情危重,一旦发生血流感染,死亡率超过50%。主动筛查、积极留取病原学有利于早期识别和处理耐药菌,对于CRE感染有条件应做耐药基因鉴定和联合药敏试验,以提高抗感染治疗的成功率。同时,在有限的可选择的抗生素治疗的基础上,要密切关注器官功能,特别是胃肠功能的改善和抗感染治疗有效互为因果,是感染可控的重要基础。

(朱雨锋 单 怡)

三、阴沟肠杆菌血流感染 Bloodstream Infections by *Enterobacter cloacae*

(一)流行病学

阴沟肠杆菌(*Enterobacter cloacae*)属肠杆菌科肠杆菌属,是一种兼性厌氧、周鞭毛、有动力的革兰阴性短粗杆菌,营养要求不高,广泛存在于自然界,在人和动物的粪便、泥土、植物中均可检出,属肠道正常菌种之一,为条件致病菌,可引起多种院内感染,如呼吸道感染、尿路感染、手术部位感染、血流感染(BSI)等。由于广谱抗生素的大量应用,在过去几十年中,临床抗感染治疗失败的主要原因之一就是耐碳青霉烯类肠杆菌属(carbapenem-resistant *Enterobacteriaceae*, CRE)的出现而导致的治疗选择受限。多重耐药肠杆菌科细菌引起的血流感染往往与高死亡率相关,有时死亡率甚至会超过50%,而耐碳青霉烯类阴沟肠杆菌(CR-ECL)感染是第三常见和致命的肠杆菌科细菌感染。CR-ECL感染的流行病学特征因地区而异。阴沟肠杆菌即可产超广谱β-内酰胺酶,又可产Ampc,在临床治疗过程中,第三代头孢菌素的大量使用使细菌耐药率不断上升,出现了多重耐药甚至是泛耐药阴沟肠杆菌,为临床抗感染治疗带来了极大的困难。而大部分感染CR-ECL的患者混合有其他细菌或者真菌的感染,更增加了治疗的难度。

(二)临床表现

阴沟肠杆菌血流感染临床表现多种多样,大体上类似于其他的兼性革兰染色阴性杆菌。通常临床表现为起病急、病情重、发展快。常见高热,热型不一,可为稽留热、间歇热、弛张热等,多有畏寒、寒战,大部分患者有肺部感染,支气管炎肺炎、肺脓肿、胸腔积液症状明显。皮肤症状如紫癜(图18-16)、出血性水疱(图18-17)、脓疱疮。部分肝移植相关性阴沟肠杆菌感染患者易见肝气性坏疽、急性气肿性胆囊炎,偶见出血性黄疸。感染侵袭中枢神经系统后常见脑膜炎、脑室炎、脑脓肿等。

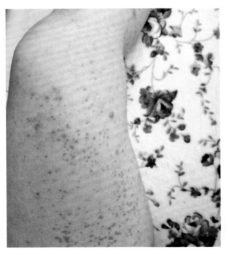

图18-16 皮肤紫癜

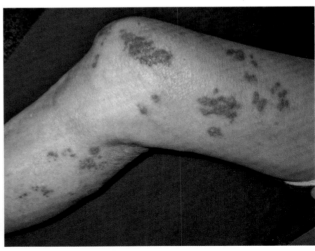

图18-17 出血性水疱

（三）实验室检查

（1）一般检查：外周血白细胞计数和中性粒细胞比例可正常或升高，可伴有核左移及细胞内中毒颗粒；炎症指标上升：白细胞（WBC）、C反应蛋白（CRP）、红细胞沉降率、降钙素原（PCT）可明显升高，少部分患者表现为白细胞减少。偶有报道伴血小板减少，往往提示预后不佳。

（2）病原学检查：疑似血流感染或心内膜炎患者，应在抗生素使用前采集血标本3～4次，进行培养，每次间隔30～40 min，每次在不同部位同时采集一个血标本；疑似导管相关感染的，需尽早拔除导管，并留取导管血和导管末端5～7 cm进行培养。

（3）影像学检查：胸部X线表现不一可以是支气管炎性、空隙性或混合性，可以为单叶病变、多叶病变或弥漫性双侧病变等。

（四）诊断与鉴别诊断

阴沟肠杆菌感染患者的临床症状不具备特异性，但部分患者出现血小板减少症应考虑该菌感染的可能性。确诊依赖各感染部位标本的图片和培养结果。本病主要与沙门杆菌属的鉴别，主要是伤寒杆菌与副伤寒杆菌等。

（五）治疗

（1）去除感染灶：尽量减少对患者的侵袭性操作，尽早对感染灶进行外科手术或者介入治疗，引流感染病灶，包括脓肿切开，坏死组织清除及去除异物（包括静脉导管）。

（2）支持治疗：积极治疗原发疾病，如出现感染性休克，应按照EGDT原则尽早进行液体复苏；采用脓毒症集束化治疗原则进行脏器功能支持（如机械通气、CRRT、ECMO等）。

（3）抗菌药物选择：轻、中度感染，敏感药物单用即可，如氨基糖苷类、喹诺酮类、磷霉素等，也可联合用药，如氨基糖苷类联合环丙沙星、环丙沙星联合磷霉素等。无效患者可以选用替加环素、多黏菌素。重度感染：根据药物敏感性测定结果，选择敏感或相对敏感抗菌药物联合用药，如替加环素联合多黏菌素、替加环素联合磷霉素、替加环索联合氨基糖苷类、碳青霉烯类联合氨基糖苷类、碳青霉烯类联合多黏菌素、喹诺酮类联合碳青霉烯类等。应严密观察患者治疗反应，及时根据药物敏感性测定结果及临床治疗反应调整治疗方案。

（六）病例分析

入院病史：女性，52岁。主诉"体检发现左肾肿瘤11日"。

现病史：患者于2018年8月4日因腹痛就诊于外院，查腹部CT提示左肾下极小结节，肾癌优先考虑，无腰背部酸胀、疼痛不适，无腰背部异常包块，无肉眼血尿、发热，无尿频、尿急、尿痛等。为求进一步治疗，于2018年8月15日来我院就诊，收入我院泌尿外科病区。

查体：T 36.3℃，P 78次/min，R 18次/min，BP 118/68 mmHg，神清，一般情况佳，步入病房，双肺呼吸音清，心律齐。腹部查体：无压痛、反跳痛。

治疗：入院后完善相关检查后排除手术禁忌，于2021年8月20日在全麻下行腹腔镜左肾部分切除术，术后第6日上午，患者突发寒战、高热，体温最高达39℃，无头晕、头痛，无呼吸困难，腹平软，无压痛，肠鸣音正常。手术切口无明显渗出，无红肿，引流管通畅，引出淡血性液体约10 mL，行伤口引流液培养、血培养及痰培养。血培养结果提示"阴沟肠杆菌"，根据药敏结果，使用亚胺培南/西司他丁针对性抗感染治疗，患者感染症状得到有效控制，治疗10 d后，复查感染指标均恢复正常，于2021年9月4日出院。

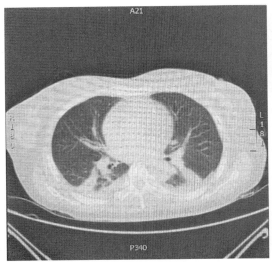

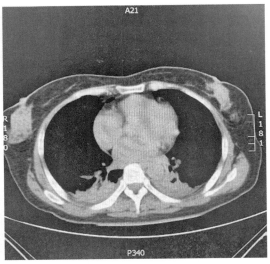

图18-18　双肺炎症伴肺不张　　　　　　　图18-19　双侧胸腔积液

　　实验室检查和辅助检查：2018年8月26日白细胞 $2.7×10^9$/L，中性粒细胞比例68.6%，血红蛋白120 g/L，血小板 $193×10^9$/L，C反应蛋白17.33 mg/L，血培养"阴沟肠杆菌"，胸部CT示双肺炎症伴肺不张，双侧胸腔积液（图18-18、图18-19）；2021-08-27降钙素原（PCT）7.41 ng/mL。

　　最后诊断：① 肾肿瘤（性质未特指）（左侧）。② 肾囊肿（后天性）（左侧）。③ 肾结石（左侧）。④ 子宫切除术后。⑤ 泌尿系感染。⑥ 肺炎。⑦ 阴沟肠杆菌血流感染。

　　点评：阴沟肠杆菌血流感染是一种病死率高、极具威胁性的感染性疾病，早期诊断及合理使用抗菌药物尤为关键。本病例在肾脏手术后发生了阴沟肠杆菌血流感染。当出现临床症状时，及时使用抗生素针对性抗感染治疗，并及时留取标本做培养，根据药敏结果及时调整抗生素使用方案，调整治疗措施，患者病情得到有效控制。

（李凯元　单　怡）

四、鲍曼不动杆菌血流感染 Bloodstream Infections by *Acinetobacter baumannii*

（一）流行病学

　　鲍曼不动杆菌（*Acinetobacter baumannii*）为不动杆菌属中最常见的一种革兰阴性杆菌，广泛存在于自然界的水及土壤、医院环境及人体皮肤、呼吸道、消化道及泌尿生殖道中，为条件致病菌。该菌在医院环境中分布很广且可以长期存活，极易造成危重患者的感染，易在住院患者皮肤、结膜、口腔、呼吸道、胃肠道及泌尿生殖道等部位定植。主要引起呼吸道感染，也可引发菌血症、泌尿系感染、继发性脑膜炎、手术部位感染、呼吸机相关性肺炎等。

（二）临床表现

　　鲍曼不动杆菌是引起血流感染常见病原菌，且随着广谱抗生素的广泛应用，耐药率呈逐年上升趋势，多重耐药鲍曼不动杆菌（multi-drug resistant acinetobacter *Baumannii*，MDRAB）暴发流行时有发生。2019年度CHINET血流感染细菌耐药监测结果表明，不动杆菌分离率为2.97%，其中74.30%为MDRAB。鲍曼不动杆菌血流感染患者的临床表现均有不同程度的发热。值得注意的是,一部分患者在确诊为血流感染前已出现不同程度的发热,提示这部分患者发生血流感染前已合并其他部位感染,或者因为肿瘤、手术、结缔组织疾病等基础疾病导致发热,从而掩盖血流感染的表现。因此,临床医师应综合分析判断后,及时送检血培养,尽可能避免延误诊断和治疗。严重的合并基础疾病是鲍曼不动杆菌血流感染的主要危险因素。侵入性操作多是血流感染发生的危险因素,包括机械通气、中心静脉插管、留置导尿管、各类引流管等。数据显示留置导尿管和中心静脉插管最为常见。

（三）实验室检查

（1）一般检查:外周血白细胞计数和中性粒细胞比例升高,可有明显核左移及细胞内中毒颗粒。血浆 TNF-α、C 反应蛋白（CRP）、降钙素原（PCT）通常也会有明显的上升。感染病程长或并发出血时可有贫血,并发 DIC 时血小板计数进行性减少,尿中可见蛋白或少量管型。

（2）病原学检查:鲍曼不动杆菌为革兰阴性球杆菌,单个或成对排列,专性需氧,触酶阳性,氧化酶阴性,动力阴性,容易与其他非发酵菌区别。需要注意的是,鲍曼不动杆菌革兰染色不易脱色,尤其是血培养阳性标本直接涂片染色,易染成革兰阳性球菌。血培养是诊断鲍曼不动杆菌血流感染最重要的依据,应在抗菌药物应用前、寒战、高热时不同部位采集血标本,多次送检。

（四）诊断和鉴别诊断

鲍曼不动杆菌血流感染常继发于肺部、静脉导管及腹腔感染（图18-20、图18-21）。重症患者,鲍曼不动杆菌血流感染常存在身体其他部位的鲍曼不动杆菌的定植,故对非无菌部位分离的鲍曼不动杆菌应给予高度重视,特别是伴有血流感染临床表现时,应酌情根据当地耐药监测结果经验使用针对鲍曼不动杆菌感染有效的抗菌药物。如能除外皮肤定植菌污染,血培养阳性是血流感染的主要诊断依据。

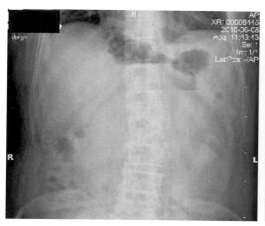
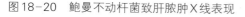
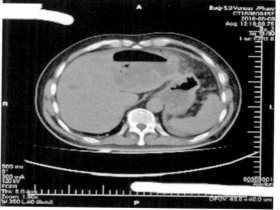

图18-20　鲍曼不动杆菌致肝脓肿X线表现　　　图18-21　鲍曼不动杆菌致肝脓肿CT表现

（五）治疗

1.治疗原则　鲍曼不动杆菌血流感染抗菌治疗的疗程取决于感染严重程度、并发症、病原菌的耐药性。主要原则有:① 根据药敏试验结果选用抗菌药物,鲍曼不动杆菌对多数抗菌药物耐药率达50%或以上,经验选用抗菌药物困难,故应尽量根据药敏结果选用敏感药物。② 联合用药,特别是对于多重耐药感染常需联合用药。③ 通常需用较大剂量。④ 疗程常需较长。⑤ 根据不同感染部位选择组织浓度高的药物,并根据PK/PD理论制订合适的给药方案。⑥ 肝、肾功能异常者及老年人,抗菌药物的剂量应根据血清肌酐清除率及肝功能情况做适当调整。⑦ 混合感染比例高,常需结合临床覆盖其他感染菌。⑧ 常需结合临床给予支持治疗和良好的护理。无植入物及免疫正常的单纯血流感染,若治疗反应好,则抗感染治疗至末次血培养阳性和症状体征好转后10～14 d。若出现迁徙性感染等严重并发症,应延长疗程:感染性心内膜炎4～6周,骨髓炎6～8周,感染性血栓性静脉炎4～6周。

2. 常用抗菌药物

(1) 舒巴坦及含舒巴坦的β-内酰胺类抗生素的复合制剂:非耐药鲍曼不动杆菌感染可根据药敏结果选用β-内酰胺类抗生素。因β-内酰胺酶抑制剂舒巴坦对不动杆菌属细菌具抗菌作用,故含舒巴坦的复合制剂对不动杆菌具良好的抗菌活性,国外常使用氨苄西林/舒巴坦,国内多使用头孢哌酮/舒巴坦治疗鲍曼不动杆菌感染。对于一般感染,舒巴坦的常用剂量不超过4.0 g/d,对多重耐药的鲍曼不动杆菌感染国外推荐可增加至6.0 g/d,甚至8.0 g/d,分3～4次给药。肾功能减退患者,需调整给药剂量。① 头孢哌酮/舒巴坦:常用剂量为3.0 g(头孢哌酮2.0 g+舒巴坦1.0 g)q8 h或q6 h,静脉滴注。对于严重感染者可根据药敏结果与米诺环素、阿米卡星等药物联合用药。② 氨苄西林/舒巴坦:给药剂量为3.0 g q6 h,静脉滴注。严重感染患者与其他抗菌药物联合。③ 舒巴坦:可与其他类别药物联合用于治疗多重耐药鲍曼不动杆菌引起的感染。

(2) 多重耐药鲍曼不动杆菌的治疗:① 碳青霉烯类抗生素:临床可选择的药物有亚胺培南、美罗培南、帕尼培南及比阿培南,可与其他药物联合治疗多重耐药的鲍曼不动杆菌感染。亚胺培南和美罗培南的剂量常需1.0 g q8 h或1.0 g q6 h,静脉滴注。中枢神经系统感染治疗时,美罗培南剂量可增至2.0 g q8 h。PK/PD研究显示,对于一些敏感性下降的菌株(MIC 4～16 mg/L),通过增加给药次数、加大给药剂量、延长碳青霉烯类抗生素的静脉滴注时间如每次静滴时间延长至2～3 h,可使血药浓度高于MIC的时间延长,部分感染病例有效,但目前尚缺乏大规模临床研究。② 多黏菌素类抗生素:分为多黏菌素B及多黏菌素E,可用于多重耐药鲍曼不动杆菌感染的治疗。国际上推荐的多黏菌素E的剂量为每日2.5～5 mg/kg或每日200万～400万U(100万U相当于多黏菌素E甲磺酸盐80 mg),2～4次静脉滴注。该类药物的肾毒性及神经系统不良反应发生率高,对于老年人、肾功能不全患者特别需要注意肾功能的监测。另外,多黏菌素E存在明显的异质性耐药,常需联合应用其他抗菌药物。国内该类药物的临床应用经验少。③ 替加环素(tigecycline):为甘氨酰环素类抗菌药物的第一个品种,甘氨酰环素类为四环素类抗菌药物米诺环素的衍生物。对多重耐药有一定抗菌活性,早期研究发现其对全球分离的碳青霉烯类抗生素耐药鲍曼不动杆菌的MIC$_{90}$为2 mg/L。近期各地报告的敏感性差异大,耐药菌株呈增加趋势,常需根据药敏结果选用。由于其组织分布广泛,血药浓度、脑脊液浓度低,常需与其他抗菌药物联合应用。美国FDA批准该药的适应证为复杂性腹腔及皮肤软组织感染、社区获得性肺炎。常用给药方案为首剂100 mg,之后50 mg q12 h静脉滴注。主要不良反应为胃肠道反应。④ 四环素类抗菌药物:美国FDA批准米诺环素针剂用于敏感鲍曼不动杆菌感染的治疗,给药方案为米诺环素100 mg q12 h静脉滴注,但临床资料不多。国内目前无米诺环素针剂,可使用口服片剂或多西环素针剂(100 mg q12 h)与其他抗菌药物联合治疗鲍曼不动杆菌感染。⑤ 氨基糖苷类抗生素:多与其他抗菌药物联合治疗敏感鲍曼不动杆菌感染。国外推荐剂量阿米卡星或异帕米星每日15～20 mg/kg,国内常用0.6 g每日一次静脉滴注给药,对于严重感染且肾功能正常者,可加量至0.8 g/d给药。用药期间应监测肾功能及尿常规,有条件的最好监测血药浓度。联合治疗方案:根据药敏选用头孢哌酮/舒巴坦、氨苄西林/舒巴坦或碳青霉烯类抗生素,可联合应用氨基糖苷类或氟喹诺酮类抗菌药物等。对于XDRAB多采用以头孢哌酮/舒巴坦为基础的联合方案,如头孢哌酮/舒巴坦+多西环素(静滴)/米诺环素(口服),临床有治疗成功病例,但缺乏大规模临床研究;另外,含碳青霉烯类抗生素的联合方案主要用于同时合并多重耐药肠杆菌科细菌感染的患者。

(3)清除感染灶:去除病灶是改善鲍曼不动杆菌血流感染疗效及预后的重要环节。所有血流感染患者,均应排查可能的来源。若为导管相关性感染,应尽可能拔除导管,特别是短期留置导管及分离菌株为耐药菌时。一定要保留导管的,若出现严重全身性感染、迁徙性感染或敏感药物治疗72 h以上仍存在感染表现的,应立即拔除。对装有起搏器或植入性除颤器、人工心脏瓣膜的患者,以及敏感抗菌药物治疗并拔除导管后仍表现为持续性菌血症和(或)发热的,应查找感染迁徙灶,建议行心脏超声检查,有条件可行经食管超声检查,以除外感染性心内膜炎。

(4)外科治疗:外科治疗也是处理鲍曼不动杆菌血流感染严重并发症的手段之一。如感染性心内膜炎、感染性血栓性静脉炎,必要时应考虑外科手术治疗。

(六)病例分析

入院病史:男性,83岁,因"排尿不适5年,血尿3个月,少尿伴纳差3日"收入医院ICU病房。

现病史:急性肾功能衰竭,肺部感染,泌尿系结核。

治疗:入院后给予相应治疗并多次痰培养到广泛耐药鲍曼不动杆菌。患者于治疗3周后出现高热,体温最高达39.4℃,伴畏寒、寒战。及时送检血培养,经验性治疗予头孢哌酮/舒巴坦1.5 g静滴q12 h联合亚胺培南西司他丁1.0 g静滴q8 h抗感染治疗3日,体温未明显下降。

实验室检查和辅助检查:3 d后实验室报告血培养阳性,为广泛耐药鲍曼不动杆菌。药敏结果显示仅多黏菌素及替加环素敏感,替加环素MIC值为1.5 mg/mL。改用替加环素50 mg静滴q12 h联合头孢哌酮/舒巴坦3.0 g静滴q8 h抗感染治疗。体温高峰每日逐渐下降,治疗5 d后最高体温37.8℃。复查CRP 170.4 mg/L,血常规示白细胞$10.1×10^9$/L,中性粒细胞比例82.1%。继续用药5 d,复查血培养2次均阴性。

点评:替加环素联合头孢哌酮/舒巴坦的治疗方案或可对广泛耐药鲍曼不动杆菌引起的血流感染的治疗提供一定的借鉴。

(朱雨锋　单　怡)

五、铜绿假单胞菌血流感染 Bloodstream Infections by *Pseudomonas aeruginosa*

(一)流行病学

铜绿假单胞菌(*Pseudomonas aeruginosa*)属于假单胞菌科假单胞菌属,是一种革兰阴性需氧杆菌,菌体直或微弯曲,无芽孢,有夹膜,一端有数根可运动鞭毛,在普通培养基

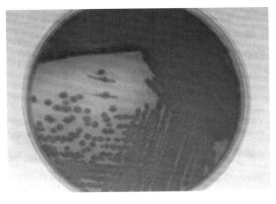

图18-22　铜绿假单胞菌培养

上即可生长良好,最适生长温度35℃。生长过程中产生水溶性色素,菌落有特殊生姜气味,感染后使脓液或敷料呈现绿色或黄绿色(图18-22),故又称绿脓杆菌,是假单胞菌属中主要的对人致病菌。该菌广泛存在于医院的潮湿环境里,是重要的医院感染病原菌,主要为黏膜和皮肤受到损伤造成的接触传播或者医源性感染,根据CHINET相关数据报道,该菌种占血流感染致病菌的7%以上,也有研究报道铜绿假单胞菌菌血症是细菌性医院血流感染中死亡率最高的疾病之一,发病率随年龄的增长而增加,并且,近年来随着侵袭性操作的增多和抗生素的广泛使用,毒力强或者耐药的铜绿假单胞菌菌株也随之增多,从而导致该菌感染后治疗效果差,死亡率高。

（二）临床表现

通常无特异表现,多有寒战、高热,伴全身不适、头痛、肌肉及关节疼痛、软弱无力、脉搏、呼吸加快等症状,伴有呼吸道感染者可有胸闷、咳嗽、痰多等症状,感染部位脓液、引流液或痰液可能呈绿色或黄绿色。严重感染患者可出现肠麻痹、酸中毒、意识不清及多脏器功能衰竭和DIC等相应表现。患者多存在呼吸道、泌尿、腹腔等部位的原发感染,该菌侵袭力强,播散性广,可引起皮炎、中耳炎、角膜炎、心内膜炎、脓胸等(图18-23、图18-24)。

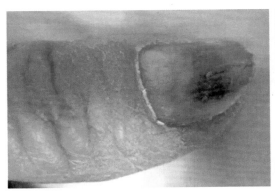

图18-23　铜绿假单胞菌感染所致的绿甲

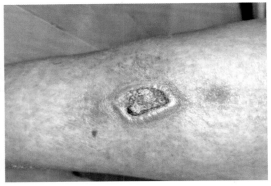

图18-24　铜绿假单胞菌致下肢溃疡

（三）实验室检查

（1）一般检查:外周血白细胞计数和中性粒细胞比例升高,严重感染时白细胞计数和中性粒细胞比例可降低。血浆TNF-α、C反应蛋白(CRP)、降钙素原(PCT)通常也会有明显的上升。大多感染病例合并有贫血,并发DIC时血小板计数进行性减少,且大多存在低蛋白血症。

（2）病原学检查:血培养是诊断铜绿假单胞菌血流感染最重要的依据,应在抗菌药物应用前、寒战、高热时不同部位采集血标本,通常血培养阳性率较低,需多次送检。脓液、胸腔积液、腹水、脑脊液等体液培养均有检出病原菌的机会。近年来发展起来的宏基因组二代测序技术,可在短时间内对病原菌进行准确鉴定,且受抗菌药物的影响相对较小,检测结果相对可靠。

（3）其他检查:细菌内毒素试验（G试验）阳性可提示血清中存在内毒素,有助于诊断。病程中如出现心、肝、肾等器官损害或发生感染性休克,应做相关检查。血气分析有助于判断酸碱平衡紊乱及缺氧状况等。原发部位或继发部位感染可酌情进行CT（图18-25）、磁共振成像（MRI）、超声心动图及心电图等检查。

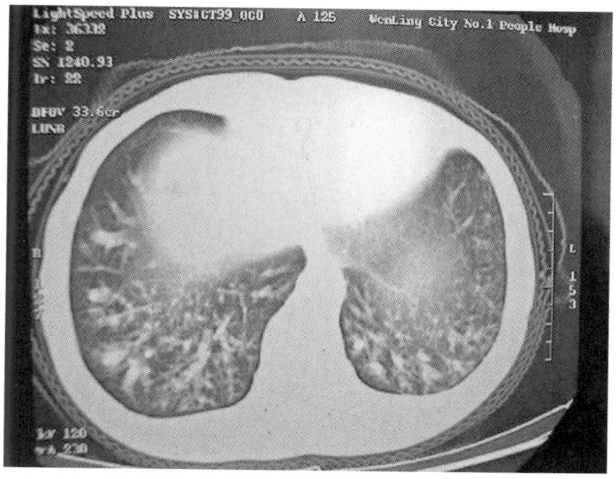

图18-25　铜绿假单胞菌所致肺炎

（四）诊断和鉴别诊断

（1）原发血流感染:从一次或多次血液中培养出铜绿假单胞菌,反复查找未能发现其他感染部位包括导管相关血流感染。

（2）继发血流感染:先于血流感染出现在其他部位感染灶,且该感染部位分离出的病原菌与血培养结果均为铜绿假单胞菌,或感染部位培养虽无阳性发现,但血培养分离出的铜绿假单胞菌为此部位感染常见致病菌。

（五）治疗

（1）病原菌治疗:铜绿假单胞菌所致的血流感染,应个体化治疗,因其对单一药物能迅速产生耐药性,所以一般不用单一药物治疗。通常首选头孢菌素类联用氨基糖苷类或氟喹诺酮类抗生素,如头孢他啶联合庆大霉素方案,产ESBL菌株感染者可选用β-内酰胺类与β-内酰胺酶抑制剂合剂、碳青霉烯类。应用抗生素治疗时最好根据药敏结果选用药物,同时应注意药物不良反应对机体损害,确保用药安全有效。

有研究报道头孢他啶、碳青霉烯类及哌拉西林/他唑巴坦作为铜绿假单胞菌菌血症的最终治疗方法,在死亡率、临床和微生物学结果或不良事件方面没有显著差异。患者接受碳青霉烯类药物治疗后,铜绿假单胞菌的耐药率较高,因此普遍倾向于非碳青霉烯类药物治疗,且建议使用头孢他啶或哌拉西林/他唑巴坦治疗敏感性感染。

抗菌药物的疗程一般为2周左右,如有原发或转移性感染灶者可适当延长,常用至体温正常及感染症状、体征消失后5～7 d,合并感染性心内膜炎者疗程为4～6周。

（2）去除感染病灶:积极控制或去除原发与转移性感染病灶,包括胸腔、腹腔或心包腔等脓液的引流,清创、组织结构矫正等,胆道或泌尿道梗阻者及时手术治疗。对导管相关血流感染,应及早去除或更换感染性导管等,这些对于及时有效控制脓毒症非常必要。

（3）支持治疗:医院感染脓毒症应积极治疗原发基础病,实体器官移植后或自身免疫性疾病患者发生脓毒症应酌情减量或停用免疫抑制剂。针对炎症反应机制治疗,对于清除或抑制毒素与炎症介质、控制全身炎症反应可能有一定效果,如抗内毒素治疗、抗感染炎症介质治疗、静脉注射免疫球蛋白（IVIG）及血液净化等。

（六）病例分析

入院病史:男性,72岁。主诉"发现直肠占位20余天,直肠癌术后10 d"。

现病史:患者于2020年6月27日在当地医院体检行电子肠镜示距肛缘28 cm处见约

0.6 cm的广基息肉,距肛缘18 cm处见约2 cm的带蒂息肉,距肛缘10 cm处见约2.5 cm的广基息肉,表面糜烂有出血,取活检6块送检,病理提示(直肠)管状-绒毛状腺瘤伴高级别上皮内瘤变。无腹痛、腹胀,无便血、黑便、排便习惯改变等。2020年7月7日行超声胃镜提示病变突破黏膜下层,累及固有肌层,肠壁周围未见明显淋巴结肿大。排除手术禁忌,于2020年7月11日行"超低位直肠癌根治术(拖出式吻合)+预防性横结肠造瘘术",术后予常规对症支持治疗,2020年7月22日突发腹胀伴停止排气,排便减少,考虑"肠梗阻",当日下午患者突发寒战、高热,体温最高39℃,呼吸急促,经鼻导管吸氧氧饱和度维持在90%左右,考虑"重症肺炎",为进一步治疗,转入重症监护室。

查体:T 38.3℃,P 129次/min,R 25次/min,BP 87/51 mmHg。神志清醒,对答切题,呼吸急促,25次/min,有节律,双肺呼吸音粗,双肺听诊可闻及少量湿啰音;腹软,中下腹可见纵形切口缝合包扎,上腹部正中留置造瘘,无压痛及反跳痛。

实验室检查和辅助检查:入ICU当日(7月22日)患者出现2次寒战、高热,当日留取2次血培养,最终结果回报均为阴性;7月23日患者再发寒战、高热,出现感染性休克,多脏器衰竭,PCT升高>100 ng/mL,WBC 20×10⁹/L,CRP 242 ng/L,再次留取血培养仍回报阴性;胸部CT示左肺炎症伴肺不张,双侧胸腔积液(图18-26至图18-29)。入ICU 5 d患者症状明显缓解但仍有发热,7月27日痰培养示铜绿假单胞菌(4+)、阴沟肠杆菌(3+),药敏提示抗生素全敏感型,7月28日留取血液病原体mNGS基因检测示铜绿假单胞菌(+),确诊"血流感染"。

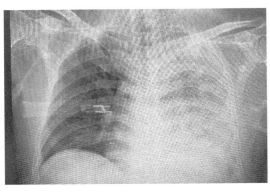

图18-26 胸部X线改变

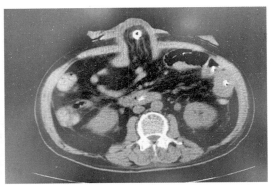

图18-27 术后腹部CT

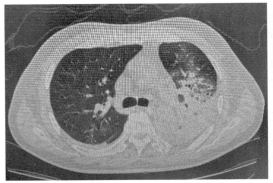

图18-28 胸部CT肺窗

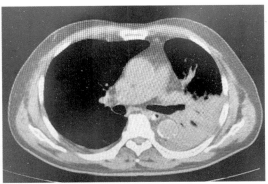

图18-29 胸部CT纵隔窗

诊断：① 铜绿假单胞菌血流感染、脓毒症、感染性休克。② 多器官功能衰竭(呼吸、循环、肾脏、肝脏)。③ 急性肠梗阻。④ 支气管肺炎、Ⅰ型呼吸衰竭。⑤ 低位直肠癌、直肠癌根治术后。⑥ 直肠多发息肉。⑦ 高血压1级(中危组)。

治疗：患者因"体检发现直肠占位"就诊于普外科，2020年7月11日明确诊断后行"直肠癌根治术"，术后予常规抗炎、补液、抑酸等对症支持治疗，恢复可；7月22日下午患者无明显诱因下突发寒战、高热，呼吸急促，体温最高39℃，血气分析提示Ⅰ型呼吸衰竭，胸片提示左肺炎症，血象升高，脓毒症表现，当时先后留取2次血培养及痰培养，给予泰能+吗啉硝唑覆盖G⁻菌、厌氧菌抗感染方案；7月23日上午患者突发血压下降、体温升高、意识模糊，急查血提示血钾6.3 mmol/L，尿量少，感染性休克表现，遂紧急予升压药及床旁血液透析治疗，并再次留取血培养。7月25日(用药3 d)患者症状无明显好转，复查血仍提示血象高，3次血培养均回报阴性，痰培养结果未回报，予加用替加环素、替考拉宁抗感染治疗。7月27日痰培养回报"铜绿假单胞菌(4+)、阴沟肠杆菌(3+)；药敏为抗生素全敏感型"，停用替考拉宁、吗啉硝唑，继续泰能0.5 g q8 h+替加环素50 mg q12 h；7月28日患者诉症状明显改善，尿量增多，复查血提示血象较前明显降低，PCT 6.95 ng/mL，留取血液病原体mNGS基因检测提示"铜绿假单胞菌(+)"，确诊"血流感染"，结合检查结果及患者症状改善情况，考虑目前抗感染方案有效，血流感染得到有效控制；7月30日停用替加环素，单用泰能0.5 g q8 h，而后根据患者复查血结果减少泰能剂量为0.5 g q12 h，用药3周，患者体温正常，血象和PCT正常，于8月12日康复出院。该患者病程较短，起病急且病情危重，病情暴发性发展，发病后迅速出现多器官功能衰竭及感染性休克症状，直肠癌根治术后导致的机体免疫力低下及长期卧床是促进感染的重要诱因，并且老年人手术后并发肺炎较为多见，因此，对于术后患者，尤其是老年人，加强吸痰、排痰、避免长期卧床，提高机体免疫能力，能有效促进患者病情好转。

点评：随着临床上各种操作及手术的增多，铜绿假单胞菌血流感染也日益增加，好发于免疫功能受损的患者，发生感染后死亡率高，耐药率高，血培养阳性率低，病情危重，多引起各个器官功能损害，有研究表明及时恰当的经验性治疗可改善预后，在此同时，及时留取病原学检测或病原体基因检测和联合药敏试验，可有效提高抗感染成功率。

(朱雨锋　单　怡)

六、嗜麦芽窄食单胞菌血流感染 Bloodstream Infections by *Stenotrophomonas maltophilia*

(一)流行病学

嗜麦芽窄食单胞菌是广泛存在于土壤、植物、人和动物体表及医院环境的革兰阴性杆菌，属条件致病菌。CHINET 2005—2011年资料显示，该菌分离率居于所有革兰阴性菌的第5~6位，非发酵菌的第3位。2011年度耐药监测数据表明，嗜麦芽窄食单胞菌占所有革兰阴性菌的4.45%，非发酵菌的11.61%。研究显示，慢性呼吸道疾病、免疫功能低下、重度营养不良、低蛋白血症、肿瘤化疗、重症监护病房(ICU)入住时间长、气管插管或气管切开、留置中心静脉导管、长期接受广谱抗菌药物尤其是碳青霉烯类抗生素治疗是嗜麦芽窄食单胞菌感染的易患因素。国外近期文献报道，该菌所致的血流感染病死率达14%~69%，VAP病死率为10%~30%。脓毒性休克、肿瘤及器官衰竭是嗜麦芽窄食单胞菌感染相关死亡的危险因素。

（二）临床表现

嗜麦芽窄食单胞菌广泛存在于自然界中，也可寄居于人的呼吸道和肠道中，为条件致病菌，是一种主要的医源感染的病原菌。由嗜麦芽窄食单胞菌所引起的感染以下呼吸道感染最为常见，特别是结构性肺病如慢性阻塞性肺疾病（COPD）、囊性纤维化患者的慢性感染、院内获得性肺炎、呼吸机相关性肺炎（VAP）。另外，还可引起血流、泌尿系、腹腔、皮肤和软组织等部位的感染。对大多数临床常用的抗生素如氨基糖苷类和很多β-内酰胺类（包括对铜绿假单胞菌很有效的抗生素，如碳青霉烯类）天然耐药，有别于其他革兰阴性杆菌。嗜麦芽窄食单胞菌抗生素药敏试验暂定做米诺环素、左氧氟沙星和复方磺胺甲噁唑及替卡西林/克拉维酸。其他药物只允许报告MC结果。

（三）诊断标准

嗜麦芽窄食单胞菌是条件致病菌，广泛分布于医院环境，易在住院患者皮肤、结膜、口腔、呼吸道、胃肠道及泌尿生殖道等部位定植。因此实验室检查几乎与一般细菌病原体相同，确诊主要是靠病原学培养。需要注意的是，在嗜麦芽窄食单胞菌培养阳性时，应注意细菌定植与感染的鉴别，对培养标本的采集应注意严格按照操作规范进行，避免污染。

（四）治疗

1. 抗菌治疗原则　　应综合考虑感染病原菌的敏感性、感染部位及严重程度、患者病理生理状况和抗菌药物的作用特点选用抗菌药物。主要原则如下。

（1）选用对嗜麦芽窄食单胞菌有较好抗菌活性的药物，并根据PK/PD理论制订恰当的给药方案。

（2）肝肾功能减退、老年人、新生儿患者需按照其病理生理特点合理用药。

（3）联合用药适用于严重感染、广泛耐药或全耐药菌株感染等情况。

（4）轻、中度感染患者口服给药，重症患者静脉给药。

（5）抗菌治疗同时采用其他综合性治疗措施。

2. 联合治疗　　联合治疗适用于严重脓毒症、中性粒细胞缺乏、混合感染患者，或无法应用或不能耐受SMZ/TMP的患者，亦可用于广泛耐药或全耐药嗜麦芽窄食单胞菌感染的治疗。由于多数治疗药物仅有抑菌作用，联合用药有助于减缓或避免治疗过程中细菌耐药性的产生。

（五）感染的防控

嗜麦芽窄食单胞菌的医院感染途径包括内源性和外源性两种途径，因此，其医院感染的防控需从两个方面加以考虑。

1. 内源性感染控制　　众所周知，抗菌药物选择压力筛选出的耐药菌是医院感染的重要病因。因此，加强抗菌药物的临床管理，合理使用抗菌药物在医院感染的预防控制中占有重要地位。嗜麦芽窄食单胞菌对碳青霉烯类抗生素天然耐药，碳青霉烯类抗生素暴露是筛选出嗜麦芽窄食单胞菌并导致感染的重要危险因素。因此，应加强包括碳青霉烯类抗生素在内的抗菌药物的临床管理，推动抗菌药物合理使用，延缓和减少耐药嗜麦芽窄食单胞菌的产生。

2. 外源性感染控制措施

（1）严格遵守无菌操作和感染控制规范：医务人员应当严格遵守无菌技术操作规程，特别要避免放置各种留置管、换药、吸痰等医疗护理操作中的交叉感染。对于留置的医疗器械要严格实施循证医学证据支持的"一揽子"策略，包括呼吸机相关肺炎、导管相关血流感染、导管相关泌尿道感染的预防与控制策略。

（2）阻断嗜麦芽窄食单胞菌的传播途径：① 强化手卫生：嗜麦芽窄食单胞菌最常见的传播机制是接触传播，而医务人员的手是最常见的传播媒介。因此，医疗机构应按照卫生部2009年颁布的《医务人员手卫生规范》强化手卫生管理，包括提供合适的手卫生设施、推广速干型酒精（乙醇）擦手液和提高手卫生依从性。② 实施接触隔离：对确认多重耐药嗜麦芽窄食单胞菌感染或定植患者，参照卫生部2009年颁布的《医院隔离技术规范》实施接触隔离。如果条件允许，当单间安置。如条件不允许，则应与感染相同致病菌的其他患者同室安置。如不能达到以上条件，则应与感染嗜麦芽窄食单胞菌低风险（如无切口、无侵入性操作、非免疫力低下等）的患者安置在同一房间。上述措施都不能采用，则至少应该对感染患者明确标识，进行床边隔离。加强环境清洁与消毒：医院环境如透析装置、氧气湿化罐、血压计、人工呼吸装置、通气管道、血气分析机、体温计、医务人员皮肤、瓶塞、蒸馏水、水龙头、制冰机、消毒液、皂液等处等都能分离到该菌。因此，有效的环境与设备清清/消毒有助于减少多重耐药嗜麦芽窄食单胞菌的传播风险。强化培训保洁员、采用合格的消毒/灭菌剂、采取有效的消毒方案和（或）核查表是环境管理的关键环节。

（六）病例分析

入院病史：男性，43岁，因"从2 m高处坠落2 d入院"。

现病史：患者2 d前工作时不慎从2 m高处坠落，左侧肩、胸部着地，伴全身疼痛，左侧上肢因疼痛无法活动，余四肢活动自如，无意识不清，无活动性出血，无明显胸闷、胸痛，无大小便失禁，于就近医院就诊，影像学提示左侧肋骨骨折伴肺挫伤、L1压缩性骨折，头颅、四肢、骨盆及余脊椎未见明显骨折，予胸带、腰带固定后转运至我院。

查体：T 36.5℃，P 90次/min，R 18次/min，BP 123/70 mmHg。SpO_2 92%（吸氧8 L/min）神志清醒，对答切题，腹式呼吸，左肺呼吸音较低，右肺呼吸音粗，双肺听诊可闻及少量湿啰音；腹查体（－），骨盆分离挤压试验（－），病理征（－），左上肢肌力（4－），余肢体肌力5级，病理征（－）。

实验室检查和辅助检查：入ICU当日患者诉胸闷，SpO_2 92%（吸氧8 L/min），血气分析提示pH 7.37，氧分压62 mmHg，二氧化碳分压42 mmHg，床边胸片示左肺不张，床边纤维支气管镜检查见左侧支气管及其分支大量黏液浓痰，予以吸除，并送痰病原学检查，经验性予头孢类抗生素治疗，患者胸闷缓解，复查血气提示pH 7.37，氧分压80 mmHg，二氧化碳分压37 mmHg。D2晨复查血气示低氧血症，遂予气管插管，高流量吸氧。D5病原学回报未见致病性病原体，遂间断予纤维支气管镜吸痰，持续病原学监测。D10患者Tmax 38.7℃，留取血培养，痰病原学回报嗜麦芽窄食单胞菌（2+），药敏提示舒普深、黏菌素敏感，余耐药，遂更换抗生素为舒普深治疗。D13血培养提示嗜麦芽窄食单胞菌（2+），药敏提示舒普深、黏菌素敏感，余耐药。D17复查胸部CT患者提示左肺炎症伴少量胸腔积液。

点评：随着临床上各种操作及手术的增多，机会感染病原体血流感染也日益增加，慢性呼吸道疾病、免疫功能低下、重度营养不良、低蛋白血症、肿瘤化疗、重症监护病房（ICU）入住时间长、气管插管或气管切开、留置中心静脉导管、长期接受广谱抗菌药物尤其是碳青霉烯类抗生素治疗是机会致病菌感染的风险因素，发生感染后耐药率高，会增加用药风险及治疗时长，严重者可能引起多个器官功能损害，有研究表明及时恰当的经验性治疗可改善预后，在此同时，及时留取病原学检测或病原体基因检测和联合药敏试验，可有效提高抗感染成功率。

七、伤寒沙门菌血流感染 Bloodstream Infections by *Salmonella typhi*

（一）流行病学

伤寒是由肠沙门菌肠亚种伤寒血清型引起的一种急性肠道传染病。人类是伤寒病原菌唯一的天然宿主，只感染人类，通过摄入患者或带菌者粪便污染的水、食物或接触污染物品而感染；该病病程长、负担重、易耐药且传播潜力大，一直是亚洲尼泊尔、印度尼西亚、印度、柬埔寨，以及非洲贝宁、尼日利亚、塞内加尔、塔吉克斯坦等国家的严重公共卫生问题。美国、澳大利亚、英国、荷兰、新加坡等国家在过去50～60年内疾病模式的2个主要变化是发病率明显下降和旅游相关疾病特征性表现。我国过去曾是伤寒高发区，近些年因卫生条件改善，发生病例以输入为主。

（二）临床表现

伤寒潜伏期长短与感染菌量及机体的免疫状态有关，一般为7～14 d。典型患者自然病程约为4周，可分为4期。

1. 初期　相当于病程第1周。起病多缓，发热是最早出现的症状，体温呈阶梯状上升，于5～7 d达39.5℃或以上，伴有全身不适、头痛、乏力、胃肠道不适等症状。

2. 极期　相当于病程第2～3周。

（1）高热：体温转为稽留高热，一般持续约半个月，但免疫功能低下者可长达1～2个月。近年来，由于早期不规律使用抗生素或激素，使得弛张热及不规则热型增多。

（2）神经系统中毒症状：患者表情淡漠、呆滞、听力减退。重者可有谵妄甚至昏迷。

（3）玫瑰疹：约半数患者在病程第一周末于前胸、腹部出现淡红色丘疹（玫瑰疹），直径达2～4 mm，压之退色，散在分布，一般仅数个至十多个，多在2～4 d内消退（图18-30）。

（4）相对缓脉：成年人常见，20%～73%的患者体温高而脉率相对缓慢，部分患者尚可出现重脉。

（5）肝脾肿大：半数以上患者于起病1周前后肝脾肿大，且可伴ALT升高，个别患者出现黄疸。

（6）消化系统症状：多数患者会出现食欲减退、腹胀、腹部不适、右下腹压痛、便秘或腹泻等症状，严重者可引起肠穿孔（图18-31）。

图18-30　伤寒沙门菌感染引起的"玫瑰疹"

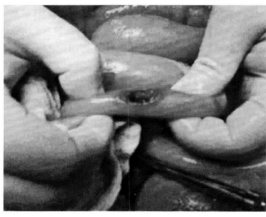

图18-31　伤寒沙门菌感染相关的肠穿孔

3. 缓解期　相当于病程第4周。体温开逐渐下降,各种症状逐渐减轻,脾脏开始回缩。但本期内有发生肠出血及肠穿孔的危险,需特别提高警惕。

4. 恢复期　相当于病程第5周开始。体温恢复正常,肝脾恢复正常,各症状逐渐消失。

（三）实验室检查

1. 血常规　白细胞计数减少,多在$(3\sim5)\times10^9/L$,伴中性粒细胞减少、嗜酸性粒细胞减少或消失。

2. 细菌学检查

（1）血培养:最常用的诊断方法。病程第1～2周阳性率最高,可达80%～90%。

（2）骨髓培养:在病程中出现阳性的时间和血培养相似,如血培养阴性,骨髓培养更有助于诊断。

3. 肥达反应(伤寒杆菌血清凝集反应)　该检查有辅助诊断价值。分析结果时,应注意以下几点。

（1）"O"抗体凝集价在≥1:80,"H"抗体在≥1:160有诊断意义。

（2）疾病过程中抗体效价逐渐上升至4倍以上者更有诊断价值。

（3）若只有"O"抗体凝集价上升,而"H"抗体不升高,可能为疾病早期;仅"H"抗体升高而"O"抗体不增高者提示从前患过伤寒或有伤寒菌苗接种史,也可能是其他发热性疾病所致的非特异性回忆反应。

（4）肥达反应必须动态观察,每周检查1次,如效价显著递升,诊断意义更大。

（四）诊断和鉴别诊断

1. 诊断

（1）流行病学资料:注意当地流行情况、流行季节、患者的生活卫生习惯、有否伤寒病史、预防接种史、与伤寒患者密切接触史。

（2）症状及体征:① 持续高热。② 相对缓脉,成人伤寒多见;重脉虽不常见(约5%),但其存在有利于诊断。③ 特殊中毒症状,出现伤寒面容、重听、谵妄等。④ 脾脏肿大,自第一周末即出现,也可有肝肿大。⑤ 玫瑰疹。⑥ 显著消化道症状。

2. 鉴别诊断

（1）病毒感染:此类患者起病较急,多伴有上呼吸道症状,常无缓脉、脾大或玫瑰疹,伤寒的病原与血清学检查均为阴性,常在1～2周内自愈。

（2）斑疹伤寒:流行性斑疹伤寒多见于冬春,地方性斑疹伤寒多见夏秋。一般起病较急,脉搏较速,第5～6 d出现皮疹,数量多且可有出血性皮疹。外斐反应阳性。治疗后退热比伤寒为快。

（3）钩端螺旋体病:本病有疫水接触史,临床表现有眼结膜充血,全身酸痛,尤以腓肠肌疼痛与压痛为著,以及腹股沟淋巴结肿大等;血象白细胞数增高。有关病原、血清学检查即可确诊。

（4）急性病毒性肝炎:伤寒并发中毒性肝炎易与病毒性肝炎相混淆,但前肝功能损害较轻,有黄疸者黄疸出现后仍发热不退,并有伤寒的其他特征性表现,且病原及血清学检查均为阳性。

（5）布氏杆菌病:患者有与病畜(牛、羊、猪)接触史,或有饮用未消毒的乳制品史。本病起病缓慢,发热多为波浪型,退热时伴盛汗,并有关节痛或肌痛等症状。病程迁延,易于复发。确诊须有血液或骨髓培养出病原体、布氏杆菌凝集试验阳性。

（6）急性粟粒型肺结核：有时可与伤寒相似，但患者多有结核病史或与结核病患者密切接触史。发热不规则，常伴盗汗、脉搏增快、呼吸急促等。发病2周后X线胸片检查可见双肺有弥漫的细小粟粒状病灶。

（7）败血症：少部分败血症患者的白细胞计数不增高，可与伤寒混淆。败血症多有原发病灶，热型多不规则，常呈弛张热，伴寒战，无相对缓脉。白细胞总数虽可减少，但中性粒细胞升高，血培养可分离出致病菌。

（8）其他：疟疾、恶性组织细胞病、风湿热及变应性亚败血症等，有时需进行鉴别。

（五）治疗

伤寒一旦确诊需要隔离治疗。患者入院后，即按消化道传染病隔离，粪便培养连续2次阴性可解除隔离。抗菌药物是本病重要且有效的方法。此外，还应注意肠穿孔、肠出血等并发症，一旦发生需进行相应治疗。

（六）病例分析

入院病史：男性，28岁，因"发热1周"入院。

现病史：患者入院前5 d到西北出差，入院前出现发热，体温最高达39.5℃，服用"扑热息痛片"后可暂降至正常，在当地医院查血常规示白细胞7.8×10⁹/L，胸片未见异常，予以"青霉素、双黄连"静脉点滴1周后无明显效果。发病过程中无咳嗽、咳痰、咽痛和盗汗等症状，发热第1日大便2次，为成形便，无腹痛。否认不洁饮食史，单位同事及家属无发热、腹泻等类似表现。否认蚊虫叮咬史。

查体：T 38.5℃，P 70次/min，R 23次/min，BP 120/76 mmHg。精神状态尚可，无高热萎靡。皮肤和黏膜无黄染、皮疹及出血点，表浅淋巴结未触及肿大，心肺查体未见阳性体征，腹平软，无压痛，未触及包块，肝脾肋下未触及，双肾区无叩痛，双下肢无水肿，神经系统查体正常。

实验室检查和辅助检查：血常规示不成熟细胞增多，占5.4%（正常值0～2%）；生化示谷丙转氨酶74 U/L，谷草转氨酶72 U/L，乳酸脱氢酶491 U/L；红细胞沉降率34 mm/第1 h；C反应蛋白81.5 mg/L；腹部B超示脾大，厚约4.4 cm；乙肝五项示肝炎表面抗体阳性，艾滋病抗体、丙型肝炎病毒抗体、梅毒抗体均阴性；外斐反应、肥达试验、抗结核杆菌抗体阴性；抗核抗体、可提取性核抗原、免疫球蛋白等检查结果正常；尿便常规、便潜血、胸片、心电图结果正常。来院第1日至第2日在发热时抽血查血培养及骨髓培养，3 d后血培养结果提示为伤寒沙门菌感染，4 d后骨髓培养提示伤寒沙门菌感染，同时药敏提示对喹诺酮类及三代头孢菌素敏感。

初步诊断：伤寒。

治疗：入院后予以第二代头孢菌素和环丙沙星静滴及对症处理。定期复查便常规、便潜血正常，便细菌培养未发现肠道致病菌，复查红细胞沉降率、C反应蛋白、转氨酶均恢复正常。

出院诊断：伤寒。

点评：伤寒是一类常见的急性消化道传染病，主要通过污染的水或食物、日常生活接触、蝇虫等传播，散发病例一般以日常生活接触传播为多。伤寒可依据流行病学资料、临床经过及免疫学检查结果做出临床诊断，但由于发病年龄、人体免疫状态、致病菌的毒力与数量、病程初期不规则应用抗菌药物及接受过伤寒菌苗注射等因素影响，近些年伤寒的发病往往不具有典型的临床表现，肥达反应也可在整个病程中抗体效价均很低或阴性。因此，确诊应以检测出伤寒杆菌为依据。需要指出的是，当怀疑患者为伤寒时，不应过快调整抗感染治疗方案,选择针对性药物后,需要至少5～7 d抗感染治疗。本病例临床表现单一、不典型,免疫学检查结果阴性,最终经病原学检查明确诊断,并通过选择敏感性药物进行治疗,以及严格的传染病学、细菌学观察,避免了治疗不彻底形成带菌者的可能,防止了疾病的传播。该病例提示我们在对伤寒可疑病例的诊疗过程中要重视病原学检查,科学选择抗菌药物。

(魏　博)

八、副伤寒沙门菌血流感染 Bloodstream Infections by *Salmonella paratyphi*

(一)流行病学

副伤寒(paratyphoid fever)是由副伤寒甲、乙、丙杆菌引起的一组细菌性传染病。6月份至9月份为伤寒/副伤寒的发病高峰,季节性非常明显。近10年来,我国伤寒/副伤寒发病率维持在1.0/10万左右,属于持续低发状态。病例的地理分布特征呈现出南方及西南方多,北方少,东部沿海地区多,西部除新疆外较少。

(二)临床特点

副伤寒的临床疾病过程和处理方式和伤寒大致相同,以下为副伤寒和伤寒不同的临床特点。

(1)副伤寒甲、乙:副伤寒甲、乙分布比较局限,副伤寒乙呈世界性分布。我国成人副伤寒以副伤寒甲为主,儿童以副伤寒乙较为常见。副伤寒甲、乙患者肠道病变表浅,范围较广,可波及结肠。潜伏期比较短,2～15 d,一般为8～10 d。起病常有腹痛、腹泻、呕吐等急性胃肠炎症状,2～3 d后减轻,接着体温升高,出现伤寒样症状。体温波动较大,稽留热少见,热程短,副伤寒甲大约3周,副伤寒乙大约2周。皮疹出现较早,稍大、颜色较深,量稍多可遍布全身。副伤寒甲复发率比较高,肠出血、肠穿孔等并发症少见,病死率较低。

(2)副伤寒丙:可表现为脓毒症、伤寒型或急性胃肠炎型,以脓毒症型较为常见。临床表现较为复杂。起病急、寒战,体温迅速上升,热型不规则,热程一般1～3周。肠出血、肠穿孔少见。局部化脓性病灶抽脓可检出副伤寒丙杆菌。

(三)治疗

副伤寒甲、乙、丙的治疗与伤寒相同,当副伤寒丙出现脓肿形成时,应进行外科手术排脓,同时加强抗菌治疗。

(四)病例分析

现病史:患儿,男性,27个月,因"腹泻2 d,发热半日"入院。患儿2 d前无明显诱因下出现腹泻,每日数十次,黄色稀水便,含少许红色黏液,入院前无呕吐,无哭闹不安,无嗜睡及昏迷,精神稍差,食欲较差,小便稍减少。

查体:T 38.3℃,P 118次/min,R 28次/min,体重13 kg。神志清楚,精神可,呼吸平稳,无皮疹,浅表淋巴结无肿大,双瞳孔等大等圆,直径0.3 cm,对光反射存在;咽稍充血,双侧扁桃体I度红肿,未见脓性分泌物;颈软,胸前区未见吸气三凹征,两肺呼吸音粗,无干、湿啰音;心率118次/min,律齐,腹软,肝肋下1 cm,质软,脾肋下未及腹块,腹股沟未触及包块。体格检查:颈椎活动受限,C4、C5棘突、棘突间隙、棘突旁压痛和叩击痛,右上肢触觉、痛温觉明显减弱,右手感觉丧失,左上肢及双下肢、躯干、会阴区触觉和痛温觉明显减弱。

实验室检查和辅助检查:血常规白细胞$11.8×10^9$/L,红细胞$5.27×10^{12}$/L,血红蛋白133 g/L,血小板$344×10^9$/L;腹部B超未见明显异常。查肝功能、血生化、心肌酶谱、粪、尿常规未见明显异常。入院后3 d粪便培养示乙型副伤寒沙门菌,同期进行血培养,采用需氧和厌氧同时培养方式,结果提示乙型副伤寒沙门菌,敏感药物为哌拉西林/他唑巴坦、头孢他啶、头孢曲松、左氧氟沙星、莫西沙星等。

治疗:入院时经验性予以头孢噻肟抗感染,根据粪便药敏结果改用头孢他啶抗感染,双歧杆菌调节肠道,蒙脱石散止泻等。淀粉类饮食,患儿病情较前好转,入院7 d后出院,随访3周未出现腹泻、呕吐、腹痛等消化道症状,监测粪便常规未见明显异常。

点评:随着人们生活水平的提高,乙型副伤寒发病率呈明显下降水平,其表现也渐不典型,仍需不断提高警惕性,做到早期诊断、早期治疗,并对其家庭成员及其他密切接触者进一步调查,证实有无感染,降低其在人群中传播的危险。本例患儿的副伤寒沙门菌药敏试验采用了20种临床常用药,结果显示其对头孢唑林等多种药物耐药,仅对哌拉西林/他唑巴坦等6种抗生素敏感,考虑到氨基糖甘类和第1、2代头孢菌素在体外可能表现为对沙门菌有活性,但临床治疗无效,以及喹诺酮类药物尽管敏感,但可能影响骨骼发育,儿童不可用。最后该患儿的抗生素用药从入院的头孢噻肟经验用药改用药敏试验敏感的头孢他啶治疗,效果良好。

(魏 博)

九、肠炎沙门菌血流感染 Bloodstream Infections by *Salmonella enteritidis*

(一)流行病学

非伤寒沙门菌是最为流行的食源性疾病之一,通常由被污染的食物和水引起,在微生物引起的食物中毒事件中最为常见,每年约造成9 380万人感染,死亡病例可达15.5万人。根据WHO提供的数据,全球范围内,在非伤寒沙门菌造成的感染中,肠炎沙门菌位列第一(65%),其次是鼠伤寒沙门菌(12%)和纽波特沙门菌(4%)。在我国,上海和北京地区位列第一的均为肠炎沙门菌,广东地区则位列第二。大约1%的肠道非伤寒沙门菌感染会导致菌血症,且全球65%的病例为5岁以下的儿童。多种宿主危险因素都会促进发生非伤寒沙门菌菌血症,包括年龄很大或很小;免疫抑制的情况(恶性肿瘤、风湿性疾病、使用免疫调节药物、移植、HIV感染和先天性免疫缺陷);慢性肝病;异常血红蛋白病,尤其是镰状细胞病;疟疾;血吸虫病;慢性肉芽肿病。

CHINET 2019年的数据显示,肠炎沙门菌对不同抗生素的耐药率分别为氨苄西林83.2%,氨苄西林/舒巴坦30.9%,头孢曲松10%,复方磺胺甲噁唑4.7%,氯霉素3.7%,环丙沙星3.4%,头孢哌酮/舒巴坦1.1%,阿莫西林/克拉维酸0.7%,因此喹诺酮类抗生素是肠炎沙门菌经验性治疗的合理抗生素选择,然而由于其对软骨发育的影响,儿童患者可选择三代头孢或复方磺胺甲噁唑作为替代方案。

(二)临床表现

主要临床特征包括腹泻、恶心、呕吐、发热和腹部绞痛。摄入的细菌越多,则腹泻越重,疾病持续时间越长,体重下降越明显。腹泻通常无肉眼可见的血液,但可以出现血便,尤其是儿童。其他全身症状(乏力、不适和寒战)、体重减轻和头痛也常见。

肠外局部感染:非伤寒沙门菌菌血症可发展成为任何部位的感染,包括泌尿道、肺、胸膜、心脏、长骨、关节、肌肉及中枢神经系统。除粪便及血液,最常从尿液中分离得到病原菌,这可能提示泌尿系统异常、慢性疾病情况下发生菌血症和/或感染逆行播散。

血管内感染:这一并发症在非伤寒沙门菌菌血症中不常见,但后果很严重。研究发现,年龄50岁以上且确诊非伤寒沙门菌血流感染的患者中,10%~20%存在血管内化脓性感染灶,这和动脉粥样硬化明确相关,因此老年患者应给予更积极的治疗方案。腹主动脉(尤其是肾下腹主动脉)为最常见的血管感染部位,但也可能发生胸主动脉受累、其他中心动脉受累和心内膜炎。亚急性发热和腹痛、背痛是典型的主诉症状;搏动性包块是迟发表现且预示不良结局。

（三）实验室检查

（1）一般检查:外周血白细胞计数和中性粒细胞比例升高。血浆C反应蛋白(CRP)、降钙素原(PCT)通常也会有明显的上升。粪常规可见白细胞和红细胞。

（2）病原学检查:从新鲜的粪便、血液或其他无菌体液中分离得到非伤寒沙门菌可确诊。当怀疑其他局部感染时,可根据临床提示进行关节液、脓肿引流液或脑脊液的培养。

（3）其他检查:若患者出现严重菌血症,应怀疑血管内感染,当拟诊或疑诊主动脉或血管内存在感染灶时,诊断方法应包括超声心动图、CT或MRI。

（四）诊断

1. 方法　根据流行病学、临诊症状和病理变化,只能做出初步诊断,确诊需做沙门菌的分离和鉴定,可进行大便培养和血培养。

2. 临床表现

（1）主要表现为急性胃肠炎,典型症状包括发热、呕吐、腹泻和腹部绞痛等;严重者可脱水、电解质紊乱甚至休克。

（2）菌血症和血管内感染,见于老年人和免疫功能受损患者。

（3）腹腔感染较罕见,可表现为肝脾脓肿或胆囊炎。

（4）泌尿系感染少见,为膀胱炎或肾盂肾炎。

（5）肺部感染、中枢神经系统和骨关节感染不常见。

（五）鉴别诊断

（1）病毒性肠炎:秋季好发,起病急,常伴上感症状,无明显中毒症状,大便次数多,呈水样或蛋花汤样,可以有黏液,无腥臭,病程一般5~7 d,明确诊断需做大便病原学检查。

（2）细菌性痢疾:起病急,高热,可达39℃,伴乏力、里急后重,脓血便,每日数十次,量少。一般病程10~14 d。

（3）伤寒:起病大多缓慢,发热伴乏力、食欲减退,咽痛与咳嗽等。病情逐渐加重,体温呈阶梯形上升,于5~7 d内达39~40℃,发热前可有畏寒而少寒战,退热时出汗不显著。

（4）霍乱:起病急,表现为突然腹泻,继而呕吐。一般无明显腹痛,无里急后重感。每日大便数次甚至难以计数,量多,呈米泔水样。

（六）治疗

1. 病原菌治疗　氟喹诺酮类是经验性治疗非伤寒沙门菌菌血症合理的抗生素选择,环丙沙星400 mg静脉给药,一日2次;或左氧氟沙星500~750 mg静脉给药,一日1次。第三代头孢菌素类是氟喹诺酮类抗生素的合理替代选择,如头孢曲松1~2 g静脉给药,一日1次;或头孢噻肟2g静脉给药,每8h1次。其他替代方案包括复方磺胺甲噁唑(每日8～10mg/kg甲氧苄啶,分3次给药)。对于高度耐药菌感染,可选择碳青霉烯类药物,但极少病例报告称有菌株对碳青霉烯类耐药。

对于肠外非伤寒沙门菌感染,除了长期抗生素治疗,通常还需外科引流或清创。尤其是发生血管内感染的患者,单纯内科治疗是不够的,还需进行手术,但疗程不确定。

存在坏死组织或植入材料(人工关节、心脏瓣膜或移植血管)感染时,由于细菌可能难以清除,感染复发的潜在后果严重,所以需要长期抑菌治疗。可根据药敏试验结果选择合适的抑菌方案,包括复方磺胺甲噁唑(双强度片每日1片)、左氧氟沙星(500mg,每日1次)或环丙沙星(750mg,每日1次)。

2. 抗生素治疗

(1)菌血症:没有肠外感染灶的情况下,非伤寒沙门菌菌血症最佳的抗生素治疗疗程取决于宿主的免疫状态,既往健康的患者,14d抗生素疗程很可能是合理的;免疫抑制的患者,如HIV感染/AIDS、实体器官移植或骨髓移植患者,应采用更长的抗生素疗程(4～6周),因为他们容易发生再感染或感染复发。

(2)肠外局部感染和血管内感染:一般而言,软组织或内脏感染灶彻底清创和引流后无并发症的患者,应给予至少3周的抗生素治疗。

(3)脑脓肿、心内膜炎或骨感染的疗程至少6～8周。

(4)根据感染部位、外科清创的充分程度、是否存在假体材料(移植血管、人工关节、螺钉、钢板、瓣膜或其他植入物)、是否残存积液或坏死组织、免疫状态及患者年龄,建议给予6～12周的疗程或者长期甚至终身抗生素治疗。

(七)病例分析

入院病史:男性,63岁。主诉"反复发热4月余"。

现病史:患者于2014年10月10日无明显诱因出现发热,最高体温39℃,无咳嗽、咳痰,无腹痛、腹泻,自服"阿奇霉素"后体温稍降,停药后再次发热,口服"头孢类抗生素"(具体不详)效果不佳。发热半月后出现声音嘶哑、胸闷及胸背部钝痛,可忍受,于10月27日就诊于当地医院,给予"头孢吡肟"抗感染治疗1周后体温正常。11月1日行胸部血管CTA发现主动脉弓旁可见一瘤样突起,提示降主动脉瘤,于11月4日转至北京某医院,11月18日行"经股动脉置管胸主动脉带膜网支架植入术",期间一直行"头孢噻利"抗感染治疗,患者体温正常,11月21日出院。12月22日患者再次发热,就诊于某医院,血培养提示黏质沙雷菌,给予"美罗培南联合夫西地酸钠"抗感染治疗17d,体温正常出院。2015年2月11日患者第3次发热,在就近诊所输注"左氧氟沙星、头孢类抗生素"1周,体温正常。2月21日无诱因出现第4次发热,体温达39.8℃,伴咳嗽、寒战,活动后心慌、乏力,遂于2015年2月24日就诊于我院。

查体:T 37.3℃,P 72次/min,R 18次/min,BP 113/71 mmHg。神志清,精神可,双肺呼吸音清,未闻及干、湿啰音,心音可,心律齐,未闻及杂音。腹软,无压痛、反跳痛,肝脾肋下未及,双下肢无指凹性水肿。全身皮肤和黏膜无黄染及出血点。

实验室检查和辅助检查:入院第5日(3月1日)血培养提示肠炎沙门菌(氨苄西林、头孢西丁、阿米卡星、庆大霉素耐药,头孢曲松、头孢吡肟、环丙沙星、左氧氟沙星、亚胺培南、哌拉西林/他唑巴坦、替加环素敏感)。

诊断:①感染性动脉瘤,肠炎沙门菌血流感染。②心脏-声带综合征。③胸主动脉瘤动脉支架植入术后。

治疗：患者入院后考虑到其手术史，有外源性的植入物，经验性给予万古霉素1 g q12 h静脉滴注，患者体温仍高达39℃，白细胞正常，CRP 200 mg/L，ESR 45 mm/h，PCT 1.2 ng/L，血培养提示肠炎沙门菌，再回顾患者近4个月间断发热，抗生素有效，停药后复发，考虑患者的胸主动脉瘤与肠炎沙门菌感染相关，根据药敏结果，3月1日开始给予头孢曲松2 g qd静脉输注，3月4日患者体温正常，3月7日复查各项感染指标均显著下降，用药3周，患者体温正常，血象和PCT正常，最终康复出院。患者反复发热4月余，期间发现胸主动脉瘤，本以为是无意间幸运发现，在最终血培养明确病原学后才明白肠炎沙门菌原来是真正的罪魁祸首！

点评：沙门菌属于肠杆菌科沙门菌属，有2 000多种血清型，但是仅有少数对人致病，它可以引起2种不同类型的疾病，第一种是伤寒沙门菌感染，第二种是非伤寒沙门菌感染，如肠炎沙门菌。非伤寒沙门菌感染以胃肠炎性最为常见，即食物中毒。沙门菌的第一个特点是大部分为细胞内菌，它可被巨噬细胞和中性粒细胞吞噬，逃避抗生素的威胁，所以治疗必须首选能穿透细胞膜的药物。这个特性也使它容易成为不明原因发热的原因之一。第二个特点是亲血管性，它可以破坏动脉壁而形成假性动脉瘤，以腹主动脉最为常见，而且菌血症和血管感染可以互为因素，如果不彻底根治，常导致迁延不愈，而引起细菌性动脉瘤最常见的细菌之一就是肠炎沙门菌。治疗上，非伤寒沙门菌一般可选喹诺酮类、三代头孢及磺胺类抗生素，对于感染性动脉瘤患者需外科处理和长疗程的抗生素治疗，有专家建议口服抗生素治疗终身，至少6周。

（曾艳丽）

十、副溶血弧菌血流感染 Bloodstream Infections by *Vibrio parahaemolyticus*

（一）流行病学

副溶血弧菌（*Vibrio parahaemolyticus*）是一种革兰阴性嗜盐细菌，广泛存在于近海岸的海水、海底沉积物，以及鱼虾、贝类等海洋生物中，是海洋脊椎动物和无脊椎动物的主要致病菌，也是引起人类急性肠胃炎、败血症和坏死性筋膜炎等疾病的主要病原体。副溶血弧菌可以通过食物链传播给人类。在我国沿海地区，由副溶血弧菌引起的食物中毒已成为微生物中毒的首要因素。副溶血弧菌的致病性与其自身产生的多种毒力因子有关，这些毒力因子包括黏附因子、脂多糖、溶血素、Ⅲ型分泌系统、Ⅵ型分泌系统、铁摄取系统、蛋白酶、外膜蛋白等。海水是本菌的污染源，海产品、海盐、带菌者等都有可能成为传播本菌的途径。另外，有肠道病史的居民、渔民带菌率偏高，也是传染源之一。此菌对酸敏感，在普通食醋中5 min即可杀死，对热的抵抗力较弱。

（二）临床表现

潜伏期自1 h至4 d不等，多数为10 h左右。起病急骤，常有腹痛、腹泻、呕吐、失水、畏寒及发热。腹痛多呈阵发性绞痛，常位于上腹部、脐周或回盲部。腹泻每日3～20余次不等，大便性状多样，多数为黄水样或黄糊便。2%～16%呈典型的血水或洗肉水样便，部分患者的粪便可为脓血样。由于吐泻，患者常有失水现象，重度失水者可伴声哑和肌痉挛，个别患者血压下降、面色苍白或发绀以致意识不清。发热一般不如菌痢严重，但失水较菌痢多见。国内报道的副溶血弧菌食物中毒，临床表现不一，可呈典型、胃肠炎型、菌痢型、中毒性休克型或少见的慢性肠炎型。本病病程自1～6 d不等，可自限，一般恢复较快。

（三）实验室检查

血常规化验：白细胞计数增多，总数多在 $10 \times 10^9/L$ 以上，中性粒细胞偏高。

（四）细菌学检查

（1）粪便检查：镜检可见白细胞或脓细胞，常伴有红细胞。粪便培养可检出副溶血弧菌，绝大多数迅速转阴，仅少数持续阳性 2～4 d。

（2）PCR检测可用于细菌亚分型方法。

（五）诊断和鉴别诊断

1. 诊断　判断患者是否为副溶血性弧菌食物中毒的诊断标准可依据患者的临床症状和近期的病史，如是否食用海产品等，可以初步做出诊断，再将患者的呕吐物或者腹泻物进行分离培养，如若检查分离出副溶血性弧菌，那么就可以确诊为副溶血性弧菌食物中毒。

2. 鉴别诊断

（1）急性细菌性痢疾：表现为发热、腹泻、脓血黏液便，有里急后重，粪便培养有志贺痢疾杆菌生长。

（2）霍乱：腹泻频繁，伴呕吐，常常表现明显失水，粪便培养有霍乱弧菌生长。

（3）出血性肠炎：多见于儿童，与进食无关，为散发病例。临床表现有血水样大便，剧烈腹痛和脐周压痛，有时腹部有固定压痛，伴肌紧张，中毒症状重，病程较长；粪培养无副溶血性弧菌生长。

（4）过敏性紫癜：有腹痛、血便外，尚可见皮肤紫癜、关节疼痛等，大便培养为阴性。

（5）本病还应与葡萄球菌性食物中毒、产肠毒素性大肠埃希菌、沙门菌食物中毒等鉴别。

（六）治疗

（1）支持及对症治疗：脱水者需输入生理盐水及葡萄盐水，或口服补液盐，以纠正失水。血压下降者，除被动补充血容量，纠正酸中毒等外，可酌用血管活性药。

（2）抗菌药物：轻度患者可不用抗菌药物，较重者可给复方磺胺甲噁唑或庆大霉素、阿米卡星及诺氟沙星等喹诺酮类抗菌药物。

（3）发生中毒后要立即停止食用可疑中毒食品，并到医院医治。副溶血性弧菌对氯霉素敏感。呕吐、腹泻严重者要补充水和盐。

（七）病例分析

入院病史：群体患者24例，均为男性，年龄17～28岁，同一食堂就餐，病前无食海产品史，除咸菜外无其他腌渍食品，未食凉拌菜，发病至入院时间3～13 h。来院前24例（100%）均有腹泻，每日1～5次14例（58.3%），6～9次6例（25.0%），10～20次4例（16.7%）；粪便性状为黄色稀水便23例（95.8%），脓血便1例；腹痛23例（95.8%），其中1例为腹绞痛并伴呕吐1次，为胃内容物；恶心3例（12.5%）；发热3例（37.5～38℃）。

实验室检查和辅助检查：入院时大便常规镜检正常12例（50.0%），脓细胞每高倍视野少于15个9例（37.5%），高倍镜下脓、红细胞满视野3例（12.5%），动力试验均阴性，入院后经碱性胨水接种后动力试验阳性。14例大便培养为副溶血弧菌，对恢复期血清（病后第6日）做凝集试验，24例均阳性。

初步诊断：副溶血弧菌肠炎。

治疗：入院后23例均予以吡哌酸1.0 g，甲氧苄氨嘧啶（TMP）0.2 g，每日2次口服，共6次；1例脓血便者予以洛美沙星0.3 g口服，每日2次，共5 d。此外，酌情予以对症治疗，如口服或静脉补液、退热、654-2双侧足三里穴位注射等。3例发热者入院后6 h体温恢复正常。全部患者入院第2日症状基本消失，粪便镜检正常，细菌培养阴转，停药后2次大便培养均阴性，患者全治愈。

出院诊断：副溶血弧菌肠炎。

点评：副溶血弧菌是夏秋季节沿海地区感染性腹泻和食物中毒的重要致病菌。鱼、贝类死亡后该菌可大量繁殖，加之生食海产品或烹饪加热不够，繁殖的细菌就可使人致病。本组患者无食海产品史，但集体就餐，集中发病，且经病原学证实，诊断成立。内陆地区，夏秋季节只要条件适宜，副溶血弧菌同样可致病，餐具、容器等交叉污染所致也是可能的。因此，集体食堂除注意食品卫生外，一定要加强餐具消毒，生熟刀具及容器要分开。本组患者起病急、中毒症状轻，临床以腹痛、腹泻稀水便为主，症状恢复快，入院后24 h症状基本消失，细菌阴转快，而且该菌耐药率低，临床疗效好。因此，只要及时就诊，注重粪便细菌学检查是可以及早明确诊断、及时控制病情的。

（魏　博）

十一、创伤弧菌血流感染 Bloodstream Infections by *Vibrio vulnificus*

（一）流行病学

创伤弧菌（*Vibrio vulnificus*）是常见的弧菌属致病菌，在全世界的沿海区域均有感染病例报道。它是水域中固有菌群的组成部分，在海洋、湖泊及水生动物体内均可分离得到。有研究称13.5%的太平洋贝壳生物中可分离出创伤弧菌。气候变化、海产品养殖增多、创伤弧菌活动及医务人员对创伤弧菌认知的不断深入使得发病率逐年升高。美国食品与药品监督管理局报告显示，1992—2007年间，美国共有459例创伤弧菌感染病例，且病死率高达51.7%。有基础疾病的患者更易被感染，如肝病、免疫力下降或缺失、地中海贫血患者。患者多是通过摄入带菌食物感染，在所有食用海鲜导致的感染死亡病例中，创伤弧菌感染占95%。感染症状在接触病原体后迅速发生，胃肠炎型症状主要表现为腹痛、腹泻、水样便、恶心和呕吐；凶险型症状多为发热、寒战、恶心、肌肉痛和痉挛性腹痛。伤口接触细菌亦可致病，常导致局部组织坏死，严重感染的患者常面临截肢风险。免疫力低下的患者可能会发生坏死性筋膜炎，导致全身的皮下组织和筋膜坏死，因此创伤弧菌又被称为嗜肉菌（flesh-eating bacteria），坏死性筋膜炎会导致全身中毒症状，控制不佳则可迅速进展为感染性休克，威胁生命。感染发病快，摄入或接触创伤弧菌后最快4 h即可发病，有感染24 h内死亡的病例。如果在3 d内没有得到妥善治疗，患者的死亡率可达到100%。因此，对水域内和食品中的创伤弧菌进行监控是非常重要的，临床上对创伤弧菌进行快速诊断更是对患者的诊疗有着重要的意义。

（二）临床表现

在创伤弧菌的诊断过程中，临床症状是诊断创伤弧菌感染的重要标准。临床上，伤口局部感染引发的并发症可表现为皮肤脓疱、淋巴结炎症或局灶性蜂窝织炎，随着病情的发展，局部炎症可以进一步转变为大范围组织坏死，甚至弥散性血管内凝血（图18-32）。而消化道感染的则大多表现为败血症或脓毒症，在感染24～48 h内，食用污染食物导致的消化感染患者会表现为寒战、高热 、头痛、肌肉酸痛、呕吐及腹泻，进而诱发

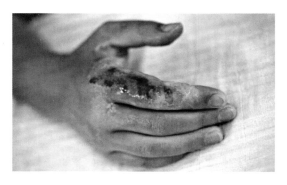

图18-32　创伤弧菌导致的蜂窝织炎

机体低血压,在感染36 h后,还可能表现出皮肤症状。在临床症状诊断过程中,单纯的创伤弧菌感染需要与其他原因引发的弥散性血管内凝血、暴发性紫癜及坏死性筋膜炎相区分。

（三）实验室检查

除了症状诊断外,创伤弧菌感染的确诊还依赖于以微生物培养鉴定及相关的生物化学方法和免疫学鉴定方法。其中血培养和伤口脓液培养是检验方法中的金标准。硫代硫酸盐–柠檬酸盐–胆盐–蔗糖–琼脂培养基(TCBS)是弧菌属常用的鉴定显色培养基,创伤弧菌在TCBS上的菌落表现为蓝色或蓝绿色集落。同时,血常规检查中白细胞数量的改变、血小板数量的减少、肝脏相关酶类浓度升高等血液检查指标也可以指示创伤弧菌的感染。

（四）诊断和鉴别诊断

1. 诊断　除进食海鲜产品史及胃肠道表现外,接触海水史及某些患者的皮肤创伤感染与败血症表现,均可作为诊断的参考条件,由于临床表现的多样性,确诊创伤弧菌感染并与其他病原体所致感染相区别,需依靠细菌培养获得证据。

2. 鉴别诊断　根据其胃肠炎表现可与霍乱、痢疾、其他弧菌属感染等进行鉴别。

（五）治疗

四环素、氨基糖苷类抗生素、β–内酰胺类抗生素(如头孢哌酮、头孢拉定)和喹诺酮类抗生素均有较好的疗效。也有文章报道开发出了可同时抵抗霍乱弧菌和创伤弧菌的多克隆抗体用于体内治疗,已在小鼠上获得了较好的疗效。值得注意的是,创伤弧菌发病急,进展快,而确诊依赖于培养结果,培养耗时长,不能及时地为治疗提供依据,在入院初期第一时间的抗生素治疗非常关键。

（六）病例分析

入院病史:女性,56岁,因"纳差腹胀5年余,加重伴发热、寒战、腹痛2 d"入院。

现病史:患者因丙肝肝硬化5年反复出现乏力、纳差及腹胀,当地医院对症治疗后好转,入院前2 d无明显诱因出现发热、寒战、腹痛,当地医院予对症治疗后未见明显好转。

体格检查:T 39.8℃,P 82次/min,BP 90/50 mmHg,慢性肝病面容,皮肤、巩膜轻度黄染,颈部可见蜘蛛痣,双肺呼吸音粗,心脏听诊未及明显杂音,腹部平坦,右侧拇指有一瘢痕,稍有肿胀,无渗出等,活动受限。

追问病史,该患入院前2日食用集贸市场购买的海鲜,右侧拇指曾被"海蟹"划伤,且既往有肝硬化、糖尿病病史,免疫力低下,考虑外伤导致感染,入院后立即进行血培养,并且与微生物室进行沟通,微生物室针对性地进行了培养。培养结果提示创伤弧菌,药敏试验结果显示甲氧苄啶–磺胺甲噁唑和多黏菌素B耐药,头孢他啶、头孢吡肟、头孢噻肟、哌拉西林、哌拉西林/他唑巴坦、庆大霉素、妥布霉素、阿米卡星、环丙沙星、左氧氟沙星、亚胺培南、美罗培南均敏感。

诊断:① 创伤弧菌感染。② 丙肝肝硬化肝功能代偿期。③ 2型糖尿病。

治疗:头孢克肟2.0 g/12 h联合左氧氟沙星0.4 g/24 h静滴,疗程2周。患者7 h后体温恢复正常,持续2周后血培养正常出院。

点评:该患者既往有丙肝肝硬化、糖尿病病史,免疫力低下,发病前食用海鲜。其症状主要表现为发热伴消化道症状,且根据其病史判断其感染途径可能是经口传播,故首先考虑消化道传播疾病。由于该类疾病的种类较多,明确诊断还需要进行微生物鉴定才可。考虑到其出现发热、寒战,应及时留取血培养,并进行诊断性治疗。避免病情加重导致生命危险。

(张秀翠　魏　博)

十二、胎儿弯曲菌血流感染 Bloodstream Infections by *Campylobacter foetus*

（一）流行病学

胎儿弯曲菌(*Campylobacter foetus*)属于弯曲菌属,包括胎儿弯曲菌胎儿亚种、胎儿弯曲菌性病亚种及胎儿弯曲菌龟亚种3个亚种。胎儿弯曲菌是革兰染色阴性菌,常定居于家禽、家畜、宠物及野生动物的肠道或生殖道内,并通过粪-口可导致人兽共患病,包括人类的肠外感染(如菌血症、脑膜炎、关节炎、蜂窝织炎等),以及牛羊等牲畜发生流产、不育和生殖道炎症等疾病。胎儿弯曲菌主要通过污染的水源、精液、流产的胎儿、粪便等进行传播,也可通过人工授精感染。多发生于新生儿及儿童。

（二）临床表现

该细菌致病最常见的表现为肠炎,与沙门菌病及志贺菌病相似。肠炎可发生于各年龄人群,但1～5岁为发病高峰年龄。腹泻为水泻,有时呈血性。粪便涂片经染色后可见白细胞,虽然腹痛和肝肿大也很常见,复发后或间歇发作的发热(体温38～40℃)是全身性弯曲菌感染唯一始终有的症状,这种感染还可表现为亚急性细菌性心内膜炎、脓毒性关节炎、脑膜炎及无痛性不明原因发热。

（三）细菌学检查

1. 常规检查　粪便检查可为水样便或为黏液便,镜检可见少量白细胞和红细胞、脓细胞等,血常规可见白细胞总数和中性粒细胞轻度增加。

2. 病原检查

（1）粪便涂片直接检查:经革兰染色或瑞氏染色,在显微镜下可见纤细的"S"形、螺旋形、逗点或海鸥展翅形杆菌,也可采用粪便悬滴,暗视野显微镜观察细菌的动力。

（2）粪便培养:将粪便接种于选择性培养基上,在42℃微氧环境下培养可获得病原菌。

（四）诊断和鉴别诊断

1. 诊断　可通过流行病学史、临床表现及实验室检查做出诊断,即有明确的流行病学接触史,有本病的症状及体征,实验室检查可通过病原分离、PCR等进行诊断。

2. 鉴别诊断

（1）细菌性痢疾:典型菌痢有高热,腹痛、腹泻,脓血便,腹痛位于下腹或左下腹,左下腹明显压痛,且有肠索,伴明显里急后重,粪检有较多脓细胞、吞噬细胞,重者常脱水。这些症状和体征都与本病有区别。

（2）其他细菌所致腹泻:如鼠伤寒、致病性大肠埃希菌、耶尔森菌、亲水气单胞菌及其他厌氧菌等。单从临床有时很难鉴别,应依靠病原学和血清学来确诊。

（3）肠道外感染者:与沙门菌病及布氏菌病要区别。

（五）治疗

按消化道传染病隔离。急性期卧床休息，给予高热量、高营养、易消化的饮食。高热者可予物理降温，腹泻严重并有脱水征患者应补液，维持水和电解质平衡。可选用庆大霉素等氨基糖甘类抗生素、氨苄青霉素等其他敏感抗生素。中枢神经系统感染可选用氨苄霉素和/或氯霉素治疗，疗程2～3周。

（六）病例分析

入院病史：男性，65岁，汉族，已婚，退休工人。因"反复上腹部胀痛于1个月，发热伴腹泻5 d"就诊。

现病史：患者明确非霍奇金淋巴瘤2月余，病理提示中高度分化，B细胞来源。1个月前出现腹部胀痛症状，入院前5 d出现发热，体温最高39.2℃，不伴明显寒战、畏寒，同时出现腹泻，水样便。该患者入院前已进行2次化疗。

查体：T 38.6℃，P 102次/min，R 25次/min，BP 120/70 mmHg。营养中等，浅表淋巴结无肿大。五官端正，扁桃体不大。心肺检查无异常。左上腹轻度压痛，肝脾未触及，无包块，移动性浊音阴性。

实验室检查和辅助检查：血常规示血红蛋白102 g/L，血小板313×10⁹/L，白细胞11.2×10⁹/L（中性粒细胞85%，淋巴细胞8%，单核细胞5%，嗜酸细胞2%）。血生化检查示总蛋白57.8 g/L（白蛋白27.5 g/L，球蛋白30.3 g/L，前白蛋白141.45 mg/L），阴离子间隙8.2 mmol/L，粪常规示黏液状，白细胞（++）。CT检查示胃下段靠胃大弯侧可见1条索状高密度影，腹膜后无淋巴结肿大。B超检查示胆囊稍大，肝、胰、双肾、输尿管、膀胱及前列腺均未见异常，脾脏厚约43 mm。腹腔未见液体或肿块，腹主动脉旁未见增大淋巴结。

初步诊断：①非霍奇金淋巴瘤。②感染性腹泻。

入院后留取粪便及血标本进行培养，同时使用诺氟沙星、蒙脱石散等抗感染止泻治疗。患者正在进行淋巴瘤化疗，同时使用环磷酰胺、长春新碱、泼尼松等。入院即进行血培养及粪便培养，但3 d后回报为阴性结果。追问病史，患者近期曾经给羊接生，且有进食羊肉史，可能感染某些少见病原体，请微生物室进行会诊，并计划针对患者的具体情况进行肠道感染微生物培养。随后即送粪便标本及血样标本急性培养。2 d后血、粪培养示胎儿弯曲菌生长。根据药敏改用氨苄青霉素，5 d后体温恢复正常，腹泻症状消失。

出院诊断：①胎儿弯曲菌感染（血流感染、粪便感染）。②非霍奇金淋巴瘤。

点评：该患者有基础病非霍奇金淋巴瘤，以上腹部疼痛起病，后出现发热及腹泻症状，结合其病史，可以明确其存在感染，但首次培养未明确病原学。详细询问病史，结合其因化疗免疫低下，应针对患者特点进行培养。经培养后明确血流、粪便感染胎儿弯曲菌。因胎儿弯曲菌血流感染与化疗引起的免疫功能低下密切相关，结合该患者病史，应考虑到该病。但仍需要与诸如伤寒等其他引起发热及消化道症状的疾病进行鉴别诊断。该病例粪便培养结果十分重要，考虑到其腹泻较重，门诊即可留取标本进行培养，以尽快进行诊断。

（魏　博）

十三、流感嗜血杆菌血流感染 Bloodstream Infections by *Haemophilus influenza*

（一）流行病学

流感嗜血杆菌（*Haemophilus influenza*, Hi）是一种革兰阴性杆菌，常定植于人类呼吸道，属于条件致病菌，常引起社区获得性肺炎、鼻窦炎和化脓性中耳炎。已经鉴定出 a～f 血清型，其中 b 型（Hib）是和临床最相关的菌株。2019 年 CHINET 数据显示，流感嗜血杆菌在所有的检出病原菌中占 3.85%，位居第七，呼吸道标本检出率高，血液标本中检出率较低。随着抗菌药物的大量使用，流感嗜血杆菌对氨苄西林耐药率呈逐年升高趋势，儿童和成人耐药率分别从 2005 年的 16.4% 和 23% 上升至 2019 年的 71.1% 和 59.7%，给临床抗感染治疗带来很大困难。流感嗜血杆菌血流感染多出现在儿童和老年人，以及恶性肿瘤、糖尿病、长期免疫制剂治疗、HIV 感染等免疫功能受损的患者。感染中毒症状相对较重，严重者可发生感染性休克，死亡率较高。

（二）临床表现

多有寒战、高热，伴全身不适、肌肉及关节疼痛、头痛、心动过速，呼吸急促等症状。部分患者有皮疹、肝脾肿大及神志改变等症状，严重者可引起休克、弥散性血管内凝血（DIC）和多脏器功能衰竭。患者多存在肺、耳、鼻窦、外阴、脑等部位的原发感染。

（三）实验室检查

（1）一般检查：外周血白细胞计数和中性粒细胞比例升高。C 反应蛋白（CRP）、降钙素原（PCT）通常也有明显的上升。

（2）病原学检查：血培养是诊断流感嗜血杆菌血流感染的重要依据，应在抗菌药物应用前、寒战、高热时的不同部位采集血标本，多次送检。骨髓受抗菌药物影响相对较小，有条件的可抽取骨髓代替血培养，或血培养同时加骨髓培养，阳性率更高。肺泡灌洗液、胸腔积液、腹水、脑脊液、关节腔液等体液培养均有检出病原菌的机会。基于细菌 16S rDNA V3～V4 区的高通量测序和宏基因组测序，可在短时间内对病原菌进行准确鉴定，有助于早期诊断。

（3）其他检查：细菌内毒素试验（鲎试验）阳性可提示革兰阴性菌感染可能性大，有助于诊断。原发部位或继发部位感染可行 CT、磁共振成像（MRI）、超声心动图及心电图等检查。

（四）诊断和鉴别诊断

（1）原发血流感染：1 次或 1 次以上血培养检出流感嗜血杆菌，无其他感染部位。

（2）继发血流感染：先于血流感染出现其他部位感染灶，且该感染部位分离出的病原菌与血培养结果均为流感嗜血杆菌，或感染部位培养虽无阳性发现，但血培养分离出的流感嗜血杆菌为此部位感染常见致病菌。

（五）治疗

（1）一般及对症治疗：营养支持，静脉注射免疫球蛋白（IVIG）、胸腺肽，血液净化。合并 DIC 患者予低分子肝素，输血补充凝血因子、纤维蛋白原等。

（2）病原学治疗：氨苄西林曾是治疗流感嗜血杆菌的首选药物，近年来，流感嗜血杆菌对氨苄西林耐药率明显升高，2019 年儿童及成人分离株耐药率均高于 50%。而对三代头孢菌素、碳青霉烯类、阿莫西林/克拉维酸钾、阿奇霉素、左氧氟沙星、氯霉素耐药率均低于 30%。由于细菌的耐药情况不断地变化，应依据当地的药敏情况选用药物，待药敏结果回报，根据患者药敏结果调整。

抗菌药物的疗程一般为2周左右,如有原发或转移性感染灶者可适当延长,常用至体温正常及感染症状、体征消失后5～7 d,合并感染性心内膜炎者疗程为4～6周。

（3）去除感染病灶:脓肿引流,胆道或泌尿道梗阻者解除梗阻。导管相关血流感染者及早去除或更换感染性导管等。

（4）积极防治并发症:脑膜炎患者脱水降颅压以防治脑水肿。

（5）预防:Hib疫苗是预防流感嗜血杆菌感染最有效的方法,但目前我国仍未将其纳入儿童常规免疫规划中。

（六）病例分析

入院病史:女性,62岁,主诉"头疼3 d,发热2 h"。

现病史:患者于2019年7月1日无明显诱因下突然出现右侧头痛,自诉疼痛呈持续性,如针扎样,头痛持续未缓解,7月4日感畏寒、寒战,测体温为40℃,无咳嗽、咳痰,无四肢抽搐,无肢体麻木。头颅CT提示副鼻窦炎,未见出血、占位,尿常规白细胞增多,于7月4日拟"神经血管性头痛,泌尿道感染"收入院。

既往病史:16余年前行子宫切除术,2月余前行左眼白内障手术。

查体:T 40℃,P 70次/min,R18次/min,BP 140/70 mmHg,神志清晰,精神稍差,查体合作,言语清晰、流利,无中枢神经系统病变症状,颈软,双肺呼吸音清晰,未闻及明显干、湿啰音,心率70次/min,律整,心音低钝,无杂音,无病理征。

实验室检查和辅助检查:尿白细胞29/μL,中性粒细胞比例91.1%,PCT 1.54 ng/mL。脑脊液常规及生化无异常。心电图示窦性心律,V_1～V_2 ST-T改变。B超检查示脂肪肝,脾脏增厚。颅脑CT平扫示副鼻窦炎。2019年10月7日血培养报告流感嗜血杆菌感染及金黄色葡萄球菌,考虑到该患者症状阳性菌可能性不大,故请微生物会诊,针对流感嗜血杆菌进行重点药敏试验,药敏提示头孢噻肟、头孢他啶、美罗培南、左氧氟沙星、莫西沙星、氯霉素、阿奇霉素敏感。

诊断:①流感嗜血杆菌血流感染。②副鼻窦炎。③泌尿道感染。④冠状动脉粥样硬化性心脏病心功能Ⅰ级(NYHA分级)。⑤脂肪肝。⑥子宫切除术后。⑦白内障术后(左眼)。

治疗:患者入院后予替卡西林/克拉维酸钾抗感染,药敏结果回报后联用左氧氟沙星6 d后患者体温正常,头疼减轻。

点评:流感嗜血杆菌发生血流感染概率较小,但出现后死亡率较高。该类患者常常出现病情短时间内加重,需要追问患者的流行病学资料,尽可能根据其病史发现可能的感染源或者感染途径,并在出现发热时及时抽取血培养,早期根据患者的症状及实验室检查进行经验性治疗。该患者有副鼻窦炎病史,且查PCT提示血流感染,脾脏增大,在诊断时不能排除流感嗜血杆菌的可能性,在早期经验性治疗上应该覆盖该菌的抗感染药物,并在使用抗生素前留取血培养。

（王建荣　魏　博）

十四、巴尔通体血流感染 Bloodstream Infections by *Bartonella*

（一）流行病学

巴尔通体(*Bartonella*)是一种人畜共患病的病原体,猫、犬、啮齿类动物及人类均可感染。目前已发现近30种巴尔通体及其亚种,其中可致人患病的主要有汉赛巴尔通体(*B.henselae*)、五日热巴尔通体(*B.quintana*)和杆菌样巴尔通体(*B.bacilliformis*),分别导致猫抓病、战壕热、杆菌性血管瘤等。巴尔通体病在世界范围内均有报道，但多为散发。其中欧洲及北美洲报道最多。我国有关巴尔通体病相关报道始于20世纪70年代，江苏、浙江、安徽、湖北、福建、广东、湖南等省均有报道，主要为猫抓病。人群对巴尔通体普遍易感。传播媒介主要有跳蚤、白蛉、恙螨、虱及蜱。目前推测人类巴尔通体病主要是通过皮肤抓伤或伤口处接触了感染媒介的粪便所致。临床表现多样，以淋巴结肿大为主，严重者可出现癫痫、急性溶血性贫血，心内膜炎等。

（二）临床表现

不同巴尔通体感染所致疾病临床表现不尽相同，常见以下几种疾病。

（1）猫抓病：主要表现为局部皮损及伤口引流区淋巴结肿大。少数患者可并发脑病、肝脏肉芽肿、骨髓炎、关节痛、结节性红斑、多形红斑、短暂性斑丘疹、血小板减少性紫癜、内脏紫癜、腮腺肿大等（图18-33至图18-35）。

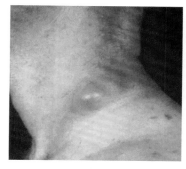
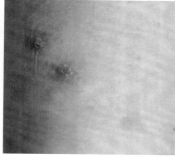
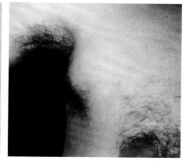

图18-33 颈部淋巴结肿大　　　图18-34 猫抓1周后溃疡　　　图18-35 腋窝淋巴结肿大

（2）战壕热：主要表现为发热，持续5～7 d。头痛，骨骼及肌肉疼痛，以胫骨痛为特征，疼痛持续2～3 d。发病第2～3 d可出现躯干部淡红色斑丘疹，肝脾轻度肿大。治疗不及时可并发心内膜炎、脑膜脑炎、急性肾炎、中耳炎、腮腺炎等。

（3）杆菌性血管瘤：常见于免疫缺陷及免疫功能低下的人，特征表现为皮肤淡红色丘疹，多发，部分患者可自行消退。全身症状有发热、寒战、头痛、食欲减退及体重减轻等。

（三）实验室检查

（1）病原学检查：血培养是诊断巴尔通体血流感染的重要依据，但较难成功。应在抗菌药物应用前、寒战、高热时不同部位采集血标本，多次送检。皮肤、淋巴结及其他器官的活检标本也可检出病原菌。免疫荧光抗体检测及酶免疫学试验检测抗汉赛巴尔通体IgG阳性。近年来，随着实验技术的增进，广谱PCR技术和基因测序已成功用于检测和确诊巴尔通体感染。

（2）其他检查：猫抓病汉赛巴尔通体抗原皮试阳性。累及肝脾时MRI表现为肝脾多发T1WI低信号、T2WI高信号类圆形病灶，边界清楚，增强后可见环形强化。类似恶性征象，但通常不用治疗即可恢复正常。心内膜炎患者超声心动图可见主动脉瓣或二尖瓣上多发赘生物和心脏血流障碍。

（四）诊断和鉴别诊断

（1）诊断：结合患者流行病史、临床表现、1次或多次血培养检出巴尔通体，并排除其他病因明确的疾病。

（2）鉴别诊断：人巴尔通体病临床表现多样，需与淋巴瘤、淋巴结核、慢性淋巴结炎、化脓性肉芽肿、Kaposi肉瘤、皮下肿瘤等区分，同时需与其他病原体所致中枢神经系统及眼部感染相鉴别。

（五）治疗

（1）一般治疗：该病多为自限性疾病，一般2～4个月自愈。以对症支持治疗为主。患者多有发热、食欲减退，需加强营养，物理降温，补充液体，维持水、电解质平衡。淋巴结化脓时可穿刺吸脓，不宜切开引流。

（2）病原学治疗：大部分患者无需抗菌药治疗，但一些免疫功能低下患者可能出现危及生命的并发症，应及时使用抗生素治疗。重症猫抓病患者，可给予红霉素、克拉霉素、阿奇霉素、强力霉素，联合或不联合利福平，治疗周期4～6周。心内膜炎患者用氨基糖苷类至少2周。四环素及氯霉素对战壕热患者治疗有效。杆菌性血管瘤病患者可予红霉素或多西环素，疗程3个月以上。若累及中枢神经系统，可用多西环素联合利福平。

（3）预防：隔离患者，注意个人及集体卫生，除虱除螨，减少猫狗等感染宿主动物的接触等。

（六）病例分析

入院病史：患儿，男性，9岁。2019年8月27日因"发现左上臂及腋窝皮下肿物9 d"入院。

现病史：肿物系偶然发现，无任何前驱症状及伴随症状追问病史，1个月前曾被家猫抓伤过左手，伤后未出现皮疹。

查体：左腋窝及左上臂三角肌内侧缘与肱二头肌之间，肱二头肌尺侧与肱三头肌之间，距离肘关节4 cm处，分别触及3个肿大淋巴结，直径约为1 cm。质中等硬度。边缘不整。与周围组织粘连。有压痛。

实验室检查和辅助检查：结合患儿曾有被猫抓病史，不能排除"猫抓热"可能，入院后进行了血培养，但培养后1周未有明确病原体回报，与微生物室进行联合会诊后，建议将患儿肿大淋巴结进行培养，遂在臂丛麻醉下行左上臂淋巴结切除活检术，并将组织进行培养。培养后第4日，报告为革兰阴性菌，第八日回报为汉塞巴尔通体，且病理检查发现网状细胞肉芽肿改变。

诊断：猫抓热。

治疗：入院后给抗生素治疗后好转出院。

出院诊断：猫抓热。

猫抓病临床上较为少见，1950年，Debre等首先对其进行描述。1992年，通过血清学和微生物学研究发现，汉赛巴尔通体是猫抓病的病原体。约10%的宠物猫及33%的流浪猫血液中携带此种细菌，猫是此菌的健康携带者，可带菌数月至数年，猫之间的感染通过跳蚤进行。小于1岁的宠物猫更易传播此疾病，人类感染途径为被猫抓伤或咬伤。本病最常见的临床表现是局部淋巴结病，发热，身体不适感。本病例有猫咬伤史，症状明显，且培养及基因检测均证实为汉赛巴尔通体感染，故诊断为巴尔通体感染的猫抓病。该病例提示我们在接诊患者时，应详细询问病史，同时需要进行仔细的查体，尽早进行临床诊断，同时留取标本进行培养，治疗同时等待培养结果予以确诊。

（王建荣　魏　博）

—————————————— 参 考 文 献 ——————————————

［ 1 ］ AYOBAMI O, WILLRICH N, REUSS A, et al. The ongoing challenge of vancomycin-resistant *Enterococcus faecium* and *Enterococcus faecalis* in Europe: an epidemiological analysis of bloodstream infections［ J ］. Emerg Microbes Infect, 2020, 9(1): 1180−1193.

［ 2 ］ BAKER-AUSTIN C, OLIVER JD. Rapidly developing and fatal Vibrio vulnificus wound infection［ J ］. IDCases, 2016, 6: 13.

［ 3 ］ BEGANOVIC M, LUTHER MK, RICE LB, et al. A review of combination antimicrobial therapy for *Enterococcus faecalis* bloodstream infections and infective endocarditis［ J ］. Clin Infect Dis, 2018, 67(2): 303−309.

［ 4 ］ CENTERS FOR DISEASE CONTROL AND PREVENTION (CDC). Vibrio vulnificus infections associated with eating raw oysters: los Angeles, 1996［ J ］. MMWR Morb Mortal Wkly Rep, 1996, 45(29): 621−624.

［ 5 ］ COOMBGW, PEARSON JC, DALEY DA, et al. Molecular epidemiology of enterococcal bacteremia in Australia ［ J ］. J Clin Microbiol. 2014. 52(3): 897−905.

［ 6 ］ DHAPPLE W, MARTELL J, WILSON JS, et al. A Case Report of Salmonella muenchen Enteritis Causing Rhabdomyolysis and Myocarditis in a Previously Healthy 26-Year-Old Man［ J ］. Hawaii J Med Public Health.2017; 76(4): 106−109.

［ 7 ］ DUELL BL, SU YC, RIESBECK K. Host-pathogen interactions of nontypeable Haemophilus influenzae: from commensal to pathogen［ J ］. FEBS Lett, 2016, 590(21): 3840−3853.

［ 8 ］ FREEMAN JT, BLAKISTON MR, ANDERSON DJ. Hospital-onset MRSA bacteremia rates are significantly correlated with sociodemographic factors: a step toward risk adjustment［ J ］. Infect Control Hosp Epidemiol, 2018, 39(4): 479−481.

［ 9 ］ GIULIANO S, CACCESE R, CARFAGNA P, et al. Endocarditis caused by nutritionally variant streptococci: a case report and literature review［ J ］. Infez Med, 2012, 20(2): 67−74.

［10］ GIVENS CE, BOWERS JC, DEPAOLA A, et al. Occurrence and distribution of Vibrio vulnificus and Vibrio parahaemolyticus: potential roles for fish, oyster, sediment and water［ J ］. Lett Appl Microbiol, 2014, 58(6): 503−510.

［11］ HAENEN OLM, VAN ZANTEN E, JANSEN R, et al. Vibrio vulnificus outbreaks in Dutch eel farms since 1996: strain diversity and impact［ J ］. Dis Aquat Organ, 2014, 108(3): 201−209.

［12］ JALALVAND F, RIESBECK K. Update on non-typeable Haemophilus influenzae-mediated disease and vaccine development［ J ］. Expert Rev Vaccines, 2018, 17(6): 503−512.

［13］ JANDA JM, NEWTON AE, BOPP CA. Vibriosis［ J ］. Clin Lab Med, 2015, 35(2): 273−288.

［14］ KANG YX, ZHOU Q, CUI JC. Pharmacokinetic/pharmacodynamic modelling to evaluate the efficacy of various dosing regimens of ceftazidime/avibactam in patients with pneumonia caused by Klebsiella pneumoniae carbapenemase (KPC)-producing K. pneumoniae: a multicentre study in Northern China［ J ］. J Glob Antimicrob Resist, 2021, 27: 67−71.

［15］ KHAN FY, AL-ANI A, ALI HA. Typhoid rhabdomyolysis with acute renal failure and acute pancreatitis: a case report and review of the literature［ J ］. Int J Infect Dis. 2009; 13(5): e282−e285.

［16］ KIM GW, PARK HJ, KIM HS, et al. Bullae and sweat gland necrosis in the differential diagnosis for Vibrio vulnificus infection in an alcoholic patient［ J ］. J Korean Med Sci, 2011, 26(3): 450−453.

［17］ KIM SY, CHO SI, BANG JH. Risk factors associated with bloodstream infection among patients colonized by multidrug-resistant *Acinetobacter baumannii*: a 7-year observational study in a general hospital［ J ］. Am J Infect Control, 2020, 48(5): 581−583.

［18］ KLONTZ KC, LIEB S, SCHREIBER M, et al. Syndromes of Vibrio vulnificus infections. clinical and epidemiologic features in Florida cases, 1981−1987［ J ］. Ann Intern Med, 1988, 109(4): 318−323.

［19］ LEE TH, CHA SS, LEE CS, et al. Cross-protection against Vibrio cholerae infection by monoclonal antibodies against Vibrio vulnificus RtxA1/MARTX Vv［ J ］. Microbiol Immunol, 2016, 60(11): 793−800.

［20］ LI H, TANG R, LOU Y, et al. A comprehensive epidemiological research for clinical Vibrio parahaemolyticus in Shanghai［ J ］. Front Microbiol, 2017, 8: 1043.

［21］ LILLIE PJ, JOHNSON G, IVAN M, et al. Escherichia coli bloodstream infection outcomes and preventability: a six-month prospective observational study［ J ］. J Hosp Infect, 2019, 103(2): 128−133.

［22］ MIKKELSEN L, THEILADE E, POULSEN K. *Abiotrophia* species in early dental plaque［ J ］. Oral Microbiol Immunol, 2000, 15(4): 263−268.

［23］ NIU TS, LUO QX, LI YQ, et al. Comparison of Tigecycline or Cefoperazone/Sulbactam therapy for bloodstream infection due to Carbapenem-resistant *Acinetobacter baumannii*［ J ］. Antimicrob Resist Infect Control, 2019, 8: 52.

［24］ PARKINS MD, GREGSON DB, PITOUT JDD, et al. Population-based study of the epidemiology and the risk factors for Pseudomonas aeruginosa bloodstream infection[J]. Infection, 2010, 38(1): 25-32.

[25] SANDERS WE Jr, SANDERS CC. Enterobacter spp.: pathogens poised to flourish at the turn of the century[J]. Clin Microbiol Rev, 1997, 10(2): 220-241.

[26] SATO S, KANAMOTO T, INOUE M. *Abiotrophia* elegans strains comprise 8% of the nutritionally variant streptococci isolated from the human mouth[J]. J Clin Microbiol, 1999, 37(8): 2553-2556.

[27] TIAN XL, HUANG CW, YE XL, et al. Carbapenem-resistant Enterobacter cloacae causing nosocomial infections in southwestern China: molecular epidemiology, risk factors, and predictors of mortality[J]. Infect Drug Resist, 2020, 13: 129-137.

[28] TONG SYC, DAVIS JS, EICHENBERGER E, et al. *Staphylococcus aureus* infections: epidemiology, pathophysiology, clinical manifestations, and management[J]. Clin Microbiol Rev, 2015, 28(3): 603-661.

[29] VIVIER PH, SALLEM A, BEURDELEY M, et al. MRI and suspected acute pyelonephritis in children: comparison of diffusion-weighted imaging with gadolinium-enhanced T1-weighted imaging[J]. Eur Radiol, 2014, 24(1): 19-25.

[30] WANG S, XIAO SZ, GU FF, et al. Antimicrobial susceptibility and molecular epidemiology of clinical Enterobacter cloacae bloodstream isolates in Shanghai, China[J]. PLoS One, 2017, 12(12): e0189713.

[31] ZAIDENSTEIN R, MILLER A, TAL-JASPER R, et al. Therapeutic management of Pseudomonas aeruginosa bloodstream infection non-susceptible to carbapenems but susceptible to "old" cephalosporins and/or to penicillins [J]. Microorganisms, 2018, 6(1): 9.

[32] ZHANG YY, DU MM, CHANG Y, et al. Incidence, clinical characteristics, and outcomes of nosocomial *Enterococcus* spp. bloodstream infections in a tertiary-care hospital in Beijing, China: a four-year retrospective study [J]. Antimicrob Resist Infect Control, 2017, 6: 73.

[33] 艾敏,王树坤.全球伤寒与副伤寒流行情况、危险因素和预防策略[J].中国公共卫生,2019,35(2):250-256.

[34] 曹培,杨勇,张志勇.耐碳青霉烯类肺炎克雷伯菌血流感染患者死亡危险因素分析[J].医药导报,2021,40(8):1048-1052.

[35] 陈佰义,何礼贤,胡必杰,等.中国鲍曼不动杆菌感染诊治与防控专家共识[J].中国医药科学,2012,2(8):3-8.

[36] 陈琦,杨德全,李凯航,等.巴尔通体感染哺乳动物的研究进展[J].上海畜牧兽医通讯,2017(2):22-24.

[37] 陈云波,嵇金如,应超群,等.2018至2019年度全国血流感染细菌耐药监测报告[J].中华临床感染病杂志,2021,14(1):32-45.

[38] 高杰英,王缚鲲,顾江,等.粪肠球菌和屎肠球菌耐药性分析[J].解放军医药杂志,2019,11:37-42.

[39] 洪广亮,卢中秋.慢性肝病患者并发创伤弧菌脓毒症研究现状[J].中国微生态学杂志,2007,19(2):236-237,241.

[40] 侯水平,陈守义.胎儿弯曲菌的感染现状、检测方法和分子分型的研究进展[J].中国人兽共患病学报,2014,30(1):85-88.

[41] 侯水平,屈平华,伍业健,等.2012—2013年9例胎儿弯曲菌感染的鉴定及分离株的多位点序列分型分析[J].中华预防医学杂志,2015,49(8):744-746.

[42] 胡付品,郭燕,朱德妹,等.2020年CHINET中国细菌耐药监测[J].中国感染与化疗杂志,2021,21(4):377-387.

[43] 李和禹,高小平,王举.以急性胆管炎为首发症状的肝脏猫抓病1例报告[J].临床肝胆病杂志,2020,36(5):1122-1124.

[44] 李兰娟,任红.传染病学[M].8版.北京:人民卫生出版社,2013.

[45] 李小丽,阴赪宏.对巴尔通体感染的临床认识[J].中国病原生物学杂志,2012,7(11):872-875.

[46] 栗冬梅.一群古老又新鲜的致病菌:巴尔通体[J].中国媒介生物学及控制杂志,2016,27(1):84-88.

[47] 刘华伟,王晓蕾,郭元彪,等.成都地区成人下呼吸道流感嗜血杆菌感染的研究[J].中华检验医学杂志,2017,40(11):865-870.

[48] 刘晶,徐先荣,付兆君.飞行员感染伤寒一例[J].中华航空航天医学杂志,2006,17(4):322.

[49] 刘少漫,黄旭东,陈开典,等.肺炎克雷伯菌血流感染的临床特征及死亡危险因素分析[J].中国医药科学,2021,11(9):9-14.

[50] 卢中秋,周铁丽,胡国新,等.创伤弧菌的致病性及抗菌药物的治疗作用[J].中华急诊医学杂志,2003,12(8):525-526,577.

[51] 陆方,詹松华,杨烁慧.猫抓病的影像学进展[J].中国医学计算机成像杂志,2015,21(5):497-500.

[52] 马林浩,林兆奋,杨兴易.重症加强治疗病房内阴沟肠杆菌感染临床分析[J].中国呼吸与危重监护杂志,2010,9(4):432-434.

[53] 马玉英,卢立英,李红英.副溶血弧菌性肠炎24例[J].中华内科杂志,1998,37(4):241.

[54] 缪柯淳,苏青青,张新月,等.铜绿假单胞菌血流感染251例临床分析[J].中国感染与化疗杂志,2018,18(6):568-573.

[55] 耐氧西林金黄色葡萄球菌感染防治专家委员会.耐甲氧西林金黄色葡萄球菌感染防治专家共识 2011年更新版[J/CD].中华实验和临床感染病杂志:电子版,2011,5(3):372-384.

[56] 耐氧西林金黄色葡萄球菌感染防治专家委员会.耐甲氧西林金黄色葡萄球菌感染防治专家共识 2011年更新

版［J/CD］.中华实验和临床感染病杂志：电子版,2011,5（3）:372-384.

［57］ 丘丹萍,秦雪,梁婵,等.肺炎链球菌引起血流感染的临床特征及耐药性分析［J］.世界最新医学信息文摘（连续型电子期刊）2021,21（10）:8-10.

［58］ 史贤明.食品安全与卫生学［J］.北京:中国农业出版社,2009.

［59］ 唐虹,徐仲兰,孔科,等.胎儿弯曲菌PCR检测方法的建立及其初步应用［J］.中国人兽共患病学报,2019,35（8）:694-698.

［60］ 陶墨奎,李强.一例婴幼儿感染乙型副伤寒沙门氏菌的调查报告［J］.中国农村卫生,2017,24（126）:68.

［61］ 王天姝,姜洪旭,李茗,等.对1例单核细胞增生性李斯特菌所致败血症患者进行诊治的经验总结［J］.当代医药论丛,2019,17（13）:212-213.

［62］ 王晓娟,赵春江,李荷楠,等.2011年、2013年和2016年医院内获得性血流感染常见病原菌分布及其耐药性分析［J］.生物工程学报,2018,34（8）:1205-1217.

［63］ 卫颖珏,杨海慧,秦娟秀.16S rRNA测序法鉴定致皮下软组织感染的毗邻颗粒链菌一例［J］.检验医学,2015,30（7）:772-773.

［64］ 吴昊,刘泉波,郑锐.肠球菌血流感染研究进展［J］.中国微生态学杂志,2019,02:246-249.

［65］ 吴军华,季伟,陶云珍,等.2006—2007年苏州地区儿童呼吸道感染流感嗜血杆菌分布及耐药性分析［J］.临床儿科杂志,2010,28（2）:131-134.

［66］ 吴玲玲,田玉静,李震,等.颗粒链球菌属鉴定方法及临床感染的研究进展［J］.实用医药杂志,2017,34（12）:1132-1133,1137.

［67］ 夏飞,秦涛,张明伟,等.产ESBL大肠埃希菌致血流感染的临床特征及危险因素分析［J］.中国医院药学杂志,2020,40（3）:305-309.

［68］ 肖科,曹汴川,钟利,等.猫抓病15例的临床分析［J］.中国感染与化疗杂志,2020,20（2）:142-145.

［69］ 肖元宏,刘贵麟.儿童猫抓病1例.军医进修学院学报［J］,2000,21（3）:189,195.

［70］ 阳波,廖巧红,阚飙,等.2014年全国伤寒/副伤寒流行病学特征及西南5个省份空间聚类分析［J］.疾病监测,2018,33（12）:1009-1013.

［71］ 杨建伟.单核细胞增生性李斯特菌最新研究进展［J］.齐鲁医学杂志,2013,28（5）:465-467.

［72］ 杨小敏,陈海.新亚型胎儿弯曲菌引起败血症1例报告［J］.中国病原生物学杂志,2008,3（1）:79.

［73］ 杨小冉,刘起勇.猫抓病的实验室诊断研究进展［J］.中国公共卫生,2007,23（3）:367-369.

［74］ 张爱勤,李莉莉,王鹏飞,等.我国战壕热流行特征及其研究进展［J］.解放军预防医学杂志,2020,38（4）:73-76.

［75］ 张婷,杨梦华.副溶血弧菌的毒力基因表达调控的分子机制［J］.微生物学报,2020,60（7）:1345-1357.

［76］ 赵大伟,李宏军.AIDS并发杆菌性血管瘤病的临床及影像学表现［J］.放射学实践,2009,24（10）:1072-1074.

［77］ 赵薇,刘桂华,王艳秋,等.食品中单核细胞增生李斯特菌污染及耐药状况调查［J］.中国卫生检验杂志,2012,22（6）:1394-1395.

［78］ 中华人民共和国国家卫生部,解放军总后勤部卫生部.产NDM-1泛耐药肠杆菌科细菌感染诊疗指南（试行版）［J］.传染病信息,2010,23（06）:1733-1736.

第十九章·高致病菌血流感染

Bloodstream Infections by High Pathogenic Bacteria

第一节 A类致病菌血流感染

Bloodstream Infections by Type A Pathogenic Bacteria

一、炭疽杆菌血流感染 Bloodstream Infections by *Bacillus anthracis*

炭疽芽孢杆菌（*Bacillus anthracis*）是一种人畜共患病病原体,致病力强,且可产生芽孢,环境抵抗力亦强,被美国CDC划分为A类病原菌并可加工成为生物战剂用于战争或生物恐怖袭击。人感染炭疽芽孢杆菌以皮肤炭疽居多,亦有表现为肺炭疽、肠炭疽、炭疽杆菌脑膜炎、败血症型炭疽等。目前在亚洲、非洲及拉丁美洲的畜牧业地区仍有流行,2019年我国共发生炭疽病例297例,死亡1人。该菌毒力及抵抗力强大,操作应按照GB 19489和《人间传染的病原微生物名录》要求执行。

（一）发病机制

炭疽芽孢杆菌致病性在于外毒素及荚膜,外毒素包括水肿因子、致死因子及保护性抗原。繁殖体或芽孢通过破损皮肤接触、气溶胶吸入或服食侵入机体后可在皮肤或黏膜开始增殖,产生大量外毒素及荚膜来抗免疫细胞吞噬。外毒素可导致组织坏死水肿及出血性浸润,毒素还可损伤血管内皮细胞,导致弥散性血管内凝血及感染性休克,同时还可沿血液循环导致全身性播散,产生败血型炭疽和其他继发性炭疽。

（二）临床表现

（1）败血症型炭疽:高热、寒战、感染性休克与弥漫性血管内凝血表现,皮肤出现出血点或大片淤斑,各类腔道出血,迅速出现呼吸与循环衰竭。多继发于其他器官炭疽,也可能直接发生。

（2）皮肤炭疽:暴露部位的局部皮肤出现斑疹、丘疹、水疱,周围组织肿胀及浸润,继而中央坏死形成黑色焦痂,焦痂周围皮肤发红、肿胀,疼痛不显著。典型皮肤损害表现为具有黑痂的浅溃疡,周边有小水疱,附近组织较为广泛的非凹陷性水肿。患者多出现发热、头痛、关节痛、全身不适及局部淋巴结和脾肿大等症状和体征。

（3）肠炭疽:发热,腹胀,腹部剧烈疼痛,腹泻,通常为血样便或血水样便。可有恶心、呕吐,呕吐物中可含血液及胆汁。可伴有消化道以外症状和体征。

（4）肺炭疽:高热,呼吸困难,可有胸痛及咳嗽,咳极黏稠血痰。肺部体征常只有散在的细湿啰音。胸部X线的主要表现为纵隔影增宽,胸腔积液。

（5）脑膜炎型炭疽:剧烈头痛,呕吐,颈项强直,继而出现谵妄、昏迷、呼吸衰竭,脑脊液多为血性。

（三）实验室检查

1.血常规　多提示白细胞明显升高,可达$(10\sim20)\times10^9/L$,甚至达到$(60\sim80)\times10^9/L$,以中性粒细胞为主,涂片可见核左移。

2.血培养　对怀疑炭疽血流感染的患者,静脉采血$8\sim10$ mL注入需氧瓶中,置血培养,若有菌生长,血培养仪会发出阳性报警,应及时进行如下检验。

（1）免疫学检验:需采集患者急性期和恢复期的双份血清进行检测。急性期血清应在首次检视患者时采集,血清分离后首先取少量进行一次抗体检测,其余置20℃以下保存,待获得恢复期血清后,2份血清再一同进行抗体检测。可采用酶联免疫吸附试验、免疫层析法或其他免疫学方法进行检测。

（2）分子生物学检验:可从标本中检测炭疽芽孢杆菌核酸,以炭疽芽孢杆菌毒素基因及荚膜合成相关基因作为目标基因,也可选择其他特异性基因。目前已有商品试剂盒。

对疑似其他炭疽,取皮肤渗出物、痰、脑脊液,镜下可见革兰染色阳性粗大杆菌,两端平截,排列似竹节状或长链状,可形成芽孢。芽孢呈椭圆形,位于菌体中央,其宽度小于菌体的宽度。荚膜染色可见荚膜。培养可见有炭疽芽孢杆菌生长,可用噬菌体及核酸鉴定予以明确。

3.抗原　以患者病灶分泌物、血、脑脊液、痰、呕吐物、粪便等为标本,可用免疫层析法、ELISA或其他免疫学方法进行检测。

（四）诊断

疑似炭疽芽孢杆菌血流感染患者,诊断如下。

（1）患者临床表现典型。

（2）血常规白细胞常升高,但重症患者可白细胞正常或降低。

（3）若血液细菌分离培养获得炭疽芽孢杆菌即可确诊。若患者临床症状高度疑似炭疽芽孢杆菌血流感染,经血液分子生物学检测发现炭疽芽孢杆菌基因片段,可诊断炭疽芽孢杆菌血流感染,具体可参照具体可参照《WS 283—2020炭疽诊断》。

（五）治疗

炭疽芽孢杆菌多对青霉素类抗生素敏感,既往多推荐青霉素为首选治疗药物,但在生物恐怖袭击中亦有分离出对青霉素敏感减弱的菌株,根据美国CDC指南推荐环丙沙星或多西环素治疗,若后续药敏试验提示对青霉素敏感可选用青霉素类药物。联用利奈唑胺和克林霉素可抑制毒素产生,必要时可加用抗炭疽血清。

（六）病例分析

简要病史:男性,65岁,家住伊朗呼罗珊省南部,独居,失明,有慢性阻塞性肺疾病（chronic obstructive pulmonary disease,COPD）病史,家中饲养家畜,包括绵羊及山羊,但自诉饲养动物均健康。1周前出现轻度发热、呼吸困难、咳非血性痰,伴厌食和肌痛,门诊予抗感染治疗无效。转送省医疗中心,查体:BP 120/80 mmHg, R 24/min, P 90次/min, T 37.6℃,面部及四肢无皮疹、溃疡、坏死,皮肤无黄疸;肺部听诊呼吸音粗,无脑膜刺激症状。当日行胸部X线正常,血常规示白细胞$7.3\times10^9/L$,中性粒细胞比例85%,血红蛋白132 g/L,血细胞比容42.2%,血小板$137\times10^9/L$,红细胞沉降率19 mm/h,CRP 2+,尿液分析正常。考虑为慢性阻塞性肺疾病加重期或肺炎。静脉注射头孢曲松和阿奇霉素3 d无好转,出现意识模糊伴嗜睡,无颈项强直,家属拒绝行腰椎穿刺。复查胸部X线示右肋膈角变钝,纵隔增宽,双下肺实变。

血培养结果：入院当日抽血培养，次日血培养仪阳性报警，取培养物涂片染色，提示存在革兰阳性链球菌，培养物接种血琼脂平板有乳白色粗糙纹理，边缘不规则的菌落生长，无溶血现象，进一步通过动力试验、明胶水解、青霉素敏感性试验、串珠试验、糖发酵等多项微生物酶代谢试验，强烈考虑炭疽芽孢杆菌。于入院第三日报告临床。患者的血液和肺部分泌物标本被送到国家参考实验室进行重复培养及PCR检测，确证为炭疽芽孢杆菌。

治疗及转归：微生物检查结果证实了呼吸道炭疽且继发血流感染，抗生素改为环丙沙星400 mg q12 h iv.，克林霉素600 mg q8 h iv.，青霉素200万U q2 h iv.。患者随后出现黄疸，肝酶升高，血红蛋白、血细胞比容、血小板明显下降，并伴有呼吸窘迫和脓毒症表现，治疗1周后死亡。

点评：这是一例由肺炭疽继发炭疽芽孢杆菌血流感染的病例，接诊医务人员及时抽取血培养并在培养揭晓后根据指南更换了敏感抗生素治疗，但仍不能挽回患者生命。此前，伊朗东南部（呼罗珊地区）曾被证明是该国的炭疽疫源地之一，且患者又有明确饲养羊等食草动物史，是否能在第一时间考虑炭疽可能并予经验性抗炭疽治疗，或第一时间行抗原、抗体或分子生物学检查予以明确故有待商榷。

（钟驾云　魏　博）

二、鼠疫耶尔森菌血流感染 Bloodstream Infections by *Yersinia pestis*

鼠疫在世界范围内流行，是我国甲类传染病，也是国际检疫的重大传染病，传染性强且致死率高，容易酿成大流行，世界至今已发生过3次大流行。近年因为防控得当，全球鼠疫报告病例数持续下降，但仍有零星散发。自2001年以来，各国已向世界卫生组织报告14起重大疫情。我国目前存在着12种类型的鼠疫自然疫源地，主要在西藏和青海，其他地区也有散发，2019年报告发病5例，死亡1例。临床可分为腺鼠疫、肺鼠疫、脓毒症型鼠疫及其他类型鼠疫等。脓毒症性鼠疫早期的血有传染性。腺鼠疫仅在脓肿破溃后或被蚤吸血时才起传染源作用。在没有治疗的情况下，75%感染腺鼠疫的患者会死亡，感染肺鼠疫则100%会死亡。

（一）发病机制

鼠疫病原体主要为鼠疫耶尔森菌（*Yersinia pestis*），其可产生荚膜以抗吞噬，毒力V/W抗原（蛋白质/脂蛋白抗原）、鼠毒素及内毒素均参与组织损害。鼠疫耶尔森菌一般通过破损皮肤接触、鼠蚤叮咬或者经呼吸道或消化道进入机体，在局灶增殖后循淋巴管入侵淋巴结，引起原发性出血性坏死性淋巴结炎。病菌释放毒素可引起全身毒血症状。病菌进入血液循环，在其内大量繁殖引起脓毒症，可有感染性休克及播散性血管内凝血。病原体从呼吸道侵入则引起原发性肺鼠疫、出血性支气管炎、坏死性肺炎、出血坏死性肺门淋巴结炎及纤维素性出血性胸膜炎。

（二）临床表现

鼠疫耶尔森菌血流感染的潜伏期为2～8 d，有预防接种者可延至9～12 d。

1. 脓毒症型鼠疫　也称暴发性鼠疫，可分继发和原发，该型鼠疫病情发展迅速，短时间内出现全身中毒症状、高热或体温不升、出血、神志不清、谵妄或昏迷。患者常数日内死亡。血培养可见鼠疫耶尔森菌生长，甚至直接涂片也可见细菌。此型亦可因严重循环衰竭皮肤黑紫色（图19-1）而被称为黑死病。

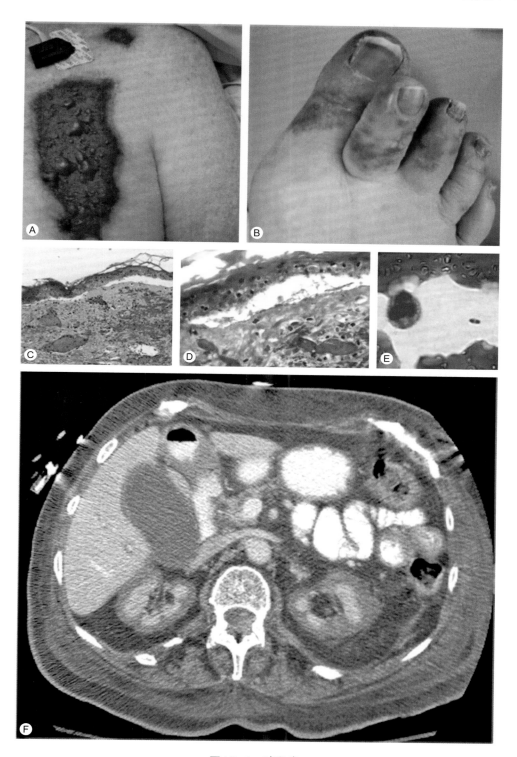

图 19-1 腺鼠疫

A. 患者的胸部和上肢（仅胸部病变）出现坏死性皮肤斑块，示周围红斑；B. 患者右脚趾出现紫色坏疽；
C. 患者最初的外周血涂片每3～5个视野中大约包含1种双极染色细菌（×40）；D. 胸部病变的穿刺活检示
表皮真皮脱离，伴有明显的红细胞外渗和皮肤紫癜，真皮坏死（×200）；E. 三色染色示浅表血管中存在纤维
蛋白血栓（×400），细菌特殊染色（芽孢染色）为阴性；F. 腹部CT扫描显示双侧肾皮质坏死

2. 肺鼠疫　多由腺鼠疫经血流扩散至肺,也有吸入鼠疫菌所致,高热和全身中毒症状明显,随后出现胸痛、咳嗽,痰为大量脓性血痰。呼吸困难与发绀迅速加重。肺部可以闻及湿啰音,呼吸音减低,体征与症状常不相称。重症患者预后较差,易发生多器官衰竭而危及生命。

3. 腺鼠疫　最多见,常发生于流行初期。急起寒战、高热、头痛、乏力、烦躁不安、皮肤淤斑、出血,局部淋巴结肿痛,在蚤咬处可出现溃疡或焦痂。由于淋巴结及周围组织炎症,剧烈疼痛患者拒触摸,呈强迫体位。如不及时治疗,肿大的淋巴结迅速化脓、破溃,于3～5 d内因继发肺炎或脓毒症死亡。治疗及时或病情轻缓者,肿大的淋巴结逐渐消散、伤口愈合而康复。

4. 肠鼠疫　多因食用鼠疫病死动物而感染。除有鼠疫的全身症状外,还表现频繁呕吐及腹泻,一昼夜可达数十次,吐泻物中常有血液和黏液混合物,排便时腹痛,常伴有大网膜淋巴结肿胀,从吐泻物中可检出鼠疫菌。

5. 脑膜炎型鼠疫　脑膜炎型鼠疫多继发于脓毒症型鼠疫,具有严重的中枢神经系统症状。如剧烈头痛、昏睡、颈项强直、谵语、妄动、呕吐频繁,巴氏征和克氏征阳性,颅内压增高,脑脊液中可检出鼠疫菌。

6. 眼鼠疫　除具有鼠疫的全身感染症状之外,具有严重的上下眼睑水肿等重症结膜炎表现。

7. 皮肤鼠疫　除全身感染症状之外,皮肤出现剧痛性红色丘疹,其后逐渐隆起,形成血性水疱,周边呈灰黑色,基底坚硬。水疱破溃后创面也呈灰黑色。

（三）实验室检查

1. 血象　血常规白细胞明显升高,可达$(20～30)×10^9$/L,以中性粒细胞为主,涂片可见核左移。可有轻至中度贫血及血小板降低。

2. 细菌学检查　是确诊本病的依据。对怀疑鼠疫血流感染的患者,应立即采取血培养。若怀疑其他部位感染,应采集患者的淋巴结穿刺液、痰液、咽部或眼分泌物等。

3. 阳性血培养物病原体的分子生物学检测方法　① 上述样本中针对鼠疫菌 *caf1* 及 *pla* 基因的PCR扩增阳性,同时各项对照成立。② 上述标本中使用胶体金抗原检测、酶联免疫吸附试验或反相血凝试验中任何一种方法,检出鼠疫F1抗原。

4. 血清学检查　检测特异性F1抗体,急性期滴度>1∶100,或2次(急性期及间隔2周后)血清抗体滴度呈4倍以上升高,均有诊断价值。

（四）诊断

1. 流行病学资料　患者有流行病学接触史,发病前10 d内到过鼠疫流行区,接触过疫源动物、动物制品或鼠疫患者。

2. 临床表现　起病急骤,病情迅速加重,高热或体温不升、出血、神志不清等症状,或有咳嗽、胸痛、咳血性痰及呼吸困难等表现;或有高热、严重毒血症症状、皮肤瘀点等脓毒血症表现,均应怀疑为鼠疫。

3. 实验室检查

（1）血常规白细胞常升高(但重症患者可白细胞正常或降低)。

（2）血培养检出鼠疫耶尔森菌,即可确诊。

（3）经血液分子生物学检测发现鼠疫耶尔森菌基因片段,可诊断鼠疫耶尔森菌血流感染,具体可参照《WS 279—2008鼠疫诊断标准》。

（五）治疗

鼠疫的治疗仍以链霉素为首选，并强调早期、足量、总量控制的用药策略。用量根据病型不同、疫源地不同而异。脓毒症型鼠疫和肺鼠疫用药量大，腺鼠疫及其他各型鼠疫用药量较小。为了达到更好的预后，常常联合其他类型抗生素，如喹诺酮、多西环素、β-内酰胺类或磺胺类等。若因过敏等原因不能使用链霉素者，可考虑选用庆大霉素、氯霉素、四环素、多西环素、环丙沙星等。

（六）病例分析

入院病史：女性，79岁，家住美国加利福尼亚州乡村地区，因被邻居发现精神状况改变而被送往当地医院，既往有腰椎退行性疾病导致下腰痛而行动不便。患者有一处房产处于鼠疫疫源地且附近有鼠类出没。查体：神志清楚，T 38.2℃，P 110次/min，BP 121/60 mmHg，室内空气血氧饱和度为80%。肺部听诊左下肺爆裂音。腹部柔软，肠鸣音正常，无淋巴结肿大。神经查体无异常。胸片示左下肺不张。考虑社区获得性肺炎予头孢曲松、氨苄西林/舒巴坦、左氧氟沙星抗感染，病情稍有缓解，但入院后48 h患者逐渐出现肾功能衰竭加重（血清肌酐371 μmol/L）、酸中毒和血小板减少症（$54×10^9$/L）。

入院第3日转入上级医院治疗，予以气管插管和血流动力学支持，并初步诊断为血栓性血小板减少性紫癜，并开始血浆置换。患者的胸部和上肢周围出现红色斑疹，足趾末端坏疽，病理学检查示皮肤坏死、急性炎症、小血管血栓形成；腹部CT示双肾皮质坏死。

第4日抽血培养，次日血培养仪阳性报警，培养物涂片染色提示有革兰阳性杆菌，报告临床为污染菌，临床医师考虑患者所居住地区为鼠疫流行区，且有鼠类接触史，与实验室联系重新复检，第6日才被修正为革兰阴性杆菌，经自动生化分析仪（VITEK）鉴定提示鼠疫耶尔森菌、API试剂条（肠道菌群鉴定试剂条）为大肠埃希菌或变形杆菌。标本先送入上级医院后送圣迭戈县公共卫生实验室确认，第9日由圣迭戈县公共卫生实验室通过直接荧光抗体检测和PCR鉴定为鼠疫耶尔森菌。

实验室检查：血常规示白细胞增多（$46.80×10^9$/L，19%为杆状核），肾功能不全（血清肌酐168 μmol/L），转氨酶升高（AST 336 U/L，ALT 59 U/L）。血液培养结果为鼠疫耶尔森菌。

治疗：鼠疫诊断明确，调整治疗方案，予美罗培南和庆大霉素抗感染并予血浆置换。经抗菌治疗10 d后病情仍无好转，予血液透析后仍死于尿毒症。

点评：由于实验室检验人员将血培养标本阳性培养物涂片镜检革兰阴性杆菌误检为革兰阳性杆菌，并以"污染菌"报告。临床医师考虑检验结果与患者临床表现不符，立即与实验室沟通，让检验人员对血标本重新鉴定，才被确定为鼠疫耶尔森菌，因此检验结果延长，导致患者无法及时治疗而发生严重的后果。在诊断血流感染疾病中，临床医师与实验室人员沟通非常重要。

（钟驾云　魏　博）

三、土拉热弗朗西丝菌血流感染 Bloodstream Infections by *Francis tulare*

土拉热弗朗西丝菌（*Francis tulare*）是一种自然疫源性病原体，为兔热病的致病菌，可感染多种野生动物并可传染给其他动物和人类，最大保菌宿主是野兔群。多发生在北半球的多数国家，流行于北纬30°～71°地区，我国并非主要流行区，但我国新疆的阿拉木图、阿勒泰地区均有本病报告。兔热病被我国列为进境动物Ⅱ类传染病,具有高度传染性,小于10个细菌即能致病,产生飞沫或气溶胶的操作需在3级生物安全条件下进行。临床分为溃疡腺型/腺型、胃肠型、肺型、伤寒型、眼腺型及咽腺型。

(一)发病机制

多通过昆虫叮咬或皮肤损伤侵入人体,吸入或摄入也可导致感染,患者多于2~5 d内(1~10 d)局部形成红色有触痛的溃疡,随后顺淋巴管播散至局部淋巴结,引起炎症反应。细菌被吞噬细胞吞噬后,不一定被杀灭,且可随吞噬细胞进入血液循环引起菌血症,并侵入全身网状内皮系统。病原菌由呼吸道吸入后,可被肺泡内的巨噬细胞吞噬,若在肺泡内不被消灭,则病原菌繁殖后周围可出现炎症反应,纵隔淋巴结常肿大。肉眼可见散在的斑片状支气管肺炎,某些可相互融合。单核细胞浸润伴化脓性肉芽肿是兔热病的特征性病理表现。

(二)临床表现

潜伏期1~10 d,平均3~5 d。急性起病,突发寒战、高热,体温达39~40℃,伴疲劳乏力、头痛、肌肉疼痛和盗汗。热程可持续1~2周,甚至迁延数月。肝脾及淋巴结肿大。根据本菌的侵入途径不同可分为下列类型。

(1)伤寒型:较少见,占5%~15%,起病急,剧烈头痛,寒战及高热,体温可达40℃以上,热程1~2周,伴大汗、肌肉关节疼痛和肝脾肿大。多无局部病灶。血培养可呈阳性。

(2)胃肠型:主要表现为腹部阵发性钝痛,恶心呕吐,肠道可见溃疡形成,伴肠系膜淋巴结肿大,偶致腹膜炎。症状程度轻重不一。

(3)肺型:常有咳嗽、气促、咳痰及胸骨后疼痛,重者伴有严重脓毒症表现。胸部X线示双肺斑片样浸润。偶见肺脓肿和空洞。肺门淋巴结常有肿大。

(4)溃疡腺型/腺型:最多见,占75%~85%,主要特点是皮肤溃疡和淋巴结肿大。病原菌入侵1~2 d后,在侵入部位发生肿胀与疼痛,继而出现丘疹、水疱和脓疱。脓疱破溃后形成圆形或椭圆形溃疡,边缘锐利,伴有黄色渗出物,常有黑色痂皮。溃疡附近的淋巴结常有肿大。

(5)眼腺型:较少见,表现为眼结膜充血、发痒、流泪、疼痛、眼睑严重水肿,角膜伴许多黄色结节及针尖样溃疡,同时合并严重的全身中毒症状,可导致失明。

(6)咽腺型:扁桃体及周围组织水肿充血,并伴有小溃疡,可有黄白色坏死膜出现,患者咽痛不明显,但可致颈、颌下淋巴结肿大和压痛。

(三)实验室检查

(1)血常规:白细胞多数在正常范围,少数病例可升达(12~15)×10⁹/L,红细胞沉降率增加。

(2)该菌营养要求高,血培养的阳性率一般较低,对怀疑土拉热弗朗西丝菌血流感染的患者,静脉采血8~10 mL注入培养瓶中,置血培养,若有菌生长,血培养仪发出阳性报警,应及时进行如下检验。

1)以痰、脓液、血、支气管灌洗液等标本接种于含有半胱氨酸、卵黄等特殊培养基上,可出现蓝灰色、圆形、光滑、微黏液样菌落。可应用玻片凝集试验或荧光抗体试验予以明确。

2)血清凝集试验应用普遍,凝集抗体一般于病后10~14 d内出现,可持续多年,效价≥(1:160)提示近期感染,急性期和恢复期双份血清的抗体滴度升高4倍有诊意义。

（3）分子生物学检查亦有用于临床，大多以编码外膜蛋白如*fopA*或*tul4*的基因为目标扩增标本中的靶基因。

（四）诊断

疑似土拉热弗朗西丝菌血流感染的患者，诊断如下。

（1）患者有流行病学接触史和典型临床表现。

（2）血常规白细胞常正常，C反应蛋白（CRP）常升高。

（3）若血液细菌分离培养获得即可确诊；若患者临床症状高度疑似土拉热弗朗西丝菌血流感染，经血液分子生物学检测发现土拉热弗朗西丝菌的基因片段，可诊断为土拉热弗朗西丝菌血流感染。

（五）治疗

首选庆大霉素，亦可使用链霉素、多西环素及氯霉素，环丙沙星和左氧氟沙星对部分土拉热弗朗西丝菌也有一定抗菌活性。

（六）病例分析

简要病史：男性，85岁，家住法国南特，有高血压和血脂异常病史。2月前在园艺劳作时被植物刺伤，很快出现淋巴管炎和腋窝淋巴结炎，予阿莫西林/克拉维酸钾治疗无效，予手臂脓肿切开引流，脓肿引流液培养无菌生长，术后再次予阿莫西林/克拉维酸钾口服15日。1个月后因为腋窝淋巴结脓肿再次入院予手术引流，术后予阿莫西林/克拉维酸钾和克林霉素抗感染。术后3周患者出现持续发热。入院查体：T 39℃。心脏瓣膜可闻及2/6级收缩期杂音。血常规示白细胞9.45×10⁹/L，血红蛋白103 g/L，血小板441×10⁹/L；肾、肝功能检查正常。C反应蛋白45 mg/L，血清蛋白电泳、抗核抗体（ANA）、类风湿因子、抗中性粒细胞胞浆抗体（ANCA）检测均为阴性。血清艾滋病、乙型和丙型肝炎、巨细胞病毒、支原体、衣原体、Q热、立克次体检测均阴性。

血培养结果：2次血培养提示有革兰阴性球杆菌生长，但转种标准培养基无细菌生长，血培养物送国家参考实验室，在巧克力平板有微生物生长，PCR法证实为土拉热弗朗西丝菌；血清学检测示兔热病IgG滴度1:400，IgM滴度1:50。

治疗及转归：腹部增强CT及PET-CT均发现腹主动脉感染性动脉瘤形成（图19-2）。予多西环素治疗，并行腹主动脉置换术，术后病变组织培养无细菌生长，但PCR

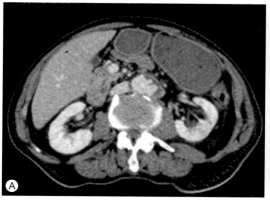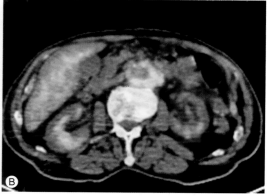

图19-2　增强CT及PET-CT图（示腹主动脉感染性动脉瘤形成）

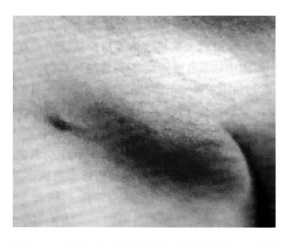

图19-3　溃疡腺型兔热病（示蜱咬部位和周边淋巴结）

检测土拉热弗朗西丝菌阳性，病理示慢性非特异性炎症和动脉粥样硬化病变。予多西环素和左氧氟沙星治疗后病情好转。

点评：兔热病临床表现不一，本例为局灶脓肿、淋巴结炎（图19-3）、血流感染和感染性主动脉瘤，较为罕见。且土拉热弗朗西丝菌营养要求高，本例脓液多次培养均无法明确致病微生物，血培养尽管可见微生物生长，但无法分离培养，最后通过巧克力平板分离成功。提示我们在面对疑难复杂感染时明确致病微生物为第一要务，高度怀疑时可通过血清学和分子生物学辅助诊断，甚至高通量基因测序予以明确。

（钟驾云　魏　博）

第二节　B类致病菌血流感染
Bloodstream Infections by Type B Pathogenic Bacteria

一、布鲁菌血流感染 Bloodstream Infections by *Brucella*

（一）流行病学

布鲁菌（*Brucella*）属自然疫源性疾病，为常见的人畜共患传染病，可累及机体多个系统并致残疾。此病在全球各地均有不同程度的流行，全球每年新发患者为500多万例。国内1980年前多见于内蒙古及东北地区，最近15年流行区域有南移趋势。布鲁菌多存在于病畜的血液中，人类可通过多种途径，如直接接触病畜皮毛、脏器、胎盘、羊水、乳汁、呼吸道，以及生食病畜的肉、奶等经消化道而感染。布鲁菌属有6个种和1个生物型，感染人的有1～7、9型。布鲁菌为细胞内寄生病原菌，寄生于单核巨噬细胞内，破坏机体免疫功能。其感染宿主后能够刺激免疫系统，激发保护性免疫反应。在宿主对布鲁菌的抗感染免疫过程中，天然免疫和获得性免疫起着重要作用，其中天然免疫反应包括补体、中性粒细胞、NK细胞、巨噬细胞及 *Nrampl* 基因的作用，而获得性免疫则包括CD4、CD8和γ/β-T细胞分泌的γ-干扰素等细胞因子和细胞毒性作用。由于布鲁菌为胞内寄生的革兰阴性杆菌，所以机体对抗其致病性的主要免疫方式为细胞免疫。

（二）临床表现

该病潜伏期一般为1～3周，平均2周，偶见数月至1年以上，可分为急性感染和慢性感染，病程以6个月为界。急性感染多缓慢起病，主要症状为发热、多汗、乏力、肌肉和关节疼痛、睾丸肿痛等，还可表现为肝、脾、淋巴结肿大，其他尚可有头痛、神经痛、皮疹等。慢性感染常由急性感染发展而来，表现多样，主要为全身性非特异性症状及器质性损害，常见于大关节肌腱挛缩、周围神经炎、脑膜炎、睾丸炎、附睾炎、卵巢炎等。

（三）实验室检查

（1）外周血象：外周血象白细胞计数正常或偏低。淋巴细胞相对或绝对增加，可出现少数异型淋巴细胞。红细胞沉降率在急性期增加，慢性期则正常或偏高，持续增高提示有活动性。

（2）病原学检查：病原学检查取血液、骨髓、组织、脑脊液等做细菌培养，急性期培养阳性率高。

（3）免疫学检查：平板凝集试验（plate agglutination test，PAT）可用于初筛，试管凝集试验（tube agglutination test，SAT）、补体结合试验（complement fixation test，CFT）、抗球蛋白试验（Coomb）试验可作为确诊实验。

（4）腰椎MRI、骨关节CT、心肌酶谱等可作为辅助诊断。

（四）诊断与鉴别诊断

（1）诊断：急性感染期可通过流行病学史、临床表现和实验室检查做出诊断。① 有明确的流行病学接触史。② 具有本病的症状及体征。③ 实验室检查可通过病原分离、试管凝集试验、ELISA等进行诊断。慢性患者诊断较困难，需要获得细菌培养证据。

（2）鉴别诊断：急性感染患者应与伤寒、结核、类风湿关节炎、淋巴瘤等进行鉴别；慢性患者应与慢性骨关节病、神经官能症等进行鉴别。

（五）治疗

对症和一般治疗包括补充营养、对症处理。

由于布鲁菌具有荚膜，可抵御吞噬细胞的吞噬，故容易导致慢性化。普通药物很难进入细胞内部而杀死细菌，所以要求治疗原则应为早期、联合、规律、适量、全程，必要时可延长疗程，防止复发和慢性化。

《桑福德抗微生物治疗指南》推荐首选多西环素联合庆大霉素或多西环素联合链霉素治疗，其中多西环素200 mg/d口服，共6周，链霉素1.0 g/d肌内注射2～3周，庆大霉素首剂2 mg/kg后，1.7 mg/kg q8 h肌内注射1周，备选方案包括利福平600～900 mg/d联合多西环素200 mg/d口服，疗程6周。因布鲁菌感染常合并脊柱炎，则疗程应增至12周，必要时需要联合手术治疗。

（六）病例分析

入院病史：女性，55岁，务农，因"颈部疼痛伴右上肢麻木无力2个月，截瘫7 d"于2020年6月18日入住脊柱外科。

现病史：患者入院前2个月无明显诱因出现颈背部疼痛伴右上肢麻木无力，当地医院予以止疼治疗。入院前7 d前突然感疼痛加剧，双上肢麻木无力，双下肢麻木无力不能站立，休息不能缓解，再次至当地医院诊治，行MRI检查示C4/5椎管内占位。未治疗，转至我院脊柱外科。

体格检查：颈椎活动受限，C4与C5棘突、棘突间隙、棘突旁压痛和叩击痛，右上肢触觉、痛温觉明显减弱，右手感觉丧失，左上肢及双下肢、躯干、会阴区触觉、痛温觉明显减弱。

实验室检查和辅助检查：血常规示白细胞7.1×10^9/L，中性粒细胞4.287×10^9/L，C反应蛋白7.5 mg/L；红细胞沉降率16 mm/h。颈椎CT示颈椎体上缘皮质欠连续，增强扫描见颈C4/5水平椎管内一长径约3.5 cm的梭型薄壁囊腔影，增强扫描见囊性壁强化，相应层面椎管继发狭窄。

血培养结果：详细询问其病史后得知，该患者入住我院半年前曾给母羊接生，结合其病史及椎体毁损表现，不排除布鲁菌感染导致椎体毁损，随即进行血培养，后行"颈前路减压植骨融合内固定术"手术治疗，手术进行的同时留取椎旁脓肿引流液进行培养。培养结果提示疑似布鲁菌属，并送标本至上海市疾控中心复检，确诊为布鲁菌感染。

　　诊断：布鲁菌脊柱炎。

　　治疗：利福平600～900 mg/d联合多西环素200 mg/d口服，疗程6周。8周后患者门诊随访提示患者颈椎活动较前明显好转，双上肢感觉较前改善，MRI提示颈椎术后改变。

　　点评：该患者长期农村务农，曾做过牲畜接生工作。从现有资料来看，我国布鲁菌病主要传染源为羊，其阴道分泌物极具传染性，结合该患者病史，其传染源及传播途径是明确的，且根据其接触史，病程已经超过6个月，属于慢性感染。

　　患者病变部位在颈椎，通过MRI提示该部位出现病变，且描述与布鲁菌导致的椎体病变相近。考虑该病时，应尽早留取组织培养，并根据经验使用抗感染药物进行治疗。待培养结果回报后再进行进一步治疗。如抗感染治疗有效，培养结果支持临床诊断结果，针对性使用抗生素治疗，该患者可避免手术导致的痛苦，且避免因手术导致的气溶胶传播的可能性。

　　病原体分离以及血清抗体检测是布鲁菌病的重要诊断依据。与其他细菌生长速度相比较，布鲁菌生长缓慢，当怀疑布鲁菌感染时，一般经4周后培养阴性方可放弃培养。布鲁菌病骨髓培养阳性率高于外周血培养，故疑似患者尽可能同时进行血培养及骨髓培养，而且多次进行培养可提高检出阳性率。

（魏　博）

二、类鼻疽伯克霍尔德菌血流感染 Bloodstream Infections by *Burkholderia pseudomallei*

（一）流行病学

　　类鼻疽伯克霍尔德菌（*Burkholderia pseudomallei*，简称类鼻疽菌），作为一种土壤腐生革兰阴性短杆菌，两端钝圆，两极浓染（形似回形针），无芽孢，有鞭毛和菌毛，是一种机会性、兼性胞内寄生菌。目前其致病机制尚未明确，但近年来研究显示，该菌具有显著的内在毒力因子和广泛的抗生素耐药性。这一特性使其适应能力增强，能导致受感染组织产生各种临床表现，并在受感染的宿主和环境中持续存在，引起一种热带医学疾病。该病流行分布于东南亚和澳大利亚北部，我国海南、广东、香港、台湾等地为主要疫源地。其临床表现复杂多样，严重感染时可快速发展为败血症，病死率高达40%，每年有超过9万人死于该病，且越来越多的证据证明它是一种正在扩散的人兽共患传染病。人类和家畜（羊、猪及马等）通过类鼻疽菌污染的水或土壤，经皮肤损伤，偶尔经呼吸道或消化道及吸血昆虫叮咬而感染，患者和病畜之间并不直接传播。人类对类鼻疽菌普遍易感。

（二）临床表现

　　类鼻疽菌潜伏期数日至20年以上，可累及多个系统。

　　（1）呼吸系统感染：不管是成人还是儿童，肺炎都是类鼻疽最常见的表现，可引起胸壁脓肿，还可引起肺脓肿，体积较大的肺脓肿或肺周脓肿还可破裂进入胸腔而引起脓胸。胸腔积液可作为肺部感染的唯一表现。

　　（2）血液、循环系统感染：败血症多继发于其他部位感染，如果不及时治疗，发展到败血症后死亡率较高。澳大利亚的一项研究发现，研究对象中55%的患者有菌血症，死亡率为20%，而45%无菌血症患者的死亡率仅为7%。马来西亚的一项研究结果显示，该病已发展到败血症的肺炎、泌尿生殖道感染、骨关节感染及神经系统感染，死亡率达100%，而无败血症的感染，死亡率为30%。类鼻疽菌进入血液后，还可导致血管感染，血管炎症导致血管弹性降低,从而引起动脉瘤,胸、腹主动脉瘤较为常见,冠状动脉瘤也有报道。除了败血症和动脉瘤,类鼻疽菌还可引起心内膜炎。

(3)神经系统感染:神经系统类鼻疽占类鼻疽的3%～7.5%,成人、儿童都可感染,MORRIS等发现,中枢神经系统受累的类鼻疽患者可能并无危险因素。神经系统感染可为脑膜炎、脑炎、脊髓炎,可也为脑脓肿、硬膜下积脓或脊髓硬膜外脓肿,而三叉神经是中枢神经系统最易受累的神经。神经系统类鼻疽患者最常见的临床表现为颅神经麻痹及发热,有些患者还表现有癫痫、感觉异常、四肢无力、共济失调、呕吐及软瘫等。颅神经受累的影像学表现为脑池段神经广泛性增厚、增强,以及连续蔓延而至的微小脓肿,合并急性额窦炎或上颌窦炎也是神经类鼻疽的影像学特征,但诊断不能仅靠临床症状和影像学,还需有病原学依据。神经系统感染的死亡率较高,患者的转归有赖于医生对类鼻疽的认知和尽早、正确的治疗,因而及早诊断至关重要。

(4)泌尿生殖系统感染:在澳大利亚泌尿生殖道感染占类鼻疽患者的14%,中国台湾地区为13.3%,泌尿生殖道感染时表现为泌尿道症状的比例较低,而多为发热、嗜睡、厌食、体重减轻等非特异症状。

(5)皮肤软组织感染:皮肤软组织感染者的易感因素较少。皮肤软组织感染在澳大利亚占13%,而在马来西亚则高达33%。感染可表现为局部皮肤红肿、慢性肉芽肿、化脓性肉芽肿及溃疡。皮肤软组织感染可分为原发和继发,原发性感染面积较大,多有皮损,多分布于四肢、头颈及腹股沟,而继发性感染为细菌经血液播散至皮肤所致,全身各处都有分布,且面积较小,多为脓疱,相对于其他部位的感染,原发皮肤感染者较年轻(15岁以下),病情也较轻。

(6)其他内脏感染:类鼻疽的特点之一是脓肿形成,特别是肺、肝、脾、骨骼肌及前列腺,在东南亚,1/3的儿童以腮腺脓肿为表现。此外,其引起的坏死性筋膜炎进展十分迅速,引起的新生儿感染死亡率高达73%,外伤后接触受污染的水而引起的角膜溃疡可迅速发展为结膜脓肿、前房积脓。

(三)实验室检查

(1)金标准:培养仍是诊断类鼻疽菌的金标准。美国疾病预防控制中心建议,对于怀疑类鼻疽的患者,不管症状如何,均应进行血液、咽拭子和尿液培养,并推荐使用麦康凯、阿氏培养基、类鼻疽选择培养基或洋葱伯克选择培养基。选择性培养基可提高可能被正常菌群污染的标本中类鼻疽菌的检出率。

(2)分子生物学试验:尽管培养是诊断的金标准,但所需时间较长,分子生物学方法如16S rRNA可快速鉴定细菌。由于类鼻疽菌和鼻疽伯霍尔德杆菌的DNA序列高度同源,因此该技术很难鉴别类鼻疽菌和鼻疽菌,即使是培养证实的类鼻疽菌(类鼻疽菌有鞭毛,可运动,鼻疽菌无鞭毛,缺乏运动),使用16S rRNA实时逆转录聚合酶链反应(realtime RT-PCR)的灵敏度也不理想。因此,使用PCR或realtime RT-PCR的引物多为针对类鼻疽菌的Ⅲ型分泌系统(如TFS1、0～2)、鞭毛或双加氧酶(如lpxO)基因,其中针对lpxO的TaqMan PCR的灵敏度和特异性都最高。

(3)免疫学:基于免疫学原理检测类鼻疽菌的方法包括血清抗体滴度检测、乳胶凝集法、间接免疫荧光法(IFA)、ELISA等。血清抗体滴度检测一般使用间接血凝试验,但疫区抗体滴度的本底值较高,因此诊断的临界值受疫区类鼻疽流行情况的影响而不确定。IFA法和乳胶凝集法国内无市售的试剂盒。一项小样本(30株菌)研究显示,以PCR为参考,乳胶凝集法的正确率可达100%。另一项大样本(800株菌)的研究发现,99.5%的类鼻疽菌乳胶凝集法为阳性,但不能区分类鼻疽菌和鼻疽菌。国内也有研究使用ELISA的双抗体夹心法检测土壤中的类鼻疽菌,灵敏度和特异性都很好,可用于流行病学调查,但尚不能用于患者的诊断。

（四）诊断和鉴别诊断

（1）诊断：曾在流行区居留,有广泛化脓性病灶,尤其是肺和皮肤病变,肺部有进展性空洞形成,应高度怀疑类鼻疽菌,当前类鼻疽菌的实验室诊断有赖于细菌培养和(或)血清学试验。

（2）鉴别诊断：急性类鼻疽须与鼻疽、伤寒、葡萄球菌败血症及肺脓疡等区别。慢性类鼻疽须与鼻疽、结核病及真菌病等鉴别。肌肉骨骼类鼻疽在临床和影像方面都与其他感染难以鉴别,只能根据细菌学或血清学做出诊断。

（五）治疗

由于类鼻疽菌对多种抗生素天然耐药,故临床治疗能选择的药物种类有限。且类鼻疽菌有较高的复发率,所以治疗的疗程较长。目前推荐的治疗方案为至少10 d的初始治疗,药物为头孢他啶或亚胺培南,如病情好转可改为口服治疗,药物为复方磺胺甲噁唑和多西环素,疗程为3个月;对于孕妇或<8岁的儿童,则口服阿莫西林/克拉维酸。除了基础的抗类鼻疽菌治疗,如有必要,还需进行外科处理。

（六）病例分析

入院病史：患者男性,42岁,湖北人,长期居住于马来西亚,因"反复发热20日,大小便失禁10 d,意识障碍8 h"入院。

现病史：2018年11月下旬患者无明显诱因出现反复午后发热,体温高峰多在傍晚19～20时,最高达39.8℃,发热前伴畏寒、寒战,于当地医院口服药物(具体不详)治疗后体温可暂时降至正常,2018年12月初患者出现低调持续性耳鸣伴听力下降,2018年12月5日患者出现大小便失禁,大便每日6次以上,为黄色稀水样便,伴尿频、尿急,无头痛、吞咽困难、饮水呛咳、声音嘶哑及四肢运动和感觉障碍等,2018年12月15日患者突然出现呼吸困难、口唇发绀、意识模糊来医院急诊科,动脉血气分析检查结果示pH 7.184,以面罩吸氧后收入感染性疾病中心病房,起病以来患者食欲、睡眠可,体重无明显改变。

查体：T 38.4℃,P 105次/分,R 34次/分,BP 122/76 mmHg,外周血氧饱和度90%,神志模糊,急性病容,皮肤、巩膜无黄染,双侧瞳孔等大等圆,均缩小,直径约2 mm,对光反射稍迟钝,呼吸急促,口唇发绀,全身浅表淋巴结未触及肿大,颈静脉正常,心脏体格检查无阳性体征,胸廓未见异常,双肺叩诊呈清音,可闻及散在湿啰音,未闻及胸膜摩擦音,腹部饱满,全腹柔软,未触及包块,散在深压痛,以上腹部为重,肝、脾肋下未触及,肝区轻度叩痛,移动性浊音阴性,双肾未触及,双下肢无水肿,神经系统体格检查无阳性体征。

追问病史：2005年右脚大拇指外伤,无烟酒嗜好,否认肝炎、结核及其他传染病史,个人史、过敏史、家族史无特殊,曾在马来西亚居住3余年。患者发病前在马来西亚原始森林从事水电站开发工作,当地为类鼻疽伯克霍尔德菌流行区,同期工友中有4例出现相同症状,其中2例因未及时诊治而死亡。

实验室检查：入院后血常规示白细胞8.58×10^9/L,血红蛋白92 g/L,血小板77×10^9/L,尿常规示隐血(+),尿蛋白(+),肝酶升高,胆红素升高,肾功能正常,胸部CT平扫示左侧胸腔大量积液,左肺不张,纵隔右移,右肺上叶后段及下叶基底段见小结节影,炎性结节,右侧肋胸膜增厚,上腹部增强CT扫描示肝脏内见多发稍低密度影,增强后边缘呈环状强化,考虑转移性肝癌可能,脾脏内多发不规则低密度影,肝脏内部分低密度影。

入院诊断:① 发热、全身多脏器占位原因待查:肿瘤全身多发转移?血行播散性结核?败血症合并迁徙性脓肿?② 酸中毒。③ 肝功能不全。④ 血红蛋白和血小板低下原因待查。⑤ 血性胸腔积液原因待查。

治疗:入院当日患者出现意识障碍,呼吸困难加重,立即联系转ICU治疗,给予气管插管、呼吸机辅助机械通气、抗休克治疗,给予美罗培南抗感染,1周后培养结果提示阴性,由于不能完全排除感染可能,电话与微生物室沟通后,微生物室将标本继续进行培养,至12 d后患者血培养示洋葱伯克霍尔德菌,药敏提示头孢他啶、亚胺培南、左氧氟沙星、复方磺胺甲噁唑及多西环素敏感。治疗方案调整为头孢他啶和左氧氟沙星抗感染治疗,3 d后患者病情稳定,拔除气管插管,进一步行16S基因部分测序示类鼻疽伯克霍尔德菌,再次将抗菌药物调整为美罗培南治疗5 d后患者体温降至正常,复查胸部CT及腹部CT,各脏器症状好转,之后继续给予美罗培南抗感染治疗10 d,患者神志清楚,生命体征平稳,肝、肾功能好转,于2019年1月6日出院,出院后随访半年,患者能正常工作和生活,无发热、咳嗽等症状。

点评:该患者起病急,病情重,伴有多器官损伤,使用多种抗生素治疗效果不佳,且病情进行性加重。患者出现多器官损伤,加之其病情重,极易造成误诊而导致治疗方向的偏移。对于发热伴有多种合并症的患者,应积极了解患者流行病学资料,获取更多的信息,且尽可能地进行微生物学检查,包括微生物涂片及培养等,以尽快找到可能的感染源。治疗上对于危重的患者,应该尽可能地选用强力有效的抗感染药物,且尽可能地多覆盖,并根据患者微生物检查的结果调整抗感染药物。

(张秀翠 魏 博)

三、猪链球菌血流感染 Bloodstream Infections by *Streptococcus suis*

(一)流行病学

猪链球菌病是由溶血性链球菌(*Streptococcus suis*)引起的人畜共患疾病。人猪链球菌病是人感染猪链球菌而引起的疾病,主要是猪链球菌血清2型,而2002年报道克罗地亚有2例为猪链球菌血清1型感染。自1968年首次报道荷兰有人感染猪链球菌脑膜炎病例以来,全世界已有200多人因感染猪链球菌而死亡。我国出现过2次猪链球菌感染,分别发生在1998年江苏南通和2005年四川资阳。由于该病高度散发,故未引起重视。传染源主要是病猪及病愈后的带菌猪,皮损入侵及呼吸道为其主要传播途径。主要表现为链球菌中毒性休克综合征和链球菌脑膜炎综合征,部分预后凶险,病死率高。

(二)临床表现

该病潜伏期短,常为2～3 d,最短可数小时,最长7 d。人体感染猪链球菌后,视细菌侵入部位而有不同的临床表现,主要有以下4种类型。

(1)普通型:以前驱期感染为主要表现。

(2)休克型:常发生中毒性休克综合征,起病急,多为突起高热,肢体远端部位出现瘀点、瘀斑,早期多伴有胃肠道及休克症状,病情进展迅速,很快进入多器官功能衰竭,预后差,病死率高。

（3）脑膜炎型：主要表现为脑膜炎综合征，可有头痛、高热脑膜刺激征等表现，病情较轻，预后较好，病死率低。半数患者会出现因干扰前庭窝神经所致的感知性耳聋及运动功能失调等并发症。

（4）混合型：同时出现中毒性休克综合征和链球菌脑膜炎综合征。

（三）实验室检查

（1）血常规：白细胞计数升高（严重患者发病初期白细胞可降低或正常），中性粒细胞比例升高。

（2）病原学检测：该病确诊依赖病原学检测，可采集患者的血、腹水、脑脊液或尸检标本，经处理后在油镜下观察是否有成对或短链状革兰阳性球菌，并进行选择性增菌培养液；血清检测则使用乳胶凝集链球菌进行分群，用猪链球菌1～34个血清型进行分型；生化反应方法则可用API生化鉴定系统的api-strep手工鉴定条进行鉴定，该法可直接鉴定到种；基因鉴定是目前较新的检测方式，其特点是速度快，特异性强。

（四）诊断和鉴别诊断

（1）诊断：应结合患者流行病学资料、临床表现及实验室检查的结果，并排除其他病因明确的疾病。确诊需要细菌培养分离出2型猪链球菌或PCR方法检测出2型猪链球菌特有的毒理基因。

（2）鉴别诊断：在临床诊断时应注意与临床表现相似的猪瘟、伪狂犬病、水肿病等区别，同时仍需要与葡萄球菌病、其他链球菌病及其他原因所致的化脓性脑脊髓膜炎、中毒性休克进行鉴别。

（五）治疗

治疗原则是早发现、早诊断、早治疗。治疗包括一般治疗、对症治及抗休克治疗：

（1）一般治疗：患者采取平卧位。鼻导管吸氧，效果差者可采取面罩吸氧或者无创通气等。进食易消化的流质饮食，消化道症状严重者，可采取禁食。保证能量供给和稳定水、电解质平衡。

（2）对症治疗：发热患者以物理降温为主，慎用解热镇痛剂。

（3）抗休克治疗：根据患者具体病情按照休克治疗原则治疗，包括扩充血容量、纠正酸中毒、血管活性药物、强心药物、糖皮质激素、利尿等。

（4）颅内高压治疗：20%甘露醇加压静滴1次/（4～8）h，病情好转后改为1次/（8～12）h，肾脏功能不全者可改为甘油果糖，必要时加用呋塞米等进行脱水治疗。

（5）病原学治疗：早期足量使用敏感抗感染药物治疗。因猪链球菌对青霉素G中度敏感，对万古霉素、头孢曲松、头孢哌酮、氨苄青霉素等高度敏感，头孢曲松联合青霉素效果较好。在药敏结果未回报之前，可给予青霉素960万～1 440万U/d，联合头孢曲松4 g/d，分次静滴。若治疗24 h效果不佳，可考虑调整抗感染药物，若治疗超过72 h效果不佳者，必须调整治疗方案。

（6）并发症治疗：因重症患者可能出现应激性溃疡及弥漫性血管内凝血等并发症，在治疗期间应密切关注患者症状、体征及相关实验室检查等情况，及早发现相关并发症并及时进行治疗，以防病情进一步加重。

（六）病例分析

入院病史：患者男性，32岁，因"突发高热2 d伴意识障碍1 d"入院。

现病史：患者于2007年8月5日突发高热，伴有畏寒、寒战，测腋温38.9℃，无咳嗽、胸闷等症状，至当地卫生所给予对症处理及抗感染等治疗后体温复常。次日凌晨患者自感体温升高（伴随症状同前），同时伴有头部不适，不伴恶心、呕吐等症状，至当地医院测体温40.0℃，经对症治疗后症状未有好转，并逐渐出现意识模糊、躁动不安遂转至上级医院治疗。该患者长期从事贩卖猪肉工作，于发病前1周患者双手皮肤曾被锐器刺伤多处，有死猪接触史。

查体：T 39.8℃，P 108 次 /min，R 24 次 /min，BP 110/74 mmHg。神经系统体格检查均未提示明显异常。

实验室检查和辅助检查：血常规示白细胞26.8×10^9/L，中性粒细胞比例85%；血生化示血清氯121 mmol/L，葡萄糖2.9 mmol/L；脑脊液：潘氏试验阳性；白细胞654×10^6/L，红细胞24×10^6/L；脑电图示快电活动脑电图；胸部平片及心电图无异常。

初步诊断：化脓性脑膜炎。

治疗：入院后予头孢曲松感染治疗，同时予以改善微循环、补充能量及电解质等治疗。治疗次日患者最高体温下降至37.6℃，意识转清；入院第3日后未在出现体温升高，复查血常规未见明显异常；入院后第5日血培养回报猪链球菌2型；入院第8日后查脑脊液压力、常规及生化无异常；入院后第10日复查血培养阴性，血常规、血生化以及脑脊液常规、生化无异常后出院。

出院诊断：① 猪链球菌脑感染（脑膜炎型）。② 化脓性脑膜炎。

点评：该患者最终诊断为猪链球菌脑膜炎型，病情危重。在入院时尚不明确诊断的情况下，应使用强效抗生素治疗。由于没有病原学依据，流行病学资料就显得尤其重要，因其长期贩卖猪肉，且有死猪接触史，并被利器刺伤多处，该病史应作为诊断的重要依据，考虑到革兰阳性菌感染可能，针对性使用抗感染药物，且在治疗前留取血培养，培养结果回报后再进行抗感染药物的调整。

对于高危人群，一旦出现高热伴有瘀点、瘀斑及消化道症状应考虑本病，应尽早留取血培养标本，并进行血常规及生化学检查。早期足量使用抗感染药物是治疗重点，高度疑似患者可使用头孢曲松联合青霉素治疗。休克型和脑膜炎型患者在抗感染同时需要积极治疗并发症。因本病的传染源为病猪，一旦确诊本病患者，需要立即向疾控部门报告，尽快找到感染源并处理病猪。

（魏　博）

参 考 文 献

［1］ 2019年全国法定传染病疫情概况［Z］.北京：中华人民共和国国家卫生健康委员会疾病预防控制局,2019.

［2］ AZARKAR Z, BIDAKI MZ. A case report of inhalation Anthrax acquired naturally［J］. BMC Res Notes, 2016, 9: 141.

［3］ BRIERE M, KALADJI A, DOUANE F, et al. Francisella tularensis aortitis［J］. Infection, 2016, 44(2): 263−265.

［4］ CHAKRAVORTY A, HEATH CH. Melioidosis: an updated review［J］. Aust J Gen Pract, 2019: 327−332.

［5］ CHENG A, CURRIE B. Melioidosis: epidemiology, pathophysiology, and management［J］. Clin Microbiol Rev, 2005, 18: 383−416.

［6］ CHOU DW, CHUNG KM, CHEN CH, et al. Bacteremic melioidosis in southern Taiwan: clinical characteristics and outcome［J］. J Formos Med Assoc, 2007, 106(12): 1013−1022.

［7］ CURRIE BJ. Burkholderia pseudomallei and Burkholderia mallei［M］//Mandell, Douglas, and Bennett's Principles and Practice of Infectious Diseases. Amsterdam: Elsevier, 2015: 2541−2551.e2.

［8］ GILBERT DN.热病：桑福德抗微生物治疗指南［M］.48版.北京：中国协和医科大学出版社,2019,71.

［9］ DENNIS L. KASPER, ANTHONY S. FAUCI.哈里森感染病学［M］.胡必杰，潘珏，高晓东主译.上海：上海科学

技术出版社,2019:509−513.

［10］ELLIS J, OYSTON PCF, GREEN M, et al. Tularemia［J］. Clin Microbiol Rev, 2002, 15(4): 631−646.

［11］GOTTSCHALK M, SEGURA M, XU J. Streptococcus suis infections in humans : the Chinese experience and the situation in North America［J］. Anim Health Res Rev, 2007, 8(1): 29−45.

［12］GULER S, KOKOGLU OF, UCMAK H, et al. Human brucellosis in Turkey: different clinical presentations［J］. J Infect Dev Ctries, 2014, 8(5): 581−588.

［13］HENDRICKS KA, WRIGHT ME, SHADOMY SV, et al. Centers for disease control and prevention expert panel meetings on prevention and treatment of *Anthrax* in adults［J］. Emerg Infect Dis, 2014, 20(2): e130687.

［14］KINGSLEY PV, LEADER M, NAGODAWITHANA NS, et al. Melioidosis in Malaysia: a review of case reports ［J］. PLoS Negl Trop Dis, 2016, 10(12): e0005182.

［15］MAKHOUL IR, SUJOV P, SMOLKIN T, et al. Epidemiological, clinical, and microbiological characteristics of late-onset Sepsis among very low birth weight infants in Israel: a national survey［J］. Pediatrics, 2002, 109(1): 34−39.

［16］MARGOLIS DA, BURNS J, REED SL, et al. Septicemic plague in a community hospital in California［J］. Am J Trop Med Hyg, 2008, 78(6): 868−871.

［17］ROSSI, MARCO, TASCINI, et al. Neuroborreliosis: diagnostic and clinical management of an atypical case［J］. The new microbiologic a, 2018.

［18］THATRIMONTRICHAI A, MANEENIL G. Neonatal melioidosis: systematic review of the literature［J］. Pediatr Infect Dis J, 2012, 31(11): 1195−1197.

［19］YANG RF. Plague: recognition, treatment, and prevention［J］. J Clin Microbiol, 2018, 56(1): e01519−17.

［20］YOO JR, HEO ST, LEE KH, et al. Foodborne outbreak of human brucellosis caused by ingested raw materials of fetal calf on Jeju Island［J］. Am J Trop Med Hyg, 2015, 92(2): 267−269.

［21］ZUETER A, YEAN CY, ABUMARZOUQ M, et al. The epidemiology and clinical spectrum of melioidosis in a teaching hospital in a North-Eastern state of Malaysia: a fifteen-year review［J］. BMC Infect Dis, 2016, 16: 333.

［22］葛丽敏,王光旭.食源性布鲁氏菌病［J］.中国地方病防治杂志,2007,22(3):227−228.

［23］金凯,袁国平,胡家瑜,等.上海市首例人感染猪链球菌病的发现及确认［J］.中华疾病控制杂志,2015,19(10):1075−1076.

［24］李兰娟,任红.传染病学［M］.9版.北京:人民卫生出版社,2018.

［25］刘伟,高中静,寇增强,等.山东省首例人感染猪链球菌病例流行病学调查［J］.中华流行病学杂志,2015,36(2):192.

［26］吕燕宁.土拉菌病的研究进展［R］.北京:北京市疾病预防控制中心,2020.

［27］尚德秋.布鲁氏菌病流行病学研究现况［J］.中华流行病学杂志,1998,19(2):107.

［28］卫生部办公厅关于印发《鼠疫诊疗方案(试行)》的通知［J］.中华人民共和国卫生部公报,2011(3):49−57.

［29］杨东亮,唐红.感染性疾病［M］.北京:人民卫生出版社,2016.

［30］杨飞飞,王淑梅,黄玉仙,等.布鲁菌病9例附文献复习［J］.中国感染与化疗杂志,2009,9(5):351−354.

［31］中华人民共和国国家卫生健康委员会.炭疽诊断:WS 283—2020［S］.北京:中国标准出版社,2020.

第二十章 · 厌氧菌血流感染

Bloodstream Infections by Anaerobes

一、厌氧链球菌血流感染 Bloodstream Infections by *Anaerobic streptococci*

（一）流行病学

链球菌为革兰阳性菌，多为需氧或者兼性厌氧，而厌氧链球菌目前主要为消化链球菌属（*Peptostreptococcus*），消化链球菌属属于消化链球菌科，有厌氧消化链球菌（*P. anaerobius*）和口炎消化链球菌（*P. stomatis*）2 种。口炎消化链球菌常定植于口咽部，很少有报道临床引起血流感染。厌氧消化链球菌是口腔、呼吸道、胃肠道及泌尿生殖道正常菌群的一部分，1893 年首次发现与人类疾病有关，易感因素包括恶性肿瘤、免疫抑制及近期胃肠道或妇科手术，进行静脉注射药物治疗、齿科或经鼻介入治疗、泌尿系感染等，如既往先天性心脏病或者近期瓣膜置换手术史，还可能合并感染性心内膜炎。该细菌近年来报道明显增多，可能与人工瓣膜植入增多及免疫抑制剂使用增加有关，该细菌引起的感染较隐匿，患者表现为低热或者不发热，白细胞常常不高，可能与其毒性弱有关，周期较长，表现为亚急性，感染死亡率较其他厌氧菌低，如果患者合并感染性心内膜炎，则死亡率可达 10%。

（二）临床表现

大部分患者表现为发热或低热，少部分患者不发热，偶有全身不适、脉搏、呼吸加快等症状。如有腹腔感染，可合并恶心、呕吐、腹痛、腹泻等。患者多存在肝胆、泌尿、腹腔等部位的原发感染，分泌物常常有特殊气味，提示该类细菌感染。部分患者合并感染性心内膜炎，可表现为心脏杂音，因此需要临床医师重视在治疗中新出现的心脏杂音。

（三）实验室检查

（1）一般检查：常规的血白细胞计数和中性粒细胞常有升高，研究发现合并感染性心内膜炎患者，白细胞可有正常，炎症指标如血浆肿瘤坏死因子-α（TNF-α）、C 反应蛋白（CRP）、降钙素原（PCT）通常也会有上升，但阳性率也不高，所以不能简单通过白细胞和其他指标排除感染可能。

（2）病原学检查：血培养是诊断病原菌感染最重要的依据，应在抗菌药物应用前、发热时的不同部位采集血标本，厌氧环境下生长，培养阳性率低，应多次送检，增加培养结果阳性率。对于高度怀疑的患者可以多次留取血培养及感染部位深处的培养，可增加阳性率，有研究发现该菌可能与已知为污染物的细菌（凝固酶阴性葡萄球菌及棒状杆菌）一起生长，或者与其他厌氧菌和/或革兰阴性杆菌一起生长，需加以识别和区分，如多次培养阳性，基本诊断明确。如有条件伴有感染性心内膜的患者，可取瓣膜上的赘生物培养，可有阳性培养结果。近年来发展起来的宏基因组二代测序技术，可在短时间内对病原菌进行准确鉴定,且受抗菌药物的影响相对较小。

（3）其他检查：血流感染常常伴有器官功能损伤,应做器官功能监测,常常包括凝血、肝肾功能、心肌损伤标志物、血气分析评估呼吸功能等。原发部位或继发部位感染可计算机断层扫描（CT）、磁共振成像（MRI）检查评估感染灶的大小,如有心脏功能或者瓣膜受损,常需要超声心动图以及心电图等检查,如有明显的瓣膜及心内膜赘生物,感染性心内膜炎需要诊断,治疗疗程相应延长,后续需随访心脏彩超情况。

（四）诊断和鉴别诊断

厌氧菌感染的特点是常为混合感染,结合临床表现、发热或者心脏明显杂音、血培养阳性,或者心脏内膜赘生物培养阳性,可诊断。近年来发展起来的宏基因组二代测序技术,可在短时间内对病原菌进行准确鉴定,且受抗菌药物的影响相对较小。

（五）治疗

消化链球菌血流感染患者,常合并一定的基础疾病,而且很多患者合并感染性心内膜炎,清除感染病灶、治疗原发病及并发症是消化链球菌治疗的关键。

（1）充分引流,去除感染病灶：积极控制或去除原发与转移性感染病灶,胸腔、腹腔或心包腔的脓性积液及时引流,如果合并感染性心内膜炎,赘生物保守治疗效果不好的情况下,及时的外科介入非常重要。

（2）积极的抗感染治疗：青霉素仍然是治疗消化链球菌的主要药物,耐药率低,疗效高。对于有青霉素过敏史或在治疗过程中出现过敏反应的患者,可以选用克林霉素、甲硝唑、头孢菌素等作为替代方案。克林霉素、甲硝唑的耐药性近年来迅速增加,在选择时需要考虑。头孢菌素或者更高级别的抗生素是治疗消化链球菌的备选方案。治疗上选择敏感药物治疗,疗程一般为2周左右,如有原发或转移性感染灶者可适当延长,合并感染性心内膜炎,需要更长时间的抗感染治疗,一般4～6周时间,必要时需要心外科切除感染的瓣膜。

（3）支持治疗：血流感染患者在治疗中需要维持基本的水、电解质、酸碱平衡,给予足够的热量、氨基酸、维生素等维持细胞和组织代谢,治疗中可以使用提高免疫力的药物,如胸腺肽等有助于减短病程,合并感染性心内膜炎或瓣膜病变,需要提防赘生物脱落的风险,治疗中需要及时加上必要的抗凝治疗。

（六）病例分析

入院病史：女性,48岁。主诉"左侧牙龈肿痛2周,发热伴意识模糊1 d"。

现病史：患者既往体健,无慢性病史,入院前2周出现左侧牙龈肿痛,未予重视,今日因突发意识障碍且高热达39.4℃,由救护车送至医院急诊就诊。

查体：T 39.5℃,P 92次/min,R 18次/min,BP 110/70 mmHg,神志不清,呼之不应,疼痛刺激睁眼,无明显定位体征,左侧颌面部明显肿胀,双肺呼吸音清,未及啰音,心律齐,腹部无压痛、反跳痛。

实验室检查和辅助检查：C反应蛋白124 mg/L,白细胞7.8×10^9/L,红细胞3.37×10^{12}/L,血红蛋白115 g/L,血小板293×10^9/L,尿素7.4 mol/L,肌酐54 μmol/L,Na 136 mmol/L,钾4.5 mmol/L,谷草转氨酶14 U/L,谷丙转氨酶27 U/L,γ-谷氨酰转移酶51 U/L。入院后多次血培养：厌氧瓶内有链状球菌,经食管超声心动图显示主动脉非冠状动脉尖部有0.6 cm的赘生物,胸片、头颅CT及腰椎穿刺均无异常。

诊断：①厌氧消化链球菌血流感染,主动脉瓣赘生物形成。②牙周炎。

治疗：入急诊后留取需氧和厌氧外周血培养，结果显示厌氧瓶内有链状球菌，急诊行经胸超声心动图怀疑主动脉瓣肿块，复查经食管超声心动图显示主动脉瓣口0.6 cm赘生物形成，急诊予经验性万古霉素和头孢曲松抗感染治疗，神志转清，体温有明显下降，一般情况有所改善。收治ICU后再次留取外周血培养，有一组在第5日培养出厌氧消化链球菌。根据血培养结果明确诊断，调整抗生素方案为2 400万U青霉素G持续性输注。同时请口腔科会诊处理左侧牙周情况，CT片未发现局灶性脓肿，口腔科医师拔除了局部牙，血流感染考虑牙周炎引起。在医院期间，共接受了为期6周的青霉素持续静脉治疗，情况改善后出院。停药2周后电话随访患者的一般情况良好，无发热，随访心脏超声，主动脉赘生物消失。

点评：消化链球菌血流感染属于厌氧菌感染，大部分在有基础疾病基础上发生，常有原发病灶入血所致，常常侵犯心脏瓣膜，合并感染性心内膜炎，死亡率明显增加，早期诊断非常重要，需及时留取原发病灶的标本，治疗上选择敏感的抗生素。合并感染性心内膜炎的治疗周期长，一般4～6周时间，因其致病毒性较低，总的预后尚可。

（瞿金龙）

二、脆弱拟杆菌血流感染 Bloodstream Infections by *Bacteroides fragilis*

（一）流行病学

脆弱拟杆菌（*Bacteroides fragilis*）是一种革兰阴性、杆状、两端钝圆而浓染、有荚膜、无芽孢、无动力的专性厌氧细菌，分产肠毒素型和非产肠毒素型，在拟杆菌属中致病性最强。脆弱拟杆菌作为人及动物肠道正常菌群的一部分，占正常菌群的0.5%～1%，主要存在于结肠中，但呼吸道、胃肠道及泌尿生殖道黏膜也可定植生长，如果外伤或者手术等原因导致黏膜屏障受损，细菌进入无菌部位，同时这些部位的缺血、感染等所致的组织坏死为厌氧菌繁殖提供了较低的氧化还原电势，导致厌氧菌感染。脆弱拟杆菌所致感染占全部厌氧菌感染的60%～90%，常见有腹腔感染、术后伤口感染、糖尿病足感染、菌血症等。20世纪70—80年代，厌氧菌占血培养阳性的10%～15%，近年来，这一占比下降到4%左右，原因可能为经验性的抗生素使用减少了感染的发生，死亡率也随之下降。

（二）临床表现

多有发热，伴全身不适、头痛、肌肉及关节疼痛、软弱无力及脉搏和呼吸加快等症状。部分患者有明显的恶心、呕吐、腹痛、腹泻及皮肤瘀点等症状。患者多存在肝胆、泌尿、腹腔、肺或者糖尿病足等部位的原发感染，感染部位的分泌物常常有恶臭，常提示厌氧菌感染的可行性大。

（三）实验室检查

（1）一般检查：外周血白细胞计数和中性粒细胞比例升高，可有明显核左移及细胞内中毒颗粒，炎症指标如血浆TNF-α、C反应蛋白（CRP）、降钙素原（PCT）通常也会有明显的上升。

（2）病原学检查：血培养是诊断病原菌感染最重要的依据，大部分应在抗菌药物应用前、寒战、高热时不同部位采集血标本，由于厌氧菌培养条件苛刻，应多次送检，增加培养结果阳性率。有条件可以留取骨髓培养，骨髓部位受抗菌药物影响相对较小。对于高度怀疑的患者可以留取血培养、骨髓培养同时加感染部位深处的培养，阳性率高，如果3处培养结果一致，基本诊断明确。近年来发展起来的宏基因组二代测序技术，可在短时间内对病原菌进行准确鉴定,且受抗菌药物的影响相对较小。

（3）其他检查：G⁻细菌感染可出现内毒素试验（鲎试验）阳性,有助于协助诊断。血流感染常常伴有器官功能损伤,应作器官功能监测,常常包括凝血、肝肾功能、心肌损伤标记物、血气分析评估呼吸功能等。原发部位或继发部位感染可通过CT、磁共振成像（MRI）检查评估感染灶的大小,如有心脏功能受损,常需要超声心动图及心电图等检查随访心功能的情况。

（四）诊断和鉴别诊断

厌氧菌感染的特点是常为混合感染,一般合并需氧菌感染的伤口,组织深处具有较低的氧化还原电势,有利于厌氧菌的生长。厌氧菌常分离于脓肿和坏死组织中,当脓液常规细菌培养阴性。特别是脓液有臭味,而革兰染色见细菌时,高度提示厌氧菌感染。

（五）治疗

厌氧菌感染的治疗首先是清创引流,其次是积极的抗感染治疗及支持治疗。

（1）清创引流,去除感染病灶：积极控制或去除原发与转移性感染病灶,包括胸腔、腹腔或心包腔等脓液的引流,清创、组织结构矫正等,胆道或泌尿道梗阻者及时手术治疗。对导管相关血流感染,应及早去除或更换感染性导管等,这些对于及时有效控制有感染病灶的血流感染非常必要。

（2）积极的抗感染治疗：绝大多数的脆弱拟杆菌对甲硝唑仍敏感,克林霉素、头孢菌素类、β-内酰胺酶抑制剂复合制剂、第四代喹诺酮类、甲硝唑和碳青霉烯类抗生素为临床治疗脆弱拟杆菌感染的常用药物。目前已有对甲硝唑敏感性下降甚至耐药的报道,碳青霉烯类、头孢西丁和β-内酰胺类酶抑制剂复合制剂的耐药率较低,对莫西沙星的耐药率均已超过10%,对克林霉素和四环素的耐药率在不同国家和地区间的差异较大,也有关于耐碳青霉烯类个别病例的报道。治疗上主要还是上述相对敏感率高的药物治疗,疗程一般为2周左右,如有原发或转移性感染灶者可适当延长,常用至体温正常及感染症状、体征消失后5～7 d。

（3）支持治疗：血流感染患者消耗较大,除维持基本的水、电解质、酸碱平衡以外,需考虑给予足够的热量、氨基酸等维持基本的组织代谢,可以使用提高免疫力的药物,如胸腺肽等有助于减短病程。积极地纠正低蛋白血症,在出现休克时积极的液体复苏和必要的血管活性药物维持器官灌注非常必要,器官功能损伤后,需要相应的器官功能支持治疗,如连续肾脏替代疗法（continuous renal replacement therapy, CRRT）等,给抗感染治疗争取足够的时间。

（六）病例分析

入院病史：男性,79岁。主诉"膀胱癌术后,肾造瘘口流出脓性分泌物"。

现病史：2013年1月因膀胱癌行膀胱肿瘤切除术（病理结果提示腺癌）,并留置肾造瘘导管和导尿管,术后一直在泌尿外科门诊随访。2013年8月因肾造瘘导管有脓性分泌物,并且恶臭,被送入某医院感染科病房接受进一步治疗。

查体：T 36.6℃, P 92次/min, R 18次/min, BP 110/70 mmHg,神志清楚,双肺呼吸音清,未及啰音,心律齐,腹部查体无压痛、反跳痛。肾造瘘导管引流出脓性分泌物,有腥臭味,管周皮肤稍红,导尿管在位。

实验室检查和辅助检查：C反应蛋白86.7 mg/L,白细胞$10.9×10^9$/L,红细胞$2.37×10^{12}$/L,血红蛋白62 g/L,血细胞比容0.189,血小板$293×10^9$/L,尿素25.5 mol/L,肌酐425 μmol/L,

Na 136 mmol/L，钾5.2 mmol/L，谷草转氨酶14 U/L，谷丙转氨酶(谷氨酸–丙酮酸转氨酶) 27 U/L，γ–谷氨酰转移酶51 U/L。入院后左肾造瘘管培养出产超广谱β–内酰胺酶肺炎克雷伯菌，住院后第4日血培养提示脆弱拟杆菌。

诊断：① 脆弱拟杆菌血流感染。② 泌尿系感染(肺炎克雷伯菌)。③ 膀胱癌术后、双肾造瘘术后。

治疗：患者入院后根据左肾造瘘管脓性物培养产超广谱β–内酰胺酶的肺炎克雷伯菌，予厄他培南抗感染治疗，并更换造瘘管。住院第4日，患者出现体温升高至38℃，留取血培养。厌氧瓶中发现脆弱拟杆菌，需氧瓶无细菌培养出，为了兼顾造瘘管培养出的肺炎克雷伯菌，继续使用厄他培南治疗。经过7 d厄他培南治疗和2次输血(浓缩红细胞，血型O，Rh阳性)，患者的病情明显改善。复查血结果：CRP 27.5 mg/L，白细胞11.1×10⁹/L，红细胞3.12×10¹²/L，血红蛋白92 g/L，血细胞比容0.277，血小板347×10⁹/L，尿素19 mmol/L，肌酐329 μmol/L，钠144 mmol/L，钾4.8 mmol/L，尿培养(－)。血培养脆弱拟杆菌可能因泌尿系感染引起的混合感染，进而入血引起，但是医师考虑可能与输血有关，患者病情稳定后，转肿瘤科进一步治疗。

点评：脆弱拟杆菌感染属于厌氧菌感染，大部分感染都是混合感染，常有原发病灶，一旦发生血流感染，死亡率明显增加，早期诊断非常重要，及时留取原发病灶的标本，血培养厌氧菌培养有利于诊断，必要时多次送检增加诊断率，还可以采用宏基因组二代测序技术。治疗上，选择敏感的抗生素基本上治疗效果尚可，血流感染患者治疗周期长。在抗生素治疗的基础上，必要的支持治疗也重要，还需要监测器官功能状态，必要时及时支持，可以加一些中药辅助治疗，可以缩短病程。

(瞿金龙)

三、产黑色素普雷沃菌血流感染 Bloodstream Infections by *Prevotella melanogenicum*

(一)流行病学

普雷沃菌属(*Prevotella*)是专性厌氧、革兰阴性杆菌，属内有43个种和1个亚种，代表菌种为产黑色素普雷沃菌，通常寄生在口腔、胃肠道和泌尿生殖道等部位，为常见的条件致病菌，当机体免疫力低下，尤其在接受有创操作后或长期处于免疫抑制状态下，该菌的内源性感染概率将显著增加。该菌多引起正常定植部位邻近器官或附近组织的混合感染，如牙周疾病/脓肿与女性生殖道厌氧菌感染，也可通过扩散方式侵入非寄生部位引起内源性感染如乳腺、男性生殖道及胸腔感染等，但全身感染少见。根据相关报道，厌氧菌血流感染总体发病率约为1.2/1 000例住院患者，约8.2%的病例由普雷沃菌导致，并且血流感染作为厌氧菌独立死亡因素需重点关注。

(二)临床表现

临床表现差异很大，隐匿性发作、高热、寒战、缺乏特征迹象或伴随系统性疾病是常见的特征。

(三)实验室检查

(1)一般检查：外周血白细胞计数和中性粒细胞比例可正常或升高，可伴有核左移及细胞内中毒颗粒；炎症指标上升，白细胞(WBC)、C反应蛋白(CRP)、红细胞沉降率、降钙素原(PCT)可明显升高。

(2)病原学检查：血培养是诊断病原菌感染最重要的依据，大部分应在抗菌药物应用前、寒战、高热时的不同部位采集血标本,应多次送检,增加培养结果阳性率。近年来发展起来的宏基因组二代测序技术,可在短时间内对病原菌进行准确鉴定,且受抗菌药物的影响相对较小。宏基因测序技术与传统血培养相比,对致病性病原体的识别具有更高的敏感性,并且受先前抗生素暴露的影响较小,针对此类少见菌感染具有较大优势。临床上该菌耐药菌株明显增多,必要时可进行药敏培养。

(3)其他检查:G⁻细菌感染可出现内毒素试验(鲎试验)阳性,有助于协助诊断。血流感染常伴有器官功能损伤,应进行器官功能监测,包括凝血、肝肾功能、心肌损伤标志物、血气分析评估呼吸功能等。根据感染部位进行必要的影像学检查,明确感染部位。

(四)诊断和鉴别诊断

符合厌氧菌感染的诊断特点,本病主要是各种类型厌氧菌感染之间的鉴别,包括梭状芽孢杆菌感染、破伤风、放线菌病等。

(五)治疗

以积极抗感染治疗为主。有多中心耐药性调查结果表明,普雷沃菌属对哌拉西林/他唑巴坦、亚胺培南、美罗培南、替加环素和甲硝唑均敏感,仅有0.4%的普雷沃菌属出现了中间耐药;普雷沃菌属对氨苄西林、克林霉素、四环素、莫西沙星的敏感性较低,分别为51.2%、33.7%、36.8%和18.3%;有9.6%的临床分离株对3种或3种以上的抗菌药物耐药。由于厌氧革兰阴性菌株可能对青霉素产生耐药性,因此β-内酰胺酶抑制剂联合硝基咪唑类可经验性用于普雷沃菌引起的感染,根据药敏试验调整抗生素使用。目前疗程无明确时长,常用至体温正常及感染症状、体征消失后5~7 d。

(六)病例分析

主诉:女性,30岁,阴道流液伴阵发性腹痛2 d。

现病史:末次产检时尿常规检测结果显示白细胞3+,未予处理,2 d前出现无明显诱因阴道流液,伴阵腹痛,无阴道流血等不适,于急诊就诊。查体:扪及宫缩20 s,质弱,阴道后穹窿见中量液体,色清。急诊拟"G1P0孕38周6日,未临产,LOA,胎膜早破"收入院。孕妇无头晕、头痛,无胸闷、心慌,无恶心、呕吐,一般情况良好,大小便正常。

查体:营养好,无贫血面容。T 37℃,P 87次/min,R 20次/min,BP 101/67 mmHg。胎位LOA,胎心位置脐左下,胎心次数140次/min,胎动3~5次/h,腹围101 cm,子宫底36 cm,胎儿估计3 200 g。宫口可容2指。

实验室检查:肛拭子样本检测结果示B族链球菌DNA阳性,白细胞计数11.32×10^9/L,中性粒细胞比例88.5%,C反应蛋白55 mg/L,降钙素原0.150 ng/mL,肝功能、肾功能、甲状腺功能均无异常。剖宫产术后发热,留取血培养,厌氧血培养瓶均报阳性,需氧血培养瓶培养未报阳性。采集阳性培养液涂片,革兰染色、镜检,鉴定结果为普雷沃菌。

诊断:①普雷沃菌血流感染。②胎膜早破。③泌尿系统感染。

治疗:剖宫产后予甲硝唑联合哌拉西林/他唑巴坦静脉滴注治疗,抗生素治疗1周后,患者无发热,腹部切口良好,予出院。

点评:国内外相关文献关于普雷沃菌感染病例的报道,主要以甲沟炎、骨关节炎、男性生殖道、胸壁感染为主,近年来,产妇感染的病例逐渐增多,对于药物治疗有所差别,可能与不同地区使用抗生素习惯不同,以及不同试验及细菌耐药性及敏感性不一致有关,有研究表明,普雷沃菌属对哌拉西林/他唑巴坦、替加环素、甲硝唑及碳青霉烯类敏感性高,对氨苄西林/舒巴坦、头孢西丁敏感性也较好,对氨苄西林、克林霉素、四环素、莫西沙星敏感性较低,目前甲硝唑仍作为治疗厌氧菌感染的首选药物。因此实验室积极开展厌氧菌培养,提高厌氧菌感染性疾病的病原学诊断水平,为临床医师提供及时准确的治疗依据至关重要,有助于及时治疗普雷沃菌感染,克服临床诊疗的局限性,让患者获益。

(闫月月　周　健　瞿金龙)

四、产气荚膜梭菌血流感染 Bloodstream Infections by *Clostridium perfringens*

(一)流行病学

产气荚膜梭菌(*Clostridium perfringens*)是一种厌氧、革兰阳性杆菌,在自然界广泛存在。尽管产气荚膜梭菌是人体的胃肠道和生殖系统常见的病原菌,当机体出现免疫力下降或者遭受创伤引起正常黏膜屏障破坏时,引起的机体感染可表现为无症状,严重者可出现休克甚至死亡。产气荚膜梭菌可产生 α、β、ε、ι 等4种毒素,同时可根据产生不同毒素的种类,分为A、B、C、D、E 5种不同的血清型,对人类致病的主要为A和C型,可引起气性坏疽、食物中毒及坏死性肠炎。肠外感染与A型有关,可导致蜂窝织炎、筋膜炎或坏死,严重者气性坏疽。A型产气荚膜梭菌入血造成血流感染,引起血细胞的溶解和血管通透性改变,急性溶血在血流感染中发生率较高,占7%～15%,如患者合并急性溶血,死亡率高。厌氧菌引起的血流感染并不常见,占所有菌血症发作的0.5%～12%,梭状芽孢杆菌血流感染在厌氧菌血流感染中占第二位,产气荚膜梭菌占20%～50%,尽管产气荚膜梭菌血流感染较为罕见,但该病常常迅速发展到死亡。

(二)临床表现

产气荚膜梭菌感染大多为A型引起,常有局部外伤或者大多数患者最初表现为全身性炎症,如发热、白细胞增多、贫血和血小板减少、腹痛最为常见,严重者可出现意识改变和休克。

(三)实验室检查

(1)特征性的表现:突发的严重贫血,血红蛋白和红细胞显著下降,血细胞比容降低,红细胞分布曲线向左移动;乳酸脱氢酶和胆红素升高;血红蛋白尿或镜下血尿;血液样本中出现溶血,外周涂片表现为中性粒细胞空泡;库姆斯试验阴性。

(2)病原学检查:血培养是检查患者是否存在血流感染的重要手段,当血培养获阳性结果时,可明确诊断,是诊断的"金标准",多次、多部位采集血标本可以提高培养结果的检出率。产气荚膜梭菌血流感染常伴有多种细菌血症,如大肠埃希菌、肺炎克雷伯菌、凝固酶阴性葡萄球菌等,需注意。

(四)诊断和鉴别诊断

同时具有发热和血管内溶血体征的患者,需要与疟疾、巴贝虫及巴尔通体等感染相区别,如果是梭状芽孢杆菌感染,特征性涂片显示微球细胞的胞吞作用和空泡的中性粒细胞,无血细胞,同时外周血涂片或白细胞涂片的革兰染色有助于早期诊断菌血症。

(五)治疗

(1)早期病灶的处理:手术切除或引流感染病灶是处理的关键一步,与存活率显著相关,即使出现感染性休克,大量溶血的情况下,行清创治疗,也比单纯使用抗生素治疗存活率高。

（2）抗感染治疗：抗生素治疗是抗感染重要的方面，很多研究提示大剂量静脉注射青霉素是首选疗法。近年来，随着耐药菌的出现，建议青霉素加克林霉素或四环素进行联合治疗，可能效果更佳。

（3）建议辅助高压氧治疗：高压氧治疗在理论上是有效的，由于梭状芽孢杆菌缺乏超氧化物歧化酶，因此无法在富氧环境中生存，当环境中血氧分压的含量达到或超过80 mmHg时，A型梭状芽孢杆菌将停止产生α毒素。

（六）病例分析

病史：男性，74岁。主诉"黄疸伴发热3 d"。

现病史：3 d前，患者自觉皮肤发黄，巩膜黄染，右上腹持续轻微疼痛，疼痛与进食无关。随后出现嗜睡、精神萎靡和发热，体温最高38.5℃，立即送至医院急诊室。

既往病史：3年前因急性胆囊炎行腹腔镜下胆囊切除术，后因胆总管损伤行肝总管空肠吻合术，术后随访AKP水平持续升高，为262～462 U/L。

查体：T 38.0℃，P 88次/min，BP 157/81 mmHg，R 12次/min，血氧饱和度99%，嗜睡，双肺呼吸音清，未及啰音，心律齐，腹部查体示肝区叩击痛阳性，余无压痛、反跳痛。

实验室检查和辅助检查：白细胞计数11.8×10⁹/L，血红蛋白112 g/L，血小板450×10⁹/L，后复查白细胞34.7×10⁹/L，血小板136×10⁹/L，谷丙转氨酶68 U/L，谷草转氨酶84/L；碱性磷酸酶313 U/L，总胆红素140 μmol/L；直接胆红素79 μmol/L；白蛋白36 g/L，INR为1.5。血液培养物提示革兰阳性菌。尿液分析显示每个高倍视野中蛋白质（+），血液（++++），2个红细胞和7个白细胞。腹部和骨盆CT示肝右后叶中有1个3.6 cm的空气腔，伴肝脓肿（图20-1）。

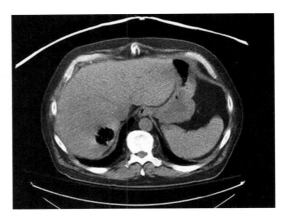

图20-1　腹部CT

诊断：① 产气荚膜梭菌血流感染。② 化脓性肝脓肿。③ 肝总管空肠吻合术后。④ 糖尿病。

治疗：患者入院后给予万古霉素加哌拉西林/他唑巴坦联合抗感染治疗，随即患者出现严重的急性呼吸窘迫综合征，立即予以气管插管和机械通气，病情未见明显稳定，患者出现低血压、顽固性休克，先后给予去甲肾上腺素、多巴胺、垂体后叶素，甚至肾上腺素等升压药维持血压。因生命体征难以稳定，无法进行手术干预。随后出现难治性无脉搏电活动，患者在就诊后10 h死亡。3 d后，血液培养提示产气荚膜梭菌。

点评：A型产气荚膜梭菌引起的血流感染，高达15%的病例容易发生溶血反应，与外毒素磷脂酶可裂解红细胞膜中的磷脂，从而导致严重的血管内溶血有关。外科手术或癌症导致胃肠道屏障破坏是产气荚膜梭菌菌血症最常见的危险因素，对于严重的疾病，建议使用青霉素和克林霉素联合治疗，迅速清除引流感染灶，尽管如此死亡率仍然高于70%以上，需引起临床医师足够的重视。

（孙思宇　瞿金龙）

参 考 文 献

［ 1 ］ CONE LA, BATTISTA BA, SHAEFFER CW Jr. Endocarditis due to Peptostreptococcus anaerobius: case report and literature review of peptostreptococcal endocarditis［ J ］. J Heart Valve Dis, 2003, 12(3): 411 −413.

［ 2 ］ LASSMANN B, GUSTAFSON DR, WOOD CM, et al. Reemergence of anaerobic bacteremia［ J ］. Clin Infect Dis, 2007, 44(7): 895 −900.

［ 3 ］ SHIMIZU J, YOSHIMOTO M, TAKEBAYASHI T, et al. A case report of vertebral osteomyelitis caused by *Peptostreptococcus* micros［ J ］. J Orthop Case Rep, 2018, 8(3): 7 −9.

［ 4 ］ MINCES LR, SHIELDS RK, SHERIDAN K, et al. *Peptostreptococcus* infective endocarditis and bacteremia. Analysis of cases at a tertiary medical center and review of the literature［ J ］. Anaerobe, 2010, 16(4): 327 −330.

［ 5 ］ THERON MM, VAN RENSBURG MNJ, CHALKLEY LJ. Nitroimidazole resistance genes (nimB) in anaerobic Gram-positive cocci (previously *Peptostreptococcus* spp.)［ J ］. J Antimicrob Chemother, 2004, 54(1): 240 −242.

［ 6 ］ YEKANI M, BAGHI HB, NAGHILI B, et al. To resist and persist: important factors in the pathogenesis of *Bacteroides fragilis*［ J ］. Microb Pathog, 2020, 149: 104506.

［ 7 ］ VISHWANATH S, SHENOY PA, CHAWLA K. Antimicrobial resistance profile and nim gene detection among *Bacteroides fragilis* group isolates in a university hospital in south India［ J ］. J Glob Infect Dis, 2019, 11(2): 59 −62.

［ 8 ］ KOUHSARI E, MOHAMMADZADEH N, KASHANIZADEH MG, et al. Antimicrobial resistance, prevalence of resistance genes, and molecular characterization in intestinal *Bacteroides fragilis* group isolates［ J ］. APMIS, 2019, 127(6): 454 −461.

［ 9 ］ ABERKANE S, PRADEL B, DUMONT Y, et al. Clinical sources and antimicrobial susceptibility of *Prevotella timonensis* at the university hospital of Montpellier, France［ J ］. Anaerobe, 2018, 50: 19 −21.

［10］ 李青,袁有华.双路普雷沃菌致阴囊脓肿及血流感染2例［ J ］.实验与检验医学,2019,37(5): 978 −980.

［11］ VENA A, MUÑOZ P, ALCALÁ L, et al. Are incidence and epidemiology of anaerobic bacteremia really changing?［ J ］. Eur J Clin Microbiol Infect Dis, 2015, 34(8): 1621 −1629.

［12］ DE KEUKELEIRE S, WYBO I, NAESSENS A, et al. Anaerobic bacteraemia: a 10-year retrospective epidemiological survey［ J ］. Anaerobe, 2016, 39: 54 −59.

［13］ BOUCHER A, QUARANTA D, EMONET S, et al. Nonpuerperal breast abscess due to *Prevotella* bivia［ J ］. Clin Case Rep, 2020, 8(8): 1399 −1402.

［14］ TOPRAK NU, VELOO ACM, URBAN E, et al. A multicenter survey of antimicrobial susceptibility of *Prevotella* species as determined by Etest methodology［ J ］. Anaerobe, 2018, 52: 9 −15.

［15］ SHINDO Y, DOBASHI Y, SAKAI T, et al. Epidemiological and pathobiological profiles of *Clostridium perfringens* infections: review of consecutive series of 33 cases over a 13-year period［ J ］. Int J Clin Exp Pathol, 2015, 8(1): 569−577.

［16］ RECHNER PM, AGGER WA, MRUZ K, et al. Clinical features of clostridial bacteremia: a review from a rural area［ J ］. Clin Infect Dis, 2001, 33(3): 349 −353.

［17］ CONE LA, BATTISTA BA, SHAEFFER CW. Endocarditis due to *Peptostreptococcus anaerobius*: case report and literature review of peptostreptococcal endocarditis［ J ］. J Heart Valve Dis, 2003, 12(3): 411−413.

第二十一章 · 分枝杆菌血流感染

Bloodstream Infections by Mycobacterium

一、结核分枝杆菌血流感染 Bloodstream Infections by *Mycobacterium tuberculosis*

结核分枝杆菌（MTB）所致血流感染，一般发生在血行播散性肺结核（II型）的发生和发展过程中。大量结核分枝杆菌短期内进入血液循环引起急性血行播散性肺结核；而少量结核分枝杆菌多次间断侵入血液循环引起亚急性或慢性血行播散性肺结核，结核分枝杆菌通过血流感染而广泛播散到肺部或全身。

（一）流行病学

我国尚无结核分枝杆菌血流感染的具体流行病学数据。得益于分子检测等检测手段的发展，近年来结核分枝杆菌血流感染检出增多，但总体发病率较低，在免疫抑制人群中更加多见。病例报道主要见于急性血行播散性肺结核患者，多见于儿童和青少年；随着人口的老龄化趋势，老年患者也有增多。文献报道结核分枝杆菌血流感染在所有结核病患者中占1%～2%，在免疫力正常的肺外结核患者中约占8%。

（二）临床表现

临床表现多种多样，常与病灶的性质、病变活动程度及机体的反应性等因素有关。

（1）全身症状：急性患者常有39℃以上高热，呈稽留热或弛张热型，部分呈规则或不规则低热，以午后为主，多为大量出汗后热退，发热可持续数周至数月，常伴有寒战、全身不适等菌血症表现。也可因细菌反复进入血流而反复发热，或表现为阶段性低热，以午后为主。患者常常有较明显的结核中毒症状，如盗汗、消瘦及食欲缺乏、乏力，部分慢性患者甚至无明显自觉症状。

（2）呼吸道症状：急性患者常有咳嗽，偶有痰中带血，部分患者可伴有胸闷、气短，但极少发生呼吸困难，慢性患者呼吸道症状相对轻。

（3）并发症表现：常见为结核性脑膜炎。文献报道结核分枝杆菌血流感染者32%～67.7%的患者可并发结核性脑膜炎，患者可出现头痛、头晕、恶心、呕吐、畏光等症状，以及相应的神经系统体征，部分患者常因脑膜刺激症状就诊。结核分枝杆菌血流感染后播散至全身多个脏器，出现相应的临床表现，如播散至胃肠道而出现腹痛、腹胀、腹泻，播散至骨关节而出现病变骨关节疼痛及活动受限等。

（三）实验室检查

（1）结核分枝杆菌检查：血培养找到结核分枝杆菌是确诊的依据。血液标本进行分枝杆菌培养的传统方法为固体培养基培养（一般为罗氏培养基）和液体培养基培养（主要为BACTEC MGIT 960法）。

结核分枝杆菌分子生物学检测方法目前已在各级专科医院广泛开展，如结核分枝菌/利福平耐药实时荧光定量核酸扩增检测技术（Xpert MTB/RIF技术）、环介导等温扩增技术（loop-mediated isothermal amplification，LAMP）、线性探针技术（line probe assay，LPA）、基因芯片法、溶解曲线法、二代测序等。分子生物学检测方法快捷、敏感性高，可有效弥补传统培养法检测时间长的不足，对结核分枝杆菌血流感染具有重要价值。

（2）γ-干扰素释放试验：γ-干扰素释放试验（interferon gamma release assays，IGRA）是检测结核分枝杆菌特异性抗原刺激T细胞产生的γ-干扰素，以判断是否存在结核分枝杆菌感染，目前已广泛在临床使用。IGRA目前有T-SPOT及QFT商业化检测试剂盒。IGRA不能用于确诊或排除活动性结核病，但具有辅助诊断的作用，IGRA阴性结果对排除结核分枝杆菌感染及结核病有一定帮助。

（3）其他：结核菌素皮肤试验、胸腹水检查、脑脊液检查、尿液检查、血清学结核分枝杆菌培养、分子生物学检测、结核分枝杆菌抗原检测有一定的辅助诊断价值。

（四）诊断

血培养确定结核分枝杆菌可诊断为结核分枝杆菌血流感染。对于血液结核分枝杆菌分子生物学检测阳性者，符合以下2项及以上者，可临床诊断患者有结核中毒症状和较为典型的影像学表现；结核菌素试验阳性和（或）γ-干扰素释放试验阳性；痰检或支气管镜刷片或BALF抗酸杆菌阳性、肺或肺外组织抗酸杆菌阳性确定为结核分枝杆菌；病理证实为结核病变；诊断性抗结核治疗有效；临床可排除其他非结核性肺部疾患。

（五）治疗

（1）全身治疗：患者一般病情较重，或合并存在不同程度的营养不良（贫血、低蛋白血症）、电解质紊乱及免疫力低下等，而患者也可因营养不良、免疫力低下使病情进一步恶化。因此，给予必要的营养支持治疗十分有利。可给予适当高热量、高维生素、易消化的饮食；酌情补充能量、氨基酸、白蛋白等；及时纠正水电解质平衡紊乱。

（2）抗结核化学治疗：方案为强化期3个月，采用异烟肼（H）、利福平（R）、吡嗪酰胺（Z）及链霉素（S）或乙胺丁醇（E）；巩固期9个月，采用异烟肼（H）、利福平（R）或加用乙胺丁醇，即3HRZS（E）/9HR（E）方案。若合并结核性脑膜炎或重要脏器的肺外结核、糖尿病、免疫功能严重损害的患者，应适当延长化疗总疗程。

（3）糖皮质激素：在有效的抗结核治疗保护下合理使用，可以明显提高一些血流感染患者的治疗效果，如急性血流感染患者，以及合并结核性脑膜炎或结核性胸膜炎、心包炎或腹膜炎、抗结核药物所致的严重过敏反应时应考虑使用糖皮质激素，可减少炎症反应、改善一般状况、促进疾病恢复。激素必须在合理有效的抗结核治疗同时酌情使用，务必严格掌握好激素的适应证及禁忌证。

成人常用泼尼松每日30～40 mg，小儿为每日1 mg/kg，清晨顿服或分次服用，3～4周后逐渐减量，疗程8～10周。合并结核性脓胸或结核性脓肿、骨关节结核伴脓肿、消化道出血等为使用糖皮质激素的禁忌证。

（六）病例分析

入院史：女性，23岁。主诉：间断发热1.5个月。

现病史：患者入院前1.5个月起出现间断发热，体温38～39℃，发热规律不明显，无明显咳嗽、咳痰，至当地医院就诊，胸部CT示右肺中叶炎症，两肺纹理增多增粗，两肺散在粟粒影，予静脉抗感染治疗，仍反复发热，波动于37～40℃，可自行下降，多次血培养阴性，血G试验正常。

个人史：系统性红斑狼疮病史4年余，规律口服甲泼尼龙（美卓乐）、羟氯喹治疗，2019年6月行肾组织穿刺活检明确狼疮性肾炎，予美卓乐加量40～20 mg qd（每周减1粒，现12 mg bid）、羟氯喹（0.2 g bid）、吗替麦考（1# bid）治疗。

实验室检查及诊断：T-Spot（+）；支气管灌洗液抗酸杆菌涂片（+）；灌洗液Gene Xpert示结核分枝杆菌检出，利福平耐药基因未检出。血培养示结核分枝杆菌；药敏示全敏感。胸部CT平扫示两肺弥漫分布的粟粒大小的结节，分布均匀，大小相等。所见各叶段支气管开口通畅。肺门、纵隔淋巴结不大。

诊断：① 结核分枝杆菌血流感染。急性血行播散性肺结核双上中下涂（+），进展期，初治。② 系统性红斑狼疮。③ 狼疮性肾炎。

治疗：予3HREZ/9HRE抗结核治疗。

点评：结核分枝杆菌血流感染多发生于血行播散性肺结核患者。可因结核分枝杆菌短期大量进入血液或少量多次进入血液而发病为急性血行播散性肺结核（急性粟粒型肺结核），或亚急性、慢性血行播散性肺结核。可发生于任何年龄，儿童、青少年、老年较成人多见。结核分枝杆菌血流感染发病与机体免疫力低下有关，多数起病急骤，常有明显的发热等症状。治疗应加强抗结核治疗，可考虑在强化期静脉加强抗结核治疗。同时应加强营养支持治疗及基础疾病的治疗。对于疗效不佳的患者，应考虑耐药结核的可能。

二、非结核分枝杆菌血流感染 *Nontuberculous Mycobacteria* Bloodstream Infections

非结核分枝杆菌（*Nontuberculous Mycobacteria*，NTM）是指除结核分枝杆菌复合群（包括人型、牛型、非洲型和鼠型分枝杆菌）和麻风分枝杆菌以外的一大类分枝杆菌的总称。迄今为止，共发现NTM菌种约200种，14个亚种，其中仅少部分对人体致病。近年来，NTM病呈快速增多趋势，并已成为威胁人类健康的重要公共卫生问题。同时，由于免疫抑制剂、激素、抗生素等药物的广泛应用，接受肿瘤放化疗、器官移植等患者的增多，以及大量侵入性诊疗技术的开展，国内外已有多个NTM所致的血流感染临床病例报道，甚至有报道出现局部暴发流行。

根据NTM的生长速度，《伯杰系统细菌学手册》（*Bergy's Manual of Systematic Bacteriology*）将其分为快速生长型和缓慢生长型。导致血流感染的常见NTM有慢生长分枝杆菌的鸟-胞内分枝杆菌、嗜血分枝杆菌、堪萨斯分枝杆菌，以及快生长分枝杆菌的龟分枝杆菌、脓肿分枝杆菌和偶发分枝杆菌。NTM血流感染主要见于播散性NTM病，患者多见免疫功能受损者，如HIV感染者、器官移植者，长期应用皮质类固醇和白血病患者等也可发生。

（一）流行病学信息

NTM病的流行病学研究较为困难，不同的研究中NTM感染发病率和患病率显著不同。然而，从现有的资料来看，NTM的发病率和患病率在一些国家和地区呈增加趋势，甚至超过了结核病。美国CDC发布的一项调查显示，1981—1983年NTM病发病率为1.8/10万，而1997年升至9.1/10万，2003年为14.1/10万，近期的数据则达到17.7/10万。我国尚未有大样本NTM病的流行病学数据，但从我国历次的结核病流行病学调查资料显示，NTM分离率由1979年的4.3%上升至2000年的11.1%，到2010年为21%，基本反映了我国的NTM病呈明显上升态势。NTM病增加的原因尚不明确，可能与实验室培养技术与方法的改进、对非结核分枝杆菌病认识的提高、人口老龄化、免疫抑制人群增多、抗菌药物的长期使用等有关。非结核分枝杆菌血流感染主要多见于播散性NTM病,其流行病学资料尚不明确。

（二）临床表现

NTM血流感染者多见于播散性NTM病,除原有NTM肺病、淋巴结炎、软组织感染等临床表现外,常见的全身症状有发热,以低热与中等热最为多见,以午后为主。低热可随细菌进入血流而加重或反复发热,部分患者可出现高热,甚至呈稽留热或弛张热,可伴有寒战、全身不适等菌血症表现。一般也常伴有乏力、进行性消瘦、食欲缺乏、夜间盗汗等症状,部分慢性患者甚至无明显自觉症状。

NTM血流感染后引起播散性NTM病,可出现相应脏器损害的临床表现,表现为播散性淋巴结炎、骨病、肝病、胃肠道感染、心内膜炎、心包炎及脑膜炎等,其临床表现多种多样,与其他感染不易区别。胃肠道症状表现为轻度腹痛,甚至持续性腹痛、腹泻不易缓解,消化不良等,不少患者可有腹部压痛及肝脾肿大等体征。实验室检查示全血细胞减少,$CD4^+$ T细胞降低,肝功能可能异常;体液、粪、骨髓、淋巴结穿刺活检、上消化道内镜抽吸液抗酸菌涂片或培养可能阳性。

（三）实验室检查

1. 分枝杆菌分离培养　对血液标本进行分枝杆菌培养,怀疑NTM血流感染者应采集发热时血液5 mL以上,进行液体和固体培养基培养,推荐两者联合使用以提高培养成功率,如培养分离到NTM菌株,临床诊断意义较大。

2. 菌种鉴定　由于不同菌种对药物敏感性的差异,菌种鉴定对治疗方案的制订具有重要意义。传统根据细菌的最适宜温度、生长速度等生物学特征与通过一系列生化反应进行NTM菌种鉴定的方法费时费力,已很少使用,目前常用NTM菌种鉴定方法如下。

（1）对硝基苯甲酸选择性培养基法:如培养出分枝杆菌菌株后,将菌种接种于对硝基苯甲酸的培养基,绝大多数NTM可以生长,而MTB则不能生长。该方法可靠性较好,适合于对菌种进行初步鉴定。

（2）MPB64抗原检测法:MPB64抗原是结核分枝杆菌复合群在液体培养基中生长时主要的分泌蛋白之一。当分枝杆菌培养滤液中检测到MPB64抗原可判定为结核分枝杆菌,否则判断为NTM。本方法具有操作简单、快速、可靠、不需要特殊设备等优点,用于菌型的初步鉴定。

（3）28℃生长试验:结核分枝杆菌复合群在28℃的孵育环境中不能生长;而NTM菌群的大部分分枝杆菌可以生长。试验方法:每支罗氏培养基接种3～10 mg细菌;1支置于28℃、1支置于37℃孵育,每周观察1次结果,同时记录罗氏培养基上菌落生长情况。

（4）分子诊断技术:① 直接同源基因或序列比较方法:该方法通过分析同源DNA序列组成差异将细菌鉴定至"种"水平,是目前菌种鉴定的金标准。常用于分枝杆菌菌种鉴定的序列包括16S RNA编码基因(16S DNA)、16S-23S rRNA 基因间区(ITS)、RNA聚合酶的β亚基(rpoB)和热休克蛋白65(hsp65)编码基因。② 间接同源基因或序列比较方法:该方法设计针对特定同源基因或序列(如16rDNA、ITS 等)的单核苷酸多态性位点的探针,并将探针标记在固相的基质上(如纤维素膜、芯片等),通过探针与待测序列的结合情况间接判断DNA序列的组成,从而达到鉴别菌种的目的。③ 二代测序技术(NGS):是菌种鉴定分辨率最高的手段,而且也可用于追踪由NTM引起的特定人群中的传播。随着NGS技术的日益普及及费用降低，此项技术将发挥越来越大的作用。④ MALDI-TOF-MS技术通过分析不同分枝杆菌的不同质/核比蛋白成分在真空电离过程中获得的特征性的蛋白谱，鉴别分枝杆菌至种水平。该方法具有分辨率高、快速、准确、需要菌量少的优点。

（5）噬菌体生物扩增法：检测原理是分枝杆菌噬菌体能特异性感染待检标本中活的分枝杆菌，进入分枝杆菌菌体，而不被随后加入的杀毒剂所灭活。噬菌体生物扩增法检测分枝杆菌具有敏感性高、特异性好、省时、方便的优点。

值得指出的是，对怀疑NTM血流感染患者，所有血样标本均应考虑同时进行液体和固体培养基培养，甚至需考虑一些需要特殊生长条件和（或）低孵育温度的菌种。检测到某些NTM菌种如戈登分枝杆菌、产黏液分枝杆菌、不产色分枝杆菌、土分枝杆菌等一般不致病或致病可能小，分离到该菌株可能为污染或短暂的定植，临床上要注意判别。

3. 分枝杆菌药物敏感性试验　NTM对常见的抗分枝杆菌药物大多耐药，NTM血流感染者应尽可能进行菌种鉴定及药物敏感性试验以保证疗效。对于未经治疗的鸟-胞内分枝杆菌病患者，仅推荐进行大环内酯类敏感性试验；对未经治疗的堪萨斯分枝杆菌病患者，仅需进行利福平药敏试验。对于快速生长分枝杆菌（偶然分枝杆菌、脓肿分枝杆菌和龟分枝杆菌）常规药敏试验应包括阿米卡星、伊米配能（仅限于偶然分枝杆菌）、多西环素、氟喹诺酮类药物、磺胺类药物或复方磺胺甲噁唑、头孢西丁、克拉霉素等。

4. 常规实验室检查　① 血象：多数患者血象正常，部分急性期患者白细胞总数升高，中性粒细胞增多及核左移，常伴有轻度贫血，部分重症患者可出现中重度贫血，甚至三系均降低；而慢性患者血象一般正常。② 红细胞沉降率：患者红细胞沉降率呈中等度增快，而慢性患者多数正常。

5. 影像学检查　合并NTM肺病影像学表现为肺部片状炎性阴影、单发或多发薄壁空洞、纤维硬结灶、轨道征、蜂窝状阴影等。播散性NTM病可累及颈部、纵隔、腋窝及腹股沟等部位的淋巴结，CT显示淋巴结肿大，早期密度均匀，增强后呈结节状强化，可伴有脓肿，此时表现为脓肿边缘花环状强化，其内可见分隔，中央密度减低，与淋巴结结核相似。累及肝脏和脾脏，腹部CT早期表现为肝脾肿大，腹腔淋巴结轻度肿大，多呈均匀软组织密度，中央密度减低少见，增强后可无环形强化，可伴有腹水及肝内胆管轻度扩张。播散性NTM病累及脑部时可形成脑脓肿，MRI可表现脑内多发结节影，大小不等。部分患者甚至可无显著影像学改变。

（四）诊断

血培养鉴定为NTM是诊断的金标准，但NTM血流感染血培养的阳性检出率较低。参考我国非结核分枝杆菌病诊断团体标准及非结核分枝杆菌病诊断与治疗专家共识：在确保标本无外源性污染的前提下，血液非结核分枝杆菌培养阳性，即可作为细菌学诊断依据。需要注意的是，仅有血液标本NTM分子生物学检测阳性（如二代测序示NTM）目前并不能单独作为病原学诊断的依据，对培养的菌株进行分子生物学菌种鉴定是目前主要的病原学诊断方法。

NTM血流感染的最终诊断应以病原学检查为主，结合流行病学、临床表现、病史、胸部影像、相关辅助检查等进行综合判断，并充分排除其他疾病，特别是临床表现较类似的血行播散性结核病、其他NTM菌株所致的播散性NTM病等。

（五）治疗

由于大多数NTM对常用的抗分枝杆菌药物耐药，因此在治疗前应将NTM鉴定至菌种水平，并进行药物敏感性检测。NTM血流感染一般均应在明确病原后根据菌型确定方案，及早开展抗分枝杆菌治疗，并根据药敏试验结果及临床疗效进行调整。

1. 治疗原则

（1）由于NTM的耐药模式可因菌种不同而有所差异，所以治疗前的菌种鉴定及药敏试验十分重要。

（2）尽管药敏试验结果与临床效果相关性目前尚难以确定，但制订NTM病化疗方案时仍应尽可能根据药敏结果和用药史，选择5～6种药联合治疗，强化期共6～12个月，巩固期12～18个月，在痰或其他标本培养阴转后继续治疗至少12个月。

（3）不同的NTM病，用药的种类和疗程可有所不同。

（4）不建议对疑似NTM肺病进行试验性治疗。

2. 治疗方案

（1）鸟-胞内分枝杆菌复合群（*M. avium* complex，MAC）血流感染：建议方案为克拉霉素500～1 000 mg/d（体重<50 kg时用500 mg/d）或阿奇霉素250～500 mg/d、利福布汀300 mg/d或利福平450～600 mg/d（体重<50 kg时用450 mg/d）、乙胺丁醇750～1 000 mg/d，口服；治疗开始3个月应用阿米卡星肌注或静脉滴注或雾化吸入；疗程持续至痰培养阴转后1年。

（2）堪萨斯分枝杆菌（*M. kansasii*）血流感染：绝大多数堪萨斯分枝杆菌对利福平、利福布汀、大环内酯类、莫西沙星及利奈唑胺等敏感，对异烟肼、乙胺丁醇、环丙沙星及阿米卡星中度敏感。堪萨斯分枝杆菌病临床疗效大多良好，预后也较好。

利福平敏感的堪萨斯分枝杆菌血流感染治疗方案：利福平450～600 mg/d（体重<50 kg时用450 mg/d）、乙胺丁醇750～1 000 mg/d和异烟肼300 mg/d或克拉霉素500～1 000 mg/d（体重<50 kg时用500 mg/d）或阿奇霉素250～500 mg/d，口服；疗程持续至痰培养阴转后1年。

利福平耐药的堪萨斯分枝杆菌血流感染治疗方案：克拉霉素500～1 000 mg/d（体重<50 kg时用500 mg/d）或阿奇霉素250～500 mg/d、莫西沙星400 mg/d、氯法齐明100～200 mg/d或利奈唑胺600 mg/d及乙胺丁醇750～1 000 mg/d，口服；疗程持续至痰培养阴转后1年。

（3）脓肿分枝杆菌（*M. abscessus*）：脓肿分枝杆菌对常规抗结核药物均耐药。体外药敏结果显示，脓肿分枝杆菌对克拉霉素、阿米卡星和头孢西丁敏感，对利奈唑胺、替加环素、亚胺培南、氯法齐明等中度敏感，莫西沙星的效果一般。

脓肿分枝杆菌血流感染应使用一种大环内酯类药物联合一种或多种静脉药物（如阿米卡星、头孢西丁或伊米配能），疗程6个月以上。建议治疗方案为：克拉霉素1 000 mg/d或阿奇霉素250 mg/d、阿米卡星（10～15 mg/d）、头孢西丁（12 g/d，分次给予）或伊米配能（500 mg，分次给予），强化期疗程最低4个月，总疗程应不少于12月。对于原发病灶广泛、脓肿形成，以及药物治疗效果不佳者，可考虑外科清创术或异物清除处理。

（4）龟分枝杆菌（*M. chelonae*）：龟分枝杆菌最常引起皮肤、软组织和骨骼感染，在免疫受损患者也可引起播散性感染。龟分枝杆菌分离株通常对妥布霉素、克拉霉素、利奈唑胺和伊米配能敏感，对阿米卡星、氯法齐明、多西环素和喹诺酮类药物中度敏感。龟分枝杆菌对头孢西丁天然耐药。

龟分枝杆菌血流感染推荐治疗方案为：根据体外药敏结果，至少包括2种体外药敏试验敏感的药物，如妥布霉素、克拉霉素和喹诺酮类药物，疗程至少6个月，对于原发病灶广泛、脓肿形成，以及药物治疗效果不佳者，可采用外科清创术或异物清除处理。

（5）偶然分枝杆菌（*M. fortuitum*）：偶然分枝杆菌是快速生长分枝杆菌中对抗结核药物最为敏感者，偶然分枝杆菌对大环内酯类、喹诺酮类、利福平或利福布汀、磺胺类、米诺环素、多西环素、头孢西丁、伊米配能和阿米卡星等均敏感。

偶然分枝杆菌血流感染建议治疗方案为：根据体外药敏结果，至少包括2种体外药敏试验敏感的药物，如喹诺酮类药物、利福平或利福布汀和克拉霉素或阿米卡星，疗程至少6个月，对于病灶广泛、脓肿形成及药物治疗效果不佳者可采用外科清创术或异物清除处理。

（六）病例分析

入院史：男性，51岁。主诉：反复发热3年余。

现病史：2017年8月出现发热，发热无明显规律，体温最高39.5℃，曾就诊多家医院，血常规见白细胞及中性淋巴细胞比例升高，胸部CT提示肺部感染，使用多种抗生素疗效不佳，查肿瘤标志物、免疫球蛋白定量、抗体谱未见异常，予以左氧氟沙星联合头孢米诺抗感染后体温逐渐得到控制。2018年6月再次出现发热，查结核菌素试验阴性，当地考虑予以排除结核。2019年5月再次出现反复发热，体温最高40℃，无明显时间规律，无咳嗽，无尿频、尿急，无胸痛、咯血等，CT未见明显双肺感染性病灶，2019年9月至10月痰培养先后示白色假丝酵母、阴沟肠杆菌、屎肠球菌、大肠埃希菌，予以舒普深联合伏立康唑治疗1周，莫西沙星联合替加环素治疗1周，美罗培南联合利奈唑胺治疗1周，仍有每日发热，血培养3次提示抗酸杆菌阳性。

实验室检查及诊断：2017年8月，骨髓涂片示增生活跃，粒红比例减低，可见不同程度发育异常，考虑MDS倾向。

2019年10月PET-CT：脑部未见确切肿瘤征象，双颈部多发大小不等淋巴结，脾及扫描范围内骨髓代谢弥漫性增高，考虑淋巴血液系统疾病可能性大，炎性免疫性疾病不能除外（肝大、脾大）。

2019年10月骨髓穿刺：骨髓象增生欠活跃，考虑MDS可能。

2019年11月血培养：非结核分枝杆菌肺病，分子菌型鉴定为鸟-胞内分枝杆菌。

2019年12月胸部CT：双肺散在少许斑点状、条索状及斑片状影，形态不规则，边界模糊不清，密度不均较淡。双侧肺门结构清楚，形态、大小、位置均未见明显异常。纵隔居中。纵隔内各组淋巴结未见异常肿大。

2019年12月头颅MR：右侧侧脑室前角结节灶。

诊断：①播散性非结核分枝杆菌病（血流感染、脑）。②骨髓增生异常综合征可能。

治疗：2019年11月开始予阿米卡星静滴，口服利福平、乙胺丁醇、克拉霉素联合抗分枝杆菌治疗，后体温逐渐恢复正常。其后患者又反复出现重度贫血、过敏、肺部真菌感染等，对症治疗后调整方案，目前克拉霉素、乙胺丁醇、氯法齐明、莫西沙星抗分枝杆菌治疗中。

点评：HIV/AIDS及其他原因免疫抑制的患者，由于机体免疫功能缺陷，可发生条件致病菌所致的血流感染，但在一定条件下可造成医源性播散，甚至报道多达数十例的暴发流行。NTM血流感染者一般多继发于免疫功能受损者及侵入性医学诊疗之后。明确NTM血流感染后应及时进行菌种鉴定,方可制订相应的治疗方案。开始治疗之后,应根据药敏试验检测结果及治疗反应适当进行方案的调整,以保障抗分枝杆菌治疗疗效。部分NTM血流感染者因合并基础疾病严重,疗效及预后可能不佳。

(刘一典)

参 考 文 献

[1] 高静韬,王笑春,付亮,等.药物敏感性肺结核治疗和患者关怀指南:2017年更新版[J].国际呼吸杂志,2018,38(3):161-168.

[2] SAEED M, AHMAD M, IRAM S, et al. GeneXpert technology. A breakthrough for the diagnosis of tuberculous pericarditis and pleuritis in less than 2 hours[J]. Saudi Med J, 2017, 38(7): 699-705.

[3] 中华医学会.临床诊疗指南·结核病分册[M].北京:人民卫生出版社,2005.

[4] 唐神结,高文.临床结核病学[M].北京:人民卫生出版社,2011.

[5] 张丽帆,边赛男,刘晓清,等.HIV阴性结核分枝杆菌血流感染成年患者临床及实验室特征[J].协和医学杂志,2017,8(S1):161-166.

[6] BEDELL RA, ANDERSON STB, VAN LETTOW M, et al. High prevalence of tuberculosis and serious bloodstream infections in ambulatory individuals presenting for antiretroviral therapy in Malawi[J]. PLoS One, 2012, 7(6): e39347.

[7] ARCHIBALD LK, DEN DULK MO, PALLANGYO KJ, et al. Fatal Mycobacterium tuberculosis bloodstream infections in febrile hospitalized adults in Dar es Salaam, Tanzania[J]. Clin Infect Dis, 1998, 26(2): 290-296.

[8] 倪语星.关注分子技术在临床微生物检验中的应用[J].检验医学,2014,29(6):581-583,580.

[9] 中华医学会结核病学分会,中华结核和呼吸杂志编委会.非结核分枝杆菌病诊断与治疗专家共识[J].中华结核和呼吸杂志,2012,35(10):527-580.

[10] 唐神结,高文.临床结核病学[M].北京:人民卫生出版社,2011.

[11] 中华医学会结核病分会.非结核分枝杆菌诊断与处理指南[J].中华结核和呼吸杂志,2000,23(11):650-653.

[12] LABUDA SM, GARNER K, CIMA M, et al. Bloodstream infections with a novel nontuberculous Mycobacterium involving 52 outpatient oncology clinic patients-Arkansas, 2018[J]. Clin Infect Dis, 2020, 71(7): e178-e185.

[13] NAGATA A, SEKIYA N, NAJIMA Y, et al. Nontuberculous mycobacterial bloodstream infections after allogeneic hematopoietic stem cell transplantation[J]. Int J Infect Dis, 2020, 97: 131-134.

[14] GRIFFITH DE, AKSAMIT T, BROWN-ELLIOTT BA, et al. An official ATS/IDSA statement: diagnosis, treatment, and prevention of nontuberculous mycobacterial diseases[J]. Am J Respir Crit Care Med, 2007, 175(4): 367-416.

[15] 丁秀荣,于艳华,陈铭,等.HIV/AIDS病人合并血流感染的病原菌分布特点[J].中国艾滋病性病,2016,22(5):317-319,323.

[16] AIDS Professional Group, Society of Tropical Disease and Parasitology of Chinese Medical Association.人类免疫缺陷病毒/艾滋病患者合并非结核分枝杆菌感染诊治专家共识[J].传染病信息,2019,32(6):481-489.

[17] 宋媛,郝桐,谷吉凤,等.脓肿分枝杆菌致导管相关血流感染1例并文献复习[J].中国感染控制杂志,2020,19(4):375-378.

[18] 张蕾,张敬伟,薛永飞.分枝杆菌L型血流感染与肺癌患者红细胞免疫功能的相关性研究[J].中华医院感染学杂志,2015,25(13):2912-2914.

第二十二章 · 真菌血流感染

Bloodstream Infections by Fungi

一、白念珠菌血流感染 Bloodstream Infections by *Candida*

（一）流行病学

侵袭性念珠菌感染是目前临床上发病率最高的深部真菌病。资料表明在过去的10～15年中，真菌感染发病率增加了近200%，念珠菌血流感染的发病率明显增加，约占血流感染总数的9.0%，病死率高达39%。真菌血流感染最常见的病原菌是白念珠菌，但近年来，非白念珠菌（热带念珠菌、近平滑念珠菌、光滑念珠菌等）血流感染的发病率明显上升，有超越白念珠菌血症的趋势。患者存在免疫缺陷或（和）某些慢性疾病，如未得到有效控制的糖尿病、自身免疫系统疾病、艾滋病等，以及大剂量广谱抗生素的使用、肿瘤患者放疗和化疗、长期使用肾上腺皮质激素、体内各种留置导管等均是其感染发生的诱因。据统计，约80%的中性粒细胞减少患者合并念珠菌感染。念珠菌血流感染由念珠菌局部定殖、生长、侵入血液所致，部分患者可经体内污染导管直接血行播散所致。

（二）临床表现

念珠菌感染早期侵犯黏膜而致黏膜念珠菌病。发生念珠菌血流感染后患者往往出现发热，甚至高热，广谱抗生素治疗无效。与原发疾病无关且凝血功能正常的不明原因出血，是念珠菌血流感染最常见的临床表现之一。念珠菌侵犯气管、支气管，患者可有气道内出血；侵犯伤口、泌尿道则有创面出血、尿道出血；侵犯中枢神经系统，引起脑膜炎及脑膜脑炎。此外，经血流可播散，使支配眼外肌的神经受累而出现复视，侵入眼球引起眼内炎，甚至失明。约40%的念珠菌血流感染患者可出现念珠菌皮疹，皮疹密集分布于躯干和四肢，以胸腹部多见，皮疹呈半透明，直径0.5～2 mm（图22-1），经有效抗真菌治疗后消退，不留痕迹，部分患者可伴有腹胀或腹泻，肠道菌群紊乱，球杆比失调。发生念珠菌血流感染的患者常合并多个器官功能障碍，如难以纠正的心力衰竭、持续哮喘样发作、不明原因肝功能衰竭、胃肠功能衰竭等。

（三）辅助检查

（1）一般血检验指标：一般而言，C反应蛋白（CRP）、外周血白细胞计数和中性粒细胞比例升高，可伴有核左移及细胞内

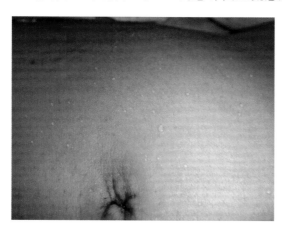

图22-1 念珠菌皮疹

中毒颗粒；相关感染指标不同程度上升，如降钙素原（PCT）常表现为轻到中度升高、真菌葡聚糖试验（G试验）可明显升高。

（2）病原学检查：考虑血流感染者，应在抗真菌药物应用前采集外周血标本和血流导管血，以及导管末端标本进行培养，阳性结果具有确诊意义。念珠菌甘露聚糖和抗甘露聚糖IgG检测有助于诊断。

（四）诊断

（1）诊断：血培养或血流导管培养阳性结果是念珠菌血流感染的确诊依据。目前，念珠菌血培养仍是最常用的诊断方法，但血培养的阳性率较低，其灵敏度只有不足50%，且结果报告时间至少需要2～3 d，易延误治疗时机。二代测序技术（NGS）对于提升念珠菌血流感染的敏感度和特异性、提高诊断的效率有非常重要的意义。

（2）鉴别诊断：对于真菌血流感染的患者，结合患者的临床特征及基础疾病状况，鉴别真菌血流感染的来源，尤其是要重点排查是否存在导管相关血流感染，同时应注意是否合并其他部位的真菌感染。

（五）治疗

念珠菌血流感染的治疗应综合考虑感染的真菌种类、合并感染部位、患者基础疾病，以及肝肾等脏器的功能状况、药代动力学特征等因素，优化治疗方案。

念珠菌血流感染的治疗药物包括多烯类、三唑类、棘白菌素类及氟胞嘧啶。

（1）多烯类药物：包括两性霉素B、两性霉素B脂质体和两性霉素B胶体分散剂。该类药物抗真菌谱广，疗效确切，耐药少见，对部分耐三唑类药物的念珠菌仍然有效，也适用于神经系统念珠菌感染。两性霉素B由于其肝、肾及心脏毒性较大，目前已少用。两性霉素B脂质体的静脉用药推荐剂量0.5～0.75 mg/kg，对于不敏感的克柔念珠菌、热带念珠菌等，可加量至1 mg/kg。多烯类最常见的不良反应是低钾血症和肾脏损害，使用时须密切监测血钾及肾功能。

（2）棘白菌素类：属新一代广谱抗真菌药物，包括米卡芬净、卡泊芬净及阿尼芬净等，棘白菌素类药物的耐药率低，不良反应少，对肝、肾功能影响较小，目前被推荐为念珠菌菌血症治疗的首选用药，对于粒细胞缺乏型和非粒细胞缺乏型的念珠菌菌血症患者及具体菌种未明确的念珠菌血流感染均可选用。

（3）三唑类药物包括氟康唑、伏立康唑、伊曲康唑、艾莎康唑等，此类药物具有肾毒性小、安全、口服吸收完全等特点，应用较广泛。三唑类药物对白念珠菌有较高的抗菌活性，但对光滑念珠菌抗菌活性较弱；克柔念珠菌对伏立康唑较为敏感，而对氟康唑普遍耐药。艾沙康唑是近年来新推出的三唑类抗菌药物，除对白念珠菌外，对光滑念珠菌、克柔念珠菌、季也蒙念珠菌也有较高的敏感性，对曲霉菌及毛霉菌也有很好的抗菌效果。

（4）氟胞嘧啶类药物对白念珠菌和非白念珠菌（除克柔念珠菌外）均有良好抗菌作用，且在体内分布较广，可有效治疗血流合并神经系统、泌尿系统的真菌感染。

抗真菌疗程中，应动态复查血培养，对复查血培养阴性的念珠菌菌血症患者，可结合菌种及药敏结果选择伏立康唑或氟康唑口服制剂序贯治疗，总疗程应达14 d。

（六）病例分析

病例1：白念珠菌血流感染

患者，男性，46岁。2010年6月无明显诱因出现咽痛、发热，体温39℃，伴有头痛、恶心、呕吐、视物不清、言语模糊、颈部僵硬、咳少量鲜红色血性痰，尿液呈红色血性样。患者收住ICU后查血常规示白细胞13.0×10^9/L，中性粒细胞91%，血红蛋白94 g/L，血小板23×10^9/L，头颅MRI检查未见明显异常。胸片示右肺多发性斑片状密度增高影，右侧胸腔积液。胸部CT增强扫描示右肺散在多发性密度增高影，考虑真菌感染可能（图22-2、图22-3），行床边气管镜检查并留取深部痰液做细菌、真菌培养。痰培养结果为"肺炎克雷伯菌、白念珠菌"，血培养结果为白念珠菌。给予氟康唑等治疗，患者症状缓解，体温恢复正常，无咯血及血尿，连续治疗2周后复查胸部CT示右肺阴影消失（图22-4、图22-5），患者自觉症状完全消退，无发热，无血尿，无咳嗽、胸痛，神志清楚。患者于2010年7月康复出院。

点评：念珠菌血流感染临床表现易与细菌感染相混淆，容易造成漏诊、误诊。该患者发病时表现为发热、血尿、血小板急剧减少，并出现中枢神经系统症状，呼吸道症状不甚典型，因而往往考虑中枢神经系统、泌尿系统、血液系统等疾病。在行头颅MRI、腰穿脑脊液检查、泌尿系B超、静脉肾盂造影、骨髓穿刺等检查排除相关疾病后，胸部CT增强显示肺部真菌感染可能，深部痰培养和血培养结果证实为白念珠菌。诊断明确后即行抗真菌治疗，疗效佳（图22-2至图22-5）。目前G试验和GM试验被广泛应用于侵袭性真菌感染的临床诊断，有助于真菌感染的早期诊断和治疗。

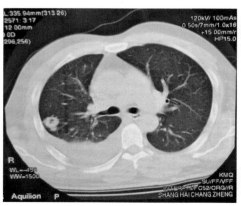

图22-2　右上肺抗真菌治疗前

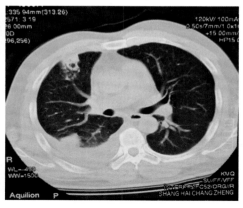

图22-3　右下肺抗真菌治疗前

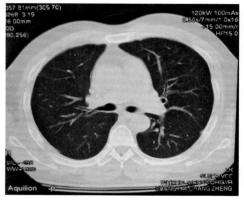

图22-4　右上肺抗真菌治疗2周后

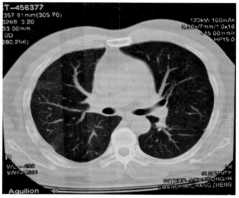

图22-5　右下肺抗真菌治疗2周后

病例2：多发伤致腹腔白念珠菌血流感染

患者，女性，32岁。2013年8月工作时被铲车撞击右侧胸腰部，被急送至当地医院，急诊CT示两肺挫伤，右侧大量胸腔积液，左侧少量胸腔积液，腹腔少量气体，空腔脏器破裂可能，右季肋软组织挫伤肿胀，肝周、脾周少量积液，右肾包膜下血肿，外伤性胰腺炎不排除，腰椎左侧横突骨折。当即给予双侧胸腔闭式引流，引流大量血性液体。诊断性腹腔穿刺阴性，查体无明显腹膜炎体征，予以腹腔保守治疗。同时积极输血、补液、抗休克，给予抑酸、止血、抗感染等治疗措施。患者病情趋于稳定。9 d后患者出现寒战、高热、胸闷、气促，血培养提示肺炎克雷伯杆菌ESBL阳性，予以泰能抗感染。患者体温无明显下降，波动于39℃左右，症状无明显改善，遂转入他院ICU。患者转入后血常规示白细胞26.3×10^9/L，中性粒细胞94.9%，血小板62×10^9/L，血糖16.9 mmol/L。CT检查示腹腔积液，考虑脓肿可能（图22-6、图22-7）。当即给予腹腔脓肿穿刺引流，留取腹腔引流液和血标本行病原学检查，给予泰能抗细菌治疗，伏立康唑联合两性霉素B脂质体抗真菌治疗，控制血糖，提高患者免疫功能，保持引流通畅。第3日患者体温降至正常，第6日腹腔引流液和血培养回报"热带念珠菌"。经过2周治疗，患者病情明显好转，多次复查血培养均为阴性，念珠菌血流感染得以控制。治疗5周后患者康复出院。

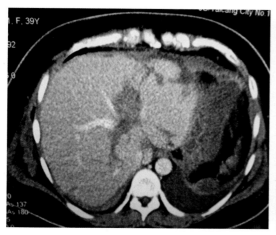
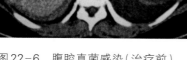
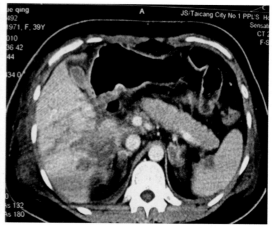

图22-6　腹腔真菌感染（治疗前）　　　　图22-7　腹腔真菌感染（治疗后）

点评：该患者有胸、腹部外伤史。治疗前期针对血培养结果给予泰能抗感染治疗。患者胃肠道功能受损，给予全胃肠外营养。治疗过程中患者血糖始终偏高，且未得到有效控制。经治疗患者症状未有好转。转院后改用伏立康唑联合两性霉素B脂质体治疗真菌感染，腹腔引流液及血培养证实为热带念珠菌，经治疗患者症状明显缓解，多次复查血培养结果均阴性，念珠菌血流感染得以控制。

外伤及手术史、使用广谱抗生素、体内留置各类导管、高血糖、免疫功能下降、长期胃肠外营养等都是真菌感染的高危因素，一旦发生真菌血流感染，病死率极高。念珠菌血流感染治疗主要是早期足程治疗，必要时可采取两联抗真菌治疗。对于体内存在的感染性病灶，应及时清创、引流。对于存在真菌感染高危因素的患者，可进行早期经验性治疗。对于危重病患者积极预防危险因素，其意义要比治疗意义更大。

（黄　昊　伍力学）

二、新型隐球菌血流感染 Bloodstream Infections by *Cryptococcus neoformans*

（一）流行病学

新型隐球菌（*Cryptococcus neoformans*）是一种广泛存在于土壤环境中的具有荚膜的真菌，在禽类粪便中尤其常见。隐球菌感染属机会性感染，大多数感染者存在免疫功能缺陷（艾滋病、恶性肿瘤及接受免疫抑制治疗是三大易感因素），其他易感因素包括慢性基础疾病（如糖尿病、血液病等）、侵袭性操作、广谱抗生素持续使用等。新型隐球菌多经由呼吸道、胃肠道等开放腔道，破坏皮肤和黏膜而侵入人体。感染灶以中枢神经系统较多见，可播散至全身其他部位。资料显示，隐球菌血流感染占该病感染者的10%～30%，发生隐球菌血流感染者死亡率高达35%～49%，其中合并免疫缺陷者的病死率更高。

（二）临床表现

隐球菌菌血症的临床表现通常是非特异性的，发热是最常见的症状，以中度发热为主，但部分免疫抑制患者可无发热症状，其他表现包括淋巴结及肝、脾肿大等，部分患者出现感染性休克。由于发生隐球菌菌血症者常并发其他部位的隐球菌感染，其临床表现与受累部位相关；合并肺部隐球菌感染者常伴有咳嗽、咯血、呼吸困难等表现；合并中枢感染时可出现头痛、呕吐、意识障碍及脑膜刺激症状。

（三）诊断

传统上该型血流感染主要通过涂片墨汁染色或培养鉴定确诊，除血培养标本外，若能同时获取其他部位的阳性病原学标本（如脑脊液、肺泡灌洗液、胸腹腔积液等）有助于明确诊断。近年来，质谱鉴定技术及二代测序等病原学检测技术成为新型隐球菌病原学诊断快速、有效的方法。血隐球菌荚膜抗原检测阳性尤其高滴度（≥1∶160）对诊断也有重要参考价值。

（四）治疗

目前，新型隐球菌血流感染的药物治疗主要参照新型隐球菌中枢神经系统感染的治疗方案，推荐治疗药物包括三唑类、多烯类及5-氟尿嘧啶，而棘白菌素类对隐球菌天然耐药，不宜选用。该病的预后与基础疾病状态及是否具并发症密切相关。因此，早期诊断、尽早开始抗真菌治疗，并积极处理并发症对改善预后至关重要。有资料显示，早期（48 h内）接受抗真菌治疗者有望获得较高的生存率。

（五）病例分析

患者，男性，69岁，因"发热4 d，伴神志不清1 d"入院。入院查体：T 38.6℃，P 96次/min，R 22次/min，BP 95/52 mmHg，SpO_2 99%。浅昏迷状态，颈强直颌下三指，双瞳等大等圆，光反射存在，脑膜刺激征阳性，病理征未引出。血检验示白细胞$15.0×10^9$/L，N 85.4%，PCT 0.65 ng/mL，G试验80.2 mg/L。头颅CT示脑内多发腔隙性梗死灶。胸部CT示双下肺散在小斑片影。既往史：2型糖尿病史，平时未规范监控血糖。近期外出旅游期间有与家鸽密切接触史。入院后给予留取血培养并行腰穿等检查，予三代头孢菌素经验性抗细菌感染。入院第2日，脑脊液墨汁染色提示新型隐球菌。给予氟康唑400 mg/d抗真菌治疗。入院第4日，血培养结果提示新型隐球菌感染。新型隐球菌血流感染合并脑膜炎诊断成立。遂加用氟胞嘧啶联合氟康唑抗真菌治疗。入院第10日，患者神志逐渐转清，后续反复复查血培养及脑脊液培养均为阴性。入院第22日停用上述药物后出院。

点评：该病例为非免疫缺陷的新型隐球菌感染，但有明确的家鸽接触史、糖尿病基础、流行病史及高危因素明确。由于同时合并血流感染和中枢感染，其表现以中枢神经系统异常为主，血流感染并无特异性表现，后续依靠血培养进一步明确感染灶。经早期启动、足程的抗真菌治疗后，病情得到有效控制并最终痊愈。

（黄　昊　伍力学）

三、马尔尼菲篮状菌血流感染 Bloodstream Infections by *Cyanobacteria marneffei*

（一）流行病学

马尔尼菲篮状菌（*Cyanobacteria marneffei*）在2011年以前被称为马尔尼菲青霉（*Penicillium marneffei*），属于双相型真菌，在体外培养时，25℃呈霉菌形态生长，并产生可溶性红色色素，而在37℃条件下，呈酵母样菌落。当感染人体时，马尔尼菲篮状菌呈酵母样生长，可见中央分隔的酵母样细胞。

马尔尼菲篮状菌引起的系统性真菌感染被称为马尔尼菲篮状菌病（talaromycosis），主要流行于东南亚及印度东北部、中国南部。篮状菌病是热带地区的地方病，有流行地区旅居史的患者也可在其他地区出现篮状菌病。

马尔尼菲篮状菌病主要发生于艾滋病患者及免疫缺陷患者，如流行地区CD4细胞计数低（多数CD4计数 <100/μL）的HIV感染者、实体器官移植受者、恶性肿瘤患者及使用免疫抑制剂患者等。随着艾滋病的高效抗逆转录病毒疗法的普及，HIV相关的马尔尼菲篮状菌病得到了明显的控制，而与自身免疫缺陷及移植相关的感染发生率明显增高，尤其是近年一些新型的靶向疗法治疗后，出现了篮状菌病的报道。

（二）临床表现

马尔尼菲篮状菌病的感染程度与免疫抑制程度有关。在HIV感染者中，马尔尼菲篮状菌往往会播散并累及多个器官，且血流感染发生的频率更高。篮状菌病常表现为网状内皮系统感染的症状和体征，如全身性淋巴结及肝脾肿大。此外，患者容易表现为发热、体重减轻，伴有呼吸道、消化道症状及皮肤黏膜病变；其中呼吸系统的累及可以表现为肺炎，患者多有咳嗽、呼吸困难、胸痛等，对于皮肤软组织的累及往往表现为面部、胸部及四肢丘疹，丘疹呈脐状，伴有中央坏死，这类病变出现频率可达70%，可作为诊断的线索。少数患者还会出现黏膜、神经系统、骨髓和关节炎症的表现。在非HIV感染者中，患者可以是局灶性感染，血流感染发生的概率相对较低，患者更容易伴有骨和关节的累及。

（三）实验室检查

马尔尼菲篮状菌并非环境常见污染菌，从患者标本分离出该菌应充分考虑其致病性。病原菌可以分离自皮损部位、骨髓、血液、呼吸道标本等。骨髓和淋巴结活检的培养是最为敏感的方法，其次是皮肤软组织累及部位及血液培养。马尔尼菲篮状菌在培养中可呈典型的双相生长，即不同的温度下呈现不同的生长方式。双相温度的验证对于仅从形态上鉴定马尔尼菲篮状菌的实验室意义重大，因为部分青霉也可在25℃培养下产生少量的可溶性色素，但青霉往往是污染菌。其他鉴定方法还有分子诊断、质谱等。

显微镜镜检也是对马尔尼菲篮状菌进行识别的良好手段，在病变部位的组织、血液、骨髓的瑞氏染色、淋巴结活检，以及呼吸道标本的染色中，可以通过特征性真菌结构的观察来进行初步判断。马尔尼菲篮状菌在体内呈现椭圆形或腊肠状的酵母样细胞，且中央有隔膜。这类典型的细胞可以作为马尔尼菲篮状菌感染的初步诊断线索。虽然也对血清学、抗原学进行了研究，但国内尚无商品化的检测试剂。曲霉半乳甘露聚糖试验容易与马尔尼菲篮状菌出现交叉反应而呈现阳性结果。

（四）诊断与鉴别诊断

马尔尼菲篮状菌病最常见的症状是发热，体重减轻、肝脾肿大、皮肤皮损及淋巴结肿大。若患者居住于流行地域应考虑该病的可能，并充分评估其免疫状态，尤其是HIV感染史。症状和体征可表明特定的受累部位，如皮肤、淋巴结、骨髓等。相关标本的镜检和培养可对该马尔尼菲篮状菌感染进行诊断。

鉴别诊断包括其他病原体的感染，如结核分枝杆菌，该菌也可导致患者发热、体重减轻、肺炎和淋巴结肿大，但结核病累及皮肤软组织情况较少，可通过特异性实验室检验来进行区分，如T-Spot、Xpert等；此外，如类鼻疽伯克霍尔德菌及组织胞浆菌感染也可以出现类似的症状，可通过微生物学、流行病学相关特点进行区分。

（五）治疗

对于所有马尔尼菲篮状菌病都需要治疗。对于未接受治疗的篮状菌病其病死率可高达95%以上，对于明确的感染应尽早进行治疗。治疗要充分评估患者的感染程度及免疫抑制状态，对于多器官累及的患者应接受静脉治疗，两性霉素B和伊曲康唑是临床常用的治疗药物。而伏立康唑相对活性较低，不应作为一线治疗药物使用。推荐使用两性霉素B脂质体进行诱导治疗，2周后使用伊曲康唑进行巩固治疗。如患者不能耐受两性霉素B，伏立康唑可作为替代治疗方案。对于仅伴有皮肤软组织感染且未发生血流感染的篮状菌病，可以选择伊曲康唑口服的治疗方案。马尔尼菲篮状菌病应接受长期治疗，直至免疫细胞功能恢复。

（六）病例分析

入院病史：女性，13岁，发热10余日入院。

现病史：患者10余日前无明显诱因下出现发热、轻微咳嗽，伴腹痛腹胀。4 d前到当地医院住院，诊断"脓毒症，肝功能损害，低蛋白血症，白细胞减少，轻度贫血，腹腔积液，血小板减少"等，予头孢呋辛抗感染等治疗，效果不佳。为进一步诊治到他院就诊，门诊拟诊"发热查因、AIDS"收入艾滋病科。

既往史：患者5岁左右发现HIV感染，曾在外院给予抗病毒治疗，但依从性差，用药1年多后自行中断抗病毒用药，后未按要求定期复诊。父母均为艾滋病患者并已抗病毒治疗。

查体：T 36.5℃，P 132次/min，R 26次/min，BP 96/58 mmHg，身高152 cm，体重30 kg。神清，精神差，两肺呼吸音粗，未闻及干、湿啰音，心律齐，各瓣膜听诊区未闻及病理性杂音，腹部平软，全腹无压痛及反跳痛，双下肢轻度水肿。

实验室检查和辅助检查：白细胞$3.77×10^9$/L，红细胞$3.79×10^{12}$/L，血红蛋白93 g/L，血小板$32×10^9$/L，中性细胞比例89.7%。白细胞散点图异常，表现为在有核红细胞区域出现散点及细胞亚群不能区分的散点（图22-8）。在外周血涂片（瑞氏-吉姆萨染色）中，可见中性粒细胞内吞噬

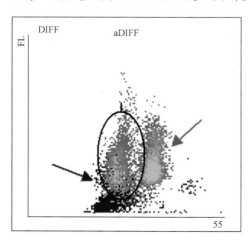

图22-8　患者白细胞散点图

蓝色箭头所指深蓝色散点提示出现有核红细胞；黑色圈示淋巴细胞与单核细胞散点分界不清。红色箭头示中性粒细胞出现核左移

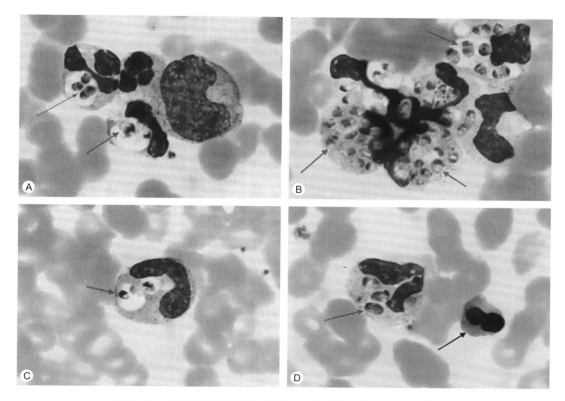

图22-9　外周血出现的有核红细胞及吞噬马尔尼菲孢子的粒细胞

蓝色箭头示有核红细胞；红色箭头示粒细胞内被吞噬的马尔尼菲孢子

酵母样细胞，呈类圆形、长圆形或腊肠形，大小不一，胞膜时欠清晰，有紫色红的小核1～2个，浆淡蓝色。菌体中部可见半透明的横隔（图22-9A、B、C），血涂片还可见中、晚幼粒细胞、中毒颗粒等，易见到有核红细胞（图22-9D）。

　　肝功能：谷草转氨酶232 U/L，谷丙转氨酶53 U/L，总胆红素30.83 μmol/L，白蛋白18.70 g/L，CD4$^+$T淋巴细胞7个/μL；真菌葡聚糖145.60 pg/mL（参考区间0～100.0 pg/mL），降钙素原11.46 ng/mL（参考区间0～0.1 ng/mL）。

　　血培养结果：第2日培养报阳，双相鉴定为马尔尼菲篮状菌（图22-10）。

　　诊断：①播散型马尔尼菲篮状菌病。②脓毒症休克。③弥散性血管内凝血。④获得性免疫缺陷综合征。

　　治疗：予两性霉素B等积极抗感染和对症支持治疗，但患者病情持续恶化，经抢救无效于入院后第4日死亡。

　　点评：马尔尼菲篮状菌为温度依赖性双相型真菌，在东南亚及我国南部广西、广东有区域性流行，尤其好发于HIV/AIDS感染者。对于CD4$^+$T淋巴细胞低于100个/μL的流行区HIV人群，应警惕播散性马尔尼菲篮状菌感染的可能。面部、躯干及上肢中央坏死的脐凹状丘疹对诊断有提示作用。

　　双相温度培养鉴定仍是目前诊断马尔尼菲篮状菌病的金标准。此外，还可以采用外周血和骨髓涂片镜检、组织病理学检查、特异性马尔尼菲篮状菌MP1P抗原或抗体检测、mNGS进行诊断。

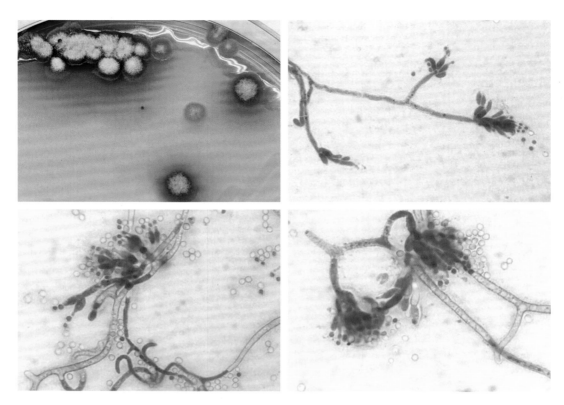

图22-10　沙氏培养基25℃培养的菌落形态

对于HIV感染者，两性霉素B是治疗一线药物，推荐每日0.6～0.7 mg/kg，10～14 d，然后伊曲康唑0.2 g，bid，进行巩固治疗，持续10周，最后用伊曲康唑（每日200 mg口服）进行维持治疗，直至CD4⁺T淋巴细胞大于100个/μL，持续6个月。非HIV患者使用时间长于HIV患者。

（罗晓成　曹存巍）

四、茄病镰刀菌血流感染 Bloodstream Infections by *Fusarium solani*

（一）流行病学

镰刀菌（*Fusarium*）可以引起皮肤浅表感染（角膜炎和甲真菌病）、局部侵袭性感染和播散性感染。侵袭性和播散性感染主要发生于严重的免疫功能受损的患者，特别是中性粒细胞减少和/或T细胞免疫功能缺陷的患者。血液系统恶性肿瘤患者常见于中性粒细胞缺乏期（粒缺期），尤其是接受化疗及造血干细胞移植的患者中。大约80%的人类感染是由茄病镰刀菌复合群（*Fusarium solani* species complex，FSSC）及尖孢镰刀菌复合群（*Fusarium oxysporum* species complex，FOSC）引起的。最近，由藤仓镰刀菌复合群（*Fusarium fujikuroi* species complex，FFSC）的感染也随之增多。与曲霉感染相比，镰刀菌感染的特征是可在组织及血液中产生孢子，这是免疫缺陷患者血培养高阳性率及快速播散的原因所在。

镰刀菌呈世界范围广泛分布，在土壤、植物、植物残骸以及其他有机物中均可分离到镰刀菌，镰刀菌也是植物病害的病原菌之一。此外，镰刀菌容易从供水系统环节中分离，有研究显示医院的供水系统(在一家医院的283个供水系统相关标本)中,镰刀菌的分离率可高达57%。镰刀菌可污染医院的供水系统,与医院获得性镰刀菌感染有关。此外,自来水附近的空气中也可分离出镰刀菌,这提示气溶胶可能导致肺部感染。社区获得性感染中,感染率与季节变化引起的室外镰刀菌数量水平相关。

在急性白血病、骨髓异常增生综合征及造血干细胞移植受者人群中,镰刀菌的发病率为0.1%～0.6%,常见于诱导化疗阶段。美国移植相关感染监测网的数据显示,从移植到感染的发生平均时间为123 d。免疫缺陷患者中性粒细胞缺乏是发生肺部和播散性感染的高风险因素,以急性白血病和再生障碍性贫血为主,造血干细胞移植后接受激素治疗的移植物抗宿主病(graft-versus-host disease, GVHD)患者也是高风险人群。镰刀菌病在实体器官移植受者中并不常见,仅占真菌感染的0.6%和非曲霉感染的13.0%。

(二)临床表现

镰刀菌感染在免疫功能正常的人群中以角膜炎和甲真菌病为主,局部皮肤软组织感染往往与外伤、甲真菌病及昆虫咬伤有关。播散性感染在免疫正常宿主中罕见;在免疫缺陷患者,镰刀菌主要通过呼吸道进入体内,皮肤破损导致的真菌侵袭性感染相对较少。免疫功能低下的患者中播散性镰刀菌感染最为常见。大约70%的镰刀菌感染表现为播散性镰刀菌病,发热是最常见的临床表现,皮肤结节、肺炎及鼻窦炎分别在69%～91%、50%～84%及27%～71%的患者中发现,40%～60%的患者血培养为阳性,这一特点与曲霉菌截然不同。镰刀菌可在体内形成孢子,从而扩散入血,导致血流感染,血流感染伴有的皮肤病变通常表现为疼痛、红斑、丘疹或结节样改变,部分可见中央坏死。

(三)实验室检查

从无菌标本或其他深部组织、肺泡灌洗液等标本中镜检或分离出镰刀菌,可证明镰刀菌在患者体内的播散。使用染色剂进行染色、培养、通过形态学可以帮助诊断镰刀菌感染,但对于种的区分作用相对有限,可以结合基因测序或质谱来辅助不同镰刀菌种的区分。

在所有可疑病例中均应进行血培养,伴有皮肤软组织感染的患者推荐皮肤软组织相关标本培养。一些患者往往同时伴有肺部影像学改变,呼吸道标本也可以用于镰刀菌的培养。

(四)诊断与鉴别诊断

在高风险患者尤其是中性粒细胞缺乏或GVHD患者中,镰刀菌病的初步诊断可以根据特征性皮损来判断。然而,确诊需要无菌标本的培养或非无菌部位的体液/组织来分离镰刀菌,同时标本涂片中可见分枝的菌丝。血培养平均报阳时间为3 d(1～4 d)。特征性的大型分生孢子有助于提示镰刀菌感染。分子生物学方法有助于明确菌种。质谱也有较高的准确性,但尚未广泛使用。血液及支气管肺泡灌洗液(BALF)的G试验与GM试验阳性具有提示作用,但特异性不佳。在既往两项研究中,29例播散性镰刀菌病的血液病患者中,血清GM阳性可达83%,在首次出现临床症状前15例患者中有11例患者GM阳性。

鉴别诊断感染(如曲霉菌等),组织病理与曲霉菌感染相似,均容易侵犯血管,并可造成出血及坏死,菌丝均为有隔,可见锐角分枝;而曲霉菌不易发生播散性感染及血培养阳性。同时,这两种真菌在培养条件下可通过菌落形态、镜下特征进行区分。

（五）治疗

播散性镰刀菌感染主要见于免疫缺陷患者,对于这类患者治疗是多方面的,除系统性抗真菌治疗药物外,尽快改善免疫缺陷状态是非常重要的。在药物选择上,两性霉素B脂质体通常是一线选择,此外伏立康唑也是推荐的,或者采取两者联合的方式。

镰刀菌经常对常见抗真菌药物的MIC较高,侵袭性感染分离的真菌推荐进行药物敏感性试验。两性霉素B与三唑类体外活性较高,但对于不同的镰刀菌种,药物敏感性往往不一致,如茄病镰刀菌与轮枝镰刀可表现为对三唑类药物耐药,且两性霉素B的MIC更高。镰刀菌对棘白菌素类天然耐药。对于免疫缺陷患者镰刀菌感染的预后不良。一项针对多中心血液病患者的研究中,84例为镰刀菌感染,30 d和90 d的病死率分别为50%和79%。持续粒细胞缺乏、激素使用及真菌血症是不良转归的独立危险因素。

对于抗感染治疗的时间主要取决于感染的部位和程度、患者的免疫状态,尤其是粒缺的缓解,通常需要治疗到感染的症状及体征均消失,且影像学示得到充分的改善并达到免疫重建。治疗的时间往往需要数月或更长的时间。

（六）病例分析

入院病史:男性,21岁。主诉"车祸后多器官损伤,伴高热和昏迷1个月"。

现病史:患者1个月前因车祸在当地医院治疗,诊断为多器官损伤——多发骨折,肝脏、脾脏挫伤,皮肤多处创伤合并发热和昏迷。予心肺复苏、联合抗感染、彻底的外科清创,以及输血、止血、营养神经等对症支持治疗。先后予盐酸莫西沙星氯化钠注射液及头孢哌酮钠/舒巴坦钠注射液治疗20 d(具体剂量不详),患者仍持续发热,血培养呈阴性,后改注射用亚胺培南/西司他丁钠(0.5 g q8 h)联合氟康唑(200 mg/d)治疗10 d。病情逐渐加重,相继出现呼吸衰竭、循环衰竭、肾功能衰竭等并发症。为进一步诊治遂来我院。

查体:T 40.5℃,P 140次/min,R 25次/min,BP 89/70 mmHg,深昏迷、双侧瞳孔散大,对光反射无,呼吸机辅助呼吸,双肺呼吸音粗,可闻及广泛干、湿啰音,全身重度凹陷性水肿,双膝腱反射消失,双侧巴氏征阴性。

实验室检查和辅助检查:C反应蛋白204 mg/L,白细胞21.56×10^9/L,中性粒细胞94%,淋巴细胞4%,单核细胞2%,红细胞2.06×10^{12}/L,血红蛋白60 g/L,血小板93×10^9/L。血生化示低蛋白血症、肾功能衰竭、高钾血症、低钙血症、高磷血症。血清肌钙蛋白升高,降钙素显著升高至100 ng/mL(≥2.0 ng/mL提示高风险的败血症)。住院后先后3次颈内静脉置管取患者深静脉行血培养,血细菌培养结果均为阴性,但是3次培养均见丝状真菌生长,进一步将分离的菌株培养2 d后即有菌落生长,初起平坦,生长快速,5 d后培养基表面产生众多棉絮状、平坦、蔓延的菌落,呈白色和奶油色,培养基背面,菌落的颜色呈淡黄色(图22-11A、B)。乳酚棉蓝染色,光学显微镜下可观察到特征性的透明分隔、具有厚壁孢子的菌丝,大型分生孢子呈镰刀状,弯曲,形似新月,2～5个分隔。小分生孢子似肾形,假头状着生,聚集在头部(图22-11C～F)。对其DNA测序比对,结果和茄病镰刀菌菌株的ITS2区序列一致,与标准株ATCC36031(HQ026747.1)的一致性为100%。其药敏结果显示该菌株对AMB(MIC 1.5 μg/mL)和VOZ(MIC 2.0 μg/mL)敏感,对ITZ、CAS和FUZ耐药(表22-1)。

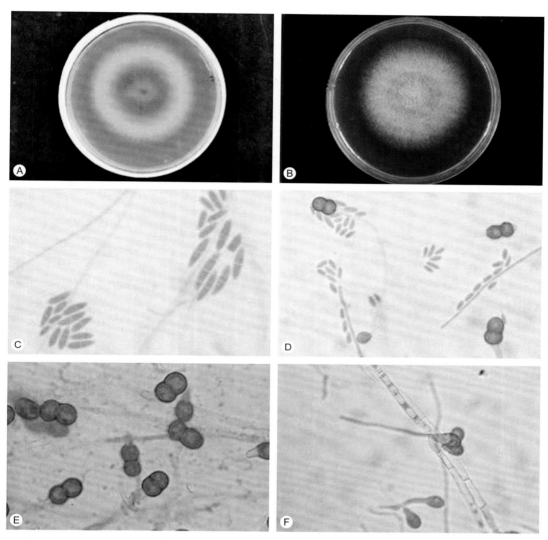

图22-11 沙保弱培养基上培养的典型茄病镰刀菌菌落(C～F乳酚棉蓝染色,×400)

A. 后位观;B. 前位观;C. 大型分生孢子,较多,粗壮,形似镰刀,有2～5个间隔;D. 圆形和卵圆形的小分生孢子,形成于气生菌丝上,着生方式有单生,串生,假头状着生;E. 厚壁孢子,有光滑的外壁;F. 透明分隔菌丝

表22-1 茄病镰刀菌抗真菌药物最低抑菌浓度(MIC,μg/mL)

抗真菌药物	MIC
两性霉素B(AMB)	1.5
卡泊芬净(CAS)	>32
氟康唑(FUZ)	>256
伏立康唑(VOZ)	2
伊曲康唑(ITZ)	>32

诊断：① 茄病镰刀菌血症。② 多器官受损（呼吸衰竭、循环衰竭、肾功能衰竭、多发骨折、肝脾挫伤）。

治疗：患者由于病情恶化，其家属最终放弃进一步的治疗，于入院当日自动出院。

点评：镰刀菌血症是一种罕见、致命的侵袭性真菌病，可引起人体局限性或播散性感染，对多种抗真菌药物呈现耐药，常危及生命。可通过真菌培养，应用表型及分子生物学等方法对镰刀菌进行鉴定，并行体外药敏试验。尤其是临床上对于多脏器功能衰竭，基础免疫力低下或各种侵入性导管留置的患者，更应警惕一些少见的真菌感染。细菌培养的同时应常规行真菌培养及药敏试验，确定致病真菌及体外药敏试验对临床用药有指导意义。对怀疑有导管相关的镰刀菌感染的患者，应该及时给移除导管，给予相应抗真菌药物治疗。

（徐春晖　康俞莉　章强强）

五、荚膜组织胞浆菌血流感染 Bloodstream Infections by *Histoplasma capsulatum*

（一）流行病学

荚膜组织胞浆菌（*histoplasma capsulatum*）是双相型真菌，在常温环境中生长，并在37℃时呈现酵母相。将组织胞浆菌分生孢子吸入肺部，然后变成酵母形式，就会形成感染。在进行性播散性感染的患者中，巨噬细胞通常会吞噬酵母菌，从而帮助生物体细胞内的增殖。

组织胞浆菌病见于全世界，但在美国中西部和中部地区最常见。据估计，每年发生在美国的新发感染多达50万例。在地方性真菌病中，组织胞浆菌病是患者住院治疗最常见的原因。容易引起吸入后暴露的活动包括挖掘、施工、拆除、改建、木材砍伐和采集、探洞，以及打扫被鸟类或蝙蝠粪便覆盖的建筑。严重暴露通常发生在翻动封闭区域（如洞穴或阁楼）堆积的大量粪便时。然而也有不少病例，患者无法确认特定的暴露来源。

T细胞免疫是组织胞浆菌病恢复的主要作用。一旦发展出对组织胞浆菌的细胞免疫，巨噬细胞就会被激活以杀死病原体。未能激活巨噬细胞杀菌能力似乎是进行性弥漫性组织胞浆菌病患者对荚膜梭菌免疫力的关键缺陷。肿瘤坏死因子-α（TNF-α）和干扰素-γ在针对荚膜组织胞浆菌的防御中发挥关键作用。在缺乏完整细胞免疫的情况下，会出现肺内和肺外均感染的进行性疾病。对于接受TNF-α抑制剂治疗的患者，最常见的真菌感染是组织胞浆菌病。这种感染往往是侵袭性的，而且大多数患者都会发生播散。

（二）临床表现

组织胞浆菌病大多数感染是无症状的或自限性的，但有些人会发展为急性肺部感染或严重进行性的播散性疾病。播散性组织胞浆病的临床表现及出现的时间，根据宿主的免疫力及暴露于真菌的程度而有所不同。患者可能在接触后不久或数年后出现，并且可能会经历无症状期。进行性播散性组织胞浆菌病以两种形式发生，部分基于疾病的病程，部分基于感染的程度。急性感染多见于婴儿及免疫功能低下的宿主。免疫力低下的患者，如患有艾滋病的患者或接受免疫抑制药物治疗的患者，可能会出现暴发性感染，表现为休克、呼吸窘迫、肝肾功能衰竭、充血及凝血障碍性疾病。慢性感染，主要发生在老年人，男性比女性更常见，常表现为全血细胞减少、肝脾肿大、肝酶升高及口咽部病变。感染部位还包括皮肤、大脑及肾上腺。

（三）实验室检查

从肺外部位镜检或分离出组织胞浆菌，可证明在组织胞浆菌病患者中有播散。使用染色剂进行染色、培养、抗原检测及组织胞浆菌特异性抗体检测等都可以帮助诊断。

在所有可疑病例中均应进行血培养。使用裂解-离心技术，约65%的病例可培养阳性。贫血、白细胞减少和/或血小板减少的患者应进行骨髓穿刺及活检，进行真菌染色和培养。在肺粟粒性病灶的患者中，大多数患者可从呼吸道和肺组织中培养组织胞浆菌。根据所涉及的部位，对口腔黏膜、皮肤、胃肠道、淋巴结、肾上腺及肝脏进行活检培养，可以培养出病原菌。

组织胞浆菌引起的脑膜炎很难确诊，因此，对于疑似脑膜炎的患者，应对患者的脑脊液、血清及尿液进行抗原检测，对脑脊液及血清进行抗体检测，对脑脊液和血液进行培养。

（四）诊断与鉴别诊断

（1）诊断：播散性组织胞浆菌病最常见的症状是发热、疲劳和体重减轻。症状和体征可能表明特定部位受累，如皮肤、口咽部、胃肠道、中枢神经系统及肾上腺。对于患有危险因素疾病并结合与播散性组织胞浆病一致的临床表现的患者，应怀疑其为播散性组织胞浆病。

（2）鉴别诊断：包括恶性肿瘤、感染（如结核、其他真菌疾病）或炎性疾病（如炎性肠病、结节病）。炎症过程的误诊可能导致使用糖皮质激素、细胞毒剂或肿瘤坏死因子-α抑制剂进行不适当且有害的治疗。

（五）治疗

所有播散性组织胞浆菌病都需要治疗。未经治疗的急性播散性感染的自然病程为2～12周，在2～12周的过程中是进展性的，并且是致命的，而未经治疗的慢性播散性组织胞浆病的自然病程则为数月至数年。治疗通常为两性霉素B和/或唑类药物特别是伊曲康唑。

对于不涉及中枢神经系统的患者，药物的选择主要取决于疾病的严重程度。对于病情严重的患者（如需要住院的患者），应开始使用两性霉素B（脱氧胆酸盐或脂质制剂）进行治疗。不建议将伊曲康唑用于此类患者的初始治疗，因为它不能像两性霉素那样迅速杀灭真菌。但是，大多数患者在病情稳定后过渡到口服伊曲康唑。对于轻度至中度疾病的患者，伊曲康唑是首选治疗方法。

总治疗时间应至少为1年。有组织胞浆菌病复发风险的患者（如移植受者），由于他们的免疫抑制作用无法逆转，抗真菌治疗需要更长时间甚至需要维持终生。通过有效的治疗，尿液和血清中的血浆抗原浓度会下降，应定期进行监测。中枢神经系统组织胞浆菌病患者也需要监测脑脊液。

（六）病例分析

入院病史：男性，30岁，公交车司机，安徽省安庆人，因"发热伴畏寒和寒战、三系下降1个月"于2018年5月31日收入医院感染科。

现病史：患者2018年5月1日起无明显诱因出现发热，T_{max} 40.0℃，无明显规律性，伴有畏寒、寒战，无头痛、头晕，无胸闷、胸痛，无气促，无恶心、呕吐，无腹痛、腹泻。5月2日就诊于当地医院，血常规示白细胞$2.53×10^9$/L，中性细胞比例73.9%，红细胞$3.47×10^{12}$/L，血红蛋白90 g/L，血小板$83×10^9$/L。尿常规蛋白质+，大便潜血+。血生化示白蛋白27.2 g/L，三酰甘油1.5 mmol/L，ALT 59.4 U/L，AST 84.5 U/L，ALP 494 U/L，GGT 101 U/L。降钙素原2.62 ng/mL，红细胞沉降率56 mm/h，铁蛋白>2 000 ng/mL。肿瘤标志物CA125 48.57 U/mL。腹部彩超示"肝脾肿大，胆囊壁毛糙增厚，盆腔积液"。心脏彩超未见异常。予抗感染及对症支持治疗2 d,无明显好转。

5月4日转至上级医院,复查血常规白细胞$2.35×10^9$/L,血小板计数$70×10^9$/L,血红蛋白79 g/L,N% 70.2%。血生化检查基本同前,血疟原虫阴性,血弓形虫、风疹病毒、CMV、HSV、EBV、结核、肺炎支原体抗体检测均阴性。肺CT示"双肺少许炎症伴双侧胸腔少量积液,左肺上叶小结节,肝右叶钙化灶,胆囊炎,右肾小结石,脾稍大,盆腔少量积液"。后血培养回报示人葡萄球菌人亚种。考虑"血流感染",给予美罗培南+左氧氟沙星抗感染治疗,症状无明显好转,仍有高热,且出现咳嗽、咳白色黏痰,痰可咳出。

5月9日转诊至外院血液科,复查血常规及肝功能较前相仿,CRP、PCT仍升高,铁蛋白>2 000 ng/mL,自身免疫抗体阴性,G试验>1 000 pg/mL,血培养阴性。完善骨髓穿刺检查,涂片示"血小板减少伴巨核细胞成熟障碍,全片见少量吞噬功能增强的网状细胞",骨髓流式未见明显异常,骨髓液45种白血病融合基因及相关基因检测均为阴性。颈部彩超示左侧颈部淋巴结肿大。PET-CT示"① 肝脏体积增大,两侧颌下、颈部、肝门部、后腹膜多发肿大淋巴结,均伴葡萄糖代谢增高,考虑血液系统疾病可能,建议颈部淋巴结穿刺活检。② 鼻咽部局部葡萄糖代谢增高,考虑炎症可能。③ 两侧上颌窦炎,两侧胸腔积液;肝右后叶钙化灶,脾大,胆囊结石可能,右肾小结石;腹盆腔积液"。结合患者病史及辅检,考虑"噬血细胞综合征",先后给予比阿培南、莫西沙星、万古霉素、头孢哌酮/他唑巴坦抗感染,激素及免疫抑制剂抗炎(5月15日予甲泼尼龙40 mg q12 h,5月19日予甲泼尼龙40 mg q8 h,5月22日予地塞米松10 mg q12 h,5月25日予环孢素125 mg bid)及其他对症支持治疗。患者诉使用激素1周后体温曾转平数日,后再次发热,每日T_{max} 38℃左右,仍有咳嗽、咳痰,且三系仍进行性下降。

故于5月30日来医院急诊就诊,复查血常规示白细胞$0.45×10^9$/L,血小板计数$15×10^9$/L,血红蛋白67 g/L,红细胞计数$2.64×10^{12}$/L。考虑为"发热待查,噬血细胞综合征",给予美罗培南抗感染、卡泊芬净抗真菌,人免疫球蛋白20 g qd、地塞米松15 mg qd、白蛋白10 g qd等抗感染及对症支持治疗。为进一步明确发热原因,5月31日收入住院。患者患病以来精神不好,萎靡,胃纳不可,睡眠好,大小便正常,体重明显下降,自发病以来体重下降约10 kg。

入院查体,体温35.6℃,脉搏78次/min,呼吸19次/min,血压118/60 mmHg,身高170 cm,体重65 kg。神志清楚,精神萎靡,双侧颈部可触及肿大淋巴结,约0.5 cm×0.5 cm,质地中等,无压痛。咽后壁可见一溃疡。肝脾可触及肿大,均约肋下5指,质地中等,有叩击痛。双下肢轻度水肿。余无明显阳性体征。

实验室检查及诊断:血常规示血红蛋白66 g/L(↓),血小板$14 ×10^9$/L(↓),白细胞$0.41 ×10^9$/L。肝功能示ALT 61 U/L,AST 30 U/L,ALP 229 U/L,GGT 193 U/L,TBil 23.3 μmol/L,LDH 554 U/L,白蛋白27 g/L。三酰甘油1.97 mmol/L。PT 34.6 s,D-二聚体11.94,FDP 32.1 ug/mL,FIB 2.5 g/L,PT 12.2 s,INR1.07。

HIV、RPR、肝炎三对半、T-SPOT、血隐球菌荚膜多糖抗原试验均无明显异常。CRP 71.5 mg/L,ESR 24 mm/h,PCT 2.11 ng/mL。G试验388.18pg/mL。ANA、ENA、ANCA、抗心磷脂抗体均阴性。铁蛋白>2 000 ng/mL。补体C3 0.724 g/L,C4正常。血免疫球蛋白IgG 18.5 g/L,IgM 0.35 g/L。淋巴细胞亚群CD六项示NK+ 2.84%,余正常。血免疫固定电泳无殊。

胸部CT扫描:双肺少许炎症伴双侧胸腔积液,心包积液,随访;附见肝脾肿大,结合临床及其他检查。

超声：肝脾肿大；盆腔少量积液；胆囊餐后表现；胰腺、脾脏、双肾、双侧输尿管、膀胱、后腹膜未见明显异常；左侧颈中部部分淋巴结形态较饱满；右侧颈部、双侧锁骨上、双侧腋下、双侧腹股沟区未见明显异常肿大淋巴结。

该患者病程中持续高热、肝脾肿大明显，血常规三系下降明显，铁蛋白>2 000 ng/mL，外周血淋巴细胞亚群分析NK细胞比例明显降低，基本符合噬血细胞综合征诊断，感染或淋巴瘤引起不能除外。为此，入院后重复行血培养检查，回报示大肠埃希菌及屎肠球菌。入院次日再次行骨穿，完善骨髓涂片、外周血涂片、骨髓流式细胞学、骨髓培养、骨髓二代测序等检查。骨穿当日追踪涂片结果提示"骨髓象增生减低，以粒巨核系为著。骨巨噬细胞及中性粒细胞均可见吞噬大量病原体，以巨噬细胞最多见"，外周血可见中性粒细胞吞噬病原体。后骨髓流式回报未见明显异常，骨髓活检示"10来个髓腔，造血细胞约占40%左右，巨核细胞易见，各系造血细胞未见明显异常；网状染色（-）"，均无淋巴瘤及其他血液系统肿瘤依据。同时借外院首次骨穿涂片重新阅片，亦可见巨噬细胞吞噬大量类似病原体。故考虑患者噬血细胞综合征为感染诱发可能性大。

患者骨髓涂片见巨噬细胞内吞噬大量病原体，为卵圆形、直径2～4 μm真菌孢子结构，周围可见清晰荚膜结构，借阅患者外院骨穿涂片，镜下见相同病原体。结合患者临床病史，符合组织胞浆菌病感染特点。尚应与以下可引起发热、肝脾肿大，且在骨髓涂片能发现相应病原体的感染性疾病进行鉴别，如疟疾、黑热病、球孢子菌病、马尔尼菲篮状菌感染。

进一步完善外周血疟原虫涂片、黑热病血清抗原检测，均阴性。最为重要的是，对该患者进行血、尿组织胞浆菌抗原检测，结果均回报阳性；骨髓液及血浆二代测序示荚膜组织胞浆菌，序列数分别为5 646条及190条；我院首次骨髓液培养（真菌瓶）3周后亦回报阳性结果，镜下鉴定为组织胞浆菌。至此，患者诊断完全明确，考虑为"组织胞浆菌病，血流感染，噬血细胞综合征"。

治疗：立即调整治疗方案，停环孢素，并逐步停用丙种球蛋白，地塞米松予减量，抗感染方案调整为"美罗培南1.0 g q8 h+万古霉素1.0 g q12 h+伊曲康唑200 mg qd"静脉使用。

治疗1周左右随访患者血常规无明显改善，激素继续减量的同时，6月6日起加予两性霉素B脂质体联合抗真菌治疗（6月6日10 mg qd，6月7日20 mg qd，6月8日起30 mg qd）。6月11日复查血常规血小板仍进行性下降，仅为9 ×10⁹/L，且肝功能损害较前加重，碱性磷酸酶428 U/L，γ-谷氨酰转移酶267 U/L，总胆红素39.5 μmol/L，直接胆红素20.4 μmol/L。考虑到AMB脂质体的肝毒性及骨髓抑制作用，6月12日起暂予停用。同时患者D-二聚体升高明显，并出现皮肤瘀点、瘀斑，噬血综合征基础上合并慢性DIC可能，故加予低分子肝素抗凝，地塞米松每日剂量再次加量至10 mg。后续2日随访肝功能及D-二聚体较前好转，但血小板低下无明显改善，且患者发热症状一度好转后再次反跳。考虑原发病未控制，故6月15日起再次加用两性霉素B脂质体抗真菌，并于6月19日换为两性霉素B脱氧胆酸盐25 mg qd ivgtt治疗，同时停用伊曲康唑。血流感染方面，万古霉素及美罗培南治疗后患者血培养迅速转阴，因患者出现全身皮疹，考虑万古霉素相关，故于6月17日停用。

复查患者外周血涂片吞噬病原体的中性粒细胞比例明显下降。复查血二代测序结果回报也显示组织胞浆菌序列数明显下降，由病初的190条下降至治疗3周时的8条。6月28日抗真菌治疗4周时复查骨穿，骨髓涂片吞噬病原体数量明显减少，多以残存空荚膜结构为主。骨髓液二代测序序列数降至100条。体格检查时患者肿大的肝脾回缩明显，由病初肋下5指缩至肋下2指。

继续给予患者两性霉素B抗菌及美罗培南抗感染治疗，激素亦逐步减量至每日2～4 mg。治疗7周时患者体温基本控制，予停美罗培南，复查骨髓液二代测序转阴，后续单予两性霉素B抗真菌。随访患者血常规，三系逐步回升，至治疗10周左右，白细胞恢复至$(3～4)×10^9$/L，血红蛋白回升至100～120 g/L，血小板升至$80×10^9$/L。患者一般情况恢复良好，于8月底停用两性霉素B，换用伊曲康唑静脉治疗数日，病情无反跳，8月31日予出院。

患者自出院后遵医嘱予伊曲康唑200 mg q12 h及甲泼尼龙8 mg qd口服治疗。甲泼尼龙逐渐减量，服用至2018年10月底停药。伊曲康唑口服3个月，11月下旬因恶心、呕吐等不良反应自行停用。2018年9月底及11月底分别入院复查，血常规除血小板略低$(80×10^9$/L)外基本恢复正常，骨穿涂片偶可见吞噬空荚膜巨噬细胞。自停用后患者未再服用抗真菌药物，当地定期监测血常规，逐步恢复正常，电话随访病情稳定，无复发。

点评：2019版《噬血细胞综合征国际指南》特别指出，由胞内菌如结核、利士曼原虫、立克次体等感染引起的噬血细胞综合征往往不需要过强的免疫抑制治疗，而对特异性的抗感染治疗应答良好。该例患者的成功救治，也恰好印证了这一点，对于组织胞浆菌感染导致的骨髓抑制甚至是噬血现象，及时有效的抗真菌才是治疗的重中之重。

（王新宇）

六、赛多孢霉属血流感染 Bloodstream Infections by *Scedosporium*

（一）流行病学

赛多孢霉在分类学上在过去的十几年间发生了很多变化，其中多育赛多孢（*Scedosporium prolificans*）根据其形态和分子学特征被归属为结荚孢属，现在称为多育结荚孢（*Lomentospora prolificans*）。赛多孢属中，尖端赛多孢复合群和桔黄赛多孢（*Scedosporium aurantiacum*）与临床感染最为相关，其中尖端赛多孢的有性期名称为波氏假阿利什霉（*Pseudallescheria boydii*）。本节对赛多孢霉的介绍包含多育结荚孢。

多育结荚孢和尖端赛多孢呈世界范围分布，包括土壤、污水等。多育结荚孢和桔黄赛多孢更为分离自干燥和炎热的气候环境中。桔黄赛多孢主要分离自澳大利亚，我国罕见报道。免疫功能缺陷的患者感染赛多孢霉/多育结荚孢，可能与医院空气环境受到该类真菌污染有关。

尽管赛多孢霉与多育结荚孢感染在血液病患者及造血干细胞移植受者中仍然少见，但却往往伴随着高病死率。对于血液系统恶性肿瘤及造血干细胞移植受者中，持续粒缺和T细胞免疫缺陷是赛多孢霉和多育结荚孢感染的危险因素。在实体器官移植受者中，多育结荚孢和尖端赛多孢感染也较为常见，特别是肺移植受者中。

（二）临床表现

在免疫缺陷患者中可见呼吸道无症状定植、局部感染及播散性感染。其中播散性感染可以表现为血流感染。在免疫功能健全患者中，血流感染罕见，偶见于创伤和手术后感染。感染主要通过呼吸道吸入孢子或发生于皮肤软组织外伤或手术污染导致。在骨髓造血干细胞受者与实体器官移植受者中，赛多孢霉和多育结荚孢可见于任何器官的感染，其中以肺（40%～46%）、皮肤（32%～38%）及中枢神经系统（25%～36%）为主。在实体器官移植受者中，几乎半数的患者会表现为播散性感染，且多育结荚孢感染更容易发生真菌血症，这一比率可高达40%，而在尖端赛多孢感染中，真菌血症发生比率仅为5%。在造血干细胞移植受者中，播散性感染和真菌血症的发生率分别为70%～80%和33%。播散性感染在免疫功能缺陷的患者中，可引起休克和多器官衰竭，病死率高。真菌血症发生的危险因素包括中性粒细胞减少、造血干细胞移植、恶性肿瘤、实体器官移植及HIV感染。

（三）实验室检查

从感染部位分离出赛多孢霉或多育结荚孢，可证明该真菌在患者中存在感染或定植，值得注意的是，赛多孢霉可在呼吸道定植。实验室检查的结果需要充分结合临床症状以及影像学特征来进行充分的评价。使用染色剂进行真菌染色联合培养及分子学技术可以对赛多孢霉与多育结荚孢进行区分鉴定。尖端赛多孢、多育结荚孢及桔黄赛多孢在菌落及镜下形态上均有较大差异，可以进行区分。在组织学检查中，该类真菌均可表现为透明的有隔丝状真菌，并伴有锐角分枝，这一特征与曲霉菌、镰刀菌等不易区分。赛多孢霉可以在感染部位产孢，从而孢子入血造成血流感染，这一特征是曲霉菌所不具有的。对于多育结荚孢来说，血培养阳性率更高。同时，β-D葡聚糖同样存在于该类真菌的细胞壁中，从而造成G试验阳性，但并不能确定为赛多孢霉/多育结荚孢感染，特异性较差。

（四）诊断与鉴别诊断

播散性赛多孢霉/多育结荚孢感染可见多部位累及和相关的临床表现，如发热、肺部感染、皮肤、软组织感染、骨感染等。诊断应充分结合患者的感染部位和免疫功能，当疑似该类真菌感染时，应进行积极的病原学诊断，尤其是对于免疫功能缺陷的患者。临床表现和/或影像学结果与病原学一致时，并通过无菌部位标本培养阳性，或组织病理通过分子学诊断可作为该类真菌感染的确诊证据。

鉴别诊断包括其他病原的感染，尤其是一些其他透明丝状真菌，在病理和直接涂片镜检中往往难以区分，如曲霉菌、镰刀菌、枝顶孢霉、拟青霉等，明确诊断需要结合培养和/或分子学结果。

（五）治疗

尖端赛多孢和多育结荚孢在血液系统恶性肿瘤患者及实体器官移植受者中有着高死亡率，且这类真菌往往抗真菌药物的MIC均较高，所以一旦确诊感染，应立即开始治疗，并充分结合患者免疫状态，可以联合手术清创等进行综合考虑。对于尖端赛多孢霉，因两性霉素B并无活性，所以并不推荐使用两性霉素B进行治疗，而更多推荐伏立康唑。对于多育结荚孢的播散性感染，尽管伏立康唑存在一定活性，但MIC往往也比较高，治疗应结合宿主免疫状态进行。一些文献推荐联合伏立康唑和特比奈芬进行治疗。在治疗的持续时间上，应达到临床症状和体征的消失、影像学的充分改善，对于大部分免疫缺陷患者，治疗往往需要数月甚至更长的时间。

（徐春晖）

参 考 文 献

---

[1] 宋星澎，郑锐.念珠菌血流感染的诊治进展[J].医学综述，2019，25（4）：758-762.

[2] PAPPAS PG, KAUFFMAN CA, ANDES DR, et al. Clinical practice guideline for the management of candidiasis: 2016 update by the infectious diseases society of America[J]. Clin Infect Dis, 2016, 62(4): e1-e50.

[3] CLANCY CJ, SHIELDS RK, NGUYEN MH. Invasive candidiasis in various patient populations: incorporating non-culture diagnostic tests into rational management strategies[J]. J Fungi (Basel), 2016, 2(1): 10.

[4] 苏青青, 缪柯淳, 张新月, 等. 隐球菌血流感染临床特点分析[J]. 中华医学杂志, 2018, 98(35): 2824-2826.

[5] CHEN RC, ZHANG YY, ZHOU PC, et al. Cryptococcemia according to immune status: an analysis of 65 critical cases[J]. Infect Dis Ther, 2021, 10(1): 363-371.

[6] FU YQ, XU M, ZHOU H, et al. Microbiological and clinical characteristics of cryptococcemia: a retrospective analysis of 85 cases in a Chinese hospital[J]. Med Mycol, 2020, 58(4): 478-484.

[7] PERFECT JR, DISMUKES WE, DROMER F, et al. Clinical practice guidelines for the management of cryptococcal disease: 2010 update by the infectious diseases society of America[J]. Clin Infect Dis, 2010, 50(3): 291-322.

[8] JEAN SS, FANG CT, SHAU WY, et al. Cryptococcaemia: clinical features and prognostic factors[J]. QJM, 2002, 95(8): 511-518.

[9] CHAN JFW, LAU SKP, YUEN KY, et al. Talaromyces (Penicillium) marneffei infection in non-HIV-infected patients [J]. Emerg Microbes Infect, 2016, 5(3): e19.

[10] LIMPER AH, ADENIS A, LE T, et al. Fungal infections in HIV/AIDS[J]. Lancet Infect Dis, 2017, 17(11): e334-e343.

[11] SHI NN, KONG JL, WANG K, et al. Coinfection with Talaromyces marneffei and other pathogens associated with acquired immunodeficiency[J]. JAMA Dermatol, 2019, 155(10): 1195-1197.

[12] CAMPO M, LEWIS RE, KONTOYIANNIS DP. Invasive fusariosis in patients with hematologic malignancies at a cancer center: 1998-2009[J]. J Infect, 2010, 60(5): 331-337.

[13] JACOBS SE, WENGENACK NL, WALSH TJ. Non-Aspergillus hyaline molds: emerging causes of Sino-pulmonary fungal infections and other invasive mycoses[J]. Semin Respir Crit Care Med, 2020, 41(1): 115-130.

[14] ROSA P, RAMIREZ-CASTRILLON M, BORGES R, et al. Epidemiological aspects and characterization of the resistance profile of Fusarium spp. in patients with invasive fusariosis[J]. J Med Microbiol, 2019, 68(10): 1489-1496.

[15] AZAR MM, HAGE CA. Laboratory diagnostics for histoplasmosis[J]. J Clin Microbiol, 2017, 55(6): 1612-1620.

[16] WHEAT LJ, FREIFELD AG, KLEIMAN MB, et al. Clinical practice guidelines for the management of patients with histoplasmosis: 2007 update by the Infectious Diseases Society of America[J]. Clin Infect Dis, 2007, 45(7): 807-825.

[17] JACOBS SE, WENGENACK NL, WALSH TJ. Non-Aspergillus hyaline molds: emerging causes of Sino-pulmonary fungal infections and other invasive mycoses[J]. Semin Respir Crit Care Med, 2020, 41(1): 115-130.

[18] HUSAIN S, MUÑOZ P, FORREST G, et al. Infections due to Scedosporium apiospermum and Scedosporium prolificans in transplant recipients: clinical characteristics and impact of antifungal agent therapy on outcome[J]. Clin Infect Dis, 2005, 40(1): 89-99.

[19] LAMOTH F, KONTOYIANNIS DP. Therapeutic challenges of non-Aspergillus invasive mold infections in immunosuppressed patients[J]. Antimicrob Agents Chemother, 2019, 63(11): e01244-19. Published 2019 Oct 22.

第二十三章 · 寄生虫血流感染

Bloodstream Infections by *Parasite*

一、疟原虫血流感染 Bloodstream Infections by *Plasmodium* spp.

（一）流行病学

疟疾是由疟原虫寄生于人体引起的寄生虫病,感染人体的疟原虫有4种,即间日疟原虫、恶性疟原虫、卵形疟原虫及三日疟原虫。WHO《2019年世界疟疾报告》指出,全球目前约有81个国家存在疟疾传播风险。2018年全球约有2.28亿例疟疾病例,占全球总人口数的57.4‰,并导致约40.5万例死亡病例,其中5岁以下儿童占67.0%,约有27.2万名儿童死于疟疾。全球93.0%的疟疾发生在非洲地区,其发病率高达22.9%,其中99.7%为恶性疟;其次为东南亚地区,疟疾病例约占全球的3.4%,其中恶性疟和间日疟各占约50%;中东地区的病例约占全球的2.1%,其中71%为恶性疟;此外,在西太平洋岛国和南美洲国家也有少量疟疾发生,约占全球病例数的1.5%,其中65.0%为恶性疟。

我国24个省(自治区、直辖市)曾经也是疟疾流行区,流行的疟原虫种类主要为间日疟,局部地区曾有恶性疟流行;三日疟少见,主要在南方散发;卵形疟仅在云南有少数报道。经过几十年的努力,我国的疟疾防治已取得重大成就。到2009年,全国95%以上的县(市、区)的疟疾发病率降至10/10万以下,达到《世界卫生组织消除疟疾行动指南》的疟疾消除前阶段的标准。2010年,我国政府启动全国消除疟疾行动计划,提出到2015年全国大部分地区消除疟疾,到2020年全国所有流行县均达到消除疟疾标准的目标。2017年起,我国已经无本地感染疟疾病例的报告。但是,我国原疟疾流行区的疟疾传播蚊媒仍然存在,具有一定的传播风险。北纬33°以北地区的传播媒介为中华按蚊,传播期为3～6个月,高峰期为8～9月份;北纬25°～33°地区的平原区传播媒介为中华按蚊,低山和丘陵区的嗜人按蚊更加危险,传播期为6～8个月,高峰期通常在8～9月份;北纬25°以南地区的山区主要传播媒介为微小按蚊和嗜人按蚊,平原区为中华按蚊,海南的森林地区为大劣按蚊,传播期为9～12个月,高峰期多在6～10月份。

（二）临床表现

（1）潜伏期:疟疾潜伏期长短取决于感染疟原虫种株的生物特性、机体的免疫力及感染途径等因素。间日疟有长短潜伏期,短者12～30 d,长者可达1年左右;恶性疟一般11～16 d,三日疟一般为18～40 d,卵形疟与间日疟相仿。

（2）前驱期:初发患者发作前数日常有疲乏、头痛、不适、畏寒和低热等。

（3）发作期:典型的疟疾发作先后出现发冷、发热、出汗退热的周期性症状。但初次发作常不典型,多次发作后可出现脾大和贫血。恶性疟多起病急,寒战、出汗不明显,热型不规则,持续高热,可达20 h以上,前后2次发作的间歇较短,一般间隔24～48 h发作一次,2次发作期间体温可不回复正常;间日疟和卵形疟的发作周期为隔日一次,但间日疟及发作的前2～3次发作周期不典型,呈每日一次,后趋于隔日发作;三日疟隔2 d发作一次,且较规律。疟疾的发作多始于中午前后至晚上9点以前,偶见于深夜。

(4)重症疟疾:重症疟疾可出现1项或多项临床表现或实验室指征,包括昏迷、重度贫血(血红蛋白<50 g/L,血细胞比容<15%)、急性肾功能衰竭(血清肌酐>265 µmol/L)、肺水肿或急性呼吸窘迫症、低血糖(血糖<2.2 mmol/L或<40 mg/dL)、循环衰竭或休克(成人收缩压<70 mmHg,儿童收缩压<50 mmHg)、代谢酸中毒(血浆碳酸氢盐<15 mmol/L)等。

(三)实验室检查

(1)显微镜检查:血液的厚薄涂片经吉姆萨染色后,寻找疟原虫,对疾病的诊断有重要意义。厚血涂片的检出率可比薄血涂片提高10倍以上。

(2)PCR法:检测特异性DNA,灵敏度高,血液中可达含10个/mL以上疟原虫的水平。

(四)诊断与鉴别诊断

1. 诊断　根据患者的流行病学史、临床表现及实验室检查结果,予以疟疾诊断。其中,流行病学史指疟疾传播季节在疟疾流行区有夜间停留史或近2周内输血史。疟疾诊断可分为无症状感染者、临床诊断病例和确诊病例。无症状感染者指患者无临床表现,但符合任意一项实验室检查结果;临床诊断病例指患者有流行病学史,同时符合疟疾的典型或不典型临床表现;若疟疾临床诊断病例同时符合任意一项实验室检查结果,即为确诊病例。

2. 鉴别诊断　疟疾应与下列发热性疾病作鉴别诊断。

(1)败血症:发热、头痛、疲乏无力、食欲不振、精神萎靡、严重时出现休克症状,表现为多器官损害,多呈张弛热或不规则热,常可找到原发性感染病灶。白细胞升高,核左移。血液培养可有细菌生长。

(2)伤寒:起病较缓慢,发病1周体温逐渐升高,2～3周体温常呈稽留热型,出现腹胀、肝脾肿大、相对缓脉、玫瑰疹等临床表现,伤寒血清凝集试验常呈阳性,血液细菌培养可有伤寒杆菌生长。

(3)流行性出血热:急性发病,眼眶痛、头痛、腰痛,发热期多为3～7 d,体温下降时病情常反而加重,出现低血压或休克,多器官损害,少尿或无尿。血清抗流行性出血热病毒抗体检测阳性。

(4)其他:如急性上呼吸道感染、乙型脑炎、流行性脑脊髓膜炎、中毒性菌痢、急性肾盂肾炎、钩端螺旋体病、恙虫病、巴贝虫病、黑热病、急性血吸虫病、旋毛虫病等。

(五)治疗

疟疾的病原治疗用药应遵循安全、有效、合理、规范的原则。根据疟原虫虫种及其对抗疟药物的敏感性、患者的临床症状与体征,按照我国卫生行业标准《WS/T 485—2016抗疟药使用规范》,合理选择抗疟药物,严格掌握剂量、疗程和给药途径,以保证治疗效果,延缓抗药性的产生。

(1)间日疟和卵形疟:首选抗疟药为磷酸氯喹加磷酸伯氨喹,我国常用的用药方案为8日方案,即磷酸氯喹(氯喹基质)总剂量1 200 mg,分3 d口服,首日加倍,顿服或分2次服用;磷酸伯氨喹(伯氨喹基质)总剂量180 mg,分8 d口服。磷酸氯喹无效时,可选用磷酸哌喹或磷酸咯奈啶或以青蒿素类药物为基础的复方或联合用药(ACT)加磷酸伯氨喹。

（2）恶性疟治疗：首选ACT或磷酸咯奈啶。常用的ACT药物有双氢青蒿素磷酸哌喹片8片（每片含双氢青蒿素40 mg，哌喹基质171.4 mg），分2 d口服；青蒿琥酯阿莫地喹片6片（每片含青蒿琥酯100 mg，阿莫地喹基质270 mg），分3 d口服；青蒿素哌喹片4片（每片含青蒿素62.5 mg，哌喹基质375 mg），分2 d口服。磷酸咯奈啶（咯奈啶基质）12片（总剂量1 200 mg）分3 d口服，首日口服2次，每次3片，间隔4～6 h。

（3）三日疟治疗：首选磷酸氯喹。磷酸氯喹无效时，可选用磷酸哌喹或磷酸咯奈啶。基质总剂量分别为1 200 mg，分3 d口服，首日加倍，顿服或分2次服用。

（4）重症疟疾治疗：首选青蒿琥酯注射液静脉推注，疗程不少于7 d。首剂120 mg，在12 h和24 h分别再次静脉推注各120 mg，以后每日1次，每次120 mg，连续7 d；如7 d内患者临床症状缓解并能进食，改用口服ACT 1个疗程继续治疗。重症疟疾也可使用磷酸咯奈啶注射液静脉滴注或肌内注射，总剂量（咯奈啶基质）9.6 mg/kg，分3 d滴注或注射。若病情严重（昏迷或原虫密度≥5%），首剂给药后6～8 h再次静脉滴注160 mg，静脉滴注总剂量不超过640 mg。

以上抗疟药物剂量均为成人剂量，15岁及以下儿童的抗疟药使用剂量可根据其年龄或体重进行折算。同时还要注意各药物的禁用或慎用人群。

（六）病例分析

入院病史：患者男性，26岁，尼日利亚来华留学生，5日前晚上8点左右无明显诱因出现头痛、发热症状，校医院就诊给予芬必得口服对症治疗，症状无好转，仍出现隔日夜间发热症状，每次持续约2 h，体温均高于38℃。自述去年7月份在尼日利亚曾有疟疾诊治史（感染疟原虫虫种不详，口服治疗药物3 d，具体药名不详），去年9月份来华时亦出现发热，服用自备抗疟药（药名不详，从尼日利亚带来）3 d后症状消失。患者否认发病前2周有输血史，否认发病前2周国内其他地区居留史。

现病史：患者精神可，体温38.5℃，无系统异常。血常规示白细胞$5.7×10^9$/L，中性粒细胞$2.46×10^9$/L。

实验室检查及诊断：外周血涂片镜检查到间日疟原虫。结合患者的疟疾流行区居住和疟疾既往史、临床发热表现和实验室检查结果，确诊患者为间日疟。

治疗：给予青蒿琥酯阿莫地喹片（每日服用1次，每次2片，连服3 d）和磷酸伯氨喹（每日服用1次，每次3片，连服8 d）治疗1个疗程后，患者体温恢复正常，复查外周血未查到疟原虫。

点评：寄生于人体肝细胞内的疟原虫休眠子复苏后，发育释放的裂殖子进入红细胞繁殖，引起的疟疾发作为复发，人体疟原虫中仅间日疟和卵形疟原虫有复发。因此，在治疗间日疟和卵形疟时，不仅要杀灭红内期疟原虫，控制疟疾发作，同时要杀灭肝内期疟原虫，防止疟疾复发。本例患者首次疟疾诊治时，仅控制了发热症状，而未进行抗复发治疗，导致1年后体内间日疟原虫继续发育繁殖引起复发。

（朱　民）

二、布氏锥形虫血流感染 Bloodstream Infections by *Trypanosoma brucella*

（一）流行病学

布氏锥虫病，即非洲锥虫病（human african trypanosomiasis HAT），又称睡眠病（sleeping sickness），主要流行于非洲中部（南纬20°与北纬20°之间），以及撒哈拉沙漠以南的36个国家,威胁近1亿人的生命健康。其中布氏冈比亚锥虫病分布于非洲西部和中部,南起安哥拉和扎伊尔,北至苏丹和塞内加尔,其传染源为人。布氏罗得西亚锥虫病分布于非洲东部,南至博茨瓦纳,北至埃塞俄比亚,其传染源除人以外,还有野生动物如羚羊、山羊、猴等。非洲锥虫病是通过吸血昆虫舌蝇(采采蝇)叮咬传播,布氏冈比亚锥虫病和布氏罗得西亚锥虫病的主要传播媒介分别为须舌蝇和刺舌蝇,我国暂未发现舌蝇分布。同时,非洲锥虫病还可以通过输血、器官移植、母婴传播等途径传播,曾有实验室工作人员通过污染针头划伤而感染布氏冈比亚锥虫的报道。

(二)临床表现

非洲锥虫病的潜伏期约2周,病程可分为3期。

(1)初期:感染性舌蝇叮咬的局部皮肤出现炎症反应,历时2～3 d消失。也可于叮咬后数日局部出现暗红色结节,逐渐增大,中央有水疱形成,周围肿胀,不痛,质地较硬,称锥虫硬性下疳。局部肿胀在布氏罗得西亚锥虫病较多见。

(2)血液期(锥虫血症期):舌蝇叮咬后2周左右,在局部繁殖的锥虫大量进入血液循环和淋巴系统,出现发热、淋巴结肿大、剧烈头痛、关节痛等。发热不规则,时起时伏,高热间歇期可达数月之久,心率异常增快。淋巴结肿大主要见于颈后三角区,布氏冈比亚锥虫病患者的颈后三角区淋巴结肿大较为明显,形成较为特征性的Winterbottom征。淋巴结各自游离、不痛、不化脓,早期柔软有弹性,以后变硬。此外,肝脾肿大、心脏增大、心包炎、心力衰竭等多见于布氏罗得西亚锥虫病。患者常存在贫血。血液期在布氏罗得西亚锥虫病多不超过几个月;在布氏冈比亚锥虫病持续半年至数年。

(3)睡眠期(晚期):此期以神经系统症状为主,患者表情淡漠、愁眉苦脸、举动迟钝、言语吞吐、唇舌颤动、肌肉震颤、步态不稳、妄想、狂躁,以及其他脑膜脑炎或脑脊髓膜炎的表现,如癫痫样抽搐等。一般情况甚差,消瘦、衰弱、血压偏低、脉搏细弱、闭经、阳痿和流产常见,易继发肺部感染。此期患者红细胞沉降率显著增快。白细胞总数正常,但淋巴细胞相对增多。血浆白蛋白降低、球蛋白增高、脑脊液蛋白明显增加,细胞数可达1 000～2 00/μL,有时可见桑葚样细胞。

布氏冈比亚锥虫病病情较轻,病程长,间期可有多次发热,淋巴结明显病变,脑膜脑炎出现较晚,且进展缓慢,有时并无急性期症状即已出现中枢神经系统异常。布氏罗得西亚锥虫病发病急、病情重、进展快、病程短,易引发心肌炎或继发感染,常在1年之内死亡,但淋巴结病变较轻。脑膜脑炎发生较早,且进展迅速,有时典型的睡眠症状尚未出现即已死亡。

(三)实验室检查

(1)病原学检查:血液、淋巴液或脑脊液中查见锥虫鞭毛体,是病例确诊的依据。

(2)免疫学诊断:卡片凝集试验(card agglutination test, CATT)为筛选患者的最好方法。SD BIOLINE HAT试剂盒是WHO指定的检测布氏冈比亚锥虫的血清学试剂盒。

(3)分子生物学方法:DNA探针、PCR及实时定量PCR等新技术已开始应用于锥虫病的诊断研究。

(四)诊断与鉴别诊断

进入非洲锥虫病流行区后出现硬性下疳、反复发作的弛张高热、心率加速、颈后淋巴结肿大、剧烈头痛、嗜睡、昏迷等表现,应考虑本病的可能。结合实验室检测免疫学阳性结果可以进行临床诊断,若在血液、淋巴液或脑脊液中查见虫体则可确诊。

（五）治疗

非洲锥虫病的治疗药物有舒拉明钠、戊烷脒（又叫"喷他脒"）、美拉肿醇、依氟鸟氨酸、硝呋替莫，但布氏冈比亚锥虫病和布氏罗得西亚锥虫病在不同病程阶段的治疗用药方案均不相同，用药前须成立专家组研讨制订具体方案后方可实施。

脑积液无锥虫虫体，且白细胞<5×10⁹/L，为病程第一阶段。此阶段布氏冈比亚锥虫病治疗药物为戊烷脒；布氏罗得西亚锥虫病首选药物为舒拉明钠，没有舒拉明钠的情况下，可使用戊烷脒延缓病情发展。

脑脊液发现锥虫虫体，并且白细胞≥5×10⁹/L，为病程第二阶段。此阶段布氏冈比亚锥虫病首选用硝呋替莫和依氟鸟氨酸联合用药（NECT），依氟鸟氨酸可作为第二线药物备选，美拉肿醇作为第三线药物仅在复发时使用；第二阶段布氏罗得西亚锥虫病的治疗药物为美拉肿醇。

（六）病例分析

入院病史：患者男性，48岁，长期在非洲务工，从事采砂工作。近数月来因发热、嗜睡、神志模糊等症状无法工作，从非洲回国看病。自述在非洲期间经常出入热带丛林和河谷地带，无使用蚊帐习惯，有蚊、蝇叮咬史，经常有发热、淋巴肿大，但未在当地就诊过，无输血史。

现病史：查体见神志模糊（对声音有反应），昏睡可触及腹股沟、颈后淋巴结肿大，右下肢有些许色素沉着。双侧瞳孔等大等圆，对光反射存在。血常规示白细胞4.78×10⁹/L，红细胞4.09×10¹²/L，血红蛋白121 g/L，中性粒细胞比例54.2%，淋巴细胞比例35.8%，单核细胞比例8.8%，嗜酸性粒细胞比例0.6%，嗜碱性粒细胞比例0.6%，血小板215×10⁹/L。

实验室检查及诊断：血液骨髓细胞生态学检查示增生性骨髓象，粒系左移，部分伴退行性变，红系较增生，部分有血红蛋白充盈不足，铁染色示有铁利用障碍，成熟浆细胞、巨噬细胞易见，还可见少量异形淋巴细胞。外周血片镜检未发现疟原虫，查见疑似的锥鞭毛体，骨髓涂片找到锥虫病原体，基因检测为冈比亚锥虫。

结合患者的流行病学史、临床表现和实验室检测结果，确诊为非洲锥虫病，感染虫种为布氏冈比亚锥虫。

治疗：给予依氟鸟氨酸、硝呋替莫进行抗病原治疗，以及地塞米松抗炎和其他对症支持治疗，经治疗2周后好转出院。

点评：该病例确诊为非洲锥虫病时，已是病程晚期（脑膜脑炎期），经过治疗虽然病情有所好转，但半年后最终死亡。近年来随着国际交流的日益频繁，各种少见、罕见输入性寄生虫病不断输入。为此，要加强针对我国少见、罕见输入性寄生虫病的病原学诊断和治疗技术的储备，对援非、赴非务工人员开展包括锥虫病等在内的热带病防治知识教育，以提高自我疾病防护意识。

（朱　民）

三、巴贝虫血流感染 Bloodstream Infections by *Babesia*

（一）流行病学

巴贝虫病是一种重要的蜱传人兽共患血液寄生虫病，在全球分布较广泛。对人致病的巴贝虫主要有田鼠巴贝虫、分歧巴贝虫、猎户巴贝虫及邓肯巴贝虫等12种，硬蜱、血蜱、革蜱、扇头蜱等可作为其传播媒介,多种家养和野生动物可作为其保虫宿主。目前全球包括欧洲、亚洲、非洲、南美洲、北美洲及澳大利亚等地均有人巴贝虫感染的病例报道。美国是世界上报道巴贝虫病病例数最多的国家,感染虫种主要为田鼠巴贝虫,尤其是马萨诸塞州、纽约州、康涅狄格州及罗得岛等东北沿海地区,这些地区是田鼠巴贝虫病的主要流行区,其主要传播媒介为肩突硬蜱,主要宿主为白足鼠。欧洲大部分国家亦有病例报道,感染虫种主要是分歧巴贝虫、猎户巴贝虫及田鼠巴贝虫,蓖籽硬蜱是欧洲人体巴贝虫病的主要传播媒介,白足鼠、白尾鹿等是其主要宿主。在非洲坦桑尼亚开展的一项血清学调查结果表明,在该地区儿童中存在一定比例的田鼠巴贝虫血清学阳性感染者,由于非洲是疟疾重度流行区,巴贝虫与疟原虫在红内期形态相似,极易被误诊或漏诊。欧洲一项针对人群的血清流行病学调查结果显示,澳大利亚本地存在莱姆病与邓肯巴贝虫合并感染,或田鼠巴贝虫和邓肯巴贝虫混合感染现象,该研究也表明澳大利亚境内存在蜱传疾病的传播风险,这给当地公共卫生带来了威胁。亚洲巴贝虫病的流行亦具有散发和虫种多样的特点。近年来人巴贝虫病在包括中国在内的亚洲地区陆续报道有数百例,已引起高度关注。我国迄今共报道了310例人巴贝虫病病例,感染虫种以田鼠巴贝虫为主,其次是猎户巴贝虫、分歧巴贝虫,此外还存在未定种的虫种。传播媒介主要为长角血蜱、镰形扇头蜱及全沟硬蜱等。广泛分布在我国西北、东北、华东、华南、西南等地,其中南方以田鼠巴贝虫为主,北方则以猎户巴贝虫为主。

(二)临床表现

人巴贝虫病的临床表现,与无性繁殖期巴贝虫破坏红细胞程度及宿主的免疫状态有关,潜伏期为1～4周,免疫功能正常者潜伏期可持续2～4周。人感染巴贝虫后,常无特异性临床症状,表现较为复杂多样,部分患者发展为隐性感染者而成为潜在传染源。临床症状的轻重取决于多种因素,如巴贝虫虫种、患者年龄、身体状况及免疫力等。部分患者尤其是免疫力低下者可从流感样症状发展为致命性疾病,感染初期常见症状包括发热、头痛、寒战、肌痛及疲劳等,急性发病时颇似疟疾。重症患者起病急,多发生于脾切除、老年体弱及免疫功能低下患者。患者可出现高热(体温可达40℃)、重度贫血、血红蛋白尿、呈酱油色尿、黄疸、呼吸窘迫、肾功能衰竭或昏迷,甚至死亡。患者肝功能异常。

其中分歧巴贝虫被认为是一种强致病性巴贝虫。感染症状往往在潜伏1～3周后突然出现,患者通常表现为暴发式发病后迅速累及心脏、肝肾和呼吸系统,从而引起严重并发症,继而出现休克样症状,可伴有肾功能衰竭和肺水肿。田鼠巴贝虫、猎户巴贝虫被认为是弱致病巴贝虫,常合并其他病原体,如间日疟原虫、恶性疟原虫、伯氏疏螺旋体或嗜吞噬细胞无形体等。无症状巴贝虫状感染者增加了输血传播巴贝虫病的风险。

(三)实验室检查

(1)血涂片镜检:感染者外周血涂片或骨髓片经吉姆萨染色或瑞氏染色后,显微镜下检查虫体具有诊断意义。但在一些无症状及慢性轻度感染病例中,由于处在感染早期或寄生虫血症水平较低,导致血涂片镜检诊断难度增加,易误诊或漏诊。

(2)血清学检测:对IgM和IgG抗体进行检测可区分是否为近期感染,但不能确定感染的巴贝虫虫种;同时由于抗体产生存在窗口期,检出抗体时间会延迟,尤其是免疫功能低下的患者,甚至可能在发热、血红蛋白尿发作1周后才被检出;而且在检测时可能与结缔组织疾病、自身免疫性疾病或其他感染性疾病(如系统性红斑狼疮、类风湿关节炎、疟疾、弓形虫病)患者的血清发生非特异反应,从而产生假阳性结果。

（3）分子生物学检测：与形态学和血清学检测相比，分子生物学检测具有较高的敏感性和特异性，适于高通量筛选；其通过扩增到的目的基因片段序列分析，能较直观地确定虫种。

（四）诊断与鉴别诊断

巴贝虫病主要通过临床表现、实验室检测，结合流行病学史，如是否到过流行区、有无蜱叮咬史、输血史等进行诊断，同时应与以发热为主要症状的其他疾病相鉴别。

（1）疟疾：到过疟疾流行区旅游或工作，有蚊虫叮咬史。典型的疟疾发作先后出现寒战、发热、出汗、退热的周期性症状，疟原虫镜检阳性或疟疾快速诊断试剂检测阳性。血片染色后镜检巴贝虫与疟原虫的区别：间日疟原虫感染红细胞明显大于正常红细胞，巴贝虫感染红细胞大小无明显改变；恶性疟原虫感染红细胞大小无改变，常见环状体，而巴贝虫形态多样；同时注意与三日疟和卵形疟原虫的鉴别诊断。

（2）莱姆病：莱姆病也是一种以蜱为媒介传播的感染性疾病，是由伯氏疏螺旋体所致的自然疫源性疾病。患者常出现游走性红斑、乏力、畏寒发热、头痛、恶心、呕吐、关节疼痛或肌肉疼痛等症状。

（3）恙虫病：有恙螨叮咬史。患者在阴部或细嫩的皮肤上有焦痂或黄豆大的溃疡，全身浅表淋巴结肿大，数月消失，病后4～6 d胸腹部有红色斑丘疹。其热型为稽留或弛张型。外斐反应阳性。

（4）黑热病：有到过黑热病流行区，有白蛉叮咬史。一般有不规则发热、肝脾肿大、淋巴结肿大、贫血等症状。骨髓涂片可查见利什曼原虫。

（5）登革热：有到过登革热流行区，有蚊虫叮咬史。起病急骤，临床表现复杂多样，有高热、头痛、眼球痛、肌肉与关节疼痛、鼻衄、淋巴结肿大、出疹等症状，一般在发热4～5 d时出现斑疹，分布于躯干、面部和四肢，随体温下降皮疹消失。血清登革热病毒特异性IgM抗体阳性。恢复期血清IgG抗体比急性期高4倍以上。

（6）败血症：有寒战、高热、出汗等症状，热型多为弛张热，无周期性，白细胞总数升高伴中性粒细胞增多，血培养可见致病菌，有原发病灶和皮肤脓肿及挤压疖疮等病史。

（五）治疗

目前，巴贝虫病常采用阿奇霉素与阿托伐醌联用或克林霉素与奎宁联用进行治疗，一般治疗时间为7～10 d。

（六）病例分析

入院病史：患者男性，汉族，司机。发热3 d，曾予利巴韦林、利可君口服，体温仍波动于38～39℃。发病以来患者精神不佳，食欲差。否认各种慢性病、传染性疾病、手术及过敏史。每3～4个月回河北农村老家，有从事农业生产经历，无特殊婚育史。

现病史：患者神志清，精神弱，双眼睑红色淤点，眼睑水肿，余全身未见异常。入院时查体示T 38.8℃；P 106次/min；R 20次/min；BP 150/60 mmHg。急查血常规示白细胞0.98×10^9/L，血红蛋白97 g/L，血小板17×10^9/L。生化指标示白蛋白33.4 g/L，直接胆红素9.71 μmol/L，间接胆红素13.67 μmol/L，血钠123.0 mmol/L，血氯95 mmol/L，谷草转氨酶41.3 U/L，乳酸脱氢酶456 U/L。凝血功能正常。入院诊断：发热待查，病毒感染？肺部感染？泌尿系感染？白细胞减少症、贫血、血小板减少症、肝功能不全、低白蛋白血症、高血压病？低钠、低氯血症。

患者入院后，经验性给予拉氧头孢、米诺环素联合阿昔洛韦进行抗感染、抗病毒治疗，体温仍持续高热（39～40℃），次日复查血常规示白细胞$0.71×10^9$/L，血小板$13×10^9$/L，粒细胞计数仅为$0.02×10^9$/L，故将抗菌药物更换为亚胺培南/西司他丁钠、去甲万古霉素、氟康唑、米诺环素及阿昔洛韦联合治疗，并完善骨髓穿刺检查加用盐酸小檗胺片以提高外周血白细胞数量和血小板等对症治疗。进一步完善相关检查，排除了结核、军团菌、支原体、立克次体、衣原体、流感等呼吸道常见病毒的感染；尿常规为潜血（+），便潜血为阴性；24 h尿量6.3 L，尿钾24 h定量为56.70 mmol/L，尿钾浓度为9.00 mmol/L，尿钠浓度为133.0 mmol/L，尿氯浓度为141.0 mmol/L，24 h尿钠定量为837.9 mmol/L，24 h尿氯定量为888.3 mmol/L。首次骨髓涂片偶见噬血细胞，增生略低下；胸部CT提示双肺少许小结节，考虑炎症；腹盆腔CT提示肝多发囊肿、前列腺增大；腹部超声提示肝囊肿，左肾囊肿；泌尿系超声提示前列腺增生。随后1周患者体温仍居高不下，波动于39～40℃，同时血常规指标（白细胞、红细胞、血小板）变化不明显，仍为三系减低表现，广谱抗菌药物方案无效。

实验室检查及诊断：根据患者家属提供，其有农村劳作史，1周后行外周血涂片染色，可见红细胞胞内体，高度怀疑巴贝虫感染，随后借阅第一次骨髓穿刺涂片，染色后可见巴贝虫体。

治疗：抗菌药物调整为克林霉素，并逐步停用其他抗生素药物，患者病情开始好转，体温峰值逐步下降，患者在院治疗1个月，体温、尿量恢复正常，水肿消退，其他症状完全消失，出院前再次复查外周血涂片未见巴贝虫体。门诊持续随访1个月，血常规、肝、肾功能相关指标及电解质水平均正常，入院时所有症状（发热、畏寒、寒战、关节痛、头痛等）均消失。

点评：人巴贝虫感染是临床少见疾病，需仔细询问患者个人史、旅居史及蜱虫叮咬史是诊断关键，但并非必要条件，很多患者可能不能确定被蜱虫叮咬过，因此收治不明原因发热患者，需常规行血涂片检测，明确是否存在红细胞胞内体等。本病例患者出现一过性多尿，在巴贝虫感染者中并不常见，可能因巴贝虫感染导致红细胞破碎后的肾小管一过性损伤，从而出现多尿、低钠、低氯血症及尿中钠、氯升高等表现。

（朱 民）

四、微丝蚴血流感染 Bloodstream Infections by *Microfilaria*

（一）流行病学

丝虫病是经吸血节肢动物传播的一类寄生于人和脊椎动物的线虫病。寄生人类已知的丝虫有8种，依其成虫在人体的寄居部位，可分为3组。① 淋巴寄居组：班氏丝虫、马来丝虫、帝汶丝虫。② 皮肤寄居组：盘尾丝虫、罗阿丝虫、链尾丝虫。③ 体腔寄居组：常现丝虫、奥氏丝虫。

淋巴丝虫病流行范围较广，呈世界性分布，其传播媒介为蚊虫。除欧洲以外，东南亚、非洲、西太平洋、美洲、东地中海等地区均有流行。据统计，全球有80多个国家和地区流行淋巴丝虫病，超过11亿人受其威胁，约占世界总人口数的20%。到2000年，全球仍有1.2亿人感染淋巴丝虫病，其中以印度和非洲国家为主，分别各占全球病例总数的1/3，另外在亚洲、太平洋岛屿和美洲的病例约占1/3。班氏丝虫病占淋巴丝虫病总病例数的近90%，分布于东半球北纬42°至南纬28°和西半球北纬30°至南纬30°的热带、亚热带和温带地区。马来丝虫病流行于东南亚的孟加拉国、印度、印度尼西亚、缅甸、斯里兰卡、泰国，以及中国、韩国、日本、马来西亚、菲律宾和越南。帝汶丝虫病仅流行于印度尼西亚群岛东部的几个岛,印度尼西亚是唯一存在3种淋巴丝虫病的国家。

盘尾丝虫病流行于非洲、拉丁美洲及西亚的也门和苏丹,其中以非洲的西部和中部最为严重。其传播媒介为蚋,主要孳生于丘陵或山区的河流或溪水中。据估计,全球有8 600万人生活在流行区,1 800万人感染盘尾丝虫病。罗阿丝虫病的流行主要局限于非洲的热带雨林地区,北纬10°至南纬5°,自几内亚湾至中非大湖的狭长地区。罗阿丝虫病的传播媒介主要是虻,喜在覆盖腐植质的坑塘或缓流溪水中孳生。估计非洲有200万～300万人患病,发病率为3%～35%。

链尾丝虫病主要流行于非洲西部和中部的国家和地区,在东非乌干达的一些地区也有分布与流行。非洲流行链尾丝虫病的国家常与常现丝虫病混合流行,两者的传播媒介均为库蠓。据调查,乌干达约有7%的患者同时感染链尾丝虫和常现丝虫。常现丝虫病主要流行于撒哈拉以南的非洲、中美洲、加勒比海及沿岸地区,以及南美洲的部分国家和地区。据推测,现今感染常现丝虫的人数已超过1.14亿人。

奥氏丝虫病主要分布于中美洲、南美洲、加勒比海及沿岸的热带、亚热带和温带地区。多种库蠓和蚋均可传播奥氏丝虫病。

我国曾是全球淋巴丝虫病流行最严重的国家之一,有班氏丝虫和马来丝虫,流行遍及我国中部和南部的16个省(直辖市、自治区)。经过几代人的共同努力,至2006年,我国16个丝虫病流行省(自治区、直辖市)全部通过审评,实现了全国消除丝虫病的目标,并在全球消除淋巴丝虫病联盟(Global Alliance to Eliminate Lymphatic Filariasis,GAELF)第四次会议上向世界卫生组织递交《中国消除淋巴丝虫病国家报告》。近年来,由于国际交往频繁,我国在非洲务工的回国人员或留学生中多次发现了罗阿丝虫病例。这种情况应引起重视,加强对各种输入丝虫病的认识。

(二)临床表现

1. 淋巴丝虫病 班氏丝虫、马来丝虫和帝汶丝虫的生物学特性基本相同,成虫主要寄生于人体的淋巴系统,其主要临床表现如下。

(1)生物潜伏期:称微丝蚴血症前期,在流行区此期大多没有明显的症状,但非流行区的人群进入流行区受感染后,则常出现由正在发育移行的未成熟丝虫引起过敏反应所致的淋巴管、淋巴结和精索等处的炎症,且伴有发热等症状,血内嗜酸性粒细胞增多。

(2)微丝蚴血症期:生物潜伏期后,血液中开始出现微丝蚴,且数量组建增多至较稳定的水平,此期可出现淋巴系统炎症和发热,但一般症状较轻。血中嗜酸性粒细胞渐趋于减少,直至恢复正常范围。

(3)急性炎症期:微丝蚴血症者经过或长或短的时间,一般7～10年,可出现淋巴系统炎症不定时的反复发作,临床症状渐趋于严重。淋巴结炎/淋巴管炎好发于腹股沟和股部淋巴结,发作时淋巴结局部红肿、疼痛和触痛,有温热感,随着淋巴结肿大,出现淋巴管炎和患肢远端毛细淋巴管炎,呈离心性发展。班氏丝虫病此期更突出地表现在生殖系统,如精索炎、睾丸炎、附睾炎。常骤然发病,单侧或双侧腹股沟或阴囊持续性疼痛,并放射至附近器官和腹部,常备误诊为急腹症。发作时常伴有寒战、发热等全身症状,体温38～39℃,病程一般3～5 d,严重者体温升至39℃以上,病程长至1周。

(4)慢性阻塞期:此期主要表现为淋巴水肿、象皮肿、乳糜尿和鞘膜积液。淋巴水肿/象皮肿可单侧或双侧,但不对称,班氏丝虫病好发于肢体、外生殖器的阴囊、阴茎和阴唇以及女性乳房,而马来丝虫病仅限于肢体。以下肢为例,班氏丝虫病常波及全下肢,而马来丝虫病则限于膝关节以下。乳糜尿、鞘膜积液是班氏丝虫病慢性期常见体征,鞘膜积液多为一侧,少数为双侧。

2. 盘尾丝虫病　盘尾丝虫对人体的损害主要在眼、淋巴结和皮肤等,其中眼部损害最为严重。在许多非洲国家,盘尾丝虫病是致盲的最主要原因,故盘尾丝虫病又称"河盲症",眼部损害的发展需经过多年。淋巴结病变也是盘尾丝虫病的一个典型特征,淋巴结肿大而坚实,不痛,内含大量微丝蚴。非洲病例常见于腹股沟区,中美病例常见于腋部和颈部,淋巴组织增生,最后呈弥漫性纤维化病变。由于皮肤对死亡微丝蚴会产生炎症反应和继发感染,形成大小不等的色素沉着(又称"豹皮症"),皮肤增厚变硬,出现裂纹(又称"厚皮症"),最后失去弹性,皱缩,垂挂。

3. 罗阿丝虫病　罗阿丝虫的致病阶段是成虫。主要表现为虫体移行及其代谢产物引起皮下结缔组织的炎症反应,以及发展迅速并有剧痛的游走性肿块(卡巴拉丝虫肿块)。患者常有皮肤瘙痒和蚁走感症状,如虫体离去,肿块随之消失。成虫可爬出体外,也可侵入各种器官,如眼、胃、肾、膀胱等。

4. 其他丝虫病　常现丝虫感染通常没有明确、特异性的临床表现。已有的报告病例的临床多种多样,如皮肤瘙痒、发热、手足疼痛、关节肿痛、胸痛、腹痛、下肢或阴囊水肿、嗜酸性粒细胞增多及内分泌紊乱等,严重者可出现胸膜炎、心包炎、肝炎、神经精神症状,甚至衰竭,有些患者出现前臂、手、面部畸形淋巴管性水肿,3～4 d消退,常复发。链尾丝虫对人体的致病力较弱,主要导致患者慢性瘙痒性皮炎。一般认为奥氏丝虫无致病或致病较弱,但也有临床报告认为可导致中度发热、头痛、关节炎、皮肤瘙痒、斑丘疹、淋巴结炎、淋巴结水肿、阴囊水肿、肝肿大及明显的嗜酸性粒细胞增多。

（三）实验室检查

除盘尾丝虫病和链尾丝虫病主要通过皮肤组织活检发现微丝蚴或成虫外,其他丝虫病均可通过检查外周血进行诊断。

（1）病原学检查:可采用不同方法从血液、乳糜尿液和其他标本中检查微丝蚴,由于微丝蚴有夜现(淋巴丝虫)或昼现(罗阿丝虫)周期性,故采血时间宜在晚上9时至次晨2时(淋巴丝虫)或上午9时至下午2时(罗阿丝虫)。微丝蚴常用的方法为厚血膜法,采用瑞氏染色液、吉姆萨染色和苏木素–伊红染色法,具有虫种鉴定和临床诊断意义,但每毫升血液微丝蚴密度低于15条时,厚血膜法可漏检而出现假阴性。

（2）免疫学检查:对于淋巴丝虫感染,抗原检测是一种特别好的检测方法,可以检测体内微丝蚴和活的成虫,但不能区别体内微丝蚴是否活动。免疫层析法的抗原检测卡是目前最有用的抗原检测试验,只需10 min,简便、快速而且廉价,白日和夜间均能采血测试。研究证明,抗丝虫IgG4抗体是一种淋巴丝虫感染的检测指标,快速检测抗IgG4的免疫层析法3种淋巴丝虫感染的诊断均适合。

（3）分子生物学检查:根据种的特异DNA探针序列设计引物的PCR扩增,使用种特异探针的DNA杂交及两者结合而形成的PCR–DNA杂交技术,极大地提高了对丝虫检测的敏感度和特异性,可检测出20 μL血内的1条微丝蚴。另外,PCR–ELISA用于丝虫检测也是一种特异、敏感、快速及经济的方法。

（四）诊断与鉴别诊断

1. 诊断　根据患者的流行病学史、临床表现、病原学检查、血清学检查等予以诊断。

（1）微丝蚴血症：传播季节流行区居住史，并血液检查微丝蚴阳性。

（2）急性丝虫病：传播季节流行区居住史，有非细菌感染性淋巴结炎/淋巴管炎和/或精索炎、睾丸炎、附睾炎等临床表现，并排除其他病因，或快速免疫层析法检测丝虫抗原阳性或ELISA检测丝虫特异IgG4抗体阳性，为临床诊断病例；加上血液检查微丝蚴阳性或微丝蚴阳性史者，为确诊病例。

（3）慢性丝虫病：长期流行区居住史，有符合丝虫病发病特点和规律的淋巴水肿/象皮肿、鞘膜积液或乳糜尿等临床表现，并排除其他病因，或兼有非细菌感染性淋巴结炎/淋巴管炎和/或精索炎、睾丸炎、附睾炎等临床表现，或快速免疫层析法检测丝虫抗原阳性或ELISA检测丝虫特异IgG4抗体阳性，为临床诊断病例；再加上病原学检查阳性（含血检微丝蚴或淋巴液、鞘膜积液、乳糜尿内微丝蚴检查和活体组织检查）或病原学检查阳性史，为确诊病例。

2. 鉴别诊断　丝虫病急性淋巴结炎/淋巴管炎和/或精索炎、睾丸炎、附睾炎应与细菌性的淋巴结炎/淋巴管炎和/或精索炎、睾丸炎、附睾炎相鉴别；丝虫病淋巴水肿/象皮肿应与淋巴结摘除术等引起的相似症状鉴别；丝虫病乳糜尿应与妊娠、肿瘤、结核、胸导管受压或损伤及尿液酸碱改变等引起的相似症状鉴别；丝虫病鞘膜积液应与阴囊血肿、斜疝或肿瘤相鉴别。

（五）治疗

1. 丝虫病　丝虫病的病原治疗药物有枸橼酸乙胺嗪（海群生）、伊维菌素、甲苯达唑、呋喃嘧酮、苏拉明等。海群生的毒性很低，可以杀灭体内微丝蚴和成虫；甲苯达唑和伊维菌素仅对微丝蚴有杀灭作用，对成虫作用不明显；苏拉明为杀成虫药物，对肾脏的损害较为严重；呋喃嘧酮对班氏丝虫和马来丝虫的微丝蚴和成虫均有杀灭作用，但对成虫的作用优于微丝蚴，但该药有致突变作用和胚胎毒性，孕妇和育龄妇女不宜服用。

2. 淋巴丝虫病　治疗主要采用海群生。治疗班氏丝虫病的成人总剂量为3 g，可采用3 d疗法（500 mg/次，每日2次，连服3 d）或5 d疗法（200 mg/次，每日3次，连服5 d），或总剂量4.2 g采用7 d疗法（200 mg/次，每日3次，连服7 d），儿童和老年人按比例折算酌减剂量。治疗马来丝虫病的成人总剂量为1.5～2.0 g，一般采用3～4 d疗法（500 mg/次，每日1次，连服3～4 d）；治疗帝汶丝虫病的成人剂量为50～100 mg，儿童剂量减半，每周1次，间歇服药，疗程18个月。

3. 罗阿丝虫病　治疗药物和用法与治疗班氏丝虫病的用药方法基本一致。

4. 盘尾丝虫病　治疗药物首选伊维菌素，但现有证据表明，盘尾丝虫对伊维菌素的耐受性在不断增加；紧急情况下，可短期使用苏拉明作为替代药，首次静脉注射200 mg，以后每周给药1次，递增剂量200 mg，至每次1 g后不再递增，维持2～3周，总剂量不超过4～5 g。

5. 链尾丝虫病　治疗链尾丝虫病的有效药物有乙胺嗪和伊维菌素，前者可以杀灭成虫和微丝蚴，后者主要药效作用于微丝蚴。两种药物的副作用是引起患者中、重度皮炎，以及死亡虫体周围皮肤产生的丘疹等超敏反应。

6. 常现丝虫病　治疗迄今尚无合适的方案。有研究比较了几种常用抗蠕虫药物的治疗效果，其中乙胺嗪与甲苯达唑联合治疗效果最好，总有效率达97%。

7. 奥氏丝虫病　一般认为乙胺嗪只能短暂降低血中微丝蚴密度，而伊维菌素治疗效果相对较好，但也仅不到50%的患者能彻底清除血中微丝蚴。

（六）病例分析

入院病史：患者男性，45岁，因左前臂皮肤肿胀2年余伴嗜酸性粒细胞（EOS）升高就诊。外院行血清寄生虫病抗体检查，结果提示猪囊尾蚴循环抗体及日本裂体吸虫循环抗体阳性，口服吡喹酮治疗，1个月后复查血常规示EOS无明显变化（$8.90 \times 10^9/L$），左上肢磁共振成像（MR）示左前臂部分肌群及腕关节肌腱信号异常伴肌间隙少许积液，考虑炎性病变，肌肉活检及组织病理检查，诊断为嗜酸性筋膜炎，口服甲泼尼龙治疗后外周血嗜酸性粒细胞计数下降，但糖皮质激素减量后血嗜酸性粒细胞计数再次升高（$9.65 \times 10^9/L$）。追问病史，患者3年前曾在喀麦隆援建水电站工作7个月，期间曾有多次蚊虫叮咬史，并伴有局部红肿和剧烈疼痛，数日后不治而愈。

现病史：为进一步诊治，患者以"嗜酸性筋膜炎"收治入院。查体：神清合作，心肺正常，肝脾未触及，面部可见散在红斑，少许脱屑，左前臂略肿胀，躯干及四肢皮肤未见明显红斑、丘疹、结节、色素沉着等，亦未触及硬化性斑块，血压16/10.5 kPa。

实验室检查及诊断：临床检验示白细胞$32.5 \times 10^9/L$，EOS $6.7 \times 10^9/L$，血红蛋白135 g/L，尿蛋白（－）。骨髓及外周血（上午11：00采集）涂片镜检均查到罗阿丝虫微丝蚴，结合患者的流行病学史、临床表现和实验室检查结果，诊断为罗阿丝虫感染。

治疗：予伊维菌素治疗，每次15 mg，共治疗3次（分别间隔1个月和半年）。患者左上肢肿胀较前好转，期间复查外周血微丝蚴数量明显减少，嗜酸性粒细胞计数显著下降（$0.97 \times 10^9/L$），血常规恢复正常。

点评：本例患者由于曾赴喀麦隆务工，并且有蚊虫叮咬史，结合其皮肤肿胀及外周血EOS持续升高的临床表现及检查结果，考虑患者寄生虫感染可能性大，因此对其外周血及骨髓中寄生虫进行检查，进而明确诊断。患者前期就诊时临床症状不典型，通过肌肉活检而做出了嗜酸性筋膜炎的诊断，筛查血清中常见的寄生虫抗体而忽视了罕见寄生虫感染的可能，从而出现了误诊。因此，对于罕见疾病的诊断，不但需要详细病史询问，也需要更高要求的实验室检验技术，从而避免疾病漏诊和误诊的发生。

（朱　民）

参 考 文 献

［1］ World health Organization. World malaria report 2019［R］. Geneva: WHO, 2019.
［2］ 张丽，丰俊，张少森，等.2017年全国消除疟疾进展及疫情特征分析［J］.中国寄生虫学与寄生虫病杂志，2018，36（3）：201-209.
［3］ 中华人民共和国国家卫生和计划生育委员会.抗疟药使用规范：WS/T 485—2016［S］.北京：中国标准出版社，2016.
［4］ 周菊静，苏国平，胡建忠，等.江苏省江阴市一起输入性非洲锥虫病的流行病学调查［J］.医学动物防制，2019，35（2）：201-202.
［5］ 周霞，王慧，薛靖波，等.国内外巴贝虫病流行现状与研究进展［J］.中国血吸虫病防治杂志，2019，31（1）：63-70.
［6］ 中华人民共和国国家卫生和计划生育委员会.巴贝虫病诊断：WS/T 564—2017［S］.北京：中国标准出版社，2017.
［7］ 王鹤，齐文杰.北京地区人巴贝虫感染者一例［J］.中华实验和临床感染病杂志（电子版），2019，13（6）：519-523.
［8］ 孙德建.我国消除淋巴丝虫病的历史见证［J］.中国寄生虫学与寄生虫病杂志，2019，37（4）：383-387，394.
［9］ 元慧杰，王剑飚，璩斌，等.罗阿丝虫病［J］.临床皮肤科杂志，2020，49（5）：278-280.

第二十四章·导管相关血流感染
Catheter Related Bloodstream Infections

留置动静脉导管是重症患者血流动力学监测、血液净化和实施特殊药物治疗的常规操作技术,其中包括外周静脉置管、中心静脉置管(central venous catheter,CVC)、外周中心静脉导管(peripherally inserted central catheter,PICC)、输液港及肺动脉导管等,种类繁多,给患者的治疗带来便利。但是,随着使用时间延长及置管部位的差异,会带来潜在感染风险,导致导管相关血流感染(catheter related blood stream infection,CRBSI)。目前全球CRBSI发生率为7%~10%,ICU内CRBSI病死率高达60%。据统计,ICU中患者院内血流感染占约20%,且87%与留置导管有联系,国内报道CRBSI在ICU的发生率为5.1‰~7.3‰。美国国家医院感染监测系统发现,每年CRBSI发生率为0.2%~2.1%,美国CRBSI的发生率为2.9~11.3例次/1 000导管日,平均约5.3例次/1 000导管日。发生CRBSI不仅影响临床治疗效果,增加医疗费用,延长住院时间,甚至增加患者病死率,威胁患者安全。

（一）导管相关血流感染的定义

据国家卫生和计划生育委员会2013年发布的《静脉治疗护理技术操作规范》中推荐的概念,CRBSI是指带有血管内导管或者拔除导管48 h内,患者出现菌血症或真菌血症,并伴发热(>38℃)、寒战或低血压等感染表现,除血管内导管感染外没有其他明确感染源的感染。实验室微生物学检查显示外周静脉血培养细菌或真菌阳性;或从导管段和外周血培养出相同种类、相同药敏结果的致病菌。

（二）导管相关血流感染的高危因素

（1）患者自身因素:包括免疫相关及年龄因素、近期是否发生血流感染、治疗方案是否得当、患者对置管及维护的依从性。

（2）操作前准备因素:包括穿刺工具、穿刺血管、穿刺部位准备。

（3）操作中技术要素:包括无菌技术操作熟练程度、穿刺方法的选择、穿刺次数。

（4）操作后维护以及管理因素:包括导管置留时间、输液接头的问题、导管固定是否稳定、敷贴质量等。

（三）导管相关血流感染的感染途径

（1）在穿刺皮肤时,皮肤表面的细菌会被推至导管内段及尖端成为定植菌。

（2）身体其他部位的感染病原菌通过血流传播至导管成为定植菌。

（3）外在的微生物污染导管接头和内腔,导致细菌在管内繁殖,引起感染。

（四）导管相关血流感染的临床表现

典型临床表现为发热、寒战等明显中毒状况,去除导管后即出现症状缓解。在导管的出口处周边组织出现红肿、发热和疼痛,范围在出口处2 cm内,或者可见脓性分泌物。发生CRBSI或高度怀疑CRBSI时,应立即抽取导管动、静脉腔内和外周血标本进行病原学检查。60%～75%的患者可经血培养确诊,大多数(40%～80%)CRBSI由革兰阳性菌所致,包括凝固酶阴性葡萄球菌、金黄色葡萄球菌和肠球菌。广谱革兰阴性菌引起的CRBSI占20%～30%。

（五）导管相关血流感染的诊断

（1）临床诊断:感染前48 h内使用过中心静脉导管的患者有感染的临床表现,血培养至少可获得1个阳性结果,导管半定量细菌培养阳性(>15 CFU/管尖端5 cm)或导管定量培养阳性(>10^3 CFU/导管尖端),并且与外周静脉血中分离出的病原菌种类和抗菌谱相同,除血管内导管外无其他明确的血液感染源。

（2）病原学诊断:① 导管管尖培养,接种方法(半定量培养)为,取导管尖端,在血平板表面往返滚动1次,培养24 h,细菌菌数≥15 CFU/平板即为阳性。② 从穿刺部位抽血定量培养,细菌菌数≥100 CFU/mL,或细菌菌数相当于对侧同时取血培养的4～10倍;或对侧同时取血培养出同种细菌为阳性。③ 导管感染微生物来源:患者自身皮肤、静脉输液操作者双手、输液接口污染、远处感染血源性播散、输入已污染液体。

（六）导管相关血流感染的治疗

血常规检查有助于全身感染的判断,严重革兰阴性细菌感染可以导致白细胞明显减少甚至粒细胞缺乏,应立即静脉使用抗生素治疗,初始经验性使用抗生素,后根据病原学结果调整抗感染方案。除全身使用抗生素外,必须同时采用抗生素封管。

（七）导管相关血流感染的防控

（1）选择适当的导管,选择适当的插管部位,导管置入的部位与血管导管感染风险密切相关。有研究发现,下肢外周静脉导管感染风险比上肢高,而上肢中,手部的感染风险低于手腕或者上臂的外周静脉导管。在深静脉置管中,股静脉(图24-1)及颈内静脉的感染风险较锁骨下静脉高。

（2）美国CDC建议,以2%氯己定消毒患者皮肤。也有报道称若存在使用氯己定的禁忌证,也可以考虑选择碘酊、聚维酮碘或70%乙醇进行代替。

（3）改善操作环境:患者情况允许下,尽可能在洁净的诊室插管,如在病房操作,应劝其家属及无关人员离开。

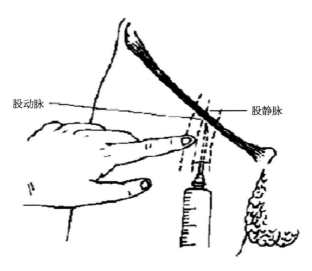

图24-1 股静脉

（4）操作者要严格遵守洗手和无菌技术,戴口罩、帽子。患者也应戴口罩。局部消毒范围要足够大,最好整臂消毒。最大限度地铺无菌巾。研究显示,在进行中心静脉导管穿刺时,如果没有提供最大无菌屏障,CRBSI的感染率比提供最大无菌屏障时的感染率高出达6倍。

（5）敷料定期更换，穿刺点应覆盖无菌透明敷料。出汗较多者，可用纱布敷料，但更换时间不宜过长，一般不超过48 h，敷料出现潮湿、松动或有污染时应及时更换。对于普通的导管敷料可以每5～7 d或者更短时间更换敷料，同时用含氯己定的消毒液进行消毒。

（6）导管连接部位受污染是导致CRBSI的重要原因。用独立包装的酒精（乙醇）棉片消毒输液接头，以正反揉搓法消毒，时间>15 s。选择与输液接头匹配的输液器，使接头与输液器及注射器紧密连接，确保输液装置系统各部分吻合良好。建议使用正压接头，每周更换1～2次，最多不超过7 d。输入血液、血制品或脂肪乳剂后的24 h内，或者停止输液后应及时更换输液管路。抽回血不要接触到接头，否则立即更换。

（7）输液装置应定期更换，每24 h更换1次。输注药液应现用现配，并规范操作。药液如出现浑浊、破裂、沉淀、过期等不得使用。

（8）预防导管堵塞，如出现堵管或有血凝块时，严禁挤压和推注，可用肝素盐水回抽或尿激酶溶栓处理。

（9）输液港（implantable venous access port，PORT）在治疗间歇期应至少每4周维护1次；PICC在治疗间歇期至少每周维护1次，留置时间不宜超过1年或遵照产品使用说明书；CVC至少每周维护2次，留置2～4周；外周静脉留置针72～96 h更换1次。

（八）病例分析

病史：男性，45岁。主诉"车祸后神志不清7 d"。

现病史：患者2020年6月3日驾驶货车时不慎与对面货车相撞，从前挡风玻璃甩出车外，躯体旋转2圈后头面部着地，无继发碾压伤，当即昏迷，由120送入当地医院ICU，完善相关检查示Ⅰ型呼吸衰竭，外伤性蛛网膜下腔出血，右侧额骨骨折，双侧多发肋骨骨折，肺挫伤，双侧胸腔积液，肝外伤，L3右侧横突骨折。予气管插管辅助通气，氨甲环酸止血，丙泊酚镇静，瑞芬太尼镇痛，头孢他啶抗感染，氨溴索化痰，奥美拉唑抑酸，还原性谷胱甘肽保肝，输血纠正贫血及补液等对症支持治疗，6月9日行气管切开及纤维支气管镜肺泡灌洗，治疗效果欠佳，患者仍持续昏迷，肺部感染进行性加重，现为进一步诊治转入医院。

查体：T 37.2℃，P 104次/min，R 18次/min（气管切开呼吸机辅助通气），BP 188/106 mmHg。神志昏迷，检查不合作。右侧额颞部可见一"△"形伤口，已缝合，右眼睑部可见一长约5 cm伤口，已缝合。右下中切牙、侧切牙松动，双下肺叩诊浊音，双下肺呼吸音减弱，双下肺语颤减弱。气管切开呼吸机辅助通气中。

实验室检查和辅助检查：入院10 d（6月15日）痰培养提示鲍曼不动杆菌（4+）、大肠埃希菌（3+）和嗜麦芽窄食单胞菌（2+）、光滑念珠菌（+）；6月19日胸部X线提示双下肺炎症（图24-2）；6月23日胸部CT提示双肺炎症，双侧胸腔积液伴双肺部分肺不张（图24-3）；6月24日出现感染性休克，血象升高显著，PCT 0.693 ng/mL，当日留取痰培养，血培养，股深静脉导管培养，6月27日痰培养大肠埃希菌（3+）、鲍曼不动杆菌（4+）；血培养回报沃氏葡萄球菌（+），导管培养回报沃氏葡萄球菌（+）、铜绿假单胞菌（+），药敏提示青霉素耐药，余抗生素全敏感。

诊断：①多发伤：特重型颅脑外伤、主动脉夹层、双侧额颞部硬膜下血肿、右侧额骨骨折、额面部外伤、枕部皮下血肿、肺挫伤、双侧胸腔积液、肺不张、肝外伤、双侧多根多处肋骨骨折、L3右侧横突骨折。②重症肺炎、Ⅰ型呼吸衰竭。③低蛋白血症。④导管相关血流感染、感染性休克。⑤外伤性牙齿缺失。⑥鼻骨骨折。

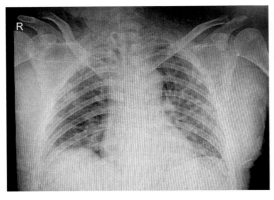

图24-2 胸部X线改变

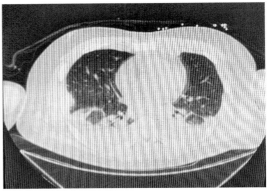

图24-3 胸部CT改变

治疗：患者入院即有重症肺炎、呼吸衰竭、呼吸机辅助通气状态，予舒普深、吗啉硝唑经验性抗感染治疗。6月11日行超声引导下胸腔穿刺引流术（6月23拔除）；6月15日行支气管镜下吸痰术；治疗5日患者一般情况差，生命体征不平稳，黄脓痰多，遂根据痰培养及药敏结果更换抗生素方案为阿米卡星＋舒普深抗感染，伏立康唑抗真菌治疗，同时加强抗癫痫、化痰、护胃、保肝、促进胃动力等治疗，用药10 d（6月24日）患者出现感染性休克，无发热，血象升高，CRP 363.68 mg/L，PCT 0.693 ng/mL，痰培养报告鲍曼不动杆菌，药敏提示替加环素敏感，遂加用替加环素抗感染。6月27日血培养回报沃氏葡萄球菌（+），导管培养回报沃氏葡萄球菌（+）、铜绿假单胞菌（+），药敏提示青霉素耐药，余抗生素全敏感，根据药敏结果，为避免碳青霉烯类及喹诺酮类抗生素诱发癫痫加重，遂更改抗生素方案为舒普深3 g q8 h、伏立康唑0.2 g q12 h、替考拉宁0.4 g qd、替加环素50 mg q12 h，根据血培养及导管培养分析病情考虑导管相关阳性菌感染，但患者原发伤情重，需兼顾肝、肾、脑功能及胃肠道功能等，治疗过程中辅以抗癫痫、化痰、护胃、保肝、促进胃动力等，同时予白蛋白后利尿改善水肿，胃管注入肠内营养加强营养支持，用药1周（7月4日），患者生命体征趋于平稳，血象及PCT下降至正常，复查血培养阴性，7月7日外科评估建议后续行手术治疗，家属考虑手术风险较大决定转当地医院继续治疗。1年后随访患者病情平稳，间断脑功能康复治疗。

（朱雨锋 单 怡）

------ 参 考 文 献 ------

[1] DE CICCO M, CAMPISI C, MATOVIC M. Central venous catheter-related bloodstream infections: pathogenesis factors, new perspectives in prevention and early diagnosis[J]. J Vasc Access, 2003, 4(3): 83–91.

[2] 肖玲, 姜傲, 齐凤, 等.导管相关性血流感染危险因素分析与对策[J].中华医院感染学杂志, 2015, 25(17): 3985–3986.

[3] 周春莲, 陈惠清, 孟令芸.导管相关血流感染监测及预防控制[J].中国临床医生杂志, 2016, 44(4): 8–11.

第二十五章 · 危重症患者血流感染管理

Bloodstream Infections Management in Critically Ill Patients

一、危重症患者血流感染的流行病学特征 Epidemiology of Bloodstream Infections in Critically Ill Patients

若收治于重症医学科（intensive care unit，ICU）的患者存在明确的全身感染症状，且其血培养得到了至少1份微生物培养阳性报告，则这一类感染称之为血流感染（BSI）。明确继发于一个已知感染源的血流感染为继发性血流感染，若感染源不明则称之为原发性血流感染。社区获得性血流感染、医院获得性血流感染各占40%，ICU相关性血流感染约占20%。

患者发生BSI可能使很多社区获得性感染的病程复杂化。尽管患者感染部位和个体差异对发生BSI有影响，但大肠埃希菌、葡萄球菌、肺炎克雷伯菌及肺炎链球菌仍占所有社区获得性BSI病原体的70%以上。值得注意的是，铜绿假单胞菌引起的社区获得性BSI占5%左右，主要发生在基础情况较差、近期在医疗保健机构（如养老院、社区医院）住院治疗，以及存在泌尿系统感染或肺部感染的人群。大多数情况下，铜绿假单胞菌对一线抗假单胞菌药物是敏感的，多重耐药铜绿假单胞菌检出的比例有限。

21世纪初，耐甲氧西林金黄色葡萄球菌（MRSA）引起的社区获得性BSI呈增幅趋势，但近些年MRSA在美国和其他地区的流行趋势趋于平稳。与此同时，全球产超广谱β-内酰胺酶的肠杆菌科细菌（ESBL-PE）在社区内的传播则出现稳步攀升，造成极大的社会经济负担。当前，社区获得性BSI中继发于泌尿系统感染或腹腔感染，且病原菌为产ESBL-PE的比例普遍超过5%，在某些地区甚至达到了20%，这一比例已与医院获得性BSI的产ESBL菌株感染率相当。

发生血流感染的ICU患者中，25%的患者在收治于ICU时已诊断为BSI，另外75%的患者则在ICU住院期间发生BSI。总体而言，有5%～7%的ICU患者在住院期间发生BSI，平均发病率为6～10例/1 000人住院日。其发病主要危险因素包括较高的疾病严重程度评分（如急性生理与慢性健康评分、序贯器官衰竭评分等）、较长的住院时间、宿主免疫功能缺陷、慢性肝脏疾病、外科大手术后转入ICU及接受过侵入性操作（如深静脉穿刺置管等）或体内存在移植物等。

在EUROBACT这项国际性研究中（N=1 156），ICU相关性BSI最多发生于留置导尿管（21%）、合并医院获得性肺炎（21%）及腹腔感染（12%）的患者。但该研究中也发现，没有明确来源的感染病例占比也较大（24%）。在ICU中，中心静脉导管（central venous catheter，CVC）相关的BSI发生率为0.5%～1.5%。

无菌操作不严格、颈静脉或股静脉置管（相较于锁骨下静脉置管而言）以及置管时间长是发生CVC相关性BSI最主要的危险因素。动脉导管相关BSI的发生率与CVC相关性BSI相似，值得注意的是，股动脉置管发生BSI的风险较桡动脉置管高出近2倍。最后，在ICU内接受体外膜氧合器（extracorporeal membrane oxygenation，ECMO）治疗的患者发生BSI的风险也较高，其发病率约为20例/1 000个ECMO置管留置日。这一特殊人群大多都有较长呼吸机使用史和ICU住院史，其BSI大多为呼吸机相关性或其他感染灶来源的感染，而非ECMO导管所致的感染。

危重症患者医院获得性BSI中多重耐药菌的流行病学特征因宿主基础疾病、地方或医院感染控制政策、抗菌药物管理策略及地理位置等，在不同的ICU间存在差异，如鲍曼不动杆菌和铜绿假单胞菌等非发酵革兰阴性杆菌在气候温暖的地区更为流行。然而ESBL-PE、耐碳青霉烯酶肠杆菌目细菌、多重耐药铜绿假单胞菌及鲍曼不动杆菌、MRSA等耐药菌所致的ICU获得性BSI，其流行状况在全球大多数国家地区都是一致的，且近些年其感染发生率均有进一步升高趋势。

二、危重症患者血流感染的早期微生物诊断 Early Microbiological Diagnosis of BSIs in Critically Ill Patients

基于病原体培养的方法仍然是诊断BSI的金标准，在严格的皮肤消毒后至少采取2套（需氧及厌氧）血液标本。然而血培养的时间或速度与BSI所需要的"快速诊断"几乎是不同步的。因此必须牢记，在留取血培养之前就开始经验性抗菌治疗会显著降低血培养的敏感性（阳性率）。

基于生物分子学的病原体快速鉴定方法可以作为传统培养方法的替代，目前已经在微生物实验室中越来越多地开展应用。近些年已经尝试通过聚合酶链反应（polymerase chain reaction，PCR）技术对血标本直接进行病原体和耐药基因的检测。然而，这些检测方法目前还未获得广泛应用，主要是由于这些方法的敏感性和特异性欠佳，同时也缺乏全自动技术及统一的质控标准。此外，这些检测仅针对数量有限的抗菌药物耐药基因，因此只能根据细菌种类来调整耐药基因检测方案。最近，一种新的基于核磁共振的检测方法（T2 Candida）对于念珠菌BSI显示出较高的敏感性（90%），且检测时间更短[3.5 h $vs.$ (5.0～8.0)h]。

因此，基于PCR的检测方法主要是针对血培养阳性的标本，这意味着血培养阳性是该类检测方法的基础。以血培养阳性标本为基础的多重PCR（multiplex PCR，mPCR）检测方法已得到较好的应用，使得实施最佳抗菌药物方案的时间明显缩短，但患者的死亡率或总住院时间没有下降。这种检测方法的主要问题是受到PCR探针数量的限制。同时若返回的PCR结果阴性，则需要根据患者的总体情况、可能的感染源和其他由实验室所获取的与感染相关的结果来解释。因此，微生物学家和临床医生均需要积累坚实的专业知识，并在此基础上进行强有力的合作。除PCR外，MALDI-TOF-MS也能用于阳性血培养标本纯化后直接鉴定细菌，这项技术对革兰阴性菌具有良好的鉴定效能（>90%符合后续培养结果），但对革兰阳性菌使用仍需慎重（约80%符合后续培养结果）。MALDI-TOF-MS还可以用于抗菌药物药敏试验，在有或没有抗菌药物的情况下短暂接种培养后（1～4 h）进行光谱结果比较，或者直接检测与耐药机制匹配的峰值。虽然已经验证了该方法的可行性，但从血培养中使用MALDI-TOF-MS直接进行抗菌药物敏感性测试还需经标准化后才能进入微生物室日常的工作流程中。

近年来，二代测序技术（next-generation sequencing，NGS）和机器学习方法（machine-learning methods）的应用已在血流感染的诊断中显示出令人鼓舞的结果。临床宏基因组学（clinical metagenomics，CMg）是指对临床样本中的核酸进行测序，以鉴定病原体并推断其对抗菌药物的敏感性。CMg的一个分支方法是细胞外游离DNA（cell-free DNA，cfDNA）测序，即对临床样本中游离于细胞外的DNA测序。研究证明，与健康志愿者相比，脓毒症患者血浆cfDNA的绝对浓度升高，cfDNA序列可以识别基于培养的传统方法所遗漏的潜在细菌病原体。一项包含348名患者的最新研究报告指出，cfDNA测序的敏感性为93%，但特异性只有63%。宏基因组测序与细菌培养相比可以鉴定出更多的病原微生物。其中62/166个样本对传统培养学方法呈阴性，但在cfDNA测序中发现了微生物。值得注意的是，cfDNA测序方法可在第二日得到检测报告结果。另一项基于免疫抑制患者血浆的宏基因组测序的工作发现了相似的结果，该方法具有95%的阴性预测价值。

尽管生物分子学方法具有创新性，但通过改进传统血培养的方法和性能，可缩短报告结果时间。工作日早上报阳的血培养的药敏结果可以在当日下班前进行报告，但对于报阳时间不在早上的血培养标本则需要延迟1 d才能向临床报告药敏结果。从这个角度来看，通过实验室自动化对样品进行连续处理可以改变实验室的固有工作流程。同样的，Accelerate Pheno等快速诊断工具提供了自动化的解决方案，可以在6～8 h内提供病原体鉴定和药敏结果，具有较好的临床应用前景。

三、危重症患者血流感染的抗菌疗法选择 Choice of Antimicrobial Therapy for BSIs in Critically Ill Patients

重症患者BSI的抗菌药物治疗方案取决于几项因素：① 经验性治疗或目标性治疗。② 推测或已经证实感染源。③ 疑似或证明存在抗菌药物耐药性（特别是医疗机构中长期检出多重耐药病原体和/或患者近期存在抗菌药物暴露史）。④ 疑似或证实患者存在念珠菌菌血症。此外，还应考虑患者的免疫功能是否存在抑制（如患者是否存在中性粒细胞减少症、HIV感染或住院期间使用免疫抑制剂及糖皮质激素），因为频繁的抗菌药物使用及医疗机构暴露可使免疫抑制患者感染多重耐药菌及真菌BSI的风险增加。

拯救脓毒症运动（surviving sepsis campaign，SSC）建议对于脓毒症患者于1 h内启动广谱抗菌药物，使得经验性抗菌药物使用在重症患者治疗中仍占据较大比例。因此，根据可疑病原体合理地经验性用药，同时基于快速病原体诊断（为后续实施降阶梯策略做准备），都是优化治疗的重要措施。在这种情况下，为采取及时有效的抗菌药物治疗，同时减缓病原体耐药性的产生，可综合考虑使用最新获批的抗多重耐药菌药物。此外，新型β-内酰胺类/β-内酰胺酶抑制剂（beta-lactams/beta-lactamases inhibitor，BL-BLI）组合对不同耐药机制的革兰阴性菌具有较好的抗菌活性。例如，当进行经验治疗时，应考虑当地碳青霉烯酶的流行病学表型。

四、治疗性药物监测在危重症患者血流感染中的应用 Role of Therapeutic Drug Monitoring (TDM) for Critically Ill Patients with BSIs

在危重症患者中，实验室通常无法常规检测用于确定抗菌药物剂量的有效抗菌药物药代学（pharmacokinetics，PK）参数，因此需要临床医师根据BSI患者病理生理学的改变，结合患者是否需要体外生命支持设备的应用,进行抗菌药物剂量调节。首先,在BSI的危重患者中,往往存在毛细血管渗透,导致表观分布容积增大,因此需要较高的亲水性抗菌药物的负荷剂量。其次,ICU使用的大多数抗菌药物都是通过肾脏排泄的,危重症BSI患者可能存在肾脏功能亢进[内生肌酐清除率>130 mL/(1.73 m² · min⁻¹)]或急性肾功能损伤(acute kidney injury, AKI),有时还需要使用肾脏替代疗法(renal replacement therapies, RRT),这意味着在治疗过程中应根据肾功能的波动来特别注意调整抗菌药物维持剂量。药效学(pharmacodynamics, PD)也是不容忽视的部分,了解与不同抗菌药物类别有关的不同PD选择指数,对于选择最合适的输液类型(如连续性输注或间断性输注),并考虑到MIC检测可能存在的差异,使所应用的抗菌药物浓度尽可能达标极为重要。

然而,即使已经谨慎考虑危重症患者的病理生理学特征及预期抗菌药物的代谢特性,仅凭临床经验仍无法准确预测危重症BSI患者的PK和PD,因此仍然需要TDM进行准确的抗菌药物浓度监测,并指导治疗。实际上,TDM似乎有利于减轻万古霉素或氨基糖苷类抗菌药物的治疗毒性和/或改善其临床效应,同时还需要进一步的证据和标准化监测手段以明确TDM对使用β-内酰胺类抗菌药物的临床影响。对于本身具有可变血清浓度的一些抗菌药物种类,技术应用困难及其在实验室之外的使用局限性阻止了TDM的广泛使用(如多黏菌素)。尽管如此,只要可行,对于危重症BSI患者仍然需要进行TDM。

五、危重症患者血流感染的单药或联合治疗 Monotherapy or Combination Therapy for Bloodstream Infections in Critically Ill Patients

在耐药菌检出率持高不下的时代,经验性联合抗菌药物治疗方案(通常是β-内酰胺类抗菌药物联合氨基糖苷类或氟喹诺酮类抗菌药物)的主要目的是使至少能有一种抗菌药物对致病菌有活性的可能性最大化。但是,获得了抗菌药物敏感性结果后,由于证据零散或矛盾,继续采用联合治疗方案还是采用单一药物是值得商榷的。

首先,体外研究模型表明,抗菌药物联合使用可以协同阻止或推迟耐药突变体的选择,尤其是在铜绿假单胞菌和其他非发酵革兰阴性病原体中。但是,临床数据尚不足以证实这样的结果,并且也无法确定联合治疗是否可以有效地防止导致感染的病原体出现耐药性。一项纳入551名脓毒症患者的随机对照试验表明,与单独使用美罗培南治疗相比,接受美罗培南与莫西沙星联合治疗的患者发生持续性感染或发生耐美罗培南病原体感染的风险较低(1.3% *vs.* 9.1%,*P*=0.04)。然而长久以来,肠道微生态(即ICU内患者多重耐药革兰阴性菌的主要储存库)的平衡保持与调控问题尚未解决。直观上,在使用广谱β-内酰胺类抗菌药物的基础上联合使用第二种抗菌药物可能会扩大对肠道微生态的副作用。因此,仅以预防病原体在感染部位产生耐药性而言,常规联合使用抗菌药物治疗是不合理的,并且一些Meta分析也未能证明,与仅使用β-内酰胺类抗菌药物的单一疗法相比,使用β-内酰胺类抗菌药物与氨基糖苷类抗菌药物联合治疗可降低BSI患者(包括中性粒细胞减少)的死亡率。此外,在基于β-内酰胺类抗菌药物的治疗方案中添加氨基糖苷类抗菌药物会增加感染急性期患者急性肾功能衰竭发生的风险性。针对导致BSI的病原体,目前尚无证据表明,联合治疗会改善因MRSA(带有植入性器械的患者除外)或肠杆菌科细菌(包括产AmpC和ESBL的病原体)感染的BSI患者结局。同样,基于多黏菌素联合用药的益处尚未在因耐碳青霉烯类抗菌药物的鲍曼不动杆菌感染患者中得到证明,尽管这种策略在BSI和/或大剂量多黏菌素使用的患者中可能比单独使用多黏菌素更好。

关于铜绿假单胞菌BSI联合治疗预后效果的争议同样存在。在一项基于随机对照试验的Meta分析中,比较β-内酰胺类抗菌药物联合氨基糖苷类或氟喹诺酮类抗菌药物与单用β-内酰胺类抗菌药物相比,没有发现患者的生存率改善。但需要指出的是,大部分纳入分析的研究均存在入组的ICU患者数量有限,且在BSI发生时的抗菌药物给药方案、患者病情严重程度等方面存在较大的异质性。实际上,抗菌药物联合治疗的获益可能仅局限于一部分危重症患者Meta分析中,基线死亡风险大于25%[死亡比值比(OR) 0.51,95% CI 0.41~0.64]的患者,联合治疗可提高生存率,而在较轻的患者中观察到了进一步损害(OR 1.53,95% CI 1.16~2.03),导致了器官功能毒性增加和/或微生态不良事件。因此,在进一步的研究结果完成之前,对于脓毒性休克患者仍建议使用联合疗法,但对于确定患有其他严重感染(包括无循环衰竭的脓毒症)的患者,不宜常规使用抗菌药物联合治疗。

六、危重症患者血流感染的感染灶早期适宜控制 Early Appropriate Infection Source Control for BSIs in Critically Ill Patients

对BSI感染源(即继发性BSI)的查找应根据患者感染相关的临床表现来进行。继发于梗阻性泌尿系统感染、皮肤软组织感染和腹腔内感染的社区获得性血流感染,以及继发于血管内导管装置和手术部位的医院获得性血流感染,需要采用相应的措施来对感染源进行控制。感染源的控制应根据BSI患者的生命体征进行决策,在血流动力学不稳定和器官衰竭的情况下,应仅限于引流、清创、去除植入导管和腔隙减压。较多研究结果支持,对于危重患者,如果发生导管相关BSI,则应即刻拔除血管内导管。然而,在疑似导管相关BSI的患者中,植入导管是BSI来源的可能性≤50%。因此,在没有感染性休克的情况下,可采取保守的方式。但在适当的抗菌药物治疗下,如果患者发生了感染性休克、免疫抑制或持续性菌血症等症状,则应立即拔除导管。对于与手术部位感染有关的BSI,源头控制是决定患者预后的主要因素。然而,对于感染源控制的最佳时间仍存在争议:从≤6 h至≤12 h。实际上,对血流动力学及生理状况不稳定的患者立即进行引流的效果仍值得商榷。使用风险较小、侵入性最小的手术清创或经皮引流的可能是较好的选择。因此,针对此类患者,应与麻醉师和外科医生共同讨论后再做决定。

手术感染源控制的关键要素包括引流、清创及冲洗。然而,感染源控制的效果有时却很难评估,标准化的手术程序可能会对控制手术感染源有一定的帮助。在患者随访观察过程中,外科医生和ICU医生之间的紧密合作至关重要。

七、危重症患者血流感染的降阶梯治疗 De-escalation Strategy for Critically Ill Patients with BSIs

抗菌药物降阶梯治疗(antimicrobial de-escalation,ADE)是抗菌药物管理策略(antimicrobial stewardship strategies,AMS)的重要组成部分,旨在规范抗菌药物合理使用并减少细菌耐药产生。各感染相关学会对ADE的定义各不相同,通常包括选择窄谱的关键抗菌药物(通常为β-内酰胺类抗菌药物)和联合治疗转为单药治疗。ADE通常在获得微生物报告后实施,用以对初始方案进行重新评估。

如果明确BSI的感染源或病原体,即使在免疫功能低下患者中,也可以安全地建议停止使用广谱抗菌药物。实际上,一旦已确认革兰阴性菌引起的BSI,并排除阳性菌或真菌的感染,抗MRSA或抗真菌药物应立即停止使用。

由于多种因素的影响,使得关键抗菌药物的选择更加复杂。① 目前已经明确,延长碳青霉烯类药物疗程会增加其耐药性产生。② 抗菌谱需要根据实验室所使用的方法、所在地区或国家等进行综合考虑,以选择最佳方案。③ 使用窄谱抗菌药物是否会降低耐药性的出现还没有得到充分的研究,尽管存在一些理论依据,但在某些情况下,结果可能恰恰相反。④ 某些ADE方案(如将β-内酰胺类抗菌药物换成氟喹诺酮类)可能对住院患者存在一定效果,以便进行口服治疗和出院带药。但在ICU患者中,这些方案可能会引起耐药性的出现。⑤ 引起腹腔感染的病原体可能是多种,而有时仅单一病原体通过传统的培养学方法分离出。因此可能还有其他重要的病原体未经培养发现,仍需要在初始经验性抗感染中运用广谱抗菌药物。⑥ 计算机模拟PK/PD模型提示,使用常规的给药剂量,窄谱β-内酰胺类抗菌药物血药浓度达标率可能劣于广谱抗菌药物。⑦ 有时一些较窄谱抗菌药物比广谱抗菌药物更有效。例如,在金黄色葡萄球菌BSI中,苯唑西林或头孢唑林的疗效优于哌拉西林/他唑巴坦。⑧ 在ADE方案中,可能存在抗菌药物治疗总时间增加的风险。对不同感染源的多项研究建议,使用更短而不是更长的抗菌治疗持续时间,这可能比在治疗中改变抗菌药物类型更为重要。⑨ 在ADE中,以不增加治疗总时间尤为重要。我们建议监测抗菌药物起效后的总疗程。

ADE应该是全球AMS策略不可或缺的一部分,其目标是优化感染患者的治疗。ADE是每次实验室提供新信息时,每位BSI患者都要进行的临床和微生物重新评估的一部分。

八、危重症患者血流感染治疗的疗程 Duration of Therapy for Critically Ill Patients with BSIs

对于危重症BSI患者,往往需要足够的抗微生物治疗时间以防止治疗失败和感染复发。但是,它不应超过实现该目标所需要的时间,因为更长的疗程可能会导致不良事件,包括抗菌药物毒性、耐药性及医疗成本增加。

治疗的持续时间应定义为从使用抗菌药物开始,直至感染病灶得到控制且血培养转为阴性。为了确定BSI的有效治疗,通常要求至少在BSI确诊后48～96 h获得一套血培养阴性结果。为了避免跳跃现象,最好对血培养进行连续采集。曾有研究表明,因对金黄色葡萄球菌血流感染患者的血培养随访不足,可能会漏诊持续性的菌血症。

一项针对1 202例收治于ICU内的BSI患者的研究发现,此类患者治疗时间的中位时间为14 d(时间范围,9～17.5 d)。另外一项研究发现,经过适当的调整,并排除早期死亡病例,治疗的持续时间与生存率或菌血症复发率均无关。值得注意的是,通过观察性研究得出有关治疗持续时间的数据,应包括高死亡风险的人群以减少存活率偏差。因为早期死亡患者生存天数较少,因此其接受的抗菌药物疗程也较短。如果排除这些早期死亡病例,就人为地增加较短疗程与死亡相关性,并可能导致临床医生倾向于不必要地延长治疗时间。

一项包括3个中心604名患者的随机对照试验,结果显示了抗菌药物较短疗程治疗非复杂性革兰阴性菌导致BSI的安全性。研究纳入了在BSI后第7日无发热且血流动力学稳定的患者(至少稳定48 h),通过比较死亡率、临床治疗失败率、再入院率及第90日延长住院时间等主要结局指标,发现7 d的抗菌药物治疗与14 d治疗相比较,未显示非劣效性。这些结果在铜绿假单胞菌BSI严重程度较高或免疫抑制率较高的人群中均得到了证实。较短抗菌药物治疗组的复发率为7%,而延长抗菌药物治疗组的复发率为11%。因此,延长抗菌药物疗程并不能减少患者感染性疾病的复发。

较短抗菌药物治疗与延长抗菌药物治疗的Meta分析也证实了该结果。只有一项针对儿童急性肾损伤的研究倾向于使用更长时间的抗菌药物治疗。在其他相应研究中,抗菌药物使用的时间与患者生存率、临床治愈率或微生物清除率比较,差异均不存在统计学意义。

对于抗菌药物使用疗程第二个关注时间点为5~7 d。在得到临床微生物实验室报告后,应在2~3 d后做出对当前使用抗菌药物是否升阶梯、降阶梯、方案保持不变或抗菌药物剂量需要调整的决定。并在患者治疗7 d后,根据临床症状有无改善和微生物学改变进行治疗有效性的综合判断,包括体温是否恢复至正常、器官衰竭和休克症状是否得到控制、后续血培养是否转为阴性、有无感染性心内膜炎发生或感染有无转移等。同时,在这一时间点,也应注意感染源是否得到有效控制,是否存在其他合并感染等问题。当上述问题都已解决,而病原体或感染源也得到了很好的控制,则可以安全地停用抗菌药物。

对于某些病原体,如金黄色葡萄球菌引起的菌血症或非复杂性念珠菌菌血症,应在首次血液培养阴性后继续治疗14 d。形成生物膜的病原体感染及存在化脓性转移或微小脓肿时,也需要长疗程的抗菌药物治疗。在确定延长治疗时间之前,应先行经胸/经食管超声心动图和眼底检查。事实上,相对短程治疗(15 d)只对无并发症的金黄色葡萄球菌所致右心感染性心内膜炎,或由抗菌药物高度敏感的链球菌引起的左心先天性瓣膜感染性心内膜炎的患者有效。目前大多数指南都建议,针对金黄色葡萄球菌引起的人工瓣膜心内膜炎应延长抗菌药物使用时间至4~6周,甚至8周。同时应考虑瓣膜培养,以确定在瓣膜更换后应进行多长时间的抗菌药物治疗。对于骨关节感染、脑脓肿和脓胸建议分别进行4~8周、8周和4~6周的抗菌药物治疗;针对无法完全控制感染源的病例也需延长抗菌药物的治疗时间,尤其是假体感染的病例。

目前,缩短抗菌药物对非复杂性感染治疗时间的研究,其主要不足是缺乏安全性相关的对照试验。针对患者个体化的降钙素原(PCT)水平随访,可能对某些社区获得性感染有所帮助。有研究表明,在治疗过程中,缩短PCT下降与临床状况改善的患者抗菌药物治疗时间,并不会导致死亡率的增加。

患者病情持续不稳定或导致临床症状恶化的情况很复杂,可能由多种原因引起。多种因素往往相互交织,导致诊断困难和患者死亡率增加。感染源未能有效治疗和治疗失败、对抗菌药物产生耐药合并二重感染等,因此需要对感染源或其他感染组织再次做检测。同时可能也需要手术控制或优化抗菌药物治疗方案。抗菌药物治疗持续时间将需要从该时间点重新计算。此外,应提高与护理质量相关感染的警惕性(如呼吸机相关性肺炎、中心导管相关血流感染或导尿管相关泌尿系统感染)。作为治疗和诊断的重要检测,对外周血、临床怀疑感染的组织部位标本、中心静脉导管、动脉导管及导管尖端等都应送检微生物学培养。在严重感染、发生脓毒性休克及未得到有效治疗的情况下,通常需要同时升级抗菌药物治疗方案。新方案应根据感染来源、患者个体等来考虑导致感染的常见病原体、病原体耐药谱等,同时需采集相应标本再次送微生物学检测。

值得重视的是,非感染性疾病引起的发热可能会使临床情况复杂化,最常见的非感染性发热原因包括药物热、风湿性疾病活动导致的发热和血栓性静脉炎等。因此,需要结合患者病史、已有的微生物学检查结果、其他临床检查等,才能对患者当前抗菌药物治疗进行全面评估,包括是否覆盖了可能病原菌、是否需要延长治疗时间或停止抗菌药物的使用,同时在有可能的情况需要再次做有效的微生物学检测。

九、多重耐药微生物血流感染的治疗考虑 Therapeutic Considerations of Multiple-drug Resistant Organisms with Bloodstream Infections

脓毒症治疗的主要内容包括适当的液体复苏、器官功能障碍的支持性治疗、病源控制和抗生素的使用。拯救脓毒症运动是美国重症医学会(Society of Critical Care Medicine,SCCM)和欧洲重症医学会(European Society of Intensive Care Medicine,ESICM)的一个合作项目,致力于降低全球脓毒症及脓毒性休克的发病率和死亡率。

由多重耐药微生物引起的严重脓毒症或脓毒性休克患者是一个特殊的脓毒症人群,尽管有适当的治疗,也许包括早期抗生素治疗,但仍有很高的死亡风险。快速识别病原体、确定患者感染是否可能涉及任何耐药机制,并提供有效的抗菌治疗至关重要。迅速优化治疗应限制广谱抗生素的使用,最大限度地提高临床治愈率。不恰当的初始抗菌治疗会导致严重脓毒症或脓毒性休克患者的死亡率升高。此外,抗生素耐药患者很容易在没有最终实验室结果的情况下,接受初始不恰当的抗菌治疗。传统的微生物鉴定和抗生素敏感性试验通常需要48~72 h,或更长时间。没有明确的实验室结果,医生只能严重依赖经验性治疗方案和预测患者血流感染的潜在风险因素。在许多情况下,如果患者的多重耐药风险被认定为很高,就意味着要使用大量的联合抗生素治疗。如今,许多技术进步或改进的工作流程已经应用于临床,以缩短鉴定和抗生素敏感性结果报告时间,或快速检测常见的重要多重耐药机制。

此外,如果出现严重的脓毒症并伴有器官衰竭和休克,就需要考虑使用血管活性药物支持以治疗与脓毒性休克有关的全身炎性反应。研究发现在这种患者群体中使用静脉免疫球蛋白可能是有益的,并且可以考虑作为一种支持免疫应答的辅助治疗,但是还需要进一步的研究来更好地证实免疫球蛋白制剂的免疫效应和真正的益处。

总的来说,ICU内BSI患者病情危重,且往往预后欠佳,结合已经发表的实践指南及文献报道,总结如下。

在社区获得性BSI中,警惕日益增高的产ESBL肠杆菌科细菌感染风险;在医院获得性BSI中,警惕产碳青霉烯酶和多重耐药鲍曼不动杆菌感染;ICU获得性BSI在危重患者中高发,特别是存在高疾病严重程度评分、免疫抑制、侵袭性操作、包括ECMO及外科术后转入等情况;尽管没有详细的数据发布,但较高比例的ICU获得性BSI为导管相关感染、腹腔感染及呼吸机相关肺炎所继发。

使用MALDI-TOF-MS或基因诊断手段可准确识别病原微生物类别,对革兰阴性菌导致的BSI尤其有效;基因诊断方法对于细菌及耐药机制鉴别精准度高,可提高抗菌药物使用的时效性及准确性,但仍需更多临床研究决定此类方法应用时机。

治疗BSI的抗菌药物选用需考虑以下因素:① 明确用药为经验性治疗还是目标性治

疗。② 感染源在何处。③ 病原体有无耐药可能。④ 患者的免疫状态。⑤ 患者有无真菌感染可能。经验性抗菌药物治疗需同时考虑病原菌种类及耐药的可能性;新型抗菌药物可用于多重耐药菌的治疗,但用于经验性治疗时需评估个体及环境是否存在感染的风险因素;重症BSI患者表观分布容积较高时,亲水性抗菌药物负荷量较非重症患者可适当提高;抗菌药物维持剂量应视患者的肾功能水平动态调节;万古霉素及氨基糖苷类抗菌药物需常规进行药物浓度监测。β-内酰胺类抗菌药物的浓度可酌情监测,尤其目标为避免神经毒性时,但仍需更多研究证实其是否有益;持续多药联合治疗对广谱耐药革兰阴性菌感染的危重患者预后有益;感染性休克患者中及时拔除中心静脉置管等可疑感染源常需优先考虑;在危及生命的手术部位感染中,局部微创引流、清创或减压等处置措施往往是最安全有效的。

在BSI治疗中,抗菌药物降阶梯通常为停用联合抗菌药物治疗或改为窄谱抗菌药物治疗;在获得血培养结果和新的实验室检查信息后需每日评估抗菌药物的抗菌谱和疗效;对于ICU内非复杂性BSI患者,抗菌药物疗程需与感染源及病原体相匹配。当缺乏特定危险因素、无感染性休克、感染源已控制时更推荐短疗程(≤7 d);对于非复杂性感染,当细菌有导致脓毒症的风险或治疗失败时需延长抗感染疗程至14 d,若存在骨关节感染、积脓、脓毒症或感染源未控制时,抗菌药物疗程可酌情延长至4～8周;不能以病情未稳定为由盲目延长抗菌药物疗程,此时需明确是否存在感染源控制不佳、合并多重感染、病原体耐药、非感染性发热等情况。停用或减少抗菌药物使用也需要由包括血培养在内的病原学支持。

(余跃天　陈德昌)

─────────── 参 考 文 献 ───────────

［1］ TABAH A, KOULENTI D, LAUPLAND K, et al. Characteristics and determinants of outcome of hospital-acquired bloodstream infections in intensive care units: the EUROBACT International Cohort Study［J］. Intensive Care Med, 2012, 38(12): 1930−1945.

［2］ ZAHAR JR, TIMSIT JF, GARROUSTE-ORGEAS M, et al. Outcomes in severe Sepsis and patients with septic shock: pathogen species and infection sites are not associated with mortality［J］. Crit Care Med, 2011, 39(8): 1886−1895.

［3］ LAUPLAND KB, CHURCH DL. Population-based epidemiology and microbiology of community-onset bloodstream infections［J］. Clin Microbiol Rev, 2014, 27(4): 647−664.

［4］ CORONA A, BERTOLINI G, LIPMAN J, et al. Antibiotic use and impact on outcome from bacteraemic critical illness: the BActeraemia Study in Intensive Care (BASIC)［J］. J Antimicrob Chemother, 2010, 65(6): 1276−1285.

［5］ MCCARTHY KL, PATERSON DL. Community-acquired Pseudomonas aeruginosa bloodstream infection: a classification that should not falsely reassure the clinician［J］. Eur J Clin Microbiol Infect Dis, 2017, 36(4): 703−711.

［6］ SEE I, MU Y, ALBRECHT V, et al. Trends in incidence of methicillin-resistant Staphylococcus aureus bloodstream infections differ by strain type and healthcare exposure, United States, 2005−2013［J］. Clin Infect Dis, 2020, 70(1): 19−25.

［7］ KARANIKA S, KARANTANOS T, ARVANITIS M, et al. Fecal colonization with extended-spectrum beta-lactamase-producing Enterobacteriaceae and risk factors among healthy individuals: a systematic review and metaanalysis［J］. Clin Infect Dis, 2016, 63(3): 310−318.

［8］ DIEKEMA DJ, HSUEH PR, MENDES RE, et al. The microbiology of bloodstream infection: 20-year trends from the SENTRY antimicrobial surveillance program［J］. Antimicrob Agents Chemother, 2019, 63(7): e00355−e00319.

［9］ DE ANGELIS G, FIORI B, MENCHINELLI G, et al. Incidence and antimicrobial resistance trends in bloodstream infections caused by ESKAPE and Escherichia coli at a large teaching hospital in Rome, a 9-year analysis (2007−2015)［J］. Eur J Clin Microbiol Infect Dis, 2018, 37(9): 1627−1636.

［10］ PROWLE JR, ECHEVERRI JE, LIGABO EV, et al. Acquired bloodstream infection in the intensive care unit:

incidence and attributable mortality［J］. Crit Care, 2011, 15(2): R100.

［11］ NOTO MJ, DOMENICO HJ, BYRNE DW, et al. Chlorhexidine bathing and health care-associated infections: a randomized clinical trial［J］. JAMA, 2015, 313(4): 369-378.

［12］ CLIMO MW, YOKOE DS, WARREN DK, et al. Effect of daily chlorhexidine bathing on hospital-acquired infection［J］. N Engl J Med, 2013, 368(6): 533-542.

［13］ WITTEKAMP BH, PLANTINGA NL, COOPER BS, et al. Decontamination strategies and bloodstream infections with antibiotic-resistant microorganisms in ventilated patients: a randomized clinical trial［J］. JAMA, 2018, 320(20): 2087-2098.

［14］ ISTA E, VAN DER HOVEN B, KORNELISSE RF, et al. Effectiveness of insertion and maintenance bundles to prevent central-line-associated bloodstream infections in critically ill patients of all ages: a systematic review and meta-analysis［J］. Lancet Infect Dis, 2016, 16(6): 724-734.

［15］ PARIENTI JJ, MONGARDON N, MÉGARBANE B, et al. Intravascular complications of central venous catheterization by insertion site［J］. N Engl J Med, 2015, 373(13): 1220-1229.

［16］ GÜNTHER SC, SCHWEBEL C, HAMIDFAR-ROY R, et al. Complications of intravascular catheters in ICU: definitions, incidence and severity. A randomized controlled trial comparing usual transparent dressings versus new-generation dressings (the ADVANCED study)［J］. Intensive Care Med, 2016, 42(11): 1753-1765.

［17］ PARIENTI JJ, DU CHEYRON D, TIMSIT JF, et al. Meta-analysis of subclavian insertion and nontunneled central venous catheter-associated infection risk reduction in critically ill adults［J］. Crit Care Med, 2012, 40(5): 1627-1634.

［18］ TIMSIT JF, BOUADMA L, RUCKLY S, et al. Dressing disruption is a major risk factor for catheter-related infections［J］. Crit Care Med, 2012, 40(6): 1707-1714.

［19］ TIMSIT JF, L'HÉRITEAU F, LEPAPE A, et al. A multicentre analysis of catheter-related infection based on a hierarchical model［J］. Intensive Care Med, 2012, 38(10): 1662-1672.

［20］ O'HORO JC, MAKI DG, KRUPP AE, et al. Arterial catheters as a source of bloodstream infection: a systematic review and meta-analysis［J］. Crit Care Med, 2014, 42(6): 1334-1339.

第二十六章 · 提高血流感染诊断和处理的准确性
Accuracy Improvement for Diagnosis and Management of Bloodstream Infections

一、快速准确的微生物检验是诊断的依据 Diagnosis Based on Rapid and Accurate Microbiological Testings

19世纪后期,医学家和细菌学家罗伯特·科赫(Robert Koch)医师证实微生物是传染病的致病因子,继而提出著名的科赫法则,使得微生物检验成为确定感染性疾病病原体诊断的主要依据。此后,多种感染性疾病的病原体相继得到确认,如结核分枝杆菌、霍乱弧菌、脑膜炎奈瑟菌等。近年来,血流感染疾病在世界各国致死性疾病的病因中所占比例不断升高,多重耐药细菌和医院感染暴发流行事件不断出现,使得血培养对诊治的重要性被充分认识。血培养阳性是确诊血流感染最主要的依据。血流感染实验诊断方法包括血培养和非培养辅助检测方法(降钙素原、C反应蛋白、内毒素、白介素-6等)。血培养可查明血液中有无病原菌,判断血流感染或脓毒症是否存在,指导临床医师对感染性疾病进行正确而有效的治疗,因此,血培养对临床感染性疾病的诊治具有重要的意义。

（一）血培养

血培养检出病原菌是血流感染诊断的主要依据,但其准确性受诸多因素影响,尤其是分析前的血标本采集时间、方法、套数(2个血培养瓶为1套),是否在抗生素使用前采血,以及存放时间、温度、运送方式等因素直接影响血培养结果的准确性。若其中任何一个环节出现问题,都会降低检验结果的准确性。

（1）血培养瓶阳性标本直接涂片检查:血培养瓶有细菌生长迹象,或血培养仪器阳性报警,及时报告临床初步结果,供临床做出快速、初步的诊断。临床医师可根据细菌的属性,结合患者症状做出诊断,及时为患者经验选择抗菌药物治疗,或调整相应的抗菌药物,从而减少细菌耐药性的产生,提高疗效,降低患者的住院费用。

（2）培养鉴定、药敏试验:挑取阳性血培养瓶内血标本接种在血平板、麦康凯上,次日纯培养再进行菌株鉴定和药敏试验,发送最终报告。如果临床需要,也可用阳性培养液做直接药敏试验,尽早为临床提供抗菌药敏感性结果,以便及时制订合理的抗菌治疗方案,可以比常规血培养提前 $16 \sim 18$ h。

（二）非培养辅助检测方法

除了血培养之外,还有降钙素原、C反应蛋白、白介素-6、内毒素等检测可以辅助诊断血流感染。

（1）降钙素原(PCT):PCT是降钙素的前肽,是诊断严重细菌感染和脓毒症最好的辅助诊断指标之一。通常在患者抽血做血培养的同时进行PCT检测。对于病程可能发展为脓毒症的患者,或是对已经诊断为脓毒症患者的治疗监测,应每24 h进行1次PCT检测。

PCT检测数小时即可提供报告。

（2）C反应蛋白（CRP）：检测CRP含量变化对炎症、组织损伤、恶性肿瘤等疾病的诊断及疗效观察有重要的意义。在某些严重细菌感染的早期及肝功能损害时可能未见明显增高。因此CRP检测需要和其他临床资料结合来综合判断是否为细菌感染。

（3）内毒素：体液细菌内毒素水平检测是诊断和监测细菌性（尤其是革兰阴性菌）感染的一个重要参数。通过内毒素水平的定量快速检测可以用来鉴别诊断细菌性和非细菌性感染和炎症。

综上所述，血培养是诊断血流感染的金标准，PCT、CRP等检测在血流感染诊断中起着辅助诊断作用。当前，易感人群不断增加，新病原体不断出现，全世界仍面临着感染性疾病的严重威胁，微生物实验室必须提供更简便、更快速、更准确的循证资料作为临床血流感染疾病诊断和治疗的重要依据。

二、临床专家参与会诊沟通的重要性（附病例）Importance of Expert Consultation and Communications (with Case Reports)

现代检验医学对临床实验室的定义中，把检验结果的解释、对进一步检查项目的建议及检查项目的咨询服务，都归为临床实验室的能力范围。这些功能的拓展，要求临床实验室人员不仅要做好标本检验、结果报告的本职工作，更要参与临床的病例讨论与诊断，加强与临床的沟通，以提高检验对临床的服务水平，更好地发挥临床实验室在疾病诊治过程中的作用。

然而，目前国内检验科与临床科室大多处于脱节状态，尤其基层医院，临床科室人员不了解检验的情况，检验人员也不清楚临床资料。这种局面有主观原因和客观原因。客观原因是检验人员临床知识水平受限，对疾病的诊治流程不熟悉，同时由于实验室工作繁忙，难以抽出时间参与临床的疾病诊治。主观原因是检验人员尚停留于过去的检验理念中，满足于出具实验室检验报告，对临床诊治工作的主动参与较少。同样，临床医师大多只是机械地应用检验结果，一旦结果与临床表现不符时，主观认为检验结果不准确。实际上，有诸多因素影响着检验的结果，如抽取血培养不规范（如应用抗菌药物的同时抽取血培养）、血培养量不足、没有双侧双采等因素都会影响检验的准确性。

检验医学与临床医学的关系十分密切，微生物实验室与临床有效沟通可提高微生物标本采集的质量及检验结果的正确解释和应用。临床通过与微生物实验室的沟通，可以了解检验的新技术和新方法，更多、更有效地利用各种检验结果和信息，提高诊治水平。从检验人员的角度来看，加强与临床沟通的措施主要有参与临床医疗工作，让检验科主管检验师以上的人员定期或不定期地轮流参与临床查房和会诊，可帮助临床解释检验结果。一方面可以向临床介绍检验医学的进展、检验项目的临床意义及质量控制方法等，帮助临床医师正确选择检验项目，合理使用检验结果，帮助临床护士做好微生物标本采集与放置等分析前质量保证；另一方面，检验医师也可以把临床医护人员的意见、建议或者质量投诉反馈给微生物实验室，有助于发现自身没有意识到的一些工作疏忽或不足，进一步改善服务质量。定期举办检验质量管理学术活动，邀请临床医护人员参加，使临床熟悉检验流程及检验质量影响因素。总之，与临床及时沟通交流，是检验医学发展到新时期提出的必然要求，是保证检验质量、提高检验水平的重要一环，也是提高疾病诊治水平的重要保障。

病例分析如下。

病例1：血培养标本采集时间和方法不当会贻误病原诊断（以细菌性心内膜炎为例）

患者，女性，36岁，因反复寒战、发热20余日入院。患者入院前20 d无明显诱因出现寒战、高热（最高39℃），不伴其他系统症状。症状反复发作。患者既往有风湿性心脏病史。入院查体：体温38.4℃，心率118次/min，重度贫血貌，双肺底可闻及细湿啰音，心界无扩大，心律齐，第一心音亢进，胸骨左缘第3、4肋间可闻及舒张期杂音，心尖部可闻及3/6级以上收缩期杂音。血红蛋白60 g/L，白细胞$10.1×10^9$/L，白蛋白24 g/L。心脏超声发现二尖瓣有赘生物。临床初步诊断为感染性心内膜炎。住院后第1日、第3日，采血做血培养各1次，培养结果均为阴性。由于致病菌和药敏试验结果都不明确，无法针对性选用抗生素进行治疗。其后发现护士采血均在清晨6点左右，均未在患者寒战或发热高峰期采血。遂嘱护士在患者发热39℃时重新采血送培养，血培养结果阳性，分离出变异链球菌。该菌对青霉素、氯霉素、红霉素、氧氟沙星、万古霉素均敏感，对阿米卡星耐药。给予青霉素、左氧氟沙星治疗3 d后体温正常，15 d后血培养复检无菌生长。

点评：临床医师根据患者症状初步诊断为亚急性感染性心内膜炎，但是多次血培养结果为阴性，经验性抗菌治疗效果不明显。临床医师与实验室医师沟通（会诊）之后，发现护士在抽取血培养时没有抓住最佳的采血时机（护士为操作方便均在清晨6点左右采血），建议重新在寒战或发热初期抽多套血培养，结果均为阳性，明确了病原诊断。临床医师根据药敏结果重新调整进行治疗，患者很快痊愈。本例说明临床医师与实验室医师的沟通交流是十分必要的，可以及时发现问题，解决问题。

病例2：痰中检出化脓性链球菌，结合患者有低血压、多器官功能损害，提示临床医师应做血培养，及时做出临床诊断

患者，女性，34岁。产后第1日出现发热、咳嗽，对症治疗后症状缓解。产后第2日出现高热（39.5℃）、脉率快，伴有胸闷、气促、呼吸困难，血压降至10/6.7 kPa。实验室检查：白细胞$19.6×10^9$/L，血肌酐187 μmol/L，凝血酶原时间15 s，纤维蛋白原3.6 g/L；PaO_2 7.0 kPa。胸部X线示双肺纹理增多，边缘模糊。微生物室医师自患者痰液标本中分离出化脓性链球菌并及时通知了临床医师。结合患者低血压、急性肝肾功能损伤、呼吸窘迫等症状，考虑患者为化脓性链球菌休克综合征可能性极大。临床医师即抽血做血培养检查。数日后血培养结果为"化脓性链球菌阳性，对青霉素、氧氟沙星、环丙沙星等敏感"。诊断明确后，患者经积极抗感染、抗休克、保护肝肾功能等治疗，症状缓解，血压趋于稳定，体温恢复正常，复查血培养连续3次阴性，最终康复出院。

点评：化脓性链球菌休克综合征发生率低，病死率高，临床症状与体征易与其他疾病相混淆，临床医师忽视了这一重要信息，往往误导临床诊治。本病例中，微生物室医师鉴于自身对微生物致病性的了解，提出了自己的见解，及时通知临床医师，并通过血培养证实了自己的判断，给临床诊治提供了宝贵意见。临床医师在此基础上采取针对性抗感染等治疗，挽救了患者生命。

病例3：经临床医师与微生物室医师沟通，改变病原体分离培养方法，检出少见的诺卡菌

患者，女性，68岁。受凉后出现畏寒、发热，体温38.2～40.5℃，伴有胸闷、气促。当地医院给予青霉素治疗，效果欠佳。后转至北京某医院感染科，胸部CT提示"两肺多发类圆形高密度结节影，边缘欠光整"，入院后给予头孢拉定治疗5 d，症状无好转。该院微生物室医师会诊，考虑少见病原微生物血流感染可能性大，建议痰涂片染色并进行血培养。痰涂片抗酸染色分离出星形诺卡菌，血培养为星形诺卡菌生长，临床诊断为星形诺卡菌血流感染。给予左氧氟沙星、硫酸异帕米星、复方磺胺甲噁唑连续治疗15 d，复查胸部CT示两肺结节明显缩小，密度变淡。血培养阴性。患者症状明显改善，体温恢复正常。出院后随访未见复发。

点评：临床诊断为肺部感染，并侵入血流可能。呼吸道标本常规方法一直未能分离出病原菌，采用头孢拉定等抗生素经验性抗感染治疗效果不佳，但无法根据药敏结果调整抗菌药物。实验室医师与临床医师沟通之后，通过改变分离培养方法，在痰液和血液标本分离出少见病原菌星形诺卡菌。临床医师根据药敏结果调整抗生素治疗，患者很快痊愈。临床医师与微生物室医师之间的沟通会直接影响到疾病的诊治和患者的预后，意义重大。

病例4：临床高度疑有真菌血流感染时，应将保存的阴性真菌培养瓶进行盲传，可提高阳性检出率

患者，女性，18岁，因急性淋巴细胞白血病入院治疗。在化疗前口服氟康唑预防真菌感染。患者于化疗第16日出现畏寒、高热，给予亚胺培南治疗3 d，症状无缓解，连续3 d血培养结果均为阴性。临床高度怀疑侵袭性真菌感染，给予伊曲康唑经验性治疗效果不佳，血液、痰液和尿液均未检出真菌。微生物室医师对诊疗过程仔细分析后，认为患者真菌菌血症可能性较大。鉴于患者采用氟康唑和伊曲康唑治疗，对真菌生长有抑制作用，可降低真菌血培养阳性率。故对保存的阴性真菌培养瓶进行盲传，分离出热带念珠菌。该菌对三唑类抗真菌药物中介，对两性霉素B敏感。临床医师依照结果给予患者两性霉素B每日40 mg治疗，7 d后患者体温恢复正常，后康复出院。

点评：白血病患者化疗期间因抵抗力低下出现严重全身感染，临床高度怀疑真菌菌血症，但血液、痰液和尿液等标本均未检出真菌。临床医师与实验室医师沟通（会诊）之后，发现患者一直应用真菌防治药物，其可能导致真菌血培养阴性。通过对阴性真菌培养瓶进行盲传，分离出热带念珠菌，为临床医师的诊断提供了诊断依据，根据真菌药敏结果调整抗生素治疗，患者感染症状很快消失。

病例5：实验室在同一时间段、同一病区分离出多株相同致病菌，应提醒并协同临床医师做临床流行病学调查，找寻感染源

某医院重症监护病房2003年12月发生CRBSI 11例，感染率占接受导管治疗患者30%，明显高于其他时间段。该院微生物室分析原因，显示同期发生血流感染的患者其导管血、外周静脉血均分离出相同致病菌株，表明感染存在同源性，为院内交叉感染。遂对该病房医护人员手和空气采样培养，结果发现多名护士和护工带菌，且与同期血流感染患者病原菌相同。经进一步调查，发现该段时期病房热水管损坏，护理人员因缺少热水而减少洗手次数或简化洗手流程，导致护士和护工自身污染严重，产生院内交叉感染。

点评：同一重症监护病房患者短期内发生多次CRBSI，同源性分析表明患者间存在交叉感染。实验室医师对医护人员手部和环境标本采样培养，发现因洗手不规范，多数护理人员手部带菌，从而导致院内交叉感染。该病区及时采取相应措施，切断交叉感染传播途径，显著降低了交叉感染发生率。

病例6：若血培养阳性结果是可靠的，依据培养结果给予敏感药物针对性治疗，而疗效不理想，微生物室医师应协助寻找可能的影响因素

患者，女性，46岁，因慢性肾功能不全（尿毒症期）入院治疗。患者住院期间出现发

热,体温最高39.5℃,右肺听诊闻及湿啰音,X线胸片提示右肺肺炎。抗感染治疗后效果欠佳,体温最高达39.8℃,尿量明显减少。连续3d抽血做血培养检查,均分离出产气肠杆菌,该菌对亚胺培南、阿米卡星、头孢拉定、庆大霉素、头孢吡肟、头孢噻肟、头孢噻肟/克拉维酸敏感。予亚胺培南、阿米卡星联合治疗,3d后患者感染症状进行性加重,出现感染性休克。微生物室医师与主治医师沟通后发现该患者抗生素给药时机存在问题,患者透析治疗于输注抗生素后2h内进行。亚胺培南、阿米卡星蛋白质结合率低,血透时容易滤出,显著降低了抗生素的有效剂量,不能达到有效血药浓度或达MIC的血药浓度维持时间过短。调整抗生素治疗在血透治疗结束后进行,患者症状缓解,连续3次血液细菌培养结果阴性。

点评:患者在血透过程中发生血流感染,且多次血培养分离出病原菌,但依据药敏结果所选择的抗生素疗效差,感染进行性加重,发展为感染性休克。实验室医师与临床医师沟通(会诊)之后,发现抗生素给药时机存在问题,所选抗生素蛋白质结合率低,血透时易滤出,导致疗效降低。通过调整给药时间,患者感染症状得以缓解。

病例7:临床高度疑为疟疾时,应注意采集标本的时间和方法。微生物室医师应该用瑞吉染色仔细地检查,以明确诊断

患者,男性,31岁。因畏寒、高热、呕吐、腹泻、尿少伴皮肤黄染入院治疗。入院后肝炎免疫学检查结果均为阴性,治疗过程中患者反复出现寒战、高热,体温最高达42℃,3次血培养结果均为阴性。临床科室根据患者症状和体征高度怀疑疟疾可能,但多次血涂片疟原虫检查结果均为阴性。经与实验室沟通了解到实验室采用的疟原虫检测方法是快速染色法,临床亦未严格遵循在患者寒战、高热时采集疟原虫标本的原则。随即临床科室选择在患者寒战、高热时采集外周血标本,微生物室改用敏感的瑞吉染色液染色,血涂片即发现大量恶性疟原虫环状体。予抗疟疾治疗,治疗第2日患者体温恢复正常,治疗第9日复查血涂片,未查找到疟原虫。患者痊愈出院。

点评:病原学标本的采集与检测对临床诊断有着极其重要的意义。该患者因发热而入院治疗,常规细菌检查均为阴性,广谱抗生素治疗无效。临床医师考虑疟疾可能,但多次血涂片疟原虫检查阴性。实验室医师与临床医师沟通(会诊)之后,发现临床医护人员未能把握最佳的采血时机,实验室采用的检测方法敏感性不足。在纠正上述问题后血涂片疟原虫检查阳性,经抗疟治疗后患者很快痊愈出院。

(苏建荣　王建成　马立艳　周庭银)

三、基因检测或药敏试验结果与医院抗菌药物管理合作的重要性 Significance in Genes or Antibiotic Susceptibility Results in Collaboration with Antibiotic Stewardship Programs in Clinical Hospitals

为了对血流感染进行有效的抗菌治疗,必须快速识别病原体并确定抗生素敏感性试验结果。典型的微生物鉴定通常需要48～72h或更长的时间,而飞速发展的诊断技术使几小时内就可以直接从阳性血培养物中获得包括基于分子或表型的数据,从而快速获得微生物鉴定和抗生素敏感性结果。许多快速分子诊断或表型诊断的研究,主要在研究机构中进行,现已证明患者的治疗效果得到了改善,特别是与抗菌素管理计划(antimicrobial management plan,ASP)相结合。

抗生素耐药性(anti-microbial resistance,AMR)已成为全球的关键问题。人们已经

尝试了许多对抗AMR的措施,减少抗生素的滥用是其中首选。减少抗生素耐药性的众多策略之一是在急诊医院建立抗生素管理计划。抗生素管理的目标是促进抗生素的合理使用并减少抗生素暴露。《败血症生存运动指南》推荐对败血症和脓毒症休克患者在分诊后1 h内经验性使用广谱抗生素,而这一建议可能会导致临床医师尤其是住院医师在遇到极有可能发生严重感染的患者时,采取"先用抗生素,后问问题"的方法。但是,鉴于目前世界范围内AMR的增加,我们需要重新考虑"抗生素使用延迟1 h会增加死亡率"这一概念。不谨慎和不适当地使用抗生素会增加与AMR有关的风险,例如旨在将社区获得性肺炎首次使用抗生素的时间从8 h减少到4 h的质量提高计划,已导致诊断准确性的显著下降。

在医院中实施ASP需要相当大的付出,包括系统性的ASP,因为单一的措施往往不能成功。医院中实施ASP需要多学科团队,包括传染病专家、重症监护专家、临床药师、临床微生物学专家、感染控制执业护士、重症监护执业护士及行政人员。其中,临床微生物学专家起着至关重要的作用,他们提供的充分且关键的微生物学结果对抗生素的优化使用至关重要。虽然,临床微生物学专家不必直接参与日常的患者护理,但他们对微生物诊断测试的可及性、性能及解释有清晰的认识(如基于创新技术的快速分子或表型结果),并能优化和质疑感染的诊断。许多证据表明,多学科团队的ASP方法在减少医疗费用和不必要的抗生素使用方面是成功的。ASP的基本目标是改善疗效,减少与抗生素有关的附带损害,应考虑采取多维度的方法,如根据每家医院和ICU的情况、开具抗生素处方的频率、多重耐药菌的流行程度及可用资源,定制ASP的相关要素。

有研究表明,快速准确的微生物鉴定和抗生素药敏结果是实现精准的抗菌疗法的关键技术,往往可以缩短住院时间和减少死亡,然而大约4名患者中就有1名患者接受了不适当的抗菌治疗。最新研究结果表明,败血症和血流感染中,平均25.4%为不恰当的抗生素治疗。当患者接受不恰当的抗菌疗法时,平均住院时间延长4.6 d。ASP已显示出处方之外的改进,同时降低了不适合的抗菌疗法发生率。可靠的、快速准确的微生物鉴定和抗生素敏感性结果是所有ASP的关键因素。当与快速微生物鉴定结合使用时,直接来自阳性血培养的抗生素敏感性结果可以更早地优化抗生素治疗,将住院时间缩短数日,并显著改善抗生素治疗不适当的错误情形,同时也因缩短住院时间,显著地改善和解除医院不必要的财务负担和资源浪费。

(童本福)

──────────── 参 考 文 献 ────────────

[1] PORTER AM, BLAND CM, YOUNG HN, et al. Comparison of pharmacist-directed management of multiplex PCR blood culture results with conventional microbiology methods on effective and optimal therapy within a community hospital[J]. Antimicrob Agents Chemother, 2018, 63(1): e01575-e01518.

[2] BURNHAM JP, LANE MA, KOLLEF MH. Impact of sepsis classification and multidrug-resistance status on outcome among patients treated with appropriate therapy[J]. Crit Care Med, 2015, 43(8): 1580-1586.

[3] 鲁辛辛.我国分子生物学技术在临床微生物检测中的若干问题[J].中华检验医学杂志,2005,28(5):468-471.